國譯

皇漢醫學

第2卷 少陽病篇

湯本求眞　纂著

朱甲憓　譯

추천

의학박사 韓昇璉

교수 金最壽

교수 具本泓

癸丑文化社

목 차

少陽病篇

I

少陽病篇〈各論〉

少陽病에 관한 師論 註釋

> 少陽의 병은 입이 쓰고 인후가 마르고 눈이 어지럽다.
>
> (少陽之爲病, 口苦咽乾目眩也－『傷寒論』)

(註)『金鑑』에 이르기를 "입이 쓰고"란, 열이 증하여 膽氣가 上溢하는 것을 말하고, "인후가 마르고"란, 열이 진액을 耗損하는 것을 말하며, "눈이 어지럽다"란, 열이 눈을 薰하여 시야가 暗黑해지는 眩暈을 말한다. 이것은 중풍, 傷寒의 邪氣가 少陽으로 전해지는 總綱을 말하는 것이다. 무릇 本篇 가운데 "少陽의 중풍, 傷寒"이라 하는 것은 곧 이 證을 구비한 것을 말한다.

柯씨는 "太陽은 表部를 주관하며, 頭項强痛을 提綱으로 하고, 陽明은 裏部를 주관하며 胃家實을 提綱으로 하고, 少陽은 '半表半裏'의 부위에 있으므로 仲景이 특히 '口苦·咽乾·目眩'을 들어 提綱으로 한 것이다. 대체로 口·咽喉·目의 三者는 表라 할 수도 없고, 裏라 할 수도 없으며, 表에서 裏로 들어가고, 裏에서 表로 나오는 곳으로 이것을 '半表半裏'라 한다. 苦·乾·眩의 三症은 他覺的으로 알 수 없고, 오직 환자 스스로가 알 수 있다. 진찰하는 사람이 문진을 하지 않을 수 없는 소이가 바로 이것이다"라고 하였다.

南涯 씨는 말하기를 "'少'는 微少이다. 양기가 裏位[1]에 盛한 것을 '少陽'이라 한다. '口苦·咽乾·目眩'은 그 증후이다. 口·咽·目은 모두 裏位이고, 苦·乾·眩은 모두 열기가 上進한 소치이다. 氣가 裏에서 점차 盛하여[2] 表에 暢達할 수 없는 것은 陽氣가 微少한[3]

1) 이 '裏位'는 '示'에 상대하는 말이고, 순수한 '裏'는 아니다.

2) "氣가 裏에서 점차 盛하고"의 '氣'는 熱氣이다.

상태이다. 그러므로 '少陽'이라 명명하는 것이다"라고 하였다.

我說. 이상의 諸說을 귀납하면 本條의 意義가 자명한 것이지만, 一括하여 논하건대, 傷寒이든 중풍이든 기타의 諸病이든간에 총체적으로 입이 쓰고(口苦), 인후가 마르고(咽乾), 눈이 어지러운(目眩) 자각증이 있는 증상이면 모두 다 소양증으로 보고 치료를 시행해야 한다는 뜻이다. 실로 少陽病 진단법의 大綱을 제시한 것이라 하겠다.

그러나 "인후가 마르고(咽乾) 눈이 어지러운(目眩) 두 증상은 少陽病이 아니더라도 나타나는 수가 있으므로 언제나 준거로 삼기는 어렵다. 그렇지만 '입이 쓴(口苦)' 一症은 의심할 바 없는 확징인만큼, 이것을 주목표로 하고 다른 두 증상을 부목표로 해서 少陽病임을 판정해야 한다. 그리고, '苦乾' '眩'의 세 병증은 半表半裏에서의 염증의 여파가 구강과 咽頭・안구에 上達한 것임을 알아야 한다.

少陽의 중풍으로 두 귀가 들리지 않고, 눈이 벌겋고, 胸滿하고 煩悶하는 사람은 吐下를 시키면 안 된다. 吐・下를 하면 곧 心悸하여 驚을 일으킨다.

少陽中風, 兩耳無所이聞, 目赤, 胸中滿而煩者, 不可吐下. 吐下則悸而驚 -『傷寒論』)

(註) '少陽의 중풍'이란, 입이 쓰고(口苦) 인후가 마르며(咽乾), 눈이 어지러운(目眩) 징후가 있는 중풍이고, "두 귀가 들리지 않고 눈이 벌겋고"란, 口苦・咽乾・目眩과 마찬가지로 胸腹間에서의 염증의 여파가 두뇌로 핍박하였기 때문에 그렇게 되는 것이다.[4] '胸滿'이란 다음에 설명하게 되는 胸脇苦滿의 약어이므로 "胸滿하고 煩悶"하다는 것은 즉 胸脇苦滿으로 인하여 悶煩하게 되는 것을 말한다. 이하의 뜻은, 少陽病은 半表半裏에 있는 것이지 裏에 있는 것이 아니므로 和法을 써야 하며, 吐法・下法을 써서는 안 되고, 만약 잘못하여 吐法・下法을 쓰게 되면 心悸하여 驚譟를 일으키게 된다는 말이다. 그런데 吐・下를 시키면 안 된다" 운운한 것은 주로 小柴胡湯에 관하여 언급한 것임을 알아야 한다.

---

3) "陽氣가 微少한"이란, 表位에 陽氣가 微少하다는 말이고, 半表半裏에서 그렇다는 말이다.

4) 柴胡劑가 重聽・耳聾・眼疾을 다스리는 이유를 알 수 있을 것이다.

傷寒, 脈이 弦細하고, 頭痛·發熱하는 사람은 少陽에 속한다. 少陽은 땀을 내면 안 된다. 땀을 내게 되면 이내 譫語한다. 이것은 胃에 속한다. 위를 和하면 곧 낫는다. 胃가 和하지 않으면 煩·悸한다.

(傷寒, 脈弦細, 頭痛發熱者, 屬少陽. 少陽不可發汗. 發汗則譫語. 此屬胃. 胃和則愈. 胃不和則煩而悸-『傷寒論』)

(註)『金鑑』에 이르기를, "脈이 弦細한 것은 少陽의 脈이다. 前條에서 맥을 언급하지 않고 本條에서 언급한 것은 이를 보충함이다. '두통·발열'하되 땀이 없는 것은 傷寒의 證이다. 또, 겸하여 口苦·咽乾·目眩의 少陽證이 나타난 것이다. 그러므로, '少陽에 속한다'고 한 것이다. 대개 少陽病은 이미 半裏에 속한다. 그러므로 '땀을 내면 안 된다.' 만약 땀을 내면 진액을 더욱 손상시키고 열을 조장하여 반드시 譫語를 발하게 된다. 이미 譫語를 發하게 되면, 이것은 곧 胃에 轉屬된 것이다. 만약 환자의 津液이 충실하고 胃가 능히 自和하게 되면 나을 수 있다. 그렇지 못하면, 津乾熱結하여 胃가 和하지 못하고 譫語하게 될 뿐만 아니라 煩·悸의 증상을 發하게 된다"고 하였다.

我說. "만약 환자의" 이하는 잘못이다. 따를 필요가 없다.

王씨의 말.

무릇 '두통·발열'은 모두 表部에 있는 것인데, 유독 이 '두통·발열'을 少陽으로 보는 것이 무슨 까닭이냐 하면, 脈이 弦細한 것으로 보아 邪가 少陽계에 들어간 것임을 알 수 있기 때문이다.

我說. 本條의 前半은 少陽病과 太陽病의 감별법을 設한 것이고, 後半은 少陽病을 太陽病으로 오진하여 誤治함으로써 발생한 變症을 論한 것이다. 즉, '두통·발열'하는 것은 太陽病과 흡사하지만, 만약 太陽病이라면 맥이 반드시 浮하지 않으면 안 되는데, 이제 맥이 弦細한고로 太陽病이 아니라 少陽病임이 분명하다는 것이다. 또, "少陽은 땀을 내면 안 된다"고 한 것은 少陽病은 맥이 弦細하고 浮하지 않아서 발한으로써 解하여야 할 機轉이 없으므로 桂枝·麻黃·葛根劑로써 발한을 시키면 안 된다는 뜻이고 "땀을 내게 되면 이내 譫語한다"란, 만약 잘못하여 桂·麻·葛劑로 발한을 시키게 되면 헛되게 체액을 亡失하게 되므로 胃腸을 枯燥시켜서 陽明病을 초래하여 譫語를 하게 된다는 뜻으로, 이 證이 調胃承氣湯證이 아님을 암시한 것이다. "이것은 胃에 속한다"란, 오한으로 인하여 譫語를 하게 된 것은 陽明으로 轉屬된 것임을 말하고 胃를 和하면 곧 낫는다. 이하의 뜻은 惡汗으로 인하여 譫語하게 되는 調胃承氣湯으로써 熱毒을 제거하고 胃腸을 조화시키면 치유되며, 만일 그렇게 하지 않으면 煩悶하며 心悸動을 일으키게 된다는 것을 말한 것이다.

위 3條의 뜻을 일괄하여 해석하면, 무릇 少陽病이란, 太陽病으로부터 전이된 것이든가, 자연적으로 발생한 것이든 불문하고 모두 胸腹二腔의 限界部에 있어서의 臟器組織에 염증을 일으켜, 그 여파가 上部로 핍박하여 定則的으로 口苦·咽乾·目眩을 야기하며, 때로는 兩耳聾·目赤·두통을 야기하고, 또한 外表로 파급되어 발열을 야기하는 것으로서 病이 表部에 있는 것이 아니므로 맥이 浮하지 않고, 또 裏部에 있는 것이 아니므로 沈하지 않고, 表와 裏의 중간에 있는 것이므로, 맥도 역시 이에 준하여 浮와 沈의 中間位인 弦細를 나타내게 되는 것이다. 그러므로 汗·吐·下는 엄금해야 한다는 뜻이다. 그러나 이것은 少陽病의 大綱을 서술한 데 지나지 않으므로 細目에 있어서는 앞으로 언급하게 되는 諸條와 모순되는 점이 없지 않다. 이를테면 汗·吐·下를 嚴禁하면서도 柴胡桂枝湯이 발한을 겸하고, 大柴胡湯이 瀉下를 겸하는 것 등이 없지 않다.

1. 小柴胡湯에 관한 師論 註釋

> 太陽病, 10일 이후, 맥이 浮細하고 눕기를 좋아하는 사람은 外邪가 이미 풀린 것이다. 만약 胸滿·脇痛하는 사람이라면, 小柴胡湯을 주고, 맥이 단지 浮한 사람이라면 麻黃湯을 준다.
>
> (太陽病, 十日以去, 脈浮細而嗜臥者, 外已解也. 設胸滿脇痛者, 與小柴胡湯, 脈但浮者, 與麻黃湯－『傷寒論』)

(註) 本條의 뜻은 이미 제1권의 麻黃湯條에서 약술하였음으로 여기서는 이를 세론하기로 한다. "脈이 浮細"한 것은 浮脈에다 細脈을 겸한 것이고, '눕기를 좋아하는' 것은 横臥多眠이란 뜻이지만 無病安眠한 것과는 달리, 太陽病에 걸리고나서 10일간 이상 낫지 않았기 때문에 다소의 피로를 초래하였고, 病毒이 內臟에 침입하게 되므로 神身이 권태롭게 되어 横臥嗜眠을 하게 되는 것이다. '胸滿'이란 '胸脇苦滿'이란 뜻이고, '脇痛'은 '側胸痛'이란 뜻이다. '만약'이란 말에는 가설의 뜻이 포함되어 있으며, 前句의 "맥이 浮細하고 눕기를 좋아하는 사람"에 접속되어 있으므로, 全文의 뜻은, 즉 맥이 浮細하고 눕기를 좋아하는 사람으로서, 만약 胸脇苦滿과 側胸痛이 있는 사람이라면 小柴胡湯을 주어야 한다는 말이다. 그리고 '준다(與)'고 하여, '다스린다(主治)'고 하지 않은 까닭은, 本條의 病症이 다음 條의 病症처럼 正證이 아니기 때문이다.

이 師論에 의하여, 肋膜炎·胸筋류머티스·肋間神經痛 등에 本方應用의 기회가 있음을 알아야 한다.

> 傷寒, 5, 6일 혹은 중풍으로 往來寒熱, 胸脇苦滿하고 默默하며 음식의 욕구가 없고, 心煩喜嘔하며, 혹은 胸中이 煩하면서 嘔하지 않고, 혹은 渴하고, 혹은 腹中이 疼痛하

고, 혹은 脇下가 痞硬하거나 혹은 心下가 悸하고 소변이 不利하거나, 혹은 渴하지 않고 몸에 미열이 있거나, 혹은 咳하는 사람은 小柴胡湯으로 다스린다.

(傷寒五六日 中風, 往來寒熱, 胸脇苦滿, 默默不欲飮食, 心煩喜嘔, 或胸中煩而不嘔, 或渴, 或腹中痛, 或脇下痞硬, 或心下悸, 小便不利, 或不渴, 身有微熱, 或咳者, 小柴胡湯主之-『傷寒論』)

(註) 傷寒에는 '5, 6일'이라 하고, 중풍에는 日數를 말하지 않은 까닭은, 전자에 있어서는 太陽病이 解하지 않고 少陽으로 轉入하는데 발병일로부터 대략 5, 6일을 경과한 시일을 요하는 것이 상례이므로 槪略의 日數를 든 것이지만, 後者에 있어서는 이와 같은 경과를 거치는 것이 아니라 수시로 轉入되는 것이므로, 이런 뜻을 나타내기 위하여 日數를 말하지 않은 것이다. '往來寒熱'이란, 寒熱이 往來한다는 뜻으로, 즉 오한이 없어지면 발열이 되고 발열이 없어지면 오한이 다시 現出되는 식으로 오한과 발열이 언제나 교대로 출몰하는 熱狀을 말하는 것이다. 오한과 발열이 언제나 동시에 존재하는 表證의 오한발열과는 매우 다르다. 이것이 太陽病과 少陽病의 중요한 감별점이므로 修學者는 모름지기 이 점을 명심하지 않으면 안 된다. 그리고, 胸脇苦滿에는 두 가지의 뜻이 있다. 그 하나는, 他覺的 증상으로서 肋骨弓 裏面에서의 抵抗物을 말하고, 다른 하나는 자각적 증상으로서『傷寒論集成』에,

'滿'은 '懣'과 古字에서는 상통하며, '悶'이다. '悶'에다 '苦' 字를 첨가한 것은 이것이 심한 것임을 말하며, 苦病 · 苦痛 · 苦患 · 苦勞의 '苦'와 같다. 또 小補注를 고찰하면 " '苦'는 集韻으로 '困'으로 봐야 한다. '困滿'은 즉 '困悶'함을 뜻한다"고 풀이하였으며,『傷寒雜病辨證』에는,

'胸脇滿'이란, 胸脇間의 氣塞滿悶함을 말하며, 心下滿이 아니다. '脇滿'이란, 脇肋下도 氣脹塡滿하는 것을 말하며, 腹滿을 말하는 것이 아니다.

라고 말한 것과 같이 胸脇苦滿은 肋骨弓 下部에 塡滿의 自覺이 있고 困悶한 것을 말한다. "默默하며 음식의 욕구가 없고" '默默(嘿嘿)'이란,『傷寒論集成』에,

'嘿嘿'은 또 '默默'으로 쓰기도 한다. 『漢書醫衡傳』에서 "默默하여 스스로 불안하다(默默而自不安)" 하였고, 柳完元의 詩에서는, "默默히 悲辛을 품었다(點點含悲辛)"라는 말이 있으며, 喩昌은 말하기를 "'默默'은 즉 '昏昏'이란 뜻이고, '靜默'의 뜻이 아니다" 하였다. 『傷寒論正義』에는,

"默默하며 음식의 욕구가 없다"('默默'이란, 말을 하기 싫어하는 것이다. "음식의 욕구가 없는 것"은 鬱滯하기 때문이다).[1]

라고 풀이하였는데, "默默하며 음식의 욕구가 없고"란, 肋骨弓 下部에 鬱滯하는 병독으로 인하여 정신이 鬱鬱하고 언어·음식을 할 기력이 없는 것이다. '心煩'의 '心'에도 역시 두 가지 뜻이 있으니, 그 하나는 '정신'이란 뜻이고, 다른 하나는 '심장'이란 뜻이다. 이 경우에는 兩者를 併稱하는 것이다. '煩'은 『傷寒雜病辨證』에,

'煩'은 『增韻訓』에 '悶'으로 되어 있다. 按컨대, '煩'은 원래 '熱悶'이라는 뜻이다. 그러므로 三陽에는 모두 煩이 있다. 成無己는, "'煩'은 '熱'이다" 하였고, 『三因方』에서는, 外熱을 '燥'라 하고 內熱을 '煩'이라 한다" 하였으며, 柯琴은, "熱이 心胸에 鬱하는 것을 '煩'이라 하고 皮肉에 發하는 것을 '熱'이라 한다. 고뇌를 견디기 어려운 상태로서 煩痛·疼煩·煩渴·煩逆·煩悸·煩滿·煩躁·躁煩 등의 '煩'이 바로 이것이다. 무릇, 이러한 증상은 三陰에도 역시 존재하는 것으로 寒熱이 교차하면 이것을 단지 熱로만 보아서는 안 된다.

고 說한 것과 같이, 이 경우의 '心煩'은 즉 內熱로 인하여 정신 및 심장에 고민의 情이 있음을 말하는 것이다.

'喜嘔'란 『傷寒論集成』에,

'喜' 字는 -중략- '憙'와 통한다. '喜嘔'란 자주 구토하는 것을 말한다. 按컨대, 喜·善·好 석 자는 모두 轉用하여 數(삭)이라고 새기는 경우가 있다. 『左傳』 襄公 28年條에 이르되, "慶씨의 말이 善驚한다(慶氏之馬善驚)" 하였고, 『正義』에서 일컫는 "'善驚'은 자주 놀

---

1) 병독이 胸脇에 鬱滯하기 때문이라는 뜻이다.

라는 것(數驚)이다"를 뜻한다. 古人은 '數驚(삭경)'이라 하였는데, 지금은 '數驚'을 '好驚'이라는 말로 표현한다. 모두 '善'이라는 뜻이다. 『漢書溝血志』에서는 '岸善崩'(언덕이 자주 무너진다)이라 하였고, 『師古註』에서는 喜崩이라 하였다. 字典의 '喜' 字에 관한 註에서는, -중략- "'喜'는 '憙'와 마찬가지로 '好'다" 하였고, '憙' 字에 관한 註에서는 "'好'다. 이것을 줄여서 '喜'라고도 쓴다" 하였다. 이상 말한 것을 종합하여 고찰해 보면 喜·善·好 석 자는 모두 數(삭)이라고 새김이 마땅하다.

라고 말하였으므로, "자주 구토한다"는 뜻이다. "胸中이 煩하면서 嘔하지 않고"에서 "胸中이 煩"한 것은 '心煩'이 심장에 국한되는 것과는 달라서 胸中이 모두 煩한다는 뜻이지만, 아직 심장을 침범하기에는 이르지 않은 것이므로, 心煩에 비하면 熱毒이 輕微한 것이다. 그리고, '喜嘔'는 水毒이 熱毒으로 인하여 격동된 데 기인한 것이므로 熱毒이 熾熱할 때는 구토도 역시 强劇해지지만, 경미할 때는 구토하지 않는 것이 常例이다. 이것이, 熱毒이 극렬한 心煩에서는 喜嘔症이 있지만, 緩弱한 胸中煩에서는 구토를 하지 않는 所以인 것이다. '渴하고'란, 水毒이 下降하여 上迫하지 않기 때문이고, "腹中이 疼痛함"은 水毒과 熱毒이 胃腸神經을 침범하였기 때문이다. "脇下가 痞硬"이란, 胸脇苦滿 즉 肋骨弓 裏面의 저항물이 증대하여 肋骨弓下에 達하는 것을 말한다. 心下가 悸하고 소변이 不利한 것은 熱毒이 심장이나 신장을 핍박하기 때문이다. "渴하지 않은 것"은 水毒이 上攻하기 때문이고, "몸에 미열이 있고 往來寒熱하지 않은 것"은, 본래 熱毒이 緩弱하기 때문이며, 咳하는 것은 熱毒과 水毒이 호흡기로 핍박하기 때문이다. 이는 모두 本方이 主治하는 바이라는 뜻이다. 그렇지만, '往來寒熱'에서 '心煩喜嘔'에 이르기까지는 本方의 正證이고, "혹은 胸中이 煩하면서" 이하는 『傷寒論集成』에,

"혹은 胸中이 煩하면서" 이하의 數證은 兼發하는 客症인데, 그것이 兼發되거나 안 되거나를 불문하고 모두 小柴胡湯이 主治하는 바이다. 대개, 인체에는, 虛·實·老·少의 차이가 있고, 숙환이 있는 사람이 있고, 없는 사람이 있다. 그러므로 邪氣가 머무르는 곳이 같다 하더라도 兼發되는 증상은 동일하지 않은 것이다. 이런 이유로 해서 이와 같은 兼證이 생기는 것이다.

라고 設하였듯이, 이들은 객증에 불과한 것이므로 本方은 正證, 특히 胸脇苦滿을 주목적으

로 하고, 이들 客症을 부목적으로 하여 써야 하는 것임을 알아야 한다.

이 師論에 의하여, 本方을 장티푸스·感冒·往來寒熱하는 諸症(이를테면, 말라리아 같은 것), 뇌·심장·호흡기·위장·신장 등의 諸 질환에 응용하는 까닭을 알 수 있을 것이다.

> 柴胡湯을 복용하고나서 渴하는 사람은 陽明에 속한다. 法으로써 이를 다스린다.
>
> (服柴胡湯已, 渴者, 屬陽明也. 以法治之－『傷寒論』)

(註) 鄭씨의 말.

少陽·陽明의 病機는 嘔와 渴로 구별된다. 渴한즉 轉하여 陽明에 속하고, 嘔한즉 아직 少陽에 있는 것이다. 만약 嘔證이 많으면 陽明症이 있다 하더라도 이를 攻해서는 안 되는 까닭은 病이 아직 少陽을 떠나지 않았기 때문이다. 柴胡湯을 복용하면 갈증이 마땅히 그칠 것이다. 만약 柴胡湯을 복용하고나서도 渴이 더하는 사람이라면, 이것은 열이 胃腑로 침입하여 진액을 耗損하고 水를 消하는 것이다. 이는 陽明胃病에 속한다.

錢씨의 말.

다만 "法으로서 이를 다스린다" 하였을 뿐이고, '法'에 관하여는 언급하지 않은 까닭은, 治法에 定法이 없기 때문이다. 이를테면, 無形의 熱邪가 胃에 있어서 그 진액을 爍[2](삭)하게 되면, 즉 白虎湯의 法으로써 이것을 解하는 것이다. 만약, 진액이 고갈하여 胃가 虛하면 白虎加人蔘湯의 法으로써 이것을 救한다. 만약, 有形의 實邪면 곧 小承氣湯 및 調胃承氣湯으로 胃를 和하는 法이다. 만약 大實滿하여 潮熱譫語하고, 대변이 痞硬하면 大承氣湯으로 攻下한다. 만약 胃가 이미 實하고 身熱이 아직 제거되지 않은 사람이라면 곧 大柴胡湯으로 兩者를 解하는 法이다. 이와 같은 부류는 응당 隨時應變하며 證에 따라서 적의처방해야 한다.

我說. 本條의 뜻은 이 兩設에 의하여 분명해졌지만, 나의 경험에 의하면 이 경우에는 小柴胡加石膏湯 또는 大柴胡加石膏湯을 要하는 경우가 매우 많았다. 後世派醫는 小柴胡湯·

---

2) '爍'은 '鑠'과 같으며 '녹인다'는 뜻이다.

白虎湯의 合方인 柴胡湯을 사용하였지만 小柴胡加石膏湯이 簡捷한 것만 못하다.

> 傷寒, 4, 5일에 身熱惡風하고 頸項이 强하고 脇下가 滿하며 수족이 溫하고 渴하는 사람은 小柴胡湯으로 다스린다.
>
> (傷寒, 四五日, 身熱惡風, 頸項强, 脇下滿, 手足溫而渴者, 小柴胡湯主之－『傷寒論』)

(註) "傷寒, 4, 5일"이란, 傷寒에 걸리고나서 4, 5일이 經過한 무렵은 表部에서 少陽으로 轉入되는 시기이므로 이런 뜻을 나타내기 위하여 槪略의 日數를 든 것이다.

'身熱'이란, 『傷寒雜病辨證』에,

'身熱'이란, 大熱이다. 太陽上篇에 이르되, '身大熱'이라 하였고, 乾薑附子湯條에서는 '身無大熱'이라 하여, 징후를 設하였다. 그 부위는 陽明에 속하고 미열과 상반된다. 대개, 미열은 裏部에 잠재하는 것이고, 身熱은 表部에 顯在하는 것이다. 대체로, '身' 字는 '表'를 나타내는 말이다. 身黃·身疼·身涼의 類로 미루어 보면 이해가 갈 것이다. 註家에 따라서는 '表熱'이라 하기도 하고 '裏熱'이라 하기도 하여 諸說이 분분하다. 中西探齊는, "'身熱'이란, 胸腹의 常熱이다. 그리고, 그 열은 肌膚에 있으며, 사람으로 하여금 身重微煩하게 한다" 하였다. 적절한 말이다. －중략－

少柴胡湯證으로, 身熱惡風이라 하는 것은, 즉 三陽의 合病으로서 치료를 少陽에서 取하는 것이다. 往來寒熱의 變態로 보는 것은 잘못이다.

－상략－ 이상의 諸症을 통하여 고찰하건대, 모두 邪毒이 裏部로 轉移되었으나 아직 實證을 일으키지 않고, 表裏가 함께 熱하는 것으로서, 순전히 裏部에만 있는 것보다는 輕한 것이다. 이밖에 '表熱'이라 稱하고 '外熱'이라 칭하는 것도 역시 모두 '身熱'에 속한다. 모두 攻下하지 않는 것을 治法으로 한다.

라고 서술하였다. 그러므로, 열의 根源이 半表半裏에, 또는 裏部에 있고, 피부에 열이 나타나더라도 오직 自他覺的으로 이를 알 수 있을 뿐이며, 表證에서처럼 翕翕하게 惡寒發熱하지는 않는다. 또, 前前條에서처럼 寒熱이 往來하지도 않는 것이다.

'頸項이 强'한 것은, 『傷寒論正義』에,

"－상략－ 頸項强(이 증상도 역시 表證이 아니다. 葛根湯條에서는 '頸項强'이라 하고 있다. '背'는 表部에 속하고 '頸'은 裏部에 속한다. 이것으로써 葛根과 柴胡의 차이를 알 수 있다")고 하였지만, 그 뜻은 아직 명확하지 못하다.

『腹證奇覽』에는,

－상략－ 柴胡湯證類는 '項背强'이 아니라 이른바 頸項이 强하고 脇下가 滿한 것으로, 頸項强은 脇下滿의 반응이다. 그러므로 缺盆[3]의 强함이 耳後에까지 미친 것이다.

라고 서술하였는데, 이 設은 약간 진실에 가깝기는 하지만 아직 的確하지 못하다. 나의 실제 경험에 의하면, "頸項이 强한 것"은 肩胛關節部에서 鎖骨上窩의 上緣部를 따라 顳顬骨乳嘴突起部(섭유골유치돌기부)로 향하여 攣急함을 말하는 것이다. 그러므로 이 점으로써 葛根湯證의 '項背强'과 구별해야 할 것이다. 이것은 臨床上 매우 중요한 점이니 忽視하지 않도록 해야 한다. 또, '脇下滿'이란, 胸脇苦滿의 略語로서 앞에서 말한 '頸項强'과 上下相應하는 것이다. '手足溫'이란 다음에 인용하는 設과 같다.

陸씨의 말.

'手足溫'이란, 수족이 熱하는 것이다. 환자가 스스로 그 熱을 자각하는 것이며 만져 보아서 알 수 있는 것이 아니다.

환자가 스스로 手掌足蹠의 열기를 느낀다는 뜻이므로 다음 條의 '四肢煩熱'이 경미한 것을 말한다. 渴하는 것은 열이 있기 때문이니 "手足이 溫하고 渴한다"고 한 것이다. 요컨대, 本條는 本方의 證治를 設함과 동시에 이 證과 表證 특히 葛根湯證과의 감별법을 암시한 것임을 알아야 한다.

3) '缺盆'은 鎖骨下窩.

> 傷寒, 陽脈이 濇하고 陰脈이 弦하면 腹中이 急痛하게 마련이다. 먼저 小健中湯을 주고 差度가 없는 사람에게는 小柴胡湯을 준다.
>
> (傷寒, 陽脈濇, 陰脈弦, 法當腹中急痛. 先與小建中湯, 不差者, 與小柴胡湯－『傷寒論』)

(註) 제1권 小健中湯條를 참조할 것.

> 傷寒中風으로, 柴胡의 證이 있는 것은 단지 一證만 나타나도 해당된다. 반드시 모든 증상이 구비되는 것이 아니다.
>
> (傷寒中風, 有柴胡證, 但見一證便是－『傷寒論』)

(註) 傷寒에서든 中風에서든 柴胡湯證이 한 가지라도 확증이 나타나면 이를 근거로 하여 柴胡湯을 처방해도 좋으며, 반드시 諸症이 具備되어야만 하는 것이 아니라는 뜻이다. 한 가지 確證이란 다음의 劉棟說에 무릇, 柴胡湯의 正證 가운데 往來寒熱이 一證이고, 胸脇苦滿(確證 중의 확증은 胸脇苦滿이다)이 一證이고, 默默하며 음식의 욕구가 없는 것이 一證이고, 心煩喜嘔가 一證이다. 이 四證 가운데 오직 一證만 나타나더라도 마땅히 柴胡湯을 복용해야 한다. 반드시 他證을 모두 갖추어야만 하는 것은 아니다. 四證 가운데서 一證만을 말하는 것이지만은, 이것은 오직 '傷寒, 5, 6일' 운운하는 條에 관련하여 그렇게 말한 것에 지나지 않으므로, 다음 조의 "嘔하며 발열하는 것" 및 "諸黃病으로 복통하며 구하는 것"도 역시 柴胡湯의 확증이 될 수 있음을 알아야 한다.

> 무릇, 柴胡湯의 병증으로서 이를 下하고, 만약 柴胡의 證이 없어지지 않는 사람이라면 다시 柴胡湯을 준다. 반드시 蒸蒸히 振戰하고, 그 다음 發熱汗出하고는 풀린다.
>
> (凡柴胡湯病症而下之, 若柴胡症不罷者, 復與柴胡湯. 必蒸蒸而振, 去發熱汗而解－『傷寒論』)

(註) 錢씨는 "'蒸蒸히'란, 열기가 내부에서 외부로 達하여 蒸炊의 狀과 같은 것이다. 邪가 半裏에 있으면 表部에 達하기가 쉽지 않다. 반드시 氣蒸膚潤·振戰鼓慄하게 되며, 그 다음 發熱·汗出하고나서 풀린다"고 말하였다.

『顧氏遡源準』에는,

'翕翕'은 열이 裏部에 있는 것이다. '蒸' 字의 뜻을 따져 보면 汗이 있음을 말하지 않았으나 그 속에 汗의 뜻이 포함된 것이다.

『傷寒論集成』에는,

'蒸蒸'은 內熱의 형태이며, "蒸蒸히 振戰"한다 함은 내부가 蒸하는 것 같고 외부는 振寒하는 것이다. 대체로 환자가 이미 수일을 경과한 다음, 약이 능히 膏肓[4]에 적중하면 간혹 振寒·발열이 있은 다음 풀리는 것이다. 어찌 攻下한 다음에만 그렇게 되겠느냐? 또 어찌 柴胡湯으로만 그렇게 되겠는가?

尾臺 씨의 말,

무릇, 大小柴胡湯을 사용하고나서, 蒸蒸히 振戰하고 그 다음 發熱汗出하는 것은 이른바 戰汗이라 하는 것이다. 傷寒病의 累日 後에 汗下를 거친 다음이라 하더라도 柴胡의 證이 아직 존재하는 사람에게는 다시 柴胡湯을 써야 한다. 반드시 蒸蒸히 戰慄하고 大汗이 淋漓하여 환부가 脫然히 낫는다. 미리 환자에게 告諭하여 만약 振寒을 發하면 이불을 두텁게 덮고 땀을 내어 失期하지 않도록 해야 한다.

我說. 本條는 本方의 瞑眩機轉을 서술한 것으로서 諸氏가 이것을 거의 유감 없이 해명하였지만 仲景의 뜻을 철저히 파악하기 위하여 다음에 적당한 1예를 인용하기로 한다.

『建珠錄』에,

越中 二口 誓光寺의 주승 某가 診治를 청하면서 말하기를, -중략- 그 후 다시 진찰하여 보니 前證이 모두 제거되었고 다만 胸脇苦滿만을 느꼈다. 이내 小柴胡湯의 方을 써 주

4) '膏'는 胸의 下部이고, '肓'은 그 上部이다.

었다. 僧이 돌아간 다음 신임하고 이 약을 복용한 후에 他證이 있을지라도 다른 약을 쓰지 않았다. 하룻만에 갑자기 오한・사지전율・心中煩悶하여 氣息할 수가 없었다. 제자들이 깜짝 놀라서 의사를 불러 치료를 도모하였다. 환자가 심장부를 감싸고 서서히 말하기를, "오히려 죽을지언정 다른 약은 먹지 않겠다" 하였다. 다시 小柴胡湯을 지어서 連해 數劑를 복용하였다. 오래지 않아 蒸振煩熱하고 땀이 배와 등에 홍건하게 났다. 이렇게 되자 舊痾百患이 하루 아침에 말끔히 제거되고 四體가 淸快하여 前과 크게 달랐다. 僧이 이로 인하여 글을 지어 심부름꾼에게 보내어 선생에게 사례를 하였다.

太陽病, 過經 10여일에 도리어 두세 차례 이를 下하고, 그런 다음 4, 5일에 柴胡의 證이 아직 남아 있는 사람은, 먼저 小柴胡湯을 준다. 嘔가 멎지 않고, 心下가 急하며 鬱鬱微煩하는 사람은 아직 풀리지 않은 것으로 본다. 大柴胡湯을 주어서 이를 下하면 곧 낫는다.

(太陽病 過經十餘日, 反二三下之, 後四五日, 柴胡證仍在者, 先與小柴胡湯. 嘔不止, 心下急, 鬱鬱微煩者, 爲未解也. 與大柴胡湯, 下之則愈 -『傷寒論』)

(주) '過經'이란 『續醫斷』에,

'過'는 '經過'의 '過'이다. -중략- '經'은 '經略'의 '經'이며, 經脈血道이다. 그 병이 경맥을 거쳐서 내부에 침입한 것이다. 그러므로 表裏의 證을 띠고 病邪가 내부에 이르는 것을 '過經'이라 한다. 病狀을 구별하는 所以이다.

라고 하였고, 『傷寒論集成』에는,

'過經'이란, 邪氣가 경맥의 表部를 지나가서 이미 少陽이나 陽明에 전입된 것을 말한다. 그러므로 少陽 및 陽明症에는 각각 過經이라 칭하는 것이다. 대체로 表解라는 뜻이다. '過'란, 자전에 이르기를 '越也, 超也'라 하였고 또 '經過'의 '過'라고도 하였다. -중략- '經'이란 '經脈'의 '經'으로서 -하략-

라고 풀이하였다. 그러므로, 즉 太陽病이 血液淋巴를 거쳐서 少陽이나 陽明에 轉入하였다는 뜻이고, 本條의 '過經'은 太陽病이 少陽으로 轉入된 것을 말하는 것이다.

全文의 뜻은, 太陽病이 少陽으로 過經, 즉 轉入하고나서 10여일이 지났는데 의사가 誤治로 2, 3회 瀉下를 시켰고, 그후 4, 5일이 지나도 아직 柴胡의 證, 즉 胸脇苦滿證이 여전한 경우에는 먼저 小柴胡湯을 써야 한다는 말이다.

傷寒 13日에, 풀리지 않고, 胸脇이 滿하고 嘔하며, 潮熱을 發하고, 이미 微利를 한다. 이것은 본래 柴胡의 證이므로 이것을 下하여 利하지 않는 것인데 이제 도리어 利하는 것으로 보아 의사가 환약으로써 下하는 것이 治法이 아님을 알 수 있다. 潮熱하는 것은 實이다. 먼저 小柴胡湯이 좋다. 이것으로써 外를 解하고 다음에 柴胡加芒硝湯으로써 이를 主治한다.

(傷寒 13日不解, 胸脇滿而嘔, 發條熱, 已而微利. 此本柴胡證. 下之而不得利, 今反利者, 知醫以丸藥下之, 非其治也. 潮熱者, 實也. 先宜小柴胡湯以解外, 復以柴胡加芒硝湯主之 -『傷寒論』)

(註) '潮熱'이란, 『觀證辨疑』에,

'潮熱'은 實熱이다. 옛날에는 潮熱을 풀이하여 熱이, 潮水가 주기적으로 나타나는 것과 같다고 하였다. 그러면 日晡所發熱이 주기적으로 나타나는 것은 이것과 어떤 점에서 그 熱狀을 구별할 것인가? 古人의 命名에는 참으로 깊은 뜻이 있다. 만약 발열의 시각에 따라 명명한다면 어째서 夕熱이라고 하지 않았을까? 이것으로 보아 日晡所熱은 '潮信'의 뜻과 다른 것임을 알 수 있다. 또한 按컨대 '潮熱'이란 것은 이를 충실이란 뜻으로 이해해야 한다. 바닷물이 밀물(潮)이면, 海隅·江曲·穴中·岩間 등 어느 곳이든지 물이 충만되지 않은 곳이 없듯이 潮熱이 發한즉 신체·수족·胸腹 중 등 어느 곳이든지 열이 충만되지 않은 곳이 없다. 그러므로 "潮熱하는 것은 實이다"라고 말한 것이다. '潮熱'이 있는 사람은 水가 外로 走行하여 身重을 일으키고, 腹滿을 일으키고, 短期를 일으키며, 發熱이 안 되면 마침내 潮熱을 일으킨다. 그러므로 땀이 날 때는 열이 潮하지 않는 바, 이는 水가 아직 實하지 않기 때문이다. 무릇 水가 實하지 않으면 반드시 發熱한다. 調胃承氣湯證이 바로 이

것이다. 小柴胡湯·大陷胸湯·大承氣湯證은 潮熱을 發하는데, 이들 方 속에는 水를 쫓는 약이 들어 있다. 修學者는 이에 유의할 것이다.

라고 設하였다. "의사가 환약으로써 下하는 것이 治法이 아님을 알 수 있다"고 한 것은, 무릇, 熱性病은 탕약으로써 下하는 것이 법칙인데, 의사가 환약으로써 攻下하기 때문에 仲景이 그 治法의 잘못을 責한 것이다. 왜냐하면, 일반적으로 熱性病에 下劑를 쓴 것은 통변을 위해서가 아니라 熱毒을 구축하자는 것이 주목적인만큼, 한약으로서 소염성을 가지고 있는 大黃·芒硝를 배합한 탕약을 쓰는 것이 합리적이며, 자극성이 많고 熱藥인 巴豆 기타를 배합한 환약은 극히 부적당하기 때문이다. 또, "潮熱하는 사람은 實이다"라고 한 것은 潮熱을 發하는 病症은 實證이라는 뜻이고, "먼저 小柴胡湯이 좋다. 이것으로써 外를 解하고"의 '外'는, 外證(表證)이란 뜻이 아니다. 원래 柴胡加芒硝湯證은 少陽·陽明의 合病으로서 小柴胡湯證에 비하면 內位에 있는 것이므로, 그 '內'에 대하여 이것을 '外'라 하여 病位의 深淺을 가리킨 것이다. 그러므로 "外를 解한다" 함은, 小柴胡湯을 써서 少陽證을 解한다는 뜻이다.

全文의 뜻은, 傷寒이 12, 3일을 경과하여도 낫지 않고, 胸脇이 苦滿하며 구토하고 일몰시에 이르면 潮熱을 發하며, 이내 微下利하는 것은 본래 柴胡湯證이므로 보통의 下劑를 투여하더라도 下利가 안 되는 것인데, 이제 반대로 下利를 하는 것으로 보아 이는 의사가 峻烈한 환약을 쓴 것이 확실하므로 治法을 어긴 것은 물론이지만 아직 潮熱이 있는 점으로 보아, 實證인 것이 분명하므로 먼저 小柴胡湯을 써서 少陽證(특히 口症)을 다스리고 그 후에 柴胡加芒硝湯을 써서 이를 主治해야 한다고 하는 말이다.

尾臺 씨의 말.

'先宜' 이하는 後人의 註文이므로 마땅히 삭제해야 한다. 대개, 潮熱微利하는 까닭은, 이른바 內實證으로서 燥屎 또는 臭穢의 毒이 있는 것이다. 그러므로 芒硝를 加하는 것이다. 의사는 환자에 임하여 이것을 시험해 볼 일이다.

라고 하였는데, 일리가 있는 듯하지만 실은 그렇지 않다. 왜냐하면 潮熱微利하는 사람에게는 柴胡加芒硝湯이 좋은 것은 尾臺 씨의 말과 같지만, 本條의 病症은 그밖에 "胸脇이 滿하고 嘔"하는 증상이 더 있는데, 嘔症에는 芒硝가 부적당함이 자명하므로, 仲景은 潮熱·微

利가 있음에도 불구하고 먼저 小柴胡湯을 써서 구토를 다스리고, 구토가 멎은 다음에 柴胡加芒硝湯을 써서 潮熱·微利를 다스리라고 한 것이다. 환언하면 小柴胡湯을 주로 嘔症을 다스리는 일시적 權宜의 수단으로서, 이 증상이 사라지자마자 곧바로 轉方을 해야 하는 것이므로 '主治'라 하지 않고, '與'라 한 것이며, 柴胡加芒硝湯은 潮熱微利가 나을 때까지 써야 하므로 '與'라 하지 않고, '主治'라 한 것이다. 理義가 매우 명백하며 異議를 제기할 여지가 없다. 어찌 註文으로 보고 이것을 삭제할 수 있으랴. 그뿐만 아니라, 仲景이

『傷寒論』 陽明篇에서,

傷寒으로, 구토가 많으면, 陽明症이 있더라도 이것을 攻하면 안 된다(傷寒, 嘔多, 雖有陽明證, 不可攻之).

고 한 것은, 傷寒으로 구토가 심할 때는 가령 陽明의 證이 있다 하더라도 下劑를 써서 攻下를 하면 안 되고 먼저 小柴胡湯을 써서 鎭嘔를 하고, 그 다음에 瀉下를 시켜야 한다는 뜻을 암시한 것이므로, 尾臺 씨의 말이 잘못된 것임은 더욱 명백하다.

> 婦人中風이 7, 8일 계속되어 寒熱이 생겨, 발작할 때가 있다. 經水가 마침 단절되는 것은, 熱이 血實에 들어간 것이다. 이 血은 반드시 結한다. 그러므로, 瘧狀처럼 발작할 때가 있게 된다. 小柴胡湯으로 다스린다.
>
> (婦人中風, 七八日續得寒熱, 發作有時. 經水適斷者, 此爲熱入血室. 其血必結, 故使如瘧狀, 發作有時. 小柴胡湯主之-『傷寒論』)

(註) '婦人中風'이란, 부인의 感冒이다.

"7, 8일 계속되어 寒熱이 생겨"란, 感冒에 걸리고나서 7, 8일이 경과할 무렵 往來寒熱이 생긴 것이다. '經水斷適'이란 이전부터 來潮하던 월경이 往來寒熱이 생기자 우연히 폐지된 것을 말하지만, 往來寒熱로 인하여 폐지된 것이 아니라, 폐지되었기 때문에 往來寒熱하게 된 것이다. "熱이 血室에 들어간 것이다"란, 感冒의 열이 자궁에 陷入되었다는 뜻이고, "이

血은 반드시 結한다"[5]란, 폐지된 경혈이 생식기 및 胃腸 등에 結凝된다는 뜻이다. "그러므로 瘧狀처럼 발작할 때가 있게 된다"란, 읽어서 알 수 있는 그대로이지만, 仲景이 특히 이 한 구절을 첨가한 까닭은 이 한 구절로써, "寒熱이 생겨"의 '寒熱'이 월경의 閉止凝結에 기인된 것임을 가르침과 동시에 또, 그 寒熱이 瘧狀처럼 발작적으로 往來寒熱하는 것임을 가르치고자 한 것이다.

熱이 血室에 들어간 것을 다스리는 데 本方을 써야 함은 師論과 같지만, 이 병증에는 『溫疫論』에,

經水가 適斷되고 血室이 空虛하면, 그 邪가 虛를 틈타서 轉入되어, 邪가 勝하고 正이 虧損되어, 經氣가 不振하여 그 邪를 鼓散시킬 수가 없어 難治로 된다. 血結하여 배설되지 않으면, 邪氣가 무엇에 의하여 풀릴 것인가? 適來하는 것과 더불어 血虛·血實의 구분이 있다.

라고 하였듯이, '血虛(貧血)' '血室(多血)'의 구별이 있으므로 本方에 治貧血的 驅瘀血藥 혹은 治多血的 驅瘀血劑를 合用하지 않으면 완전히 所期의 목적을 달성하기 어렵다는 이치이다. 나의 실제경험에 의하면 前者에는 本方加地黃 또는 本方에 當歸芍藥散 또는 當歸芍藥散加地黃을 合用해야 하고, 後者에는 本方이나 本方加石膏에 桂枝茯苓丸이나 桂枝茯苓丸加大黃을 合用해야 한다. 이 鄙見은 許叔微·馬印麟·劉完素·淺田宗伯 네 분의 所說을 取捨한 것이므로 다음에 이들 네 분의 말을 인용하고 비판을 加하기로 한다.

許叔微 著『本事方』에,

小柴胡地黃湯은, 부인이나 처녀가 傷寒, 발열 또는 寒熱을 發하고, 經水가 適來하거나 適斷하며, 낮에는 명료하지만 밤에는 譫語하며 鬼狀을 보는 듯하는 증상을 다스린다. 또, 산후에 惡露가 내리다가 갑자기 단절되는 症을 다스린다.

我說. 이 方은 小柴胡湯證으로서 빈혈의 징후가 있고 煩熱하는 것을 다스리는 것이며, 특히 열이 血室子宮에 들어간 것을 다스리는 것이 아니다.

---

5) 『醫學讀書記』에, "血結도 역시 능히 寒熱을 일으킨다. 柴胡 역시 血熱을 제거한다. 단지 和解만 하는 것이 아니다"고 하였다. 이 條의 師論과 대조해 볼 것.

馬印麟 씨의 말.

經水가 適斷할 때는, 溫邪가 내부에 搏하여 血이 結하고 散하지 않는다. 邪의 出路가 없어서, 낮에는 經하나 밤에는 熱이 重하여 譫語·發渴하게 된다. 이것은 熱結瘀血이다. 小柴胡를 사용하되 半夏를 去하고, 花粉[6]·桃仁·紅花·牡丹皮·生犀角[7] 등의 藥味를 加함으로서 瘀血을 破하고 邪를 逐는다. 만약 腹滿·疼痛하며 대변이 秘結되는 사람에게는 前方 속에 熟大黃[8]을 加하여 微利를 시킨다.

我說. 馬씨가 小柴胡를 사용하되 半夏를 去하고 花粉을 加한 것은 곧 柴胡去半夏加括蔞湯의 方意가 된다. 이와 같이 去加하는 까닭은 주로 渴을 다스리고자 하는 목적에서 그렇게 한 듯하지만 나의 실제 경험에 의하면, 本病의 渴은 石膏의 證인 渴이고 括蔞根의 證인 渴이 아니다. 그러므로 마땅히 小柴胡加石膏湯을 써야 할 것이지, 柴胡去半夏加括蔞湯을 처방해서는 안 된다. 또 小柴胡湯에 桃仁·牡丹皮 등을 加한 것은 驅瘀血이란 뜻에 불과한 만큼 不規律的이고 雜駁한 수단이므로 小柴胡湯에 桂枝茯苓丸을 合用하는 正法만 못하다. 또, 大黃은 腹滿·腹痛·변비의 유무에 불구하고(다만, 이들 증상을 참조할 필요는 있다), 맥의 沈實(小柴胡湯의 脈證과 비교해서)과 舌의 黃苔를 목적으로 해서 加用해야 한다.

劉完素 著 『保命集』에는,

産後, 經水가 適斷하여 異證을 느끼고, 수족이 牽搐하며, 咬牙昏冒하는 것을 다스리는 데는 增損柴胡湯[9]이 좋다.

我說. 小柴胡湯에 石膏·知母를 加하는 것은 小柴胡湯·白虎湯의 合方이란 뜻이지만, 小柴胡湯加石膏가 簡捷한 것만 못하다.

淺田의 『勿誤藥室寶函口訣』 小柴胡加地黃湯條에는,

---

6) '花粉'은 '天花粉'을 略한 것이니 곧 括蔞根이다.

7) '犀角'은 石膏와 효력이 거의 같다.

8) '熟大黃'은 大黃을 酒劑한 것인데, 後世派 의사들의 陋策이므로 取할 바가 못된다.

9) '增損柴胡湯'方은 즉, 小柴胡湯에 石膏·知母·黃耆를 加味한 것이다. 그런데, 黃耆를 加味한 것은 蛇足이 심한 方策이다.

이 方은 許叔微가 熱이 血室에 들어간 증상에 대한 主劑로 보고 있다. 經水가 適斷[10]에 불구하고 血熱이 심한 사람에게 效力이 있다. 무릇, 血熱을 다스리는 데는 세 등급의 구별이 있다. 頭疼面赤・耳鳴齒痛인 사람은 小柴胡加石膏가 좋고, 血氣刺痛・心下衝逆・구토하는 사람은 小柴胡加紅花가 좋으며, 惡心煩熱하고 日哺에 瘧疾처럼 寒熱을 發하는 사람은 小柴胡加鮮苄[11]가 좋다.

我說. 淺田 씨는 小柴胡加紅花를 운운하지만, 이것은 小柴胡湯・桂枝茯苓丸의 合方證을 모르는 所致이다.

> 婦人中風으로, 發熱惡寒하고 經水가 適來하되, 이런 증상에 걸리고나서 7, 8일에 열이 없어지고 맥이 遲하며, 몸이 凉하고 胸脇下의 滿하기가 結胸狀과 같으며 譫語하는 사람은 熱이 血室에 들어간 것이다. 마땅히 期門을 刺하여, 그 實에 따라서 이를 취해야 한다.
>
> (婦人中風, 發熱惡寒, 經水適來, 得之七八日, 熱除, 而脈遲, 身凉, 胸脇下滿, 如結胸狀, 譫語者, 此爲熱入血室也. 當刺期門. 隨其實而取之－『傷寒論』)

(註) 山田正珍 씨는, "'經水가 適來하되' 한 말은 '7, 8일' 다음에 있어야 할 것이었다"고 하였다. 또, 원문에는 '隨其實而取之'로 되어 있지만, 成本[12]・玉函・脈經에는 '隨其實而瀉之(그 實에 따라서 이를 瀉해야 한다)로 되어 있다. 兩說이 모두 타당하므로 이를 좇아서 풀이한다면, "婦人中風, 發熱惡寒하고, 이런 증상에 걸리고나서 7, 8일에 經水가 適來하여"란 것은, 부인이 感冒에 걸려서 發熱惡寒하기 7, 8일에 이른 무렵, 우연히 월경이 潮來하였다는 뜻이고, "열이 없어지고 脈이 遲하며 몸이 凉하고"란, 表熱이 子宮으로 內陷하였기 때문에 外表의 열이 없어지고 몸이 凉하게 되며 浮數의 맥이 遲脈으로 변하였다는 뜻이다. 그리고 이 '遲脈'은, 즉 "胸脇下가 滿하기가 結胸狀과 같은" 증상에 대한 반응이며, "胸

10) '適斷'이란 말 위에 '適來'란 말이 빠진 듯하다.

11) '苄'는 地黃의 별명이고, '鮮'은 신선하다는 뜻이다.

12) '成本'이란 成無己가 印刊한 책을 말한다.

脇下의 滿하기가 結胸狀과 같으며"란, 左肋骨弓下에서 同側 腹直筋을 따라서 下腹部에 이르기까지 緊滿攣急하다는 뜻(血이 반드시 結한다고 한 것이 바로 이것이다)이고, "結胸狀과 같은" 것이란, 結胸의 治劑인 大陷胸湯條에,

太陽病에서 重發汗하고, 다시 이를 下하여, 대변이 안 나오기 5, 6일, 舌上이 燥渴하고 日晡所에 약간 潮熱이 있다. 心下에서 小腹部에 이르기까지 硬滿하고 疼痛하여 가까이 할 수 없는 것은 大陷胸湯으로 다스린다.

라고 언급한 상태와 매우 비슷하기 때문이다. 또, '譫語'하는 것은 血熱이 두뇌를 침범하였기 때문이고, "마땅히 期門을 刺"해야 한다고 말한 '期門'이란, 『甲乙經』에,

'期門'은 肝募이다. 第二肋端[13]의 不容穴의 옆 1寸 5分 부위에 있다. 上은 兩乳에 해당한다.

라고 하였고, '不容'이란, 『德本遺稿』에,

'不容'이란 鳩尾[14] 아래 1寸에 墨을 찍고 脇 쪽으로 1寸.

이라 한 것으로 보아, 곧 양측 유두를 통하여 그은 수직선과 胸骨劍狀突起의 尖端 아래 1寸 부위에 그은 수평선과의 교차점으로서 좌우에 각각 하나씩 있으며, 모두 腹直筋 내에 존재하는 것이다. 그리고 '刺'해야 한다는 것은 '刺絡'해야 한다는 뜻으로, 곧 左의 期門에 시술해야 한다는 것을 가리킨 것이다. "그 實에 따라서 이를 瀉해야 한다"란, 期門은 瘀血이 충실한 곳이므로 그 충실한 곳에서 瀉血을 해야 한다는 뜻이다.

我說. 本條의 병증에 刺絡이 유효한 것임은 師論과 같지만, 나는 이 증상에 小柴胡湯·桂枝茯苓丸의 合方, 小柴胡湯·桂枝茯苓丸加大黃의 合方, 小柴胡加石膏湯·桂枝茯苓丸의 合方, 小柴胡加石膏湯·桂枝茯苓丸加大黃의 合方 가운데 하나를 撰用하고 刺絡을 겸용하지 않지만 오히려 효과를 올린 실제 경험을 가지고 있다. 그런데, 이 鄙見은 吳·錢 兩씨

13) '第二肋間'이란, 第十一肋軟骨의 첨단을 가리킨다.

14) '鳩尾'는 胸骨劍狀突起 尖端의 直下部.

의 所論에 胚胎된 것이므로 다음에 이들의 말을 인용한다.

吳씨의 『溫疫論』에,

부인의 傷寒時疫은 남자와 다를 바 없다. 다만 經水適斷과 適來 및 崩漏·산후 등 남자와 약간 다른 점이 있을 뿐이다. 무릇, 經水가 來하는 것은, 즉 諸經에 血이 滿하여 血室로 歸注해서 下泄되어 月水를 이루는 것이다. 血室을 1명 '血海'라고도 한다. 즉, 衝任의 맥으로서 諸經의 總任이 된다. 經水가 適來하면 疫邪가 胃에 들어가지 않고 勢를 타서 血室에 들어간다. 그러므로 밤에는 發熱·譫語하게 된다. 대체로, 衛氣가 낮에는 陽을 순행하여 陰과 다투지 않는다. 따라서, 낮에는 명료한 것이다. 밤에는 陰을 순행하여 邪와 相搏한다. 그러므로, 밤이 되면 發熱譫語하는 것이다. 야간에 발열하는 데 그치고 譫語하지 않는 사람이라도 역시 熱이 血室에 들어간 것으로 輕重의 차이가 있는 것이다. 반드시 譫語에 구애되는 것은 아니다. 經에 이르되, "胃氣 및 上의 二焦를 범하는 일이 없으면 반드시 저절로 낫는다" 하였다. 胸膈과 胃에 邪가 없는데, 譫語를 한다고 해서 胃實로 보고 함부로 이를 攻해서는 안 된다. 다만 熱이 血을 따라서 下할 때는 곧 저절로 낫는다. 만약 結胸狀과 같은 증상은, 血이 邪로 인하여 結하는 것이다. 마땅히 期門을 刺하여 그 結을 통하게 해야 한다. 『活人書』에서는 柴胡湯으로 다스리고 있다. 그렇지만, 期門을 刺하는 속효만 못하다.

我說. 月經來潮의 유래 및 낮에는 명료하고 밤에는 發熱譫語하는 이치를 設함에 있어서 牽强附會를 면하지 못했지만, 기타는 모두 良說이다. 그러나 小柴胡湯의 효과가, "期門을 刺하는 速效만 못하다"고 한 것은 小柴胡湯을 單用하는 것만 알고 旣述한 바와 같이 合用하는 法을 알지 못한 탓이다. 따를 수 없다.

錢씨의 말.

小柴胡湯 속에, 의당 牛膝[15]·桃仁·牡丹皮類와 같은 血藥을 증량해야 한다. 맥이 遲하고 몸이 凉한 사람에게는 혹은 약간의 薑桂[16] 및 酒劑大黃을 소량 가미하면 효력이 더욱 빠르다. 이른바, "그 實에 따라서 瀉해야 한다" 한 것이 이에 해당한다. 만약 補劑가 부적

---

15) '牛膝'은 驅瘀血藥이고, '丹皮'는 牡丹皮다.

16) '薑桂'는 乾薑·桂枝

합한 경우라면 인삼도 역시 마땅히 제거해야 한다. 다만 方에 집착하여 施治함은 불가하다.

我說. 小柴胡湯에 牛膝・桃仁・牡丹皮類를 加한 것은 小柴胡湯에 桂枝茯苓丸을 合用하는 正法만 못하다. 遲脈이고 몸이 凉한 사람에게 薑桂를 加하고, 또 大黃을 酒劑로 하며, 또 小柴胡湯 中의 人蔘을 去하는 것은 모두 잘못이다. 따를 수 없다.

부인이 傷寒, 發熱하고, 經水가 適來하여 주간에는 명료하나 日暮에는 譫語하며 鬼狀을 보는 것과 같은 것은 熱이 血室에 들어간 것이다. 胃氣 및 上의 二焦를 범하는 일이 없으면 반드시 저절로 낫는다.

(婦人傷寒發熱, 經水適來, 晝日明了, 暮側譫語, 如見鬼狀者, 此爲熱入血室. 無犯胃氣及上二焦, 必自愈 －『傷寒論』)

(註) "부인이 傷寒, 發熱하고" 이하 "熱이 血室에 들어간 것이다"까지의 뜻은, 부인이 傷寒에 걸려서 발열을 할 때 우연히 월경이 來潮하여 낮에는 정신이 명료하지만 일몰시가 되면 譫語하며 또한 기기괴괴한 상태를 現出하는 것이 마치 요괴를 보는 것과 같은 證은, 熱이 子宮에 內陷된 것이라는 말이다. "胃氣 및 上의 二焦를 범하는 일이 없으면 반드시 저절로 낫는다"란, 다음에 인용하는 설과 같다.

方씨의 말.

'없다(無)'는 금지를 뜻한다. "胃氣를 범한다" 함은, 下法을 말한다. "반드시 저절로 낫는다"란, 經行의 血이 下하게 되면 邪熱이 血을 따라 모두 배출될 수 있는 것이니, 이것은 鼻衄의 紅汗과 같다. 그래서, "저절로 낫는다"고 한 것이다. 대체로, 사람에게 警戒하는 말로서, 妄攻으로써 변란을 일으키지 말라는 뜻이다.

方씨・정씨・汪씨의 말.

"胃氣 및 上의 二焦"는 汗・吐를 말한다.

山田正珍 씨의 말.

"胃氣를 범하는 일이 없으면"이라 한 것은, 譫語, 鬼狀을 나타내는 承氣證[17]과 비슷한 점이 있으므로, 이를 변별해야 한다.

汗吐를 시행하지 않고, 또 大承氣湯을 써서 誤下하는 일이 없이 자연에 일임하면 熱毒은 경혈을 따라 체외로 배출되므로, 반드시 저절로 낫는다는 뜻이지만, 이 師論은 월경의 痛順을 그 前提로 한 것이므로 만약 그렇지 못할 때는 前條에 준하여 治法을 강구해야 하는 것이다.

陽明病으로 下血譫語하는 사람은, 熱이 血室에 들어간 것이다. 마땅히 期門을 刺하여 그 實에 따라서 이를 瀉해야 한다. 濈然히 汗出하는 사람은 낫는다.

(陽明病, 下血譫語者, 此爲熱入血室, 當刺期門, 隨其實而瀉之. 濈然汗出者愈 -『傷寒論』)

(註) '下血'은 子宮出血이란 뜻이고, '濈然'이란, 땀이 축축하게 나는 모양을 형용한 말이다. 本條의 병증도 역시 前條의 治法에 준해야 한다.

傷寒, 5, 6일에 嘔하고 발열하는 사람은, 柴胡의 證을 갖추었다. 그런데 他藥으로써 이를 下하였으나, 柴胡의 證이 아직 있는 사람에게는 다시 柴胡湯을 쓴다. 이것은 이미 下法을 썼지만 逆이 된 것이 아니다. 반드시 蒸蒸하고 振戰하며, 그 다음 發熱汗出하고 解한다. 만약 心下가 滿하고 硬痛하는 사람이라면, 이것은 結胸이 된 것이다. 大陷胸湯으로 다스린다. 단지 滿하고, 통증이 없는 사람이면 이것은 痞가 된 것이다. 柴胡는 써도 맞지 않고, 半夏瀉心湯이 좋다.

(傷寒, 五六日, 嘔而發熱者, 柴胡湯證具. 而以他藥下之. 柴胡證仍在者, 復與柴胡湯 此雖已下之, 不爲逆. 必蒸蒸而振, 却發熱汗出而解. 若心下滿而硬痛者, 此爲結胸也. 大陷胸湯主之. 但滿而不痛者, 此爲痞. 柴胡不中與之, 宜半夏瀉心湯 -『傷寒論』)

---

17) '承氣症'이란, 大承氣湯症의 略語다.

(註) '傷寒'에서 "發熱汗出하고 解한다"까지의 뜻은, 傷寒으로 5, 6일이 경과한 무렵은 병독이 少陽에 전입하는 시기인데, 이때에 구토와 발열을 하는 證은, 小柴胡湯 이외에 없으므로, 이 구토·발열이 동시에 發하는 것을 가리켜 柴胡의 證을 갖추었다고 한 것이다. 그런데, 의사가 잘 모르고 下劑를 써서 誤下를 한 후에도 여전히 柴胡의 證[18]이 있는 사람은, 비록 誤治를 거쳤다 하더라도 아직 逆證으로 되지 않은 것이므로, 다시 柴胡湯을 쓰면 반드시 瞑眩하고 치유된다는 말이다. '만약' 이하는 柴胡劑(胸脇苦滿證)·大陷胸湯(結胸)·半夏瀉心湯(痞) 3證의 감별법을 가리킨 것이다. 즉, 心下部가 팽만하며 硬하고 自他覺的으로 동통이 있는 증상을 '結胸'이라 이름하는 것이고, 大陷胸湯이 主治하는 것인데, 단지 心下部가 팽만할 뿐으로 타각적인 동통이 없는 증상은 '痞'라 이름하는 것이므로, 胸脇苦滿을 主治하고, 心下滿을 主治하지 않는 柴胡湯은 적중의 方이 아니므로 半夏瀉心湯을 쓰는 것이 좋다는 뜻이다.

이러한 감별법은 臨床上 매우 긴요한 것인만큼 다시 이것을 상론하자면, 柴胡劑는 胸脇苦滿을 주치하고 心下를 主治하지 않는다(大柴胡湯證에는 心下急이 있지만, 이밖에 반드시 胸脇苦滿이 있으므로 肋骨弓下에는 털끝 만한 관계도 없는 結胸 및 痞와 구별할 수 있다). 結胸證은, 心下部가 반드시 팽만하며 硬하고 自他覺的으로 동통이 있으며, 痞證은 心下部가 팽만하며 自發痛이 있지만 堅硬하지 않고, 또한 壓痛도 없다. 이것이 3證의 차이점이다.

陽明病, 潮熱을 發하고, 대변을 溏하며, 소변이 自可하고, 胸脇이 滿하여 제거되지 않는 것은 小柴胡湯으로 다스린다.

(陽明病, 發潮熱, 大便溏, 小便自可, 胸脇滿不去者, 小柴胡湯主之-『傷寒論』)

(註) 仲景은 '陽明病'이라 칭하였지만, 아직 胸脇苦滿이 제거되지 않는 것이므로 其實은 少陽·陽明이 合病된 것이다. '溏'이란 『傷寒雜病辨證』에,

'溏'은 즉 鶩溏이다. 字典의 '溏' 字의 註에는 '淖'로 풀이하고 있다. '淖' 字의 註에서는 泥로 풀이하고 있다. 『左傳成十六年』에는 '淖'가 앞에 나와 있다. 즉, '淖'에 있어서 모두 좌

18) 柴胡의 證은 胸脇苦滿이다.

우가 相違하다. 『靈樞』에 이르기를 "多熱이면 溏하여 糜[19]를 낸다" 하였고, 馬蒔의 註에서는, "'溏'이란, 穢[20]가 堅하지 않고 水가 섞인 것이다" 하였다. 權英은 이르되 "'鶩溏'이란, 寒泄이다. '鶩'은 鴨이다. 대변이 물과 같고 그 속에 小結糞이 있는 것이다" 하였다.

이상의 諸를 종합하면, '溏'의 뜻은 충분히 이해될 수 있을 것이다. 대체로 그 證은 下利에 비하여 약간 輕한 것으로 본다. 그러나 오래도록 微溏하는 사람은 虛寒으로 본다.

라고 述하였다. 그러므로, 즉 下利가 약간 緩弱한 것이라 하겠다. '小便自可'란, 小便自調와 마찬가지로 尿의 量과 度數가 평상시와 같다는 것이다. 이것으로 미루어, 本條는 本方이 장티푸스성 下利를 다스리는 작용이 있음을 說한 것이 분명하지만 나의 실제 경험에 의하면, 本方은 특히 이 병에만 한한 것이 아니라, 일반적인 급성·亞急性·만성 위장카타르, 특히 소아의 疫痢 消化不良症 등에 奇效가 있다. 만약 효력이 미약할 때는 芍藥[21]을 加하고, 不消化便이나 粘液便이 있을 때는 大黃을 加하며, 口舌乾燥·發熱煩渴 등의 증상이 있을 때면 다시 石膏를 加해야 한다. 이것은 내가 本條 및 다음에 나오는 "嘔하며 발열하는 사람은 小柴胡湯으로 다스린다(嘔而發熱者, 小柴胡湯主之)"라는 條와 黃芩湯·黃芩加半夏生薑湯·白虎湯의 諸條를 綜合思索하여 얻은 知見에 기초한 것이다. 情思潛心하여 이 뜻을 이해해야 할 것이다.

陽明病, 脇下가 鞕滿하고 대변이 안 되며 嘔하고, 舌上에 백태가 있는 사람에게는 小柴胡湯을 써야 한다. 上焦가 통할 수 있게 되고 진액이 下할 수 있게 되어 胃氣가 和하고 몸에 濈然히 땀이 나며 解한다.

(陽明病, 脇下鞕滿, 不大便而嘔, 舌上白胎者, 可與小柴胡湯. 上焦得通津液得下, 胃氣因和, 身濈然而汗出解也-『傷寒論』)

---

19) '糜'는 '糜'와 같다

20) '穢'는 대변.

21) 小柴胡湯에 芍藥을 加하면, 小柴胡湯과 黃芩湯의 合方이란 뜻이 된다. 바로 이 때문에 구토·下利 등에 효력이 있게 되는 것이다.

(註) 錢씨의 말.

"대변이 안 되며"는, 陽明裏熱이다. 그런데 嘔하는 것은 少陽證이다. 만약, 邪가 胃에 實하면, 舌胎는 황색이 아니면 흑색이 되고, 혹은 乾硬하거나 혹은 芒刺를 發한다. "舌上에 白胎가 있는" 것은 舌胎의 初期現象이다. 만약 邪가 처음에 表部에 있으면, 舌에는 아직 胎가 없다. 이미 백태가 있을 때는 邪가 전적으로 表部에 있는 것이 아니더라도, 아직 裏部에 들어간 것도 아니므로 半表半裏의 證인 것이다.

錫씨의 말.

"대변이 안 되며"는 下焦가 통하지 않고, 진액이 下하지 못하는 것이다. '嘔'하는 것은, 中焦의 不治이고 胃氣가 和하지 않은 것이다. "舌上에 白胎가 있는" 것은 上焦가 痛하지 않고, 火가 上에 鬱한 것이다. 小柴胡湯을 써서 三焦의 氣를 조화시켜야 한다. 그러면 白胎가 消去되고 "진액이 下할 수 있게 되어" 대변이 利하고 胃氣가 따라서 和하고, 그리하여 嘔가 멎고 三焦가 通暢하며 氣機가 旋轉하여 "몸에 濈然히 땀이 나며 解"하는 것이다.

尾臺 씨의 말.

'胎'와 '炲煤'의 '炲'는 古字에서는 서로 통용된다. 『正字通』의 '炲' 字 下에 徐씨가 註하되, "火煙이 생기는 것이다" 하였고, 玉篇에 이르기는, "炲煙은 煙塵이다" 하였다. 陽明胃實證은 舌色이 대체로 흑색인데, 만약 아직 흑색에 이르지 않았다면 반드시 煤黃色이다. 이 條는 陽明病이라 칭하지만 실은 陽明과 少陽의 倂病이다. 왜냐하면 '백태'가 있기 때문이다. '胎'는 원래 酒色이 本義이므로 '白' 字를 加한 것이다. 『素問』 五臟生成篇에 이르되, "검기가 胎와 같은 사람은 죽는다" 하였다. 이것은 舌色을 논한 것이 아니기는 하지만 '胎' 字의 뜻을 倂發한 것이다.

我說. '陽明病'은 腹滿하는 일이 있지만, 脇下鞕滿하는 일이 없고, 또 嘔 및 舌上白胎가 생기는 일도 없다. 그렇다면, 仲景이 '陽明病'이라 칭하고 있지만, 其實 단순한 陽明病이 아니라 少陽과 陽明의 倂病임이 분명하다. 그러므로, 脇下鞕滿 · 嘔 · 舌上白胎의 3證을 목적으로 하여 小柴胡湯을 써야 하는 것이다. 이것을 쓰면, 이제까지 장애되었던 胸部 이상의 장기조직의 기능이 부활될 수 있고, 上逆하였던 체액이 하강할 수 있게 되어 枯燥된 胃腸

이 滋潤·調和되어 대변이 痛順하고 체액이 疏通된 결과, 發汗을 하게 되고 諸 症狀이 모두 낫게 된다는 뜻이다. 하제가 아닌 小柴胡湯이 도리어 瀉下作用을 하게 되는 묘를 알 수 있을 것이다.[22]

尾臺 씨는 말하기를, "陽明病, 潮熱을 發하고" 운운, "陽明病, 脇下가 鞕滿하고" 운운하는 2章은 대개 少陽·陽明의 併病이다. 이들 증상에는 도리어 柴胡加芒硝湯·大柴胡湯이 좋은 경우가 있다. 臨床에 際할 때 주의해야 한다라고. 이 말은 일리가 있을지도 모른다. 참고함이 마땅하다.

> 陽明의 中風, 脈이 弦浮大하고 短氣하며 복부가 모두 滿하고, 脇下 및 心部가 疼痛하고, 또, 이것을 按해도 氣가 통하지 않으며, 코가 乾하고 땀이 나지 않으며, 눕기를 좋아하고 온몸과 面目이 모두 發黃하고 소변이 어려우며, 潮熱이 있고, 때때로 噦하고 耳前·耳後가 腫한다. 이것을 刺하면 小差가 있고, 外邪가 解하지 않는다. 병이 10일을 경과하고도 맥이 계속 浮한 사람에게는 小柴胡湯을 쓰고, 맥이 단지 浮할 뿐 餘證이 없는 사람에게는 麻黃湯을 쓴다. 만약, 배뇨가 안 되며 腹痛과 噦을 兼發한 사람은 不治이다.
>
> (陽明中風, 脈弦浮大, 而短氣, 腹部滿, 脇下及心痛, 久按之氣不通, 鼻乾不得汗. 嗜臥, 一身及面目悉黃, 小便難, 有潮熱時時噦, 耳前後腫. 刺之小差, 外不解. 病過十日, 脈續浮者, 與小柴胡湯. 脈但浮無餘證者, 與麻黃湯. 若不尿, 腹滿加噦者, 不治 -『傷寒論』)

(註) 대부분의 선배들은 本條를 仲景의 正文이 아니라고 본다. 나도 역시 이런 견해에 찬의를 표하는 사람이지만, 특별히 이것을 인용한 것은, 註文에 불과하다고는 하더라도 治術에 도움이 되는 바가 絶無하지 않기 때문이다.

나는 "때때로 噦하고"라는 구절에 기초하여, 本方에 橘皮를 配用[23]하여 吃逆 및 惡心嘔

22) 小柴胡湯이 下利를 다스리고(前條) 便秘를 다스리는(本條) 것은 마치 和戰兩面에 잘 준비된 英君名相과 같다. 古方이 아니라면 어찌 이와 같은 효력을 볼 수 있겠는가? 洋醫들은 뭐라고 말하리요?

23) 本方에 橘皮를 加用하면, 本方과 橘皮湯을 合方하는 뜻이 된다.

吐, 乾咳頻發을 다스리고, "耳前·耳後가 腫한다"는 구절에 기초하여, 本方에 石膏를 加用[24]하여 耳下腺熱, 耳後 및 頸部의 淋巴腺炎, 乳嘴突起炎을 다스리며, 또 이 方意를 활용하여 睾丸炎을 다스렸는데 卓效를 보았다. 修學者는 이를 시험해 볼 만하다.

본래의 太陽病이 解하지 않고, 少陽으로 轉入된 사람은, 脇下가 硬滿하고, 乾嘔하며 식사를 하지 못하고, 往來寒熱한다. 아직 吐·下를 시키지 않고, 맥이 沈緊한 사람에게는 小柴胡湯을 쓴다. 만약, 이미 吐·下·發汗, 溫鍼을 행하여 譫語를 發하는 경우라면 柴胡湯의 證이 罷한 것이다. 이것을 壞病이라 한다. 어떤 逆治를 犯했는가를 알아서 法에 따라 다스린다.

(本太陽病不解, 轉入少陽者, 脇下硬滿, 乾嘔不能食, 往來寒熱, 尙未吐下. 脈沈緊者, 與小柴胡湯 藥已吐下發汗溫鍼, 譫語, 柴胡湯證罷. 此爲壞病. 知犯何逆, 以法治之－『傷寒論』)

(註) "法에 따라 다스린다" 한 것은, 證에 따라 다스린다는 말과 같은 뜻이다. 기타는 既述한 註釋을 참조하여 이해가 될 것이다.

嘔하며 發熱하는 사람은 小柴胡湯으로 다스린다.

(嘔耳發熱者, 小柴胡湯主之－『傷寒論』)

(註) 仲景은 "嘔하며 發熱하는 것"이라 하였지만, 사실은 구토와 발열이 겸비된 것"이란 뜻이므로, 諸病의 구토 후 발열하는 것은 물론, 구토와 동시에 발열하는 것, 그리고 발열한 다음에 구토하는 것도 역시 本方의 主治에 속하므로 알아야 한다.

24) 本方加石膏가 耳前·耳後의 腫을 다스리는 것은 吉益南涯 옹이 이미 경험한 바이며, 나의 創方이 아니다.

傷寒이 거의 나은 다음 발열하는 사람은 小柴胡湯으로 다스린다. 맥이 浮한 사람은 땀으로써 이를 解하고, 맥이 沈한 사람은 下함으로써 이를 解한다.

(傷寒, 差已後, 更發熱者, 小柴胡湯註之. 脈浮者, 以汗解之. 脈沈者, 以下解之－『傷寒論』)

(註) 傷寒이 거의 나은 다음 다시 발열하는 증상은 대체로 小柴胡湯이 主治하는 바이지만, 만약 맥이 浮할 때는 發汗劑를 쓰고, 맥이 沈할 때는 瀉下劑를 쓰라는 뜻이다.

尾臺 씨의 말

按컨대, "거의 나은 다음 다시금 발열하는" 증상에는 세 가지가 있다. 死灰가 再燃하려는 듯한 사람에게는 小柴胡湯을 써야 한다. 그 열이 새로이 外感으로 인하여 發하는 사람[25]에게는 桂·麻 兩湯을 撰用하여서 發汗을 시켜야 한다. 過食宿滯로 인한 사람[26]은 그 병상을 잘 살펴서 枳實梔子大黃豉湯·大柴胡湯·調胃承氣湯·大承氣湯을 써서 下하도록 해야 한다.

라고 하였다. 이것은 옳은 말이지만, 이들 諸方 외에도 다시 竹葉石膏湯·麥門冬湯을 응용하는 기회가 있음을 알아야 한다.

諸黃으로 복통하며 嘔하는 사람은 小柴胡湯으로 다스린다

(諸黃, 腹痛而嘔者, 小柴胡湯主之－『金匱要略』)

(註) '諸黃'이란, 여러 종류의 黃疸을 말한다. 이 증상으로서 "복통하며 嘔하는 사람"을 本方이 주치하는 것임은 師論과 같지만, 가령 복통·구토를 하지 않는다 하더라도 胸脇苦

25) 이 사람은 脈이 浮하다.

26) 이 사람은 脈이 實하다.

滿이 있을 때는 역시 本方이 主治하는 바임을 알아야 한다.

묻기를, "新産婦人에게 세 가지 병이 있습니다. 첫째는, 痓을 앓는 것이고, 둘째는, 鬱冒를 앓는 것이며, 셋째는, 대변이 어려운 것입니다. 이것은 어찌 된 것입니까?" 仲景이 답하되, "新産으로 血이 虛하고, 땀이 많이 날 때 흔히 風에 傷하여 痓을 앓게 되는 것이다. 그리고, 亡血된 데다가 다시 汗하여 寒이 많게 되므로 鬱冒하게 되는 것이며, 津液을 亡失하여 胃가 燥하므로 대변이 어렵게 되는 것이다. 産婦의 鬱冒는 그 맥이 미약하고 嘔하여 식사를 할 수가 없으며, 대변이 오히려 굳고, 다만 머리에서 땀이 난다. 그렇게 되는 까닭은, 血虛하면 厥하고, 厥하면 반드시 冒한다. 冒症이 풀리려 할 때는 반드시 大汗이 나고, 血虛下厥하며 孤陽이 上出하므로 머리에 땀이 나는 것이다. 産婦가 흔히 汗出하는 까닭은 亡陰血虛하여 陽氣가 毒盛하기 때문이다. 그러므로 마땅히 땀을 내어 음양을 회복시켜야 한다. 대변이 굳고 嘔하여 식사를 할 수 없는 것은 小柴胡湯으로 다스린다. 병이 解하며 능히 식사를 하다가 7, 8일에 다시 발열하는 것은 胃實인 바 大承氣湯으로 다스린다."

(問曰, 新産婦人有三病, 一者病痓, 二者病鬱冒, 三者病大便難, 何謂也. 師曰, 新産血虛, 多汗出, 喜中風, 故令病痓. 亡血, 復汗寒多, 故令病鬱冒. 亡津液, 胃燥, 故大便難, 産婦鬱冒, 其脈微弱, 嘔而不能食, 大便反堅, 但頭汗出. 所以然者, 血虛而厥, 厥而必冒. 冒家欲解, 必大汗出, 以血虛下厥, 孤陽上出, 故頭汗出. 所以産婦喜汗出者, 亡陰血虛陽[27]氣獨盛. 故當汗出, 陰陽乃復. 大便堅, 嘔不能食, 小柴胡湯主之. 病解能食, 七八日, 更發熱者, 此爲胃實. 大承氣湯主之－『金匱要略』)

(註) 本條는 産後의 痓·鬱冒·大便難·胃實의 4증상을 논한 것인데, 本方에 관한 것은 앞의 세 증상이고, 다른 하나는 이것과 治法을 달리하는 것이다. 즉, "新産으로 血이 허하고 땀이 많이 날 때"에서 "小柴胡湯으로 다스린다"까지는, "新産으로 血이 허하며 땀이 많이 나는데, 흔히 風에 傷하여 痓을 앓게 된다. 대변이 굳고 嘔하여 식사를 할 수 없는 것[28]은 小柴胡湯으로 다스린다. 産婦가 鬱冒하여, 맥이 미약하고 嘔하며 식사를 할 수 없

27) '陽' 字 위에 '以' 字가 빠진 것으로 보고 번역하였다.

으며 대변이 오히려 굳고 단지 머리에서만 땀이 난다. 그 까닭은 血이 虛하여 厥하고, 厥하면 반드시 冒한다. 冒證이 풀리려 할 때는 반드시 大汗出한다. 대변이 굳고, 嘔하며 식사를 할 수 없는 것은 小柴胡湯으로 다스린다"로 간주하여 풀이해야 하며, 기타는 이들 章句를 補足한 데 불과하므로, 이런 견해 아래 註釋을 加하려고 한다.

本條의 痙은, 葛根湯證(剛痙)의 땀이 안 나는 것과는 달라서, 분만으로 인하여 血虛, 즉 빈혈이 되고 땀이 많이 나며 대변이 堅하고 嘔하며 식사를 할 수 없는 것이므로, 비록 자주 風에 傷하여 感冒에 걸렸더라도 병이 表部에 있지 않고 半表半裏에 있음이 명백하므로 本方으로 이를 다스린다고 한 것이다.

또, '鬱冒'란, 『明理論』에,

'鬱'은 鬱結하여 氣가 舒暢하지 않은 것이고, '冒'는 昏冒하여 神이 분명하지 않은 것이다.

라고 記述하였으니, 즉 오늘날의 뇌빈혈이고, "嘔하여[29] 식사를 할 수 없고 대변이 오히려 굳은 것은 本方證이 틀림없지만, 이 證은 원래 대변이 굳지 않은 것이 상례인데, 이제 반대로 대변이 굳기 때문에 "대변이 오히려 굳고"라고 한 것이다.

그리고 이런 증상을 일으키는 까닭은, 吉益南涯 씨가,

대변이 오히려 굳고 식사를 할 수 없는 것-이것은 水毒이 上에 있으므로 嘔하며 식사를 할 수 없는 것이고 下에는 水氣가 없어서 대변이 굳은 것이다.

라고 設한 바와 같이, 水毒이 상반신에 집중하여 하반신에는 결핍되어 있기 때문이다. 또, "그렇게 하는 까닭은"에서 "반드시 冒한다"까지는 鬱冒를 發하는 이치를 풀이한 것으로, 빈혈이 있을 때는 사지가 厥冷하고, 사지가 厥冷할 때는 반드시 鬱冒를 發한다는 뜻이다. 그런데, 四肢厥冷은 단지 빈혈에만 기인되는 것이 아니라, 水毒이 있기 때문에 그렇게 된 것임으로 鬱冒 역시 같은 원인에 의한 것이다.[30] "冒證이 解하려 할 때"란, 冒症에 小柴胡

28) "대변이 굳고 구토하며 식사를 할 수 없는 것은 小柴胡湯으로 다스린다" 함은 上焦에서 "上焦가 통할 수 있게 되고 진액이 下할 수 있게 되어 胃氣가 和하고" 운운과 마찬가지 이치다.

29) 小柴胡湯은 능히 뇌빈혈을 다스리며, 또한 능히 뇌충혈도 다스린다. 下論에 偏執될 필요가 없다

30) 大汗이 나고나서 풀리는 것으로 보아 水毒으로 인한 것임이 분명하다.

湯을 복용하고 解하려 할 때를 말한다.

"大汗이 나고"란,『金匱要略述義』에,

"冒症에 大汗이 나는 것은, 곧 小柴胡湯의 適宜한 효험인 것이며, 少陽病의 振汗의 類와 같다"고 한 바와 같이, 上條의 柴胡湯 病症으로서 이를 下하여 만약 柴胡의 證이 罷하지 않는 사람이라면 다시 柴胡湯을 쓴다. "반드시 蒸蒸하며 振戰하자고, 그 다음 發熱汗出하고는 解한다"의 類이다. 즉, 戰汗하고는 낫는 것이다. 이러한 사실로써, 鬱冒·頭汗·大便難·四肢厥冷이 水毒의 변동에 기인한다는 것과 本方에 鎭痓·鎭靜·止汗·鎭嘔·催便·이뇨의 諸 작용이 있는 것임을 알 수 있다.

"病이 解하여 能히 식사를 한다"란, 小柴胡湯을 복용한 결과 痓이나 혹은 鬱冒, 大便難의 병이 나았다는 뜻이고, 이하의 뜻은 이렇게 7, 8일이 지나자 다시 발열하는 것은 少陽병이 아니라 胃實, 즉 陽明病이므로 大承氣湯이 主治한다는 뜻이다.

> 부인이 草蓐에 있으면서 스스로 發露하여 風을 얻고 사지가 苦하며 煩熱·두통하는 사람에게는 小柴胡湯을 쓴다. 두통이 없고 단지 煩하기만 하는 사람은 三物黃芩湯으로 다스린다.
>
> (婦人在草蓐, 自發露, 得風, 四肢苦煩熱, 頭痛者, 與小柴胡湯. 不頭痛, 但煩者, 三物黃芩湯主之 -『金匱要略』)

(註)『金匱』에서는 "단지 煩하기만 하는 사람(但煩者)"이라 하고 썼지만,『千金方』에서는 "단지 煩熱하기만 하는 사람(但煩熱者)"이라고 썼다. 이 設이 옳으므로 이에 따라 이해할 것이지만, "단지 煩熱하기만 하는 사람"은, "단지 四肢가 苦하고 煩熱하는 사람(但四肢苦煩熱者)"을 줄인 것으로 알아야 한다. 그리고, '草蓐'이란, '産褥'이란 뜻이고, "스스로 發露하여 風을 얻고"란, 褥婦가 스스로 신체를 드러내어 感冒에 걸렸다는 뜻이며, "四肢가 苦하며 煩熱"하는 것은, 四肢의 煩熱이 劇한 것을 말하는데, 이것이 手掌足蹠에서 특히 심하다는 뜻이 담겨 있다.

『方輿輗』 三物黃芩湯條에,

분만을 할 때는 몸을 드러내고 힘을 쓰므로 他顧할 겨를이 없다. 이때, 風寒이 虛를 틈타고 來襲하는 일이 있다. 또, 血氣가 평상상태를 회복하기 전에 경거망동하여 邪에 感하는 일도 있다. 이것은 모두 "草蓐에 있으면서 스스로 發露하여 風을 얻은" 類이다. 그 증상에, 오한·발열·두통이 있고, 맥이 浮하면 주저할 것 없이 解肌의 약[31]을 써야 한다. 新産 후에 발한을 시킴이 좋지 않다고 하여 邪氣를 延綿시키면 變하여 煩熱症을 일으킬 우려가 있다. 만약, 煩熱이 일어났더라도 아직 두통이 있는 경우에는, 小柴胡湯을 쓰면 곧 풀린다. 만약 두통이 없고 단지 煩하기만 하면 黃芩湯이 主治하는 바이다. 이 증상에 小柴胡加地黃湯·加味逍遙散[32] 등도 쓰지만, 黃芩湯이 더 單捷하다. 다만 유감인 것은, 이 약은 苦劣하여 복용하기 어려운 점이다. 그래서, 世間의 의사들은 黃連을 苦參 대신에 쓰고 혹은 本方에 甘草를 加하기도 한다. 案컨대 甘草를 加味하는 것은 可하나, 苦參을 去하는 것은 仲景의 方意를 어긴 것이다. '別錄'에서 "苦參은 伏熱을 제거한다" 하였다.

我說. 苦參의 대용약을 쓰면 안 된다.

『百疾一貫』에는,

산후에 蓐勞症을 發하려는 경우는 -중략- 선생이 이르되, "그것에는 小柴胡에 三物黃芩湯을 合用하는 것이 좋다"고 하였다. 두 方은 蓐勞를 다스리며, 이밖에 다른 方이 없다. 三物黃芩은 열이 강한데 쓰고, 小柴胡는 열이 輕한 데 쓴다. 危境에 이른 증상도 三物黃芩湯으로 救하는 수가 있다. 선생이 이 方을 활용하여 부인이 16, 7세에 經水가 없이 勞病이 된 사람에게 써서 효험을 보았다. 『金匱』에 있는 方이다. 이 方을 써서 虫이 下하면 더욱 좋다. 이렇게 되면 비록 勞狀을 나타내어 위험하더라도 治愈되는 것이다. 선생은 언제나 甘草를 加用했다. 너무 복용하기가 어렵기 때문이다.

『類聚方廣義』 本方條에는,

'草蓐'이란, 産褥을 말한다. 무릇, 사지가 苦하고 煩熱하며 두통이 있는 증상은, 단지 산

---

31) '解肌의 약'이란, 發表劑를 뜻한다.

32) '加味逍遙散'은 後世方이다

후중풍뿐만 아니라, 남녀의 諸 血症·久咳·勞瘵 및 諸 失血이 있은 다음 이런 증상이 많다. 두 方을 撰用해야 한다.

我說. 本條는 以上 3說에 의해 해석해야 하겠지만, 나의 실제 경험에 의하면, "사지가 苦하고 煩熱"하는 사람에게는[33] 本方에 地黃을 加用해야 하는 경우가 있고, 石膏를 加用해야 하는 경우가 있다. 또, 本方에 瀉心湯이나 黃連解毒湯[34]을 겸용해야 하는 경우도 있다. 또, 本方이나 혹은 本方加石膏湯에 桂枝茯苓丸 혹은 當歸芍藥散을 合用해야 하는 경우도 있다. 언제나 일정한 것이 아니므로, 모름지기 腹脈과 外證을 자세히 살펴서 처방을 해야 하며, 반드시 이 師論을 고집할 것이 아니다.

1) 小柴胡湯方

柴胡 9.5
黃芩·人蔘·甘草·大棗·生薑 각 3.5
半夏 7.0

이를 細剉하여, 물 3合을 한 合으로 달여서 찌꺼기를 버리고, 하루 세 번으로 나누어 온복 또는 冷服한다.

2) 小柴胡加石膏湯方

小柴胡湯 속에 石膏 20.0~100.0을 加味한다.

煎法·용량은 전과 같음.
主治 小柴胡湯證으로서 石膏證을 겸한 것을 다스린다.

3) 小柴胡加桔梗湯方

小柴胡湯 속에 桔梗 6.0~9.0을 加味한다.

---

33) 三物黃芩湯證을 제외한다.

34) 또는 同丸을.

煎法・용량은 전과 같음.
主治 小柴胡湯證으로서 桔梗證을 겸한 것을 다스린다.

4) 小柴胡加桔梗石膏湯方

小柴胡加石膏湯과 小柴胡加桔梗湯을 合方한다.

煎法・용량은 전과 같음.
主治 小柴胡加石膏湯證과 小柴胡加桔梗湯證이 相合된 것을 다스린다.

5) 小柴胡加橘皮湯方

小柴胡湯 속에 橘皮 7.0～12.0을 加味한다.

煎法・용량은 전과 같음.
主治 小柴胡湯證으로서 橘皮證을 겸한 것을 다스린다.

6) 小柴胡加橘皮石膏湯方

小柴胡加石膏湯과 小柴胡加橘皮湯을 合方한다.

煎法・용량은 전과 같음.
主治 小柴胡加石膏湯證과 小柴胡加橘皮湯證이 相合된 것을 다스린다.

7) 小柴胡加橘皮桔梗湯方

小柴胡加桔梗湯과 小柴胡加橘皮湯을 合方한다.

煎法・용량은 전과 같음.
主治 小柴胡加桔梗湯證과 小柴胡加橘皮湯證이 相合된 것을 다스린다.

8) 小柴胡加薏苡仁湯方

小柴胡湯 속에 薏苡仁 10.0~190.0을 加味한다.

煎法·용량은 전과 같음.
主治 小柴胡湯證으로서 薏苡仁證을 겸한 것을 다스린다.

9) 小柴胡加桔梗薏苡仁湯方35)

小柴胡桔梗湯·小柴胡湯薏苡仁湯36)을 合方한다.
煎法·용량은 전과 같음.
主治 小柴胡加桔梗湯證과 小柴胡加薏苡仁湯證이 相合된 것을 다스린다.

10) 小柴胡加茯苓湯方

小柴胡湯 속에 茯苓 7.0을 加味한다.

煎法·용량은 전과 같음.
主治 小柴胡湯證으로서 茯苓證을 겸한 것을 다스린다.

11) 小柴胡加茯苓朮湯方

小柴胡加茯苓湯 속에 朮 7.0을 加味한다.

煎法·용량은 전과 같음.
主治 小柴胡加茯苓湯證으로서 朮證을 겸한 것을 다스린다.

12) 小柴胡加枳實湯方

小柴胡湯 속에 枳實 6.0을 加味한다.

---

35) 小柴胡湯에 桔梗을 加味하면, 小柴胡湯·桔梗湯·排膿湯을 合方한 뜻이 된다.
36) 以上의 2方은 나의 創方이다.

煎法・용량은 전과 같음.
主治 小柴胡湯證으로서 枳實證을 겸한 것을 다스린다.

13) 小柴胡加芍藥湯方

小柴胡湯 속에 芍藥 6.0을 加味한다.

煎法・용량은 전과 같음.
主治 小柴胡湯證으로서 芍藥證을 겸한 것을 다스린다.

14) 小柴胡加大黃湯方

小柴胡湯 속에 2.5 이상을 加한다.

煎法・용량은 전과 같음.
主治 小柴胡湯證으로서 大黃證을 겸한 것을 다스린다.

15) 小柴胡加枳實芍藥湯方

小柴胡加枳實湯과 小柴胡加芍藥湯을 合方한다.

煎法・용량은 전과 같음.
主治 小柴胡加枳實湯證과 小柴胡加芍藥湯證이 相合한 것을 다스린다.

16) 小柴胡加芍藥大黃湯方[37)]

小柴胡加芍藥湯과 小柴胡加大黃湯을 合方한다.

主治 小柴胡加芍藥湯과 小柴胡加大黃湯의 2證이 相合된 것을 다스린다.[38)]

---

37) 以上의 7方은 小柴胡加石膏湯과 合方할 機가 있다. 주의할 것.

38) 小柴胡湯의 加味方은 매우 많아서 하나하나 枚擧하기 어렵다. 오늘날 常多用되는 것만을 예시할 뿐, 나머지는 학자가 思索發明하기 바라는 바이다.

合方의 方法

合方이란, 2方 내지 數個 方에서 있어서, 서로 공통된 약물과 공통되지 않은 약물을 모아서 한 方으로 조성하는 방법을 말한다. 만약 공통된 약물의 용량에 과다의 차이가 있으면, 다량인 것을 合方의 용량으로 한다. 이제 예를 葛根湯과 桃核承氣湯의 合方에서 취하기로 한다면 다음과 같다. 餘他는 모두 이에 준해야 할 것이다.

17) 葛根湯方

葛根 8.5
麻黃 · 大棗 · 生薑 각 6.5
桂枝 · 芍藥 · 甘草 각 4.5

以上 7味

18) 桃核承氣湯方

桃仁 7.0
桂枝 · 甘草 · 芒硝 각 6.0
大黃 12.0

以上 5味

19) 葛根湯·桃核承氣湯의 合方

葛根 8.5
麻黃 · 大棗 · 生薑 각 6.5
桂枝 · 甘草 · 芒硝 각 6.0
芍藥 4.5
大黃 12.0

以上 9味

20) 腹 證

小柴胡湯 응용의 주목적인 '胸脇苦滿'이란 것은, 환자를 仰臥시켜서 의사가 손가락 끝으로 肋骨弓下에서 前胸壁裏面을 따라 胸腔을 향하여 按撫壓上할 때, 일종의 抵抗物을 촉지함과 동시에 압통이 있는 것을 말한다. 그러므로 '胸脇苦滿'은 肝·脾·膵 3臟의 腫脹硬結[39]에 해당하는 것임은 말할 것도 없지만, 이들의 臟器에 조금도 이상이 없음에도 불구하고 가끔 이 抵抗物을 촉지할 수 있는 경우가 오히려 많다. 이는 아마도 여러 가지 원인에 기인된 것이겠지만, 그 주된 원인은 해당부위의 汗巴腺이 腫脹硬結하였기 때문일 것이다. 왜냐하면, '胸脇苦滿' 즉, 전술한 抵抗物을 주목적으로 하여 小柴胡湯을 處方하면, 腦·五管器·인후·氣管·氣管支肺·늑막·심장·胃腸·肝·脾·膵·腎·자궁 등에 있어서의 병증이 치유됨에 따라서 이 抵抗物도 역시 점차 縮消되는 많은 경험적 사실로 보아, 그 이치를 汗巴系統에서 구하는 수밖에 달리 이를 설명할 방도가 없기 때문이다.

자세히 말하자면, 上述한 경험적 사실의 病理는, 앞서의 諸 臟器 가운데 하나 내지는 몇 개에 原發的 病變이 있을 때는, 그 병독이 淋巴 및 淋巴管의 매개에 의하여 횡격막의 上下에 이르고, 그 부위의 임파선에 續發的 病變을 야기시켜 이를 腫脹硬結하게 하는 것이며, 이 腫脹硬結이 곧 그 저항물이 된다고 볼 수밖에 달리 설명할 길이 없기 때문이다. 이것이, 내가 胸脇苦滿인 腹證은 대개 前胸壁裏面部에 있어서 임파선이 腫脹硬結한 것이라고 보는 이유이다. 仲景이 小柴胡湯을 창립한 것은 이 續發的인 임파선의 腫脹硬結과 原發的 病變을 倂治하기 위한 것이며, 또 이 임파선의 腫脹硬結을 그 응용상 주목적으로 한 것은, 필경 續發的 病變에 불과하지만 용이하게 촉지할 수 있을 뿐만 아니라, 언제나 확고불변하기 때문일 것이리라.

21) 선배의 論說·治驗

『古今醫統』에,

張仲景은 『傷寒論』을 저술하여 오로지 外傷[40]만을 法으로 다루었다. 그 가운데 脾胃의

39) 小柴胡湯 속에 人蔘이 있으므로, 人蔘의 證인 心下痞硬이 缺할 수 없는만큼, 心下痞硬 역시 小柴胡湯의 腹證의 하나이다.

40) '外傷'은 外因的 질병을 뜻한다.

元氣를 顧盼(고반)하는 비법은, 세간의 의사들이 이것을 아는 이가 드물다. 『傷寒論』에서 少陽小柴胡湯에 인삼을 쓰는 것을 보면, 즉 邪氣가 三陰에 들어가는 것을 방지하고자 하고, 혹은 비위가 약간 허함을 틈타고 邪氣가 침입함을 우려하여 반드시 人蔘·甘草를 써서 비위를 견고하게 함으로써 中氣를 충실하게 하는 것이다. 이것은, 외상이 내인에 연유하지 않은 것이 없기 때문이다. 仲景公의 立方이 신묘함을 알 수 있다. 어떤 사람은 仲景이 外傷에는 우수하나, 內傷[41]은 잘 모르는 분야라고 생각하는데, 이것은 진실로 仲景을 모르고 하는 말이다.

我說. 이 說은 완벽하지는 못하지만, 이 說과, 徐靈胎 씨의 "小柴胡湯의 妙는 人蔘에 있다"라는 말을 對照할 때, 立方의 本旨를 窺見하는 데 도움이 될 수 있다.

小柴胡湯은 瘰癧·乳癰·便毒·下疳, 그리고 肝經 分野의 모든 瘡瘍과 발열·潮熱 또는 식욕부진을 다스린다.

我說. 이들 諸症에는 本方에 桔梗·石膏를 加味하거나, 혹은 本方과 黃解丸을 겸용해야 하는 경우가 많다.

柯씨의 말.

小柴胡湯은 脾家虛熱과 四時瘧疾의 聖藥으로 된다.

(註) '脾家'란 말은 '胃家'란 뜻이고, '虛熱'은 陽明實熱에 상대된 말이므로 純虛熱이 아닌 것임을 알아야 한다.

『千金方』에는,

黃龍湯[42]은 傷寒이 나은 다음 다시 두통·壯熱·煩悶하는 症을 다스리는 方이다.

『直指方』 小柴胡湯의 主治에는,

남녀의 諸 발열로 인한 血熱·溫降[43]을 다스린다. 傷暑로 大熱을 發하며 두통·自汗·

41) '內傷'은 內因的 질병.

42) 이것은 本方을 말한다.

咽疼・煩燥・腹中熱緩하여 諸藥이 무효인 증상에 가장 좋다.

我說. 이 증상에는 加石膏湯을 쓰는 것이 좋다.

剛痙有熱을 治한다.

我說. "묻기를, '新産婦人에게 세 가지 병이 있습니다.'" 운운하는 師論을 참조할 것.

咽乾喉塞・亡血患者・淋患者・衄患者・瘡患者・動氣症에는 모두 발한을 시켜서는 안 되고 다같이 이 湯을 써야 한다.

我說. 第1卷의 '발한제의 금기' 및 "傷寒, 맥이 弦細하고, 두통발열하는 사람은 少陽에 속한다. 少陽은 땀을 내서는 안 된다" 운운하는 條와 대조할 것.

『傷寒緖論』에는,

傷寒盜汗의 責은 半表半裏에 있으며, 膽에 熱이 있기 때문이다. 오로지 柴胡湯을 쓴다.

我說. 肺結核盜汗의 대부분은 小柴胡湯이나 혹은 小柴胡加石膏湯의 證이다. 잘못하여 黃耆劑를 쓰는 일이 없도록 하여야 한다.

『名醫方考』 小柴胡湯의 主治에는,

瘧이 發할 때 耳聾脇痛・寒熱往來・口苦喜嘔하며 맥이 弦한 증상을 '風瘧'이라 칭한다. 이 방이 이것을 主治한다.

『濟陰綱目』에는,

小柴胡湯은 부인이 風邪로 帶下가 五色인 것을 다스린다.

43) '薀隆'은 鬱熱

我說. 이 증상은 열이 血室에 들어간 증상의 變態이다. 따라서 本方이 능히 이것을 主治한다.

『易簡方』에는,

柴胡湯은 小兒의 溫熱을 모두 능히 치료한다.

我說. 小兒諸病의 대부분은 小柴胡湯의 主治이다. 주의할 것.

『小兒直結』에는, 한 소아가 해수를 하였다. 그의 어머니가 膏粱炙煿[44]을 먹였기 때문에 발병한 것이다. 東垣이 淸胃散[45]을 써서 나았다. 후에 그 어머니가 怒로 인하여 咳嗽脇痛하게 되었는데, 그 아이도 역시 같은 증상을 나타내었다. 어머니에게 小柴胡湯을 복용시키니 아이도 함께 나았다.

我說. 怒로 인하여 발병한 것이 아니라 병이 있기 때문에 怒를 發한 것이다.

『證治準繩』 小柴胡湯의 主治에는,

痘瘡으로 발열이 심하고 嘔하는 사람에게는 이것을 복용시키는 것이 좋다.

我說. 嘔하고 발열하는 증상은, 어떤 병증에서든지 모두 本方의 主治임을 알아야 한다.

『保赤全書』에는, 痘瘡이 딱지가 앉은 다음(收靨 後) 身熱이 제거되지 않거나 혹은, 往來寒熱하는 증상에는 小柴胡湯을 쓴다.

『正體類要』에는,

小柴胡湯은, 일체의 撲傷 등 證, 肝膽經의 火盛으로 인하여 통증을 發하고, 出血自汗하고, 寒熱이 往來하며, 日晡에 발열하거나 혹은 潮熱·身熱이 있고, 咳嗽發熱, 脇下痛을 일으키며 兩肱[46]가 痞滿되는 것을 다스린다.

---

44) '膏粱炙煿'은 美食

45) '淸胃散'은 後世方이다.

我說. 나는 頭部打撲에 의하여 외상성 신경증을 發한 사람에게 本方加石膏를 써서 速效를 본 일이 있다.

『保命集』에는, 산후 여러 날이 되었는데도 맥이 浮數(부삭)한 사람을 다스리는 데는 三元湯을 복용시키는 것이 좋다 小柴胡湯合四物湯(柴胡四物湯이라고도 한다).

我說. 四物湯은 當歸·川芎·芍藥·地黃의 4味로 이루어지는 方인데, 後世派 의사들은 이를 尊崇하지만, 仲景의 芎歸膠艾湯 또는 當歸芍藥散을 撰用한다면 다시 이 四物湯을 쓸 필요가 없으므로, 이 증상에는 小柴胡湯과 當歸芍藥散의 合方을 써야 할 것이다.

산후, 여러 날이 되었는데도 虛勞하여, 鍼灸·各 藥이 모두 효험을 못할 경우에는 三分湯을 복용시켜야 한다. 小柴胡合四物湯에 白朮·茯苓·黃耆를 加味한다.

我說. 이 증상에도 역시 前記 合方을 써야 한다.

『得效方』에는,

小柴胡湯은 嵐嶂溪源蒸毒이 氣를 挾하는 것을 다스린다. 嶺以南은 地毒이 苦炎하여 燥濕의 변화가 심하므로 이런 증상의 환자가 많다. 血이 上焦에 乘하여 발병하려 할 때는 환자가 迷困하게 되고 심하여 燥症을 發하여 狂妄하게 되며, 啞하여 말을 못하는 경우도 있다. 모두 敗毒이 心에 瘀하여 毒涎이 脾에 聚하기 때문에 발생하는 것이다. 이 藥 속에 大黃과 枳殼을 各 5錢씩 加味한다.

我說. 이 說은 病原·病理를 說함이 荒唐하지만 小柴胡湯이 腦症을 다스린다는 것을 지적한 것은 옳은 말이다. 여기에 大黃·枳殼(枳實과 같음)을 加味하는 것은 大柴胡湯과 유사한 證을 겸하기 때문이다.

『傷寒蘊要』 小柴胡湯의 近代名醫加減法에서는,

---

46) '胠'는 '脇'.

만약 胸膈이 痞滿하여 寬하지 않거나, 혹은 胸中에 통증이 있거나, 혹은 脇下가 痞滿하거나, 혹은 脇下에 통증이 있을 때는 人蔘을 去하고 枳實과 桔梗을 각 2錢씩 加味하여 '柴胡枳殼湯'이라 이름한다.

我說. 이 증상에는 小柴胡湯과 枳實芍藥散의 合方(小柴胡加枳實芍藥湯)을 處해야 할 것인데, 桔梗은 咽痛이 있거나 粘痰을 喀出하기 어렵거나 또는 이 증세가 있으면서 胸痛하거나, 化膿機轉이 없으면 加味하지 말아야 한다. 만약 桔梗을 加味한다면, 小柴胡湯・排膿散・排膿湯의 合方이란 뜻이 된다. 나의 경험에 의하면, 이 二合方說은 폐결핵에 매우 많다. 만약, 熱熾・口舌乾燥 등이 있을 때면 다시 石膏를 加해야 한다.

만약, 胸中[47]이 痞滿하여 이곳을 만지면 통증을 느끼는 사람에게는 人蔘을 去하고 括蔞仁 3錢, 枳實・桔梗 각 2錢 5分, 黃連 2錢을 加하여, '柴胡陷胸湯'이라 이름한다.

我說. 이 증상에는 小柴胡湯・小陷胸湯・排膿散의 合方을 處해야 하는데, 폐결핵에 이 證이 많다 만약, 石膏證이 있을 때는 다시 여기에 이것을 加味해야 한다.

만약, 맥이 弦虛하고, 發熱口乾 또는 대변이 實하지 않고, 위가 약하여 식사를 못하는 사람이라면 白朮・茯苓・白芍藥을 각 1錢 5分씩 加味하여 '蔘胡三白湯'이라 이름한다.

我說. 이 증상에는 小柴胡加芍藥苓朮湯을 써야 할 것이지만, 때로는 小柴胡加茯苓湯이나 혹은 小柴胡加苓朮湯을 處해야 하는 경우도 있다.

만약, 發熱煩渴하며 맥이 浮弦하고 數하며, 소변이 不利하고 大便泄利하는 사람이라면 四苓散[48]을 加味하여 쓰며, '柴苓湯'이라 이름한다.

我說. 이 증상에는 小柴胡湯과 五苓散의 合方을 써야 한다.

---

47) 이 '胸中'이란, 胸骨劍狀突起의 下部를 말한다.

48) '四苓散'은 五苓散에서 桂枝를 去한 것인데, 이를 去함은 잘못이다.

만약, 內熱이 심한 사람, 錯語・心煩不眠하는 사람이라면 黃連・黃柏・朮梔子仁을 각 1 錢씩 加味하며, '小柴解毒湯'이라 이름한다.

我說. 이 증상에는 小柴胡湯에 黃連解毒湯이나 第二黃連解毒湯을 合用해야 할 것인데, 그렇게 하면 苦味가 심하여 음복하기가 매우 곤란하기 때문에 나는 보통 小柴胡湯에 黃解丸이나 第二黃解丸을 겸용한다.

『內臺本義』 小柴胡湯條에는,

만약, 발열하며 소변이 不利하는 사람이라면 五苓散을 合用하고, 嘔惡하는 사람이라면 橘紅[49]을 加味하고 胸中痞結하는 사람이라면 枳實을 加味한다.

我說. 小柴胡加橘皮湯은 단지 惡心嘔吐에 效力이 있을 뿐만 아니라 吃逆 및 乾咳를 頻發하는 諸病(백일해・폐결핵 등)에도 奇效가 있다. 만약 熱熾煩渴하는 사람이라면 石膏를 加味하고, 祛痰이 곤란한 사람이라면 다시 桔梗을 加味하든지 혹은 腹證에 따라서 排膿散을 合用해야 한다.

『本草權度』에는,

玉莖[50]이 挺長하는 것도 역시 濕熱이다. 小柴胡湯에 連[51]을 加味한다.

我說. 이 증상에는 本方에 黃解丸을 겸용한다.

『萬病回春』에는,

小柴胡湯加靑皮[52]山梔는 胸肋脹痛・喘咳吐痰하는 症을 다스린다.

我說. 이 증상에는 小柴胡加橘皮湯에 黃解丸을 겸용해야 한다.

---

49) '橘紅'은 橘皮

50) '玉莖'은 陰莖

51) '連'은 '黃連'

52) '靑皮'는 橘皮가 紅熟되지 않은 것.

『醫方口訣集』小柴胡湯條에는,

내가 항상 이것을 쓰는 데는 6개 口訣이 있다.

一은 傷寒, 半表半裏의 證에 이를 가감・사용하는 것이고,

二는, 溫瘧의 初發時에 이를 증감・사용하는 것이다.

我說. 本方이 말라리아를 다스리는 효과가 있음은 이 說과 같지만, 胸脇苦滿症이 없으면 妄用해서는 안 된다.

三은, 下疳瘡 또는 便毒・囊癰[53] 등의 부류로서 무릇 前陰에 있는 질환에는 모두 本方을 사용하는 것이다.

我說. 本方은 陰部疾患의 특효약이 아니므로, 이 부위의 병증이라 하더라도 胸脇苦滿을 나타내는 증상이 아니면 남용하지 말아야 한다.

四는, 胸脇이 疼痛하고 寒熱이 往來하며, 怒로 인하여 병을 일으키는 부류, 무릇 肝膽에 속하는 증상에는 모두 本方을 사용하는 것이다.

我說. 本方證이 있는 병자는 왕왕 怒하기 쉽지만, 이것이 이 증의 특징이 아니므로 이것으로 해서 本方을 處劑하지 말아야 한다.

五는, 과부・尼僧・처녀가, 寒熱이 往來하며, 두통이 있고, 胸脇이 索引하며 입이 쓰고 월경이 불순한 증은 瘧疾과 비슷하되 학질이 아니고, 傷寒과 비슷하되 傷寒이 아니다. 이것은 열이 血實에 들어간 것이다. 이 方을 本藥으로 하되 顯證에 따라 佐使藥[54]을 加하여 쓰는 것이다.

六은, 古書에서 勞瘵骨蒸인 사람에게 대체로 本方을 쓰되, 秦艽・鱉甲 등의 藥을 加味한

53) '囊癰'이란, 음낭의 蜂窩織炎 등을 말한다.

54) '使左藥을 加하여'란, '加味藥을 사용하여'라는 뜻이다.

다. 나는 아직 이것을 시험해 본 일이 없지만 이치에 맞는 말이다. 그러므로 이것을 口訣의 六으로 삼는다.

我說. 폐결핵에 本方證이 많음은 이 說과 같지만, 胸脇苦滿이 없는 경우는 妄用하지 말아야 한다. 그리고 秦艽·鱉甲을 加用하는 것은 後世派의 전통적인 惡癖이므로 따를 수 없다.

坂陽의 한 처녀가 학질을 앓아, 열이 많고 寒이 적었다. 어떤 의사는 약을 써서 嘔를 시켰고, 어떤 의사는 약을 써서 도리어 下를 시켰다. 나에게 診治를 청하였다. 때로 痢과 利를 併發하고, 또한 嘔하였다. 진맥을 하여 보니 단지 弦하기만 하였다. 本方을 투약하되 芍藥을 加味하였다. 미처 다섯 첩을 다 쓰기 전에 諸症이 모두 나았다.

我說. 이것은 말라리아 겸 위장 카타르를 小柴胡加芍藥湯으로써 併治한 것인데, 이와 같이 속효가 있는 것이다. 만약, 洋醫로 하여금 이것을 치료하게 한다면, 아마도 키니네와 重曹硝蒼劑를 사용할 것이지만, 이와 같은 速效는 거두지 못할 것이 분명하다. 이로써 兩者의 장단을 알 수 있으리라.

어떤 과부가 불시에 寒熱을 發하여 맥이 魚際 부위까지 上하였다. 이는 血盛症이다. 本方을 쓰되 地黃을 加味하여 癒하였다.

어떤 부인이, 몸이 振顫하고 입으로는 망언을 하였다. 諸藥이 무효이었다. 鬱怒에 기인된 것이 아닌가 생각하고 그 연유를 물어본즉, 원래 자기 남편을 싫어하였던지라 오랫동안 怒를 품고 있었다 한다. 本方을 투여한즉 약간 나았다. 또 加味歸脾湯을 써서 癒하였다.

我說. 臆測에 의하여 本方을 사용하는 것은 잘못이다. 加味歸脾湯은 酸素仁湯에서 胚胎된 것이지만 後世 의사들이 날조한 것이니 蕪雜하여 취할 바가 못된다. 만약, 病初부터 小柴胡湯과 酸素仁湯의 合方을 處方하였더라면 한층 더 捷效가 있었을 것이다.

어떤 처녀가 나이는 14세인데 아직 월경이 없었다. 몸에 赤斑이 發하고 痒痛하였다. 좌측 關脈이 弦數하였다. 이것은 肝火血熱에 기인된 것이다. 本方에 生地·山梔·丹皮를 加

味하여 투약하니 곧 나았다.

我說. 이 증상에는 小柴胡湯과 桂枝茯苓丸의 合方에 黃解丸을 겸용했어야 한다.

『東洞 옹』은 本方을 정의하여,

小柴胡湯은 "胸脇苦滿·往來寒熱·心下痞硬하며 嘔하는 症을 다스린다"고 하였다.

『建珠錄』에는,

山城淀藩의 士人 山下平左兵衛門이란 사람이 선생을 찾아뵙고 이르되, "사내아이가 있는데, 나이는 다섯 살이옵니다. 말을 못하고 간질이 있습니다. 癎은 하루에 한 번 또는 두 번씩 발작하옵니다. 虛羸尫憊하여 빈사상태이고, 그 悶苦의 狀은 날로 심합니다. 부모의 청으로 차마 그냥 보고만 있을 수 없습니다. 원하옵건대, 선생님의 의술에 의지하여 다행히 한 번 일어날 수 있게 된다면 죽는다 하더라도 후회하지 않겠습니다." 하였다. 그리하여 선생이 이 아이를 진찰한즉, 心下가 痞하여 만지면 濡하였다. 곧, 大黃黃連湯[55]을 지어서 복용시키기 100일쯤 되어 痞가 사라지고 癎이 다시는 發하지 않게 되었다. 그런데 胸肋妨脹·脇下支滿·啞는 아직 여전하였다. 또, 小柴胡湯 및 三黃丸[56]을 지어서 이것을 쓰되 때로 大陷胸丸으로 攻하기 반 년 가량 되었다. 하루는 유모가 아이를 안고 서 있었는데, 때마침 말을 몰고 지나가는 사람이 있었다. 그때 아이가 갑자기 "우마(馬)!"[57]란 말을 하였다. 부모가 매우 기뻐서 이내 아이를 등에 업고 함께 와서 선생에게 알렸다. 선생이 시험삼아 糖菓를 손에 들고 아이로 하여금 그 이름을 불러보게 하였다. 아이가 다시 "우마(甘)"란 말을 하였다. 부모가 소원이 성취되었다 하여 기뻐 어쩔 줄 몰랐다. 그 후, 前方을 수개월 복용하자 언어가 마침내 正常兒와 같게 되었다.[58]

我說. '胸脇妨脹'이란, 胸廓의 일부(특히 下部)가 좌우의 경락을 따라 隆起하는 것을 말

55) '大黃黃連湯'은 大黃黃連瀉心湯의 略語이다.

56) '三黃丸'은 瀉心湯의 丸方

57) (譯註) '우마'란 일본어는, '말(馬)'이란 뜻도 있고, 甘美의 맛을 총칭하는 뜻도 있다.

58) 이 治驗은 실로 人爲를 초월하여 天工을 奪하려 하는 경지에 도달한 것이라 하겠다. 古方의 至妙함을 이것으로 미루어 알 수 있다.

하며, 脇下支滿이란 肋骨弓下에 支障物이 있어서 膨滿하는 것을 뜻하므로 脇下痞硬이 경로인 것으로서, 兩者 공히 柴胡劑應用의 목표가 되는 것이다.

어떤 상인이, 面色이 紫潤하며 掌中의 살이 빠지고 사지가 痒痛하였다. 여러 의사가 癩病으로 보고 처방을 하였지만 모두 효험이 없었다. 선생이 진찰한즉, 胸肋이 妨脹하고 心下가 痞硬하였다. 小柴胡湯 및 梅肉丸을 지어서 교대로 복용하기 수십 일 만에 掌中의 살이 원상으로 회복되었고, 面色에 紫潤이 비로소 退하였다.

京師 木屋街 魚店의 吉兵衛의 아들이 나이 열넷인데, 온몸이 洪腫하고 心胸이 煩滿하며, 소변이 不利하고 특히 다리가 濡弱하였다. 여러 醫治의 효험을 못 보았다. 선생이 진찰하니 胸脇苦滿・心下痞硬・四肢微熱 등이 있었다. 小柴胡湯을 지어서 三服을 다하자 소변이 快利하고 腫脹이 따라서 減하였다. 미처 10服을 채우기 전에 완전히 나았다.

我說. 이 증상에는 小柴胡加茯苓湯이나 小柴胡加苓朮湯을 사용하면 한층 더 빠른 효험을 볼 것이다.

무릇, 惡疾[59]을 앓는 사람의 多數는 유전으로 인한 것이다. 그래서, 몸에 이 惡疾이 發하면 조상을 욕하는 일이 있다. 江洲의 어떤 상인이 惡疾을 알아서 선생을 찾아뵙고 診治를 청하였다. 선생이 診함하여 본즉, 面色이 紫潤하고 신체의 각 부위가 爛하였다. 환자의 배를 만져 보니 兩脇이 拘急하고 心下가 痞硬하였다. 먼저 小柴胡湯을 써서 胸腹을 和解시킨 다음 七寶丸을 지어서 반년쯤 복용시키자 諸證이 완전히 없어졌다.

『方機』 本方의 主治에는,

- 만약 上逆하는 症은 柴胡加桂枝湯으로 다스린다. 本方에 桂枝 5分을 加味한다.
- 만약 本方證으로서 嘔逆이 劇한 症에는 半夏를 倍加하고, 湯이 熟하면 生薑汁 1 錢을 加味한다.

59) '惡疾'은 癩病을 말한다.

我說. 이것은 本方에 生薑半夏湯을 合方한 方意이다. 따라서, 效力이 있음은 물론이겠지만, 많은 경우 그렇게 하지 않고 小半夏湯의 方意에 따라 方 속의 半夏·生薑을 증강하기만 하면 족하다.

『芳翁醫談』에는,

娼婦가 처음 손님 방에 들어 10일 사이에 寒熱腹痛을 發하는 것은 세칭 '淫腹'이란 것이다. 海蘿를 主用해야 한다. 만약 寒熱이 멎지 않는 경우에는 小柴胡湯加海蘿를 지어서 사용한다.

我說. 나는 아직 海蘿의 약효를 잘 모르지만, 『栗園雜纂』에서, "창부가 복통을 急發하는 일이 있다. 세간에서 '淫腹'이라 하는 것이다. 이것은 남자와 자주 교접을 하여 梅毒氣가 자궁 내에 함축되어 격발하는 것이다. 海蘿湯이 아니면 효험을 못 본다. 妓樓에서는 生蕎麥粉을 냉수에 타서 사용하는데 일시적인 효력이 있다"고 한다. 京師에서는 처음으로 娼婦와 同寢을 할 때는 반드시 伊勢의 青解苔를 數十錢 복용하는데, 대개 梅毒의 難을 면할 수 있다 한다. 『大和本草』에서는 "楊海瘡이 있는 사람에게 昆布를 먹이면 面部에 瘡이 發하지 않는다"고 하였다. "어느 것이나 除濕利水의 약효가 있기 때문인 것이다"라고 말한 것으로 보아, 일종의 이뇨약인 것 같다.

火熱의 瘧[60]은 麥門冬加石湯을 복용하는 것이 좋다. 간혹 柴胡加石湯을 쓰는 것이 좋은 경우도 있다.

我說. '麥門冬加石湯' '柴胡加石膏湯'은 '麥門冬加石膏湯' '柴胡加石膏湯'을 줄인 말이다.

『成績錄』에는,

어떤 남자가 학질을 앓았다. 다른 의사가 약을 썼는데, 이미 1, 2發한 다음, 하루는 땀이 크게 나고 그치지 않았다. 그래서 선생을 청하였다. 선생이 小柴胡加石膏湯을 쓰니 이내

60) 同書에 이르기를, "瘧患者에는 數證이 있어서 火熱인 것이 있고, 瘀血인 것이 있다. 舌에 苔가 있는데 그 빛깔은 황색이나 흑색이며, 보통 上衝으로 괴로워하여 맥을 數하고 힘이 있는 것을 '火熱의 瘧'이라 한다"고 하였다.

회복되었다.

어떤 남자가 耳聾을 앓아 脇下가 硬하며 때때로 短氣上衝하여, 發作한즉 昏冒하여 말을 하지 못했고, 兩脚이 攣急하고 轉側할 수가 없었다. 매달 1, 2發하였다. 선생이 이 사람을 진찰하고는 小柴胡湯을 투약하되 겸하여 硫黃丸[61]도 썼다. 곧 나았다.

『險症百問』에는,

産後耳鳴 혹은 耳聾이 있는 사람-선생이 이르되, 苓桂朮甘湯, 小柴胡湯을 證에 따라서 투약하되, 應鐘散을 겸용해도 좋다.

我說. 前症에 위의 두 方이 加한 것임은 南涯 씨의 說과 같지만, 이들 외에 柴胡薑桂湯・大柴胡湯・桃核承氣湯을 處해야 할 경우가 드물지 않다. 또 南涯 씨는 應鐘散의 겸용을 주장했지만, 나는 三黃丸이나 黃解丸이 좋다고 본다.

吉益南涯 씨의 말.

小柴胡加石膏湯은 耳前・耳後의 腫이 있는 症을 다스린다.

原南陽 씨의 말.

-상략- 瘰癧도 역시 勞形을 이룬다. 대개 合併되는 것은 마찬가지로 死證이다. 이것 역시 瘀血로 인한 것만큼 勞와 併病되는 것이 아니다 하더라도 사망하게 되는 수가 있다. '馬刀瘡' '馬刀挾癭'이라는 것이 있는데, 그 根盤이 馬刀와 비슷하기 때문에 그 형상을 따서 이름 붙인 것이다. '瘰癧'이라 하는 것은 耳下部 및 頸項部에 累累歷歷히 여러 개의 連珠가 皮下에 맺히기 때문에 이름을 그렇게 붙인 것이다. 이 '連珠'는 속칭 '痰核'이라 하는 것과 같은 것처럼 보이지만 痰核은 底部가 없고 뿌리가 얕다. 하여튼, '痰'은 이와 같이 굳어진 것이 아니다. 모두 瘀血이 絡中에서 응결된 것이다. 小柴胡加石膏湯이 神效가 있다.

華岡靑 씨의 말.

柴胡加石은 胸脇뿐만 아니라 頭目의 병에도 사용한다. 柴胡는 凝血과 氣聚를 散하는 작

---

61) '硫黃丸'은 不明.

용을 하고, 石膏는 潛伏한 凝結物을 解하거나 解散하는 것이다. 대체로, 應鐘을 이룬 것을 散하는 것이다.

我說. 이상의 3說이 가르치는 바에 의하면, 小柴胡加石膏湯은 일종의 消炎解凝劑임이 분명하다.

『古方便覽』 本方條에는,

· 表熱이 散한 후에 氣痞 · 不食하는 증상에 좋다.
· 小兒의 驚風이나 놀라서 야간에 잠을 자지 못하는 症에 좋다.
· 疳證으로서 下利 · 發熱하고 脇腹이 滿한데는 紫圓을 겸용함이 좋다.
· 부인이 산후에 寒熱이 있어서 미친 듯한 症에 이 方의 證이 있다. -하략-

瘧疾에는 그 腹證에 따라서 考察使用해야 한다. 古今에 小柴胡湯은 瘧疾의 方인 양 알고 일률적으로 사용하지만 낫지 않는 경우가 많은 것은, 寒熱을 준거로 하고 腹證을 알지 못하기 때문이다. 東洞 선생은 腹診을 主로 하여 제자를 가르쳤다. 만약, 腹證에 정통하지 못하면 질병을 고칠 수 없는 것임을 알아야 한다.

我說. 本方은 단지 말라리아뿐만 아니라 만병에 모두 腹證을 주목적으로 하여 써야 한다. 그렇지 않으면, 도리어 有害無效하다. 東洞 옹의 英名이 오늘에 이르도록 不朽한 것은 腹診法을 首唱하였고, 또 이에 정통하였기 때문이다.

水腫에다가 胸脇이 苦滿하고 소변이 下利하는 症이 있다. 三黃丸 · 平水丸을 겸용해야 한다. 어떤 남자가 나이는 40여세, 처음 손등에 毒腫이 發하였다가 나은 다음, 하루는 홀연히 惡寒發熱하고 온몸과 面目에 부종이 생기며 소변이 통하지 않았다. 내가 진찰하여 본즉, 心下가 痞硬하고 胸脇이 妨脹하였다. 곧 이 方과 平水丸을 섞어서 복용시키니 소변이 快利하고 완전히 나았다.

我說. 本方은 역시 일종의 이뇨제이다. 반드시 平水丸을 겸용해야 하는 것이 아니다.

어떤 부인이 황달을 發하여 心中이 煩亂하고, 입이 마르며, 胸脇이 苦滿하여 식사를 하지 못하였다. 수일 후에 양쪽 눈이 멀어서 사물을 보지 못하였다. 내가 곧 이 湯과 芎黃散을 지어서 투여하였더니 눈이 마침내 다시 밝아졌고 1개월여에 諸症이 완전히 나았다.

我說. 나의 경험에 의하면, 黃疸症에는 小柴胡湯이나 혹은 小柴胡加石膏湯에 枳實梔子豉湯 또는 枳實梔子大黃豉湯을 合用해야 할 경우가 매우 많았다.

어떤 남자가 吐血이 수일간이나 멎지 않고 날로 더욱 심하였다. 내가 환자의 복부를 진찰하니 胸肋이 妨脹하고 통증이 있었다. 곧 이 方을 지어서 2, 3劑를 쓰자 효험이 있었다.

我說. 이 증상에는 三黃丸이나 黃解丸을 겸용해야 할 것이다.

어떤 남자가 나이는 30인데, 傷寒을 앓아 사지가 逆冷·攣急하여 오한이 들었다. 그 맥은 沈微하여 이미 빈사상태에 빠졌다. 여러 의사가 蔘附의 劑를 투약하였으나 효험이 없었다. 내가 진찰하여 보니 胸脇이 苦滿하였다. 곧 이 方을 썼는데 2, 3劑 만에 반응이 있었고 맥이 돌아왔으며, 20여劑 만에 완전히 나았다.

我說. 병이 유래한 所以를 따져 보면, 심장쇠약의 來襲에 당황하여, 즉시 蔘·附의 劑를 妄用하였다. 後世派는 마치 캄퍼를 남용하는 洋醫와 같아서, 所期의 효과를 거두지 못하는 점에서는 모두 동일하다. 小柴胡湯은 심장쇠약의 특효약이 아니지만 능히 그 原病에 작용하므로, 心力은 施治하지 않더라도 저절로 회복되는 것이다. 이것이, 내가 古醫道에는 强心劑라는 명칭은 없지만 實質이 있다고 말하는 所以이다.

어떤 남자가 나이는 50여세인데 어떤 병을 얻었다. 언제나 鬱鬱하여 편안하지 않았다. 혼자서 대문과 방문을 닫아걸고 있으면서도 惕然하여 닭이나 개의 소리마저 무서워서 上衝·目昏하고 편안히 누워 있을 수가 없었다. 잠이 들면 꿈을 꾸거나 遺瀝·漏精을 하였고 음식의 맛을 몰랐다. 백방으로 치료를 해 보았으나 낫지 않았다. 이러하기 3년 만에 내가 진찰하여 보니, 胸脇이 苦滿하였다. 즉시 柴胡加桂湯 및 三黃丸을 복용시키고 때때로 紫圓으로써 이를 攻하였다. 3개월 만에 병이 완전히 나았다.

我說. 이것은 本方이 신경쇠약을 다스린다는 證左다.

어떤 여인이 나이는 18세인데, 咳嗽吐痰하고, 氣가 上衝하여 頭目이 昏眩하며, 사지가 권태롭고 심지가 불안하였다. 寒熱이 往來하고 음식의 맛을 알지 못하였으며, 날로 羸瘦하여 낫지 않은 것이 1년여. 여러 의사가 勞瘵로 보았다. 내가 진찰하여 본즉, 胸肋이 妨脹하였다. 즉시 小柴胡加桂湯 및 滾痰丸을 투여하여 복용하기 3개월 정도로 全效를 거두었다.

我說. 이 증상의 '勞瘵'라 칭하지만 실은 비슷하면서도 아닌 것 같다. 왜냐하면, 만약 진짜 폐결핵이라면 滾痰丸의 겸용은 有害無效하기 때문이다.

『生生堂治驗』에는,

京師 間街五條의 北, 近江屋利兵衛의 처가 傷寒으로 經水가 適來하고 譫語하며, 鬼狀을 보는 것 같았다. 또, 渴하여 물을 마시려 하였으나 禁하고 주지 않았더니 병세가 더욱 심하였다. 선생을 맞이하여 진찰을 한즉, 맥이 浮滑하였다. 이것은 열이 血室에 침입하여, 白虎湯의 證을 겸한 것이다. 즉시 飮水를 시키고 禁하지 않았다. 그리고 小柴胡湯을 투약하면서 선생은, "張씨가 이르되, '환자'가 미친 것 같고, 血이 自下한다. 血이 下하는 사람은 낫는다" 하였습니다. 병세가 이처럼 심하지만 오히려 經水를 따라서 저절로 풀릴 것입니다고 말하였다. 과연 5, 6일 만에 완전히 나았다.

我說. 이 證에는 小柴胡湯에 石膏를 加用하는 것이 지당한 일인데 中神 씨가 이를 加味하지 않은 것은, 그 證이 비교적 경미하기 때문에 이 대신 냉수를 준 것이다. 古人이 이르기를, "물은 천연의 白虎湯[62]이다"고 하였다. 이 말로써 이 治法의 이치를 알 수 있으리라. 또, 中神 씨가 "병세가 이처럼 심하지만 오히려 經水를 따라서 저절로 풀릴 것입니다." 하고 예언하였는데 과연 그 예언대로 되었다. 이것으로 미루어 보아, 장티푸스의 독소는 경혈에 의해서 배출되는 것이 분명하다. 이것이, 내가 한방의 전염병 요법은 주로 세균성 독소를 구축하는 데 있다고 말한 이유의 하나이다.

『方伎雜誌』에는,

---

62) 그 主藥은 石膏이다.

麾下의 士, 高井 씨의 딸이 나이 16, 7세인데, 咳嗽吐血을 앓았다. 寒熱이 往來하고 經水가 나오지 않았으며 柴瘦하고 心氣가 鬱鬱하였다. 그 증상이 勞瘵의 초기와 같았다. 그렇지만, 맥은 數急하다 할 정도가 못되었고, 식욕이 부진하였다. 병이 難症인 것임을 알려주고 柴陷湯과 瀉心湯을 겸용하였고, 盜汗이 나며 動悸 · 口燥等症이 있을 때는 柴胡桂枝乾薑湯으로 轉方하였다. 복용 3개월 만에 諸症이 크게 좋아졌는데, 단지 토혈이 간간이 있을 뿐이었다. 이듬해 봄에는 월경도 나오게 되었다. 4월이 되어서 빗질을 하였더니 머리털이 굳어져 羅紗와 같아서 빗이 들어가지를 않았다. 할 수 없어서 비구니처럼 삭발을 하였다. 가을이 되자 痛이 깨끗이 나았다. 이 여자의 全快는 참으로 다행이라 하겠다. 필경 약을 열심히 복용하였기 때문일 것이다. 통산하면 12개월 가량 복용한 것이다.

我說. 이 증상은 아마도 폐결핵이었던 것 같다. 나도 역시 同症에 柴陷湯, 즉 小柴胡湯과 小陷胸湯의 合方 혹은 小柴胡湯과 小陷胸湯 · 排膿散의 合方에 혹은 石膏를 加하고, 黃解丸 또는 第二黃解丸을 겸용하여 이것을 全治시킨 일이 여러 번 있었다.

紀州 高橋淸之助가 나이 30여 세인데, 咳逆吐血을 앓았다. 여러 의사를 거쳤으나 낫지 않았다. 그 증세는 寒熱이 作輟[63]하며 咳逆이 멎지 않고 때때로 토혈을 하므로 침상에 기대게 되고, 高枕仰臥하여 安眠할 수가 없었다. 입술과 혀가 燥白하였고 맥이 浮數大하고 무력하였다. 정력은 脫乏되고 胸部의 動機가 심하였다. 나는 小柴胡湯과 小陷胸湯의 合方에 桔梗을 加하여 주야로 6첩씩 복용시켰는데, 열흘 만에 토혈이 去하고 寒熱咳嗽가 크게 減하였다. 다시 열흘 만에 근처를 산보할 수 있게 되었는데, 그러다가 다시 寒熱咳嗽를 發하고 피를 많이 토하게 되었다. 이번에는 좀처럼 고칠 수 없다고 생각은 되었지만, 그래도 前方에다 瀉心湯을 交用하였다. 咳嗽가 점차 감소되었고, 열도 차차 내렸으며 토혈은 완전히 멈추었다. 50일 만에 완전히 나았다. 그 후 1개월여를 섭생한 다음 다시 생업에 종사할 수 있게 되었다.

我說. 이 환자에게는 당초부터 瀉心湯을 복용시켜야 했다.

『痲疹一合』에,

---

63) '輟'은 '止'와 같음.

大夫人이 나이 45세인데, 安永丙申年 여름 4월에 痲疹을 앓았다. 그 證은 발열을 하기도 하고 안 하기도 하였으며, 때로는 頭疼目眩하고 項背가 강하며 疼煩하기도 하였으며, 혹은 瘧狀과 같았고 無汗・鬱悶하여 不樂하였다. 음식은 漸減되어 6, 7이 되었다. 이때에 비로소 葛根湯을 복용시켰으나 약효가 없었다. 腹狀을 만져본즉, 胸肋이 妨悶하고, 脇下가 微痛하며 盤狀의 痼瘕에 손이 닿으면 통증이 있었다. 대변이 秘結되고 소변이 短小하였다. 다시, 小柴胡湯 및 三黃丸을 복용시키니 대변이 快利하였고 땀이 물 흐르듯이 났으며, 疹子가 땀을 따라서 돋아났다. 疹子를 거둔 다음은 오직 痼瘕에 대해서만 處方하였다. 그후 諸證이 완전히 나았고, 健履가 이전의 배로 되었다.

我說. 小柴胡湯證인 頸項强은 項背强으로 오인하여 葛根湯을 처방하였기 때문에 효험을 보지 못했던 것이다. 이것으로 兩者의 차이를 경시할 수 없는 것임을 알 수 있으리라.

『餐英館治療雜話』小柴胡湯條에는,

이 方은 傷寒의 半表半裏증뿐만 아니라, 그 용도가 매우 넓다. 무릇 모든 병에서 寒熱이 왕래하는 症에는 이 方이 천금의 값을 가지고 있다는 것은 古人도 말한 바이다. 사용하는 목적은 左脇下에 拘攣이나 응결물이 있어서 만지면 통증이 있고 寒熱이 왕래하는 증상에 반드시 효험이 있다. 이른바 胸脇苦滿이라는 것이 이것이다.64) 瘧疾로서 寒熱이 相半하는 사람에게는 桂枝湯을 合用하면 효력이 있다.65) 風勞의 증상, 寒熱이 왕래하거나 혹은 단지 발열・해수・自汗 또는 盜汗 등이 있는 증상에는 秦艽・鱉甲을 加味하면 참으로 妙效가 있다. 이것은 『醫方口訣』에 나온 바이며 나도 여러 차례 경험한 바 있다.66) 부인이, 월경불순이고 瘧疾처럼 寒熱을 發하거나 혹은 諸病이 怒로 인하여 發한 경우에는 香附子・靑皮・木香・莪朮을 加味하면 妙效가 있다.67)

---

64) '胸脇苦滿'은 좌우가 평등한 것이 있고, 우측의 강도가 좌측에 비하여 강한 것도 있으며, 또 이와 반대인 경우도 없지 않으므로 좌측에 국한된 것이 아니다. 또, 이 方은 반드시 寒熱往來를 그 주목적으로 하는 것은 아니다(我註).

65) 小柴胡湯과 桂枝湯을 合하면 즉 柴胡桂枝湯이 되며, 이 方이 瘧疾을 다스림은 물론이지만, 寒熱이 相半하는 症을 목적으로 하지는 않는다. 상세한 것은 뒤로 미루었다(我註).

66) 무릇, 加味를 할 때는 반드시 그 證에 따라서 대처해야 할 것이지, 함부로 秦艽・鱉甲을 加味할 것이 아니다(我註).

67) 怒로 인하여 병이 發한 것이 아니라 병이 있기 때문에 怒를 發한 것이다. 이것으로 보아, 後世派의 妄論은 취할 바가 못됨을 알 수 있다. 또, 이 증상에는 小柴胡湯에 桂枝茯苓丸을 合用해야 할 것이지, 이

徐春甫는 四物湯을 합하여 '柴物湯'이라 칭하였다. 그런데, 이 柴物湯을 나는 경험한 바 있다. 어떤 부인이 나이는 24세인데, 월경불순이고 小腹에 一結塊가 있어서 때때로 통증이 있었다. 3, 4년이나 되었는데 全快가 되지 않았다. 형체는 매우 여위었고 식욕이 부진하며 후에는 臍腹에 끊임 없이 疼痛이 있었다. 어떤 의사가 大黃牡丹皮湯 혹은 桂枝茯苓丸加大黃의 類로서 攻하였으나 단지 利할 뿐 結塊와 刺痛은 여전히 낫지 않았다. 나에게 치료를 구하였지만, 나 역시 별달리 奇手段이 없는지라, 下劑를 쓸 것만 생각하여 桃核承氣에 蜆蛤一味를 환약으로 하여 겸용하거나 혹은 濟生의 通經丸 등을 사용하였지만 여전히 변화가 없고 刺痛이 더 심하였다. 이렇게 되자, 術策이 窮盡하여 오직 左脇의 拘攣만을 목적으로 柴物湯을 썼다. 4, 5일 복용시키니 魚腸과 같은 것을 下하였는데, 紅白이 相雜되었다. 이것으로 보아, 나는 柴物湯이 瘀血을 下할 리가 없는데 처음에 強하게 攻裏劑를 써서 下하려 하던 터에 이 탕을 써서 완화시켰기 때문에 下한 것이지, 柴物의 効가 아니라고 생각하였다.

그후 역시 同症의 환자를 만났다. 앞서의 柴物湯은 일시적인 우연지사라고 생각하여 감히 사용하지 않았다. 또, 通經丸·抵當丸의 類로써 血塊를 자주 攻하였으나 刺痛만이 증가될 뿐 도무지 下가 되지 않았다. 그래서, 柴物에다 莪朮·蘇木·鬱金을 加用하였더니 白物이 6, 7塊나 배출되었는데 線虫類와 같았다. 그 후 며칠 동안 조리하고 全快되었다. 그런데 이 환자의 左脇下에는 凝結物이 있어서 만지면 통증이 있고, 往來寒熱도 있었다. 먼저 치료하던 의사가 桃核承氣·消石大圓 등을 투약하였으나 전혀 차도가 없었는데, 나는 柴物湯을 써서 速效를 보았다. 柴物이 血塊를 下하는 까닭은 잘 모르지만 나의 경험은 이미 여러 사람에게 효험을 보았으니 반드시 血塊를 下하는 이치가 있다고 생각된다. 여러분들도 실험해 볼 일이다.[68] 許學士는 小柴胡에 生苄를 加味하여 熱이 血室에 들어간 證에 사용하였으며 이름을 '小柴胡加苄湯'이라 하였다. 또한, 부인이 이명, 수족마비·동통 등의

들 藥味를 加味할 필요가 없다(我註).

68) 以上의 병증에는 柴胡湯을 쓸 것이 아니라, 응당 小柴胡湯과 當歸芍藥散의 合方을 處해야 할 것이다. 이 合方이 瘀血을 排除함은 當歸·川芎의 작용이고, 他藥이 이들을 원조하기 때문이다. 또, 上記 환자의 胸脇苦滿이 좌측에 더 심한 것은 단지 小柴胡湯에서만 그런 것이 아니고, 當歸芍藥散證의 瘀血이 部位에 衝逆凝集한데 기인하기도 하므로, 이 2方을 合用해야 하는 것인데, 이를 알지 못하고 小柴胡湯의 胸脇苦滿證만이 좌측에 국한되는 것으로 보는 것은 큰 잘못이다. 따를 바가 못된다. 단지 當歸芍藥散證뿐만 아니라 桂枝茯苓丸과 桃核承氣湯의 證에 있어서도 瘀血은 左肋骨弓下나 心下에 衝逆·凝結되는 일이 屢屢히 있다. 그러므로 이럴 때에는, 만약 小柴胡湯이나 大柴胡湯의 證이 존재하면, 胸脇苦滿은 반드시 우측보다는 좌측에 있어서 심하게 되는 것이다(我註).

증상을 나타내는 것은 모두 血滯로 인한 것이다. 小柴胡加桂枝湯에 大黃을 加用하면 큰 효력이 있다. 大黃은 부인의 聖藥이다. 이것은 『古方節義』에 있는 말이다.69) 또, 小兒가 風邪에 感하여 表證이 거의 가신 다음에 餘熱이 不淸하고 대변이 不利하며 煩渴하는 경우에는 小柴胡湯에 大黃을 加味하여 大柴胡湯 대신 쓴다는 것이 幼幼集에 기록되어 있다.70) 痢疾로 熱氣가 强하고 裏急後重하며 혹은 食傷腹病하는 類症, 外邪를 겸하며 表裏가 共히 熱痛하며 그치지 않는 증상에는 大小柴胡湯을 써야 한다.71) 회충으로 自熱이 제거되지 않는 사람에게는 小柴胡에 黃柏·烏梅·苦楝皮·山梔子·乾薑·細辛을 가하고 大棗를 去하면 奇效가 있다고 『全生集』에 기록되어 있다. '加味小柴胡湯'이라 칭한다.72) 또한 『回春』에 실려 있는, 夜靜晝熱하는 증상은 열이 氣分野에 있는 것이다. 小柴胡湯에 山梔·黃連·地母·地骨皮를 加味한다. 晝夜共熱하는 증상은 열이 血分野에 있는 것이다. 小柴胡에 四物湯을 合用한다. 또, 伏暑로 發熱汗出하며 渴하고 不語하는 증상은 暑가 心包絡에 들어간 것이다. 小柴胡湯에 茯苓을 加用하는 것 등은 각별한 效가 있다.73) 만약 手足心이 煩熱하는 사람이 左脇에 장애가 있으면 小柴胡湯으로 고치지 못하는 것이 없다. 또, 邪氣가 表裏에 있으면 음양의 구별이 안 되고 寒熱이 왕래하며, 혹은 渴하고 小便澁, 또는 下利하는 사람에게는 五苓散을 合用하며 '柴苓湯'이라 칭한다. 肝·膽 2經의 病은 대체로 小柴胡湯이 좋다. 단, 어떤 경우이든 左脇下의 攣急이나 緊縮을 목적으로 하면 백발백중이다.74) 갑

---

69) 이 증에는 小柴胡湯에 桂枝茯苓丸加大黃湯을 合用해야 한다. 大黃은 단지 婦人의 聖藥일 뿐만 아니라 이를 써야 할 證에 쓰면 남자에게나 여자에게나 모두 聖藥인 것이다(我註).

70) 小兒에게서나 大人에게서나 表證이 완전히 가시지 않으면 大黃을 加用해서는 안 된다. 또, 煩渴 및 大便不利를 大黃 應用의 목적으로 하는 것은 잘못이다. 왜냐하면 煩渴은 石膏의 主治이지 大黃과는 관계가 없으며, 大便不利는 大黃의 主治이지만, 이것을 加味한 小柴胡湯은 大便不利를 능히 다스리지 못하는 일이 있기 때문이다(我註).

71) 大柴胡湯의 腹證이 없으면 쓰지 말아야 한다(我註).

72) 이 증상에는 小柴胡湯에다 鷓胡菜湯을 互用하든지, 혹은 小柴胡湯에 鷓胡菜·大黃을 加用해야 한다. 餘藥은 且置하고 "身熱이 제거되지 않는 사람"에게 乾薑·細辛 등 熱藥을 加用함은 잘못이다. 다를 바가 못된다(我註).

73) 小柴胡湯에 山梔子·黃連을 加한 것은, 同方에 黃解丸이나 第二黃解丸을 겸용하는 뜻이고, 小柴胡湯에 四物湯을 合한 것은, 同方에 當歸芍藥散加地黃을 合方하는 뜻이며, 小柴胡湯에 茯苓을 加한 것은 同方에 小半夏加茯苓湯을 合하는 뜻으로, 근거가 없는 것은 아니지만, 이들 方劑를 미리 각 病症에 배당하는 것은 膠柱彈琴의 謬見이므로 識者는 따를 수 없는 일이다. 마땅히 환자의 脈·腹·外證을 살펴서 敵方을 處해야 한다. 그리고 小柴胡湯과 四物湯의 合方은 즉, 小柴胡湯과 當歸芍藥散加地黃의 合方은, 溫藥인 當歸·川芎·朮을 含有하기 때문에 이것을 微熱이 있는 증상에 쓰는 것은 不可하지는 않지만, 熱氣가 熾盛한 사람에게 사용하면 효력은커녕 도리어 해롭다(我註).

자기 이명·頭鬱冒하는 사람은 대부분 鬱怒로 인한 것이다. 香蘇散을 合用하면 백발백중이라고 『衆方規矩』에 기록되어 있다.75) 또한 이 책에 "灸後에 發熱하든지 煩悶하는 사람에게는 黃連·山梔子를 加用하며, 그래도 낫지 않는 사람에게는 艾葉을 加用한다"라고 하였는데, 이것은 나도 역시 試用하여 보았더니 틀림없었다. 그런데, 灸後의 발열이 重한 사람은 이 方으로는 좀처럼 낫지 않는다. 이 다음 柴胡加龍骨牡蠣湯條에서 내가 경험한 바를 소상하게 기록하기로 한다.76)

『勿誤藥室方函口訣』 小柴胡湯條에는,

이 方은 往來寒熱·胸脇苦滿·默默하며 식욕부진하고 구토 혹은 耳聾하는 證이 목적이다. 무릇 이들의 證이 있으면 胃實의 증후가 있더라도 柴胡를 써야 한다. 老醫의 說에, "脇下와 手足心의 兩 부위에 땀이 없는 것은 胃實의 證이 있다 하더라도 柴胡를 써야 한다"고 한 것은 바로 이 뜻이다. 대체로, 이 方이 다스리는 바는 兩脇의 痞硬·拘急을 목적으로 한다. 이른바 胸脇苦滿이 바로 이것이다. 또, 胸脇에 통증이 있고 拘急하는 증상에 小建中湯을 써서 낫지 않을 때 이 方을 쓴다. 지금 사람들은 흔히 積氣가 있어서 風邪에 感하여 熱이 裏部에 鬱閉되고 發하지 않으면 반드시 心腹痛을 發한다. 이때 積이라 보고 鍼藥을 施治하여도 낫지 않을 경우는 이 方으로 速效를 본다.77) 또, 소아의 食停78)에 外邪를 겸하여 혹은 瘧狀인 證은 이 方으로 解한다. 또 오래도록 대변이 불통하는 증상은 이 方으로 능히 대변을 통하게 하고 병을 解하게 된다. 즉 上焦를 和하고 진액을 통하게 하는 것이다.79) 후세의 三禁湯이라 칭하는 것은 대체로 汗·吐·下를 禁하는 證에 사용되기 때문이다. 또, 이 方에 五味子·乾薑을 加味하여 風邪가 胸脇에 핍박해서 舌上에 微白苔가 끼고 兩脇이 당기며 해수하는 사람에게 사용한다. 治驗은 『本草衍義』의 序例에 있다.80) 또

---

74) "음양의 구별이 안 되고"라는 말이나 '肝·膽 2經'이란 말은 後世派의 진부한 말이므로 취할 바가 못된다. 또, 小柴胡湯의 左脇下만을 목적으로 할 것이 아님은 旣述한 바와 같다(我註).

75) 鬱怒로 因하여 鬱冒하는 것이 아니라, 기존의 병독이 鬱怒로 인하여 우연히 誘發된 것이다. 이 증상에는 小柴胡湯에 半夏厚朴湯을 合用하는 것이 좋다(我註).

76) 小柴胡湯에 黃連·山梔子를 加함은 同方에 黃解丸을 겸용하는 것만 못하다(我註).

77) '積氣'라는 것은 후세파의 병명이니 취할 바가 못된다. 感冒이든 복통이든간에 胸脇苦滿證만 있으면 모두 本方으로 다스린다(我註).

78) '食停'은 不消化物의 停滯를 말한다.

79) 이것은 仲景이 "上焦가 통할 수 있게 되고, 진액이 下할 수 있게 되어 胃氣가 和한다"고 말한 것을 略述한 것이다(我註).

葛根·草菓·天花粉을 加味하여 寒熱이 瘧狀과 같고 해수가 심한 사람에게 사용한다. 東郭의 경험이다.[81]

『温知堂雜著』에는,

-상략- 생각하건대, 古來로 諸病을 다스리는 方들 가운데 대체로 건위제를 배합하지 않는 것이 없다.

大小柴胡湯 등도 해열제라기보다는 오히려 건위제라 하는 것이 可할 듯하다.

我說. 大小柴胡湯은 해열제임과 동시에 건위제이고, 通便促進劑임과 동시에 지사제이고, 진해거담제임과 동시에 鎭嘔利尿藥이다. 이밖에 일일이 枚擧하기 어렵다. 이것이 바로 古方의 미묘한 所以인 것이다.

•

古方과 後世方과의 관계

後世派 의사들이 『傷寒論』과 『金匱要略』을 강론함에 있어서 헛되이 文辭의 末葉에 拘泥되어 그 진의를 推知하는 智見이 없고, 仲景方을 單用하는 것은 알되 加味合用하는 活機를 알지 못한다. 그러면서 이르기를, 古方은 寡少하여 衆病에 대응하기에는 부족하다고 말하며, 마침내 무수한 駄方을 날조하기에 이르렀다. 그러므로 修學者는 모름지기 戒心하여 그들의 妄論에 현혹되지 않도록 해야 한다.

그렇지만, 後世方이 비록 변칙적인 畸形方이라고는 하지만 그 대부분은 仲景方에 淵源된 것이므로 仲景의 加味나 合方의 意義를 지니는 것이 드물지 않아서 참고할 가치가 絶無하지 않으므로 반드시 이들을 싸잡아서 배척하면 안 된다. 요컨대, 修學者가 後世方을 대함에는 어디까지나 仲景方을 준거로 하고, 徹頭徹尾 비판적 태도로써 이에 임하여, 그 옳은 것은 취하고 옳지 못한 것은 捨하는 태도를 잃지 말아야 한다. 내가 이제 後世方을 揭記하여 이를 仲景方과 對比하는 까닭은 修學者로 하여금 이 一端을 알게 하기 위함에 불과하다.

---

80) 이것은 本方에 大熱한 乾薑과 微溫酸澁한 五味子를 加味한 것이므로 陰陽交錯의 證에는 혹시 좋을지도 모르지만, 내가 日常 遭遇하는 陽性證에는 심히 부적당하다. 나는 이 병증에는 本方 가운데 大棗를 증량하고 다시 橘皮를 대량 加用하여 奇效가 있다(我註).

81) 이 병증에는 本方에 葛根湯을 合用함이 可하다(我註).

『醫方口訣集』에,

抑肝散 오로지, 肝經의 虛熱·發搐 혹은 發熱咬牙 혹은 驚悸寒熱 혹은 木土에 乘하여 嘔吐痰涎·腹脹食少 睡臥不安함을 다스린다.

方

柴胡·甘草 각 5分
川芎 8분
當歸·白朮(炒함)·茯苓·鈞藤鈎 각 2錢

위를 水煎하여 子母와 함께 同服한다. 蜜을 加하여 환약으로 하면 '抑靑丸'이라 이름한다.

治驗 어떤 産婦가 아직 산욕 중에 있었는데 發熱·脇痛·해수하고 肢體搐動하며, 脣日抽搐[82] 등의 증상이 있었다. 의사가 補血調氣劑를 再三 사용하였으나 그 증상이 점점 심해지고, 오히려 小便澁少症이 첨가되어 事態가 급박하게 되었으므로 나를 불러 진찰한즉, 六脈이 弦數하였다. 나는 아무리 생각을 해 보아도 病因을 알 수가 없었다. 그래서 주위의 사람들을 물러가게 한 다음 자세하게 그 정황을 물어보았다. 마침내 그 남편이 사실을 말하되, 여차여차하다 하였다. 그래서 本方을 썼더니 3첩을 복용하기 전에 平常을 되찾았다. 그 다음 加味歸脾湯을 사용하여 고쳤다. 대체로 産後는 新血이 아직 충실하지 못하고 眞元이 아직 견고하지 못하다. 무릇 어떤 일에 逆함을 느낄 때는 곧 怒가 火焰과 같아서 身命을 焚失하게 된다. 의사가 이런 일에 당면하여 조금이라도 의혹이 있으면 소상히 문진하지 않으면 안 되는 것이다.

『蕉窓方意解』 抑肝散加芍藥湯條에는,

이 약도 역시 四逆散의 變方이다. 腹形은 대체로 四逆散과 마찬가지이지만, 拘攣이 腹表에 浮하는 것을 抑肝散의 標的으로 한다. 四逆散은 拘攣이 腹底에 沈한 것을 표적으로 해야 한다. 抑肝의 方은 多怒·不眠·性急 등의 증상이 심한 것을 主症으로 한다. 多怒·不

82) '抽搐'은 경련의 뜻.

眠·性急 등은 肝氣亢極의 징후이다. 肝氣가 亢極하면 肝火가 熾盛하며 肝血도 역시 따라서 損耗된다. 그러므로 歸芎으로 肝血을 潤하고, 芎藭으로 肝血을 疏通시키며, 柴胡·鈎藤·甘草로 肝氣를 緩和하는 것이다. 上述한 것처럼 肝氣가 亢極하면 上하여 胸脇으로 引上되므로 脹·胃의 水飮도 下降하지 않고 모두 上하여 引上하게 되는 것이다. 上述한 疏肝·緩肝·潤肝의 藥味로서 兩脇과 心下를 緩和시키며, 水飮도 下降하기 쉽게 되므로 朮苓으로써 소변을 消導하는 것이다.

本方에는 芍藥이 없고, 甘草의 분량도 역시 적다. 按컨대 이 약은 오로지 肝氣를 潤하고 완화하는 것을 主務하는 것이다. 그러므로 나는 언제나 芍藥甘草湯을 合用한다.

또, 이 方에 歸·芍·芎藭을 사용하는 것은 오로지 潤血로서 피부의 枯燥까지도 潤하는 뜻으로 생각된다. 전체가 四逆散의 變方으로서 芎藭·歸芍을 加하는 것은, 逍遙散이 小柴胡湯의 變方으로서 歸·芍을 사용하는 것과 같은 것이다. 逍遙散에 朮·苓을 사용하는 것도 抑肝散에 朮苓을 사용하는 것과 方意이다.

『餐英館治療雜話』에는,

이 方은 원래 小兒의 肝血이 부족하여 肝火가 動하고 發熱·驚搐·咬牙 등의 증상이 있는 사람을 위하여 設定된 것이다. 이것은 다 아는 사실이다. 그런데, 小兒의 稟受가 극히 박약한 경우 面部 및 온몸의 빛깔이 매우 희고 윤택이 없으며, 심한 경우는 칼로 약간 다치더라도 피가 나지 않는다. 또 복부가 虛軟한데 左筋만은 약간 硬하며, 虫積의 징후도 없이 잘 怒하며 性急한 등의 증상이 있는 小兒는 모두 肝血이 부족한 징후이다. 이 方을 오래도록 복용시키면 좋다. 그런데, 대인의 반신불수에 쓰는 것은 和田 씨의 경험이다. 또 불면증에 써서 효력이 있는 경우도 있다. 前述한 溫膽湯條에서 언급한 불면증에는 虛가 있고 痰飮이 있다. 능히 脈證腹候를 판별하여 처방해야 한다. 이 方을 반신불수 및 불면증에 쓰는 것은 心下에서부터 任脈의 경로를 따라 攣急動悸가 있고, 心下에 氣가 聚하며 痞症의 징후가 있다. 의사가 손으로 만지면, 좌측에는 痞가 촉감되지 않지만 환자에게 물어보면 痞症이 있다고 하는 증상, 또 右脇下가 柔하지만 약간의 筋硬이 있으면 "怒는 없느냐?"고 물어보아야 한다. 만약 怒가 있으면 효험이 없다고 할 수 없다. 二病 共히 芍藥을 충분히 加用해야 한다.

我說. 이상의 抑肝散 및 抑肝散加芍藥湯의 적응증에는 小柴胡湯·柴胡去半夏加括蔞湯·

柴胡薑桂湯 중의 어느 하나에 當歸芍藥散을 合用함이 지당한데, 後世派 의사들은 이 방법을 알지 못하기 때문에 마침내는 이런 駄方을 날조해 낸 것이다. 이제 例를 小柴胡湯과 當歸芍藥散의 合方에서 取하기로 하면, 當歸芍藥散方은 當歸・芎藭(또는 川芎이라 함)・茯苓・朮・澤瀉・芍藥의 六藥으로 이루어진 方이므로 이를 小柴胡湯方과 合用하면 柴胡・黃芩・人蔘・甘草・大棗・生薑・半夏・當歸・芎藭・茯苓・朮・澤瀉・芍藥의 13味로 이루어지게 된다. 이를 抑肝散加芍藥湯과 대비하면 다음 그림에서 보이는 바와 같이 兩者에 공통된 약물이 7종이나 된다. 이것으로 抑肝散加芍藥湯이 仲景의 合用方을 一知半解한데 연유한 것임을 알 수 있을 것이다.

『和劑局方』에는,

逍遙散 간 환자의 血虛火旺・頭痛目眩・頰赤口苦・倦怠煩渴・抑鬱不樂・兩肋作痛・寒熱・小腹重墜하고, 婦人은 經水가 不調하며, 맥은 弦大하고 허한 것을 다스린다.

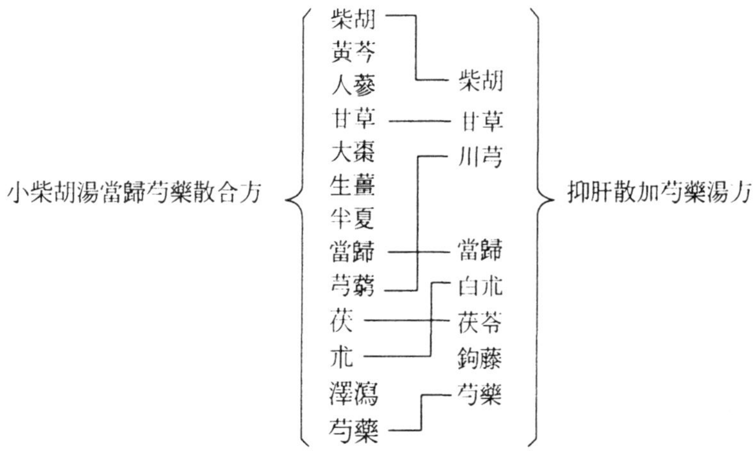

方

芍藥(酒炒) 當歸・白朮(炒)・茯苓・甘草(炙)・柴胡 각 2錢

이것에 煨薑 3片과 薄荷 소량을 加하여 煎服한다.

『蕉窓方意解』 逍遙散條에는,

이것 역시 小柴胡湯의 變方이지만, 小柴胡湯보다는 약간 肝虛의 증상이 있는 것이고, 補中益氣湯보다는 胃氣가 덜 박약한 증상에 사용하는 것이라고 알아두어야 한다. 그러므로 方 속에 蔘·耆를 넣지 않는 것이다. 그 腹形은 心下가 痞硬하고 兩脇도 약간의 拘攣이 있지만, 黃芩·半夏와 組成된 小柴胡湯을 사용한다면 맛이 좋지 않아서 복용하기 어렵다. 그렇기 때문에 和劑인 當歸·芍藥·柴胡·甘草의 四味를 사용하여 心下와 兩脇을 平緩하게 하는 것이며, 薄荷로써 胸膈과 胃口를 열고, 白朮·茯苓으로써 胃中의 水飮을 下하여 水道로 消導하는 것이다.

本方에 牡丹皮·山梔子를 가하여 '加味逍遙散'이라 칭한다. 이로써 肝腎의 虛火를 鎭靜하는 뜻임을 알아야 한다. −중략− 按컨대, 加味逍遙散을 써야 할 경우에도 나타나는 여러 가지여서 일정하지 않지만, 그 一端을 들어 말한다면, 부인이 산전·산후에 口舌이 赤爛하는 증상 등에 이 方을 써서 낫는 일이 있다. 이 증상은 肝腎의 虛火가 心肺를 핍박하는 것이라고 할 것이다.

『勿誤藥室方函口訣』 逍遙散條에는,

이 方은 小柴胡湯의 變方으로서 小柴胡湯證보다는 약간 肝虛의 증상이 있는 것이며, 醫王湯證보다는 胃氣薄弱이 덜한 경우에 쓰는 것이다. 이 方은 오로지 부인의 虛勞를 다스린다고 하지만, 其實은 體氣가 매우 不强壯하고 평상시 血氣가 薄하고 肝火가 亢進하며 혹은 寒熱往來, 혹은 두통·口苦 혹은 頰赤, 寒熱이 瘧狀과 같고 혹은 月經不調가 계속되며 혹은 소변이 淋瀝·澁痛하며 混濁한 부인의 임질 등 일체의 肝火로 인한 각종 증상에 유효하다. 『內科摘要』에서 牧丹皮·山梔子를 加하는 것은 肝部의 虛火를 鎭靜하는 수단인 것이다. 이를테면, 산전산후의 口赤爛證에 효력이 있음은 虛火上炎을 다스리기 때문이다. 東郭이 地黃과 香附子를 加한 것은 이와 반대로 肝虛證과 水分으로 動悸가 심하고, 兩脇이 拘急하며, 思慮鬱結하는 證狀에 좋다.

我說. 이상의 逍遙散, 적응증에는 小柴胡湯·柴胡去半夏括蔞湯·柴胡薑桂湯 중의 한 方에 當歸芍藥散을 合用해야 하며, 加味逍遙散의 적응증에는 前方에 黃解丸이나 第二黃解丸을 겸용해야 하고, 산전산후의 口舌赤爛證에는 前方에 地黃을 加用하든지 또는 黃解丸이나 第二黃解丸을 겸용해야 한다. 그런데 後世派 의사는 이 점을 모르기 때문에 마침내는 이러한 愚方을 날조하기에 이른 것이다.

『醫方口訣集』 補中益氣湯條에는,

補中益氣湯 內傷의 諸證 및 諸病으로 양기가 下陷하는 증상은 이 方으로 다스린다.

方

黃芪 1錢 5分
人蔘 · 甘草 각 1錢
陳皮 · 白朮 · 當歸 · 柴胡 각 5分
升麻 3分

이를 水煎하여 복용한다.

내가 평상시에 이 方을 사용하는 데는 六口結이 있다. 무릇, 內傷의 병은 두통 · 惡寒發熱 · 寒熱往來하고 身痛 口乾이 심하여 外感과 비슷하다. 만약 이런 증상을 살펴보아서 과연 內傷不足의 징후임이 확실할 때는 이 방을 쓴다. 이것이 口訣의 1이다.

稟受가 허약한 사람이 風寒에 感하여 앓는 것은 外感挾內傷證이다. 內傷이 重한 사람에게는 이 方을 사용하되 六經의 顯證에 따라 加減한다. 外感이 重한 사람에게는 먼저 外感의 약을 쓴 다음이 이 方을 써서 調治한다. 이것이 口訣의 2이다.

稟受가 壯實한 사람이라 하더라도 이미 汗 · 吐 · 下를 거쳤으나 아직 낫지 않은 사람에게는 반드시 이 方을 쓴다. 이것은 邪氣가 盡하였으나 正氣가 虛하기 때문이다. 이것이 口訣의 3이다.

痼疾이 오래도록 낫지 않는 사람에게는 반드시 이 方을 쓴다. 대개 병이 오래 되었을 때는 즉, 氣血이 虛하여 邪氣가 깊이 침입한다. 人蔘 · 白朮 · 當歸 · 黃耆는 기혈을 보하고, 升麻 · 柴胡는 陷邪를 昇發시키며, 陳皮는 痰을 순행시키기 때문이다. 그밖에 瀉利 · 해수 등의 질환과 陽氣가 下陷한 사람에게 모두 이 方을 쓴다. 이것이 口訣의 4이다.

수족의 萎弱이나 攣痛, 혹은 반신불수, 혹은 몸에 벌레가 기어가는 것 같은 증상은 대개 脾胃의 虛에 속한다. 의사가 중풍의 징후로 보고 二陣 · 四物 · 排風 · 順氣의 부류를 쓰지마는 脈證을 살펴서 이 方을 쓴다. 이것이 口訣의 5이다.

日晡發熱・小便淋瀝・大便結燥・舌裂口乾・自汗盜汗하는 사람은 陰血의 虛로 본다. 이 方을 쓰되 八味丸을 겸용하며, 혹은 이 方 속에 地黃丸料를 합하여 煎服하는 것도 좋다. 이것이 口訣의 6이다.

『勿誤藥室方函口訣』 醫王湯[83]條에는,

이 方은 원래 東垣이 建中湯・十全大補湯・人蔘養榮湯 등을 差略하여 조합한 方인데, 後世派의 여러 가지 口訣이 있지만, 필경 小柴胡湯의 虛候를 띤 사람에게 써야 한다. '補中'이라든가 '益氣'라든가 '升堤'라든가 하는 名醫에 구애될 것 없다. '虛候'라 하는 것은, 첫째 手足倦怠, 둘째 語言輕微, 셋째 眼勢無方, 넷째 口中에 白沫이 생기고, 다섯째 食味를 잃고, 여섯째 熱物을 좋아하며, 일곱째 臍部에 動悸가 있는 것, 여덟째 맥이 散大하고 무력한 것 등 八證 가운데 한두 가지 증상이 있으면 本方의 목적으로 하여 사용한다. 그밖에 薛立齊가 말한 "飮食勞倦하고 瘧疾을 앓는 등 證, 脾胃가 虛하기 때문에 오래도록 낫지 않는 증상"이라 한 것과, 龔雲林이 말한 "氣虛卒倒・中風 등 症 內傷에 기인한 증상"이라 한 점에 착안하여 써야 한다. 前述한 바와 같이 少陽柴胡의 位에 있으면서 內傷을 겸한 증상에 쓰면 틀림없다. 그러므로 부인・남자를 가릴 것 없이, 虛勞・雜症을 따질 것 없이, 이 方을 장복하여 효험을 볼 수 있다. 부인에게 특히 효력이 있다. 또, 諸痔・脫肛 등 證과 피로가 심한 사람에게도 쓴다. 또 이 證으로서 熱物을 좋아하는 사람에게는 附子를 加해야 한다. 아무리 口渴을 호소할지라도 附子가 괴롭히지는 않는다.

我說. 위의 諸症에는 小柴胡湯・柴胡去半夏加括蔞湯・柴胡薑桂湯 중의 한 方에 當歸芍藥散을 合用해야 하는 것이며, 補中益氣湯을 쓰는 것은 眼光이 師論을 徹하지 못한 所致이다.

同書 柴葛解肌湯條에는,

이 方은 내가 新定한 것으로, 麻黃葛根의 二湯證이 아직 解하지 않고 이미 少陽으로 進入하여 嘔渴이 심하고 四肢가 煩疼하는 사람에게 좋다. 局方十神湯, 『六書』의 柴葛解肌湯

83) '醫王湯'은 補中益氣湯의 別名.

보다는 그 효력이 우수하다.

方

柴胡・黃芩・半夏・甘草・麻黃・桂枝・芍藥・石膏・葛根・生薑 上 十味

我說. 이 方은 葛根加石膏湯과 小柴胡湯의 合方證을 오인하여 조성된 것이므로, 특히 이 方이 필요한 것은 아니다. 나의 경험에 의하면, 感冒가 약간 劇한 사람은 太陽證을 나타내자마자 즉시 少陽證을 兼發하게 되는 것이므로, 葛根湯을 單用하지 말고, 당초부터 葛根湯과 小柴胡湯의 合方을 사용하여 機先을 制하여야 한다. 만약, 咽痛하거나 粘痰을 喀出되기 어려운 증상이 있으면 桔梗을 加味해야 하며 口舌乾燥・煩渴・고열 등이 있을 때는 다시 石膏를 대량 加味해야 한다 그렇게 할 때는 비록 猛劇한 유행성 感冒 및 유행성 폐렴이라 하더라도 자신있게 치료할 수가 있는 것이다.

22) 柴胡[84]의 醫治效用

『藥徵』에,

柴胡 胸脇苦滿을 主治한다. 한편, 寒熱往來・腹中痛・脇下痞硬도 다스린다. －上略－ 上述한 이들 諸方은 歷觀하건대 柴胡는 胸脇苦滿을 主治하는 것이다. 기타 往來寒熱, 혹은 腹中痛, 혹은 구토 혹은 小便不利를 다스리는 것은 그 一方이 主治하는 것이지 一味가 主治하는 것은 아니다. 그 이유는, 『傷寒論』 가운데 寒熱・복통・구토・小便不利 등 證에 柴胡를 쓰지 않은 것이 많이 있기 때문이다. 胸脇이 苦滿하면서 前症이 있을 때는 곧 柴胡가 主治하는 것이다. 이것으로 보아 柴胡가 主治하는 것이 어떤 것인지를 알 수 있다.

『本草綱目』에, 柴胡部에서는 왕왕 往來寒熱症을 柴胡의 主治로 삼고 있다. 무릇, 세간에서 이르는 瘧疾은 그 寒熱의 往來가 劇하다. 그러나 柴胡를 써서 다스리는 것이 있고, 또 그렇게 하지 않는 것도 있다. 이 이유를 仲景의 책에서 찾아보건대, 仲景이 柴胡를 쓰는 것은 언제나 胸脇苦滿의 證이 있을 경우에 한한다. 이제 이것을 胸脇苦滿하고, 寒熱이 往來하는 사람에게 써 본다면, 그 반응은 마치 소리가 메아리치는 것처럼 틀림 없다. 단지

84) 柴胡는 '鎌倉柴胡'라 하는 것을 써야 한다.

학질만이 아니라 百疾에서 다 그러하다. 胸脇苦滿의 證이 없는 사람에게는 이것을 써도 효과가 없다. 그러므로 柴胡가 主治하는 것은 胸脇苦滿이지 往來寒熱이 아닌 것임이 확실하다 하겠다.

古來로 仲景의 책을 바로 이해한 사람이 없어서, 柴胡를 해열약의 일종으로 보아 왔는데, 東洞 옹이 들고일어나 前說을 高唱하고나서부터 世醫가 비로소 그 진면목을 了得하게 된 것이다. 이 論說은 참으로 확고부동한 금언이라 할 수 있으니 本藥을 응용하는 데 있어서 주목적으로 해야 한다.

『本草綱目』에는,

柴胡

根

氣味 苦味 平性, 무독하다.

主治 心・腹・腸胃 속의 結氣[85]・飮食積聚[86]・寒熱邪氣・新陳代謝를 한다. －중략－ 눈을 밝게 하고 精을 益한다(『本經』).

傷寒의 心下煩熱, 각종 痰熱結實[87] －중략－ 大腸의 停積[88]・水脹 및 濕痺拘攣을 제거한다. 또 浴湯으로 써도 좋다(『別錄』).

熱勞[89]의 骨節煩疼・熱氣・肩背疼痛勞乏羸瘦[90]를 다스리며, 氣를 下하고, 食을 消하고, 氣血을 宣暢하며, 時疾[91]의 內外熱이 解하지 않는 것을 다스린다.[92] －하략－(『甄權』).

虛勞를 제거하며, 肌熱을 散하고, 早晨의 潮熱, 寒熱往來, 膽癉,[93] 부인의 산전산후의 諸

85) '結氣'는 無形物이 聚集된 것.

86) 積聚는 有形物이 凝結된 것을 말한다. 따라서 '飮食積聚'는 食毒과 水毒이 痰集된 것을 가리킨다.

87) '痰熱結實'이란, 水毒과 熱毒이 응결된 것을 뜻하므로 胸脇苦滿도 역시 이에 속한다.

88) '停積'은 '積聚'와 同義. '水腸'은 水腫이고 '濕痺拘攣'은 水氣成 痲痺에 筋肉攣急을 겸하였다는 뜻이니 脚氣 및 類似疾患을 말한다.

89) '熱勞'는 有熱性 肺結核

90) '肩背疼痛'은 頸項强

91) '時疾'은 유행성 질환

92) 本藥이 腦・心・폐・생식기의 병을 다스림을 알 수 있다.

93) '膽癉'은 황달.

熱, 心下痞, 胸脇痛을 제거한다(『元素』).

－상략－ 頭痛眩暈·日昏赤痛障翳·耳聾鳴·諸瘧 및 －중략－ 부인의 熱이 血室에 들어가 經水가 不調한 것, 소아의 痘疹餘熱, 五疳의 羸熱을 다스린다(『時珍』).

『本草備要』에는,

柴胡

苦微寒. －중략－ 氣血을 宣暢하며 結을 散하고 經을 調하며 －중략－ 傷寒의 邪熱·痰熱結實·虛勞肌熱·心下煩熱, 諸瘧의 寒熱, 頭眩目赤, 嘔吐脇痛, 口苦耳聾, 부인의 熱이 血室에 들어간 것, 胎前産後의 諸熱, 小兒의 痘疹, 五疳羸熱을 다스린다. 12經의 瘡疽과 血凝氣聚를 散한다. 약효는 連翹와 같다.

『綱目』 및 『備要』의 所論은 대체로 문제의 지엽에 치우쳐 추상적인 문자를 弄한 폐단이 없지 않으나 모두가 諸家의 실제 경험으로부터 나온 성과인만큼 仲景說을 확충한 바가 없지 않다. 修學者는 마땅히 그 진위를 가리어 이를 취함으로써 本藥 응용상 부목적으로 해야 할 것이다.

23) 半夏[94]의 醫治效用

『藥徵』에,

半夏 痰飮嘔吐를 主治한다. 한편, 心痛·逆滿·咳·悸·腹中雷鳴도 다스린다. 이 說은 옳은 말이다. 이 뜻을 풀이한다면, 半夏는 胃 內에 停水가 있어서 上逆으로 인하여 發하는 오심구토를 목적으로 하여 사용하면 心痛·逆滿·咳·悸·腹中雷鳴 등의 諸症은 오심구토의 치유와 함께 저절로 消散된다는 뜻이다. 그런데, 本藥은 단지 오심구토의 발작시만이 아니라 그 間歇時에도 역시 이것을 사용해야 하는 것이므로 旣往症의 문진을 忽視할 수 없다. 특히 오심은 純然한 자각증에 불과할 만큼 환자가 이것을 호소하지 않는 한 간주되기 쉬우므로, 이에 대한 문진은 一層 주도면밀함을 요한다.

上述한 바와 같이 本藥은 오심 혹은 오심구토를 목적으로 하여 응용해야 하는 것이지만, 이 약물을 요하는 환자로서 이들 증상을 나타내는 일이 없고 오히려 他症을 나타내는

94) 半夏는 肥大充實하고 色이 결백한 것을 써야 한다.

일이 드물지 않으므로 본약의 배합제에 관한 師論 및 아래의 諸說을 숙독음미하여 그 응용의 機微에 통달하지 않으면 안 된다.

『本草綱目』에는,

半夏

根

氣味 辛平, 有毒

主治 心下堅·胸脹·咳逆·頭眩·咽喉腫痛·脹鳴을 다스리며, 氣를 下하고 땀을 멎게 한다[95](『本經』).

心腹胸膈의 痰熱滿結[96]을 消하고 咳嗽上氣, 心下의 急痛堅痞, 嘔逆, 癰腫을 消하며 痿黃을 療한다. －하략－(『別錄』).

痰을 消하고 肺氣를 下하며,[97] 胃를 開하고 脾를 튼튼히 하며, 구토를 멎게 하고 胸中의 痰滿을 제거한다. －하략－ (甄權)

－상략－ 痰厥頭痛[98]을 다스리며 腫을 消하고 結을 散한다(元素).

眉稜骨의 통증[99]을 다스린다(震亨).

---

95) '咳逆'은 咳嗽頻發, '頭眩'은 眩暈, '腸鳴'은 腸內水鳴, '氣를 下하고'란, 水毒을 下한다는 뜻이다. 그런데, 本藥이 眩暈을 다스린다는 사실은, 本藥을 臣藥으로 하는 小柴胡湯이 승차·승선시 등에 있어서의 오심구토·眩暈을 다스리는 것으로 보아 명백하므로 本藥이 主治하는 眩暈은 반드시 오심 또는 오심구토와 倂發 또는 後續되는 것인 것으로 알아야 한다. 仲景이 少陽病의 總論에서, "少陽病의 口苦·咽乾·目眩한다"고 한 目眩이 半夏의 證임을 알 수 있다.

96) '痰熱滿結'은 水毒과 熱毒이 凝結되었다는 뜻인데, 本藥은 熱毒을 다스리는 능력이 없고, 단지 水毒의 結聚를 散하는 데 불과하다. 또, 本藥이 心下의 急痛堅痞를 다스리고 癰腫을 해소하며 痿黃 즉 黃疸을 다스리는 것도 역시 水毒的 原因에 限하는 것으로 알아야 한다. 예컨대, 上顎竇蓄膿症 같은 것은 水毒的 癰腫이므로 이것을 다스림에 本藥을 쓰는 일이 있는 것과 같다.

97) '肺氣를 下하며'란, 肺에 上逆된 水毒을 下降시킨다는 뜻이고, '胃를 開하고 脾를 튼튼히 하며'란, 互文으로서 "胃를 튼튼히 한다"는 뜻이다. 그런데, 本藥의 거담·진해·건위작용은 호흡기나 소화기 내의 水毒을 驅逐함으로 인한 것이며, 여기에 兼有되어 있는 점액 용해작용 역시 기여하는 바가 있다. 『淸州醫談』에 이르되, "小兒의 禿瘡 후, 붉은 빛이 나며 모발이 나지 않는 증상에 半夏末을 개어서 바르면 毛髮이 自生한다. 半夏는 점액을 희석하는 효력이 있다. 半夏瀉心湯類를 보면 알 수 있다"고 하였는데, 이 말이 이것을 뒷받침하고 있다.

98) '痰厥頭痛'이란, 水毒의 上逆에 기인된 두통이다.

99) '眉稜骨의 통증'이란, 鼻骨의 동통이고, '目瞑이 불가능한 것'은 불면증이며, '白濁'은 오줌의 白濁이며,

腹脹을 제거하며 目瞑이 불가능한 것. 白濁·夢遺·帶下를 고친다(時珍).

發明 '成無已의 말' 半夏의 辛한 것은 逆氣·結氣를 散하고, 煩嘔를 제거하며, 음성을 發하고, 水氣를 순행시키며 腎燥를 潤하게 한다.

我說. 半夏가 "逆氣·結氣를 散하는" 것이나 "음성을 發하는" 것이나 모두 그 이뇨작용으로 인한 歸結이다.

'宗奭의 말' 오늘날의 사람들은 半夏가 痰을 제거하는 것만 알고 脾을 補하는 것을 모른다. 이는 水를 分하기 때문이다. 脾는 濕을 싫어한다. 濕하면 濡困하고, 困하면 水를 다스리지 못한다. 經에 이르되 "濕이 勝하면 瀉한다" 하였다. 어느 남자가 변소에 자주 갔는데 어떤 사람의 가르침에 따라 生薑 1兩과 半夏·大棗 각 30枚를 물 一升의 甆瓶 속에 넣고 慢火로 加熱하여 熟水로 만들어서 가끔 이것을 마시자 이내 나았다 한다.[100]

'機說' -중략- 涎과 같은 것은 脾의 液으로서, 美味의 膏粱炙煿은 모두 능히 脾胃에 濕熱을 발생시킨다. 그러므로, 涎化되어 痰으로 變한다. 오래 되면 痰火가 上攻하여 사람으로 하여금 昏憒口噤·偏癈僵仆[101]·蹇澀不語[102]하고 生死가 朝夕에 달려 있게 한다. 半夏·南星[103]이 아니면 어찌 다스릴 수 있으랴![104]

'時珍의 말' 脾에 濕이 留하지 않으면 痰이 생기지 않는다. 그러므로 脾는 生痰의 원천으로 본다. 폐는 痰을 저항하는 그릇이다. 半夏가 능히 痰飮 및 腹脹을 다스리는 것은, 그

'夢遺'는 遺精이다. '眉稜骨의 통증'이 있고 '目瞑이 불가능한 것은 水毒이 頭部로 上逆하였기 때문이다. '腹脹'하는 것은, 水毒이 腹部에 鬱滯되었기 때문이고, '白濁·夢遺·帶下'는 水毒이 下體部에 범람하였기 때문이다.

100) 이 환자가 야간에 자주 水瀉를 한 것은, 腎 機能의 장애 때문에 水毒의 停滯를 초래하여 腸管이 어쩔 수 없이 代償作用을 營爲한 결과이며, 半夏를 복용하고나서 止瀉된 것은 이 약이 능히 腎 機能의 장애를 제거하여 尿利를 복구시켰기 때문에 腸管의 代償作用 수행임무를 해제시켰기 때문이다.

101) '偏癈는 반신불수, '僵仆'은 '넘어진다'는 뜻.

102) '蹇澀不語'는 말을 쉽게 하지 못하는 것.

103) '南星'은 '天南星'을 줄인 말인데 半夏와 효력이 거의 같다.

104) 美味佳肴를 좋아하여 포식을 하면 胃腸 내에 水毒과 熱毒이 생기게 된다. 만약 이를 오래 방치하면 이 2毒은 마침내 두뇌에 압박하여 뇌출혈(반신불수)을 유발시키게 되는데, 이 증상은 半夏나 南星이 아니면 고치지 못한다는 뜻이다. 그러므로 大柴胡湯이 이 증상에 효력이 있는 것은, 方 속의 臣藥인 半夏의 작용에 힘입은 바 크다 할 수밖에 없다.

體가 滑하고, 味가 辛하며, 약성이 溫하기 때문이다. 滑은 능히 潤하고 辛溫은 능히 散하며 또한 능히 潤한다. 그러므로 濕을 이동시켜 대변을 통하게 하며 竅를 利하고 소변을 泄하는 것이다.105) -하략-

『本草備要』에는,

半夏 辛溫하며 毒이 없다. 體는 滑하고, 性은 燥하여, 능히 走하고, 능히 散하며, 능히 燥하고, 능히 潤한다. 胃를 和하고, 脾를 튼튼히 하며, 肝을 補하고, 腎을 潤하며, 濕을 제거하고, 痰을 化하며, 表를 發하고, 鬱을 開하며, 逆氣를 下하고, 煩嘔를 멎게 하며, 음성을 發하고, 水道를 利한다.106) 咳逆頭眩107)·胸脹咽痛·痰瘧不眠·反胃吐食을 다스린다. 痞를 散하고 癭을 제거하며,108) 腫을 消하고 땀을 멎게 한다.

---

105) 이 說이 가르치는 바에 의하여, 호흡기 내의 停水咯痰이나 胃腸 내의 蓄水점액이나 腹部의 膨滿이나 모두 마찬가지로 水毒에 기인된 것이며, 다만 그 존재부위와 형체를 달리하는 데 지나지 않음을 알 수 있으며, 또 半夏가 이들 諸症을 다스리는 것은 주로 그 水毒저항력과 이뇨작용 때문인 것을 알 수 있다. 그렇다면, 하등의 瀉下藥도 함유하지 않은 小柴胡湯이 능히 대변을 順通하는 까닭도 역시 그 속에 배합되어 있는 半夏의 작용이라 하겠다.

106) '燥'는 '濕'을 제거한다. 그러므로 '水道를 利'하는 것이다.

107) 火炎痰이 昇하면 곧 眩한다.

108) '癭'은 대부분 '痰'에 속한다.

2. 柴胡加芒硝湯에 관한 師論 註釋

傷寒, 13일에 解하지 않고, 胸脇이 滿하고 嘔하며, 日晡時에 潮熱을 發하고, 끝나면 微利한다. 이것은 본래 柴胡의 證이므로, 이것을 下하되 利를 일으키지 못하는 것인데, 이제 오히려 利하는 것은 의사가 환약으로써 下한 것임을 알 수 있다. 그 治法은 잘못이다. 潮熱하는 證은 實이다. 먼저 小柴胡湯이 좋다. 이것으로서 外를 解하고, 그 다음 柴胡加芒硝湯으로 다스린다.

(傷寒十三日不解, 胸脇滿而嘔, 日晡所發潮熱, 已而微利. 此本柴胡證. 下之而不得利今反利者, 知醫以丸藥下之, 非其治也. 潮熱者實也. 先宜小柴胡湯以解外, 後以柴胡加芒硝湯主之 —『傷寒論』).

(註) 本條는 이미 小柴胡湯條에서 해설하였으므로 여기서는 이를 補足하는 데 그치기로 한다. 東洞 옹은 "柴胡加芒硝湯은 小柴胡湯證으로서 苦滿이 解하기 어려운 사람을 다스린다" 하였고, 또 "小柴胡湯證으로서 堅塊가 있는 사람을 다스린다"고도 하였다. 이 說은 이치에 닿는 말이므로, 本方은 이 說에 의하여 활용해야 할 것이다. 그런데,

『蕉窓雜話』에서는,

按컨대, 선생이 『傷寒論』에서 柴胡加芒硝湯 章을 說하면서 "日晡所에서 潮熱을 發하고" 또 "潮熱하는 것은 實이다." 하였는데, 이것은 병증이 이미 陽明胃實의 증상을 띤 것이다. 그러므로 承氣湯을 써야 할 것이지만 "胸脇이 滿하고 嘔"하는 증상이 아직 없어지지 않았으므로 大柴胡湯方 가운데 芒硝를 加用하는 것이다. 이것은 곧, 大柴胡湯과 大承氣湯을 合方하되 方 가운데 厚朴을 뺀 것이다.

라고 說하였고, 吉益南涯・淺田宗伯 兩씨도 역시 同說을 주장하는 것은 일리가 없지는 않으나 大柴胡加芒硝湯을 긍정하고 柴胡加芒硝湯을 부정함은 잘못이다. 두 方은 공히 그 證에 따라서 활용함이 옳다.

1) 柴胡加芒硝湯方

小柴胡湯方 가운데 芒硝 7.0을 加한다.

煎法・용법은 小柴胡湯과 같다.

3. 柴胡去半夏加括蔞湯에 관한 師論 註釋

柴胡去半夏加括蔞湯은 瘧病으로 渴을 發하는 證을 다스린다. 또한 勞瘧도 다스린다.

(柴胡去半夏加括蔞湯, 治瘧病發渴者. 亦治勞瘧－『金匱要略』)

(註) "瘧病으로 渴을 發하는 사람을 다스린다" 함은, 말라리아로 갈증이 있는 사람을 다스린다는 뜻인데, 이 '渴'은 虛熱로 인한 것이지 實熱이 있어서 그런 것이 아니므로, 石膏를 加하지 않고 括蔞根을 加한 것이다. 半夏를 去하는 것은, 체액이 고갈되어 이미 水毒이 없어졌기 때문이다. 또, "勞瘧도 다스린다"고 한 것은, '말라리아'가 오래도록 낫지 않게 되어 疲勞困憊해진 것을 다스린다는 뜻이다. 이와 같이 仲景은, 本方의 응용에 관해서는 말라리아 이외에 언급한 바가 없지만, 이것은 仲景이 이 병을 빌어서 本方의 용도를 서술한 것이지, 이 병 이외에는 本方을 쓰지 말라는 뜻은 아니다. 그러므로 小柴胡湯을 써야 할 증상으로서 半夏의 證이 없고 括蔞根의 證이 있거나 혹은 이 밖에 疲勞困憊의 증상이 있을 때는, 단지 '말라리아'에만 한하지 않고 어떤 병증이든 널리 이를 사용해도 좋다.

東洞 옹이 本方을 정의하여, "小柴胡湯證으로서 渴하며 嘔하지 않는 사람을 다스린다" 하였고,

尾臺 씨는 『類聚方廣義』 本方條에서, "이 方이 小柴胡湯과 다른 것은 단지 嘔와 渴뿐이다. 마땅히 小柴胡의 목표에 비추어 운용해야 한다"고 말하였는데, 이 말도 역시 같은 뜻이다. 나는 本方에 麥門冬地黃을 加味하고 第二黃解丸을 겸용하여 폐결핵으로 신체가 枯瘦하고 微咳·虛熱, 手掌足蹠에 煩熱이 있는 것을 고친 일이 많다.

1) 柴胡去半夏加括蔞湯方

小柴胡湯方에서 半夏를 去하고 括蔞根 5.0을 加味한다.

煎法・용법은 前과 같음.

2) 柴胡去半夏加括蔞湯加麥門冬地黃方

前方에 麥門冬 10.0과 地黃 7.0을 加味한다.

煎法・용법은 前과 같음.

4. 柴胡桂枝湯에 관한 師論 註釋

傷寒, 6, 7일에 發熱 · 微惡寒하고, 支節이 煩疼하며, 微嘔하고, 心下가 支結하며, 外證이 아직 없어지지 않은 사람은 柴胡桂枝湯으로 다스린다.

(傷寒, 六七日, 發熱, 微惡寒, 支節煩疼, 微嘔, 心下支結, 外證未去者, 柴胡桂枝湯主之－『傷寒論』)

(註) 本條의 병증은 태양의 桂枝湯證이 아직 제거되지 않았는데도, 이미 少陽으로 轉入되어 小柴胡湯證을 합병시킨 것이므로, 桂枝湯과 小柴胡湯의 합방인 本方을 쓰는 것이며, '發熱, 微惡寒' 운운의 증은, 즉 이 두 方의 證이 서로 交錯된 것이다. 무릇, 傷寒, 6, 7일을 경과할 무렵은 太陽에서 少陽으로 전입되는 시기인데, 이때에 만약 완전히 少陽으로 전입되어 다시는 表證을 띠지 않게 되었다면 마땅히 往來寒熱할 것이지만, 本條의 병증은 이미 少陽으로 전입되기는 하였으나 아직 表證인 桂枝湯證이 여전하므로 往來寒熱이 없고, '發熱, 微惡寒'하는 것이다. '支節이 煩疼'하는 것은, 사지의 관절이 劇痛함을 뜻하며, 주로 桂枝湯證이다. '微嘔'는 桂枝湯證인 乾嘔와 小柴胡湯證인 心煩喜嘔症이 합병된 것이며, '心下支結'은 心下痞硬이 급박한 것이다. 그리고, 本條에서 '心下支結'은 說하고 胸脇苦滿을 說하지 않은 것은, 이를 생략한 것이지 이 證이 없다는 뜻은 아니다.

발한을 많이 하여 亡陽譫語하는 사람은 下해서는 안 된다. 柴胡桂枝湯을 주어서 그 榮衛를 和하고, 그럼으로써 진액을 통하게 하면 저절로 낫는다.

(發汗多, 亡陽譫語者, 不可下. 與柴胡桂枝湯, 和其榮衛, 以通津液後, 自愈－『傷寒論』)

(註) 발한이 과다하므로 체액을 망실하고 譫語하게 된 사람은 瀉下를 해서는 안되는 것이며, 이에는 本方을 주어 혈액·림파를 조화시키고, 또 이를 疏通시키면 저절로 낫는다는 뜻이다. 그런데, "下해서는 안 된다"고 한 것은, 만약 이 '譫語'를 陽明胃實의 證으로 오인하여 大小承氣湯 등을 써서 瀉下시키는 사람이 있지나 않을까 염려되어 이를 경계한 것이다.

尾臺 씨가 『類聚方廣義』 本方條에서,

"발한을 많이 하여 亡陽譫語" 운운함은, 賦性이 脆薄한 사람에게 이런 증상을 나타내는 일이 있는데, 表虛裏實의 譫語와는 비슷하되 같지 않은 것이다. 마땅히 그 증세를 살펴서 施治하여야 한다. 만약 表虛裏實에 속하는 사람이라면 調胃大小承氣湯을 撰用해야 한다.

고 말한 바 있는데, 이 說은 옳으니 따를 만하다.

> 外臺柴胡桂枝湯方은 心腹의 卒中痛하는 사람을 다스린다.
>
> 外臺柴胡桂枝湯, 治心腹卒中痛者 -『金匱要略』)

(註) '卒中痛'은 갑자기 동통하는 것을 말한다.

1) 柴胡桂枝湯方[1)]

桂枝·黃芩·人蔘·芍藥·生薑·大棗 각 3.0
甘草 2.2
半夏 6.5
柴胡 8.5

煎法·용법은 전과 같음.

---

1) 이 方은 내가 創方한 것이다.

2) 柴胡桂枝加石膏湯方

前方 속에 石膏 20.0~100.0을 加味한다.

煎法 · 용법은 전과 같음.

主治 柴胡桂枝湯證으로서 石膏의 證을 겸한 사람을 다스린다.

3) 선배의 論說

『傷寒緒論』

傷寒으로, 만약 맥이 浮緊하며 潮熱 · 盜汗하면, 柴胡桂枝湯을 쓴다.

我說. 本方은 맥이 浮弱한 證은 다스리지만 浮緊한 證은 다스리지 못한다.

『三因方』에서는,

柴胡加桂湯[2]은, 少陽의 傷風, 4, 5일에 身熱 · 惡風하고, 頸項이 强하며 脇下가 滿하고 수족이 溫하며, 입이 쓰고, 渴하며, 自汗이 나고, 맥은 陽浮陰弦한 것을 다스린다.

『傷寒六書』에는,

陽明病으로, 맥이 浮하며 緊하면 반드시 潮熱하여 일정한 시간에 발작한다. 단지 맥이 浮할 뿐이면 반드시 盜汗이 난다. 柴胡桂枝湯으로 다스린다.

『仁齊直指』에는,

柴胡桂枝湯은 腹中의 좌우상하에 動氣가 築觸하는 證에 쓴다. 汗 · 下는 不可하다.

我說. 이 說은 단지 참조로 할 뿐이지 妄信하면 안 된다.

---

2) '柴胡加桂湯'은 즉 本方이다.

『證治準繩』에는,

柴胡桂枝湯은, 瘧으로 신열이 있고 땀이 많은 것을 다스린다.

我說. 신열이 있고 땀이 많은 證에는 石膏의 證이 있다. 혼동하면 안 된다.

東洞 옹은 本方을 定義하여,

柴胡桂枝湯은 小柴胡湯·桂枝湯 2方의 證이 相合된 것을 다스린다.

我說. 이 說은 옳다. 이것으로 本方의 定義를 삼기에 족하다.

『類聚方廣義』 本方條에는,

發汗期를 失하여 胸脇이 滿하고, 嘔하며, 頭疼身痛·往來寒熱하며, 여러 날 동안 낫지 않으며 心下가 支撑하고 식욕이 부진한 사람, 또는 汗下를 한 다음 病이 아직 풀리지 않고, 더 가중되지도 않으며, 다만 熱氣가 纏繞하여 가시지 않고, 胸滿하며 微惡寒하고 嘔하며, 식욕이 없고 수일이 되어도 낫는 것 같으면서 낫지 않는 경우가 가끔 있다. 마땅히 그 발열기에 앞서서 이 方을 쓰고 중복하여 땀을 내도록 해야 한다.

我說. 稟賦가 박약한 사람이 感冒에 걸리면 왕왕 이런 證을 發한다. 반드시 誤治 후에만 그런 것이 아니다.

부인이 이유 없이 憎寒壯熱·頭痛眩暈·心下支結·구토오심·支體酸輭[3] 또는 瘴痹하고 鬱鬱하여 사람을 대하기 싫어하거나 頻頻히 欠伸하는 부인병을 '血道'라 한다. 이 方이 좋다. 혹은 瀉心湯을 兼服하기도 한다.

我說. 이 증상에는 小柴胡湯과 桂枝茯苓丸의 合方을 쓰든지, 혹은 小柴胡湯에 瀉心湯(三黃丸) 또는 黃連解毒湯(黃解丸)을 겸용하는 것이 正法이다. 왜냐하면 부인의 질병 특히 원

---

3) '輭'은 '軟'의 正字이다.

인불명으로 나타나는 증상으로서 瘀血에 기인되지 않는 것이 거의 없기 때문이며, 이 合方 속에는 本方이 포함되어 있기 때문이다. 다음 표를 보면 알 수 있다.

疝患者가 腰腹이 拘急하고 동통이 胸脇에 連하며, 寒熱이 休作하고, 心下가 痞硬하며 嘔하는 證을 다스린다.

我說. 이것은 仲景이 말한 '心腹卒中痛'이며, 現代的 病名을 붙인다면 熱性腸疝痛이다.

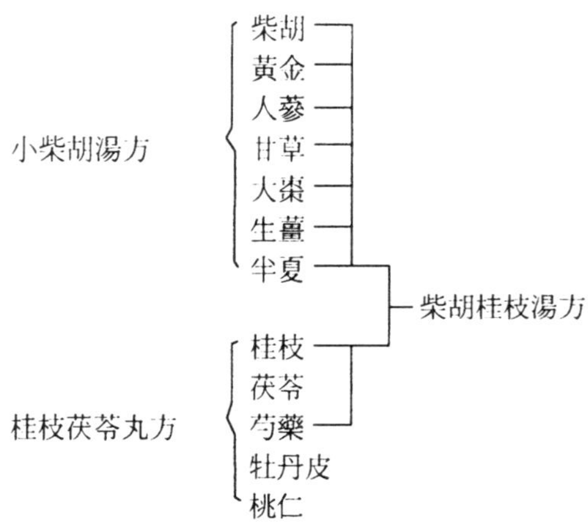

『勿誤藥室方函口訣』 本方條에는,

이 方은 세간의 의사들이 風藥의 套方으로 쓰고 있지만 그렇지 않다. 結胸의 類症으로서 心下의 支結을 목적으로 하는 약이다. 다만, 表證의 餘殘이 있기 때문에 桂枝를 쓰는 것이다.[4] 『金匱』에서는 寒疝腹痛에 쓰고 있는데, 이것은 곧 오늘날의 이른바 疝氣證이다. 또 腸癰이 생기려 하여, 복부의 전면이 拘急하여 肋下로 강하게 당기며, 그 熱狀이 傷寒과 비슷하면서 傷寒이 아닌 증상에는 이 方이 좋다.[5] 또, 세간의 의사들이 이 方을 쓰는 경우는 傷寒蘊要의 柴葛解肌湯이 맞는다고 한다. 즉, 小柴胡湯에 葛根·芍藥을 加味한 것이

4) 風藥의 套方으로 쓰는 것은 잘못이지만, '風藥'이 아닌 것은 아니다(我註).

5) 단지 맹장염 초기의 복통뿐만 아니라, 그 경과 중에 大黃牡丹皮湯 등을 써도 변이 통하지 않으며, 복통·오심·구토하고 上衝·발열하는 사람에게 쓰면 속효가 있다. 그러나, 이것은 일시적 처치에 불과하므로 鎭痛이 된 다음에는 다시 本方을 써야 한다(我註).

다.[6] 또, 이 方에 大黄을 加하여 부인의 心下가 支結하고 월경이 閉止된 증상을 고치는 데 쓴다. 奥道逸法眼의 경험이다.[7]

『溫知堂雜著』에서는,

風濕으로 肢節疼痛하는 증상에는 柴桂加蒼朮[8]이 효험을 나타내는 경우가 많다. 반드시 風濕門의 諸方에 구애될 것 없이 初發時에는 葛根加蒼朮이 敵方인 경우가 많다. 烏附當麻[9]의 類가 효용이 없는 경우는 대체로 이 方이 좋다. 대개, 柴胡桂枝湯條에 "支節이 煩疼하고 外證이 아직 없어지지 않은 사람"이라고 되어 있는 것을 목적으로 한다. 근래에 나는 자주 이 方으로 奇效를 본 일이 있다.

我說. 나는 이 증상에 柴胡桂枝湯加石膏 혹은 小柴胡加石膏湯과 桂枝茯苓丸의 合方을 사용하여 자주 奇效를 보았다.

---

6) 感冒에는 柴胡桂枝湯을 쓰는 경우도 있고, 小柴胡湯加葛根芍藥, 즉 桂枝加葛根湯과 小柴胡湯의 合方을 쓰는 경우도 있다. 또, 旣述한 바와 같이 葛根湯과 小柴胡湯의 合方을 써야 할 증상 등이 있으므로 미리 처방을 一定할 수 없다(我註).

7) 이 症狀에는 小柴胡湯과 桂枝茯苓丸의 合方을 써야 하며, 만약 大黄의 證이 있으면 다시 이것을 加味하여도 좋다.

8) '柴桂加蒼朮'은 '柴胡桂枝湯加蒼朮'을 略한 것이다.

9) '烏'는 '烏頭', '附'는 '附子', '當'은 '當歸', '麻'는 '麻黃'을 略한 것.

5. 柴胡桂枝乾薑湯에 관한 師論 註釋

傷寒, 5, 6일에 이미 汗을 發하였고, 다시 이를 下하여, 胸脇이 滿하고 微結하며, 小便이 不利하고, 渴하되 嘔하지 않고, 다만 頭汗이 많으며, 往來寒熱·心煩하는 사람은 아직 解하지 않은 것이다. 柴胡桂枝乾薑湯으로 다스린다.

(傷寒, 五六日, 已發汗, 而復下之, 胸脇滿微結, 小便不利, 渴而不嘔, 但頭汗多, 往來寒熱, 心煩者, 此爲未解也. 柴胡桂枝乾薑湯主之－『傷寒論』

(註) "이미 汗을 發하였고, 다시 이를 下하여"란 문투로 보아 이 汗·下法은 誤治임이 분명하다. 그러므로 이 誤治와 본래 체질박약으로 인하여 "胸脇이 滿하고 微結하며" 以下의 變證을 초래한 것이다. 왜냐하면, 만약 체질이 허약하지 않다면 비록 誤治를 거쳤다고 하더라도 이들 變證을 일으키지 않고 응당 小柴胡湯證을 나타낼 것이기 때문이다. 그리고, "胸脇이 滿하고 微結한" 것은, 胸脇苦滿이 경미한 것으로 左右腹直筋의 상단과 前胸壁의 裏面 사이에 존재하는 미소한 硬結物을 말하는 것이니 精診하지 않으면 간과되기 쉬운 것이다. 또, "소변이 不利"한 것은, 小柴胡湯證의 그것과는 달라서 心臟衰弱에 기인하는 것이다. "渴하되 嘔하지 않는 것"은 胃 內에 虛熱이 있어서 水毒이 구강으로 上攻하지 않기 때문이다.[1] "다만 頭汗이 많은 것"은 水毒이 頭部로 상충하여 脫汗시키는 것이다.[2] 또, '往來寒熱'하는 것은 少陽病인 證左이며, 柴胡가 主治하는 바이고, '心煩'하는 것은 病毒이 頭腦를 侵犯하기 때문이며 주로 牡蠣가 다스리는 바이다.

1) 方 속에 括蔞根이 있고 半夏와 生薑이 없는 所以이다.

2) 方 속에 上衝을 沈降시키는 桂枝甘草湯과 脫肝을 收濇하는 牡蠣가 함유되어 있는 所以이다.

柴胡薑桂湯은 瘧으로 寒이 많고, 微熱이 있는 것, 또는 다만 寒할 뿐 熱하지 않는 것을 다스린다.

(柴胡薑桂湯, 治瘧寒多有微熱, 或但寒不熱－『金匱要略』).

(註) 말라리아의 往來寒熱에 있어서, 오한이 强極하게 發하고 微弱한 發熱이 續發하든가, 또는 단지 오한이 있을 뿐 발열이 없는 증상은 本方이 主治한다는 뜻이다. 그리고, "寒이 많고 微熱이 있는 것"은 本方 속의 熱藥인 乾薑證이 강하게 發하고, 冷藥인 柴胡·黃芩·括蔞根證이 약하게 나타난 것이며, "다만 寒할 뿐 熱하지 않는 것"은 乾薑證이 강하므로 柴胡 등의 證이 壓伏되었기 때문이다. 이와 같이 本方은 治惡寒作用이 매우 有力하지만 治發熱作用은 매우 미력하므로, 모든 고열환자에게는 금기하지 않으면 안 된다. 그렇지만, 이 熱狀만을 목적으로 하여 이것을 處한다면, 한쪽 말만 듣고 有罪를 선고하는 것과 같은 과오를 범하게 되므로 本方을 쓸 때는 반드시 前條를 참조해야 한다.

1) 柴胡薑桂湯方

柴胡 9.5
桂枝·乾薑·黃芩·牡蠣 각 3.5
括蔞根 5.0
甘草 2.5

煎法·용법은 전과 같음.

2) 腹 證

東洞 옹이 本方에 대하여, "小柴胡湯證'으로 嘔하지 않고 痞[3]하지 않으며, 上衝하여 渴하고 胸腹에 동기가 있는 증상을 다스린다"고 정의한 것과 같이 本方을 小柴胡湯과 비교하면 本方에는 生薑半夏가 함유되지 않았으므로 小柴胡湯證에서처럼 오심·구토가 없고,

---

3) '痞' 字 밑에 '鞕' 字가 빠진 듯하다.

人蔘이 없으므로 心下痞硬도 없지만, 桂枝·甘草가 있으므로 上衝·急迫의 증상이 있다. 그리고 括蔞根이 있으므로 갈증도 있고, 牡蠣가 있으므로 胸腹動 즉 심장 및 복부대동맥의 박동이 뚜렷하다. 이런 것이 두 方證의 차이점이다. 여타는 이미 講述한 바를 참조할 것.

3) 선배의 論說·治驗

『建珠錄』에,

어떤 학생이 讀書苦學을 하였는데 일찍이 發憤한 바가 있었다. 마침내, 책상에 들어붙어 앉아서 7주야를 잠자지 않고 독서에 몰두하더니 獨語妄笑하고 前儒를 가리켜 욕하기를 그치지 않았다. 이런 일이 오래 되자 사람들은 그가 미친 것임을 깨닫게 되었다. 선생이 이 사람을 진찰하여 보니, 胸肋이 妨脹하고 臍上에 動氣가 있고, 上氣가 내리지 않았다. 柴胡薑桂湯을 지어 복용시키되, 때로 紫圓을 써서 攻하기 數日 만에 완전히 정상을 회복하였다.

京師 東洞街의 상인 大和屋吉五郞이 매년 봄철이 되면 頭面이 반드시 熱하고, 頭上에 瘡이 생기며, 痒瘙가 심하여 이것을 긁으면 爛하였고, 가을이 되면 약을 쓰지 않더라도 저절로 나았다. 이렇게 여러 해를 반복하였다. 찾아와 診治를 請하므로 선생이 진찰하여 본즉, 心下微動·胸脇支滿이 있고 上氣가 특히 심하였다. 柴胡薑桂湯 및 芎黃散을 지어서 이것을 한 달쯤 복용시키니 諸證이 완전히 나았다. 그 후로는 재발하지 않았다.

『古方便覽』에는,

어떤 부인이 항상 월경이 不調하고 氣가 上衝하며 兩脇이 急縮하고 요통이 견딜 수 없을 정도이었다. 월경이 나오려 할 때는 臍腹이 疞痛하고, 나오는 것은 豆汁이나 米泔水와 같고, 經水가 적어서 하루나 半日이면 멎었다. 이와 같은 증상이 12, 3년이나 계속되었다 한다. 내가 진찰하여 보니, 胸脇이 苦滿하고 臍上에 動悸가 심하였다. 즉시 이 方과 硝石大圓을 지어 섞어서 복용시켰더니 때때로 赤黑膿血을 배설하였다. 복용 수개월 만에 前症이 완전히 나았다.

我說. 이 증상에는 本方에 桂枝茯苓丸을 合方하고 下瘀血湯이나 혹은 起廢丸과 겸용해야 할 것이다.

『成績錄』에는,

遠州의 한 농부가, 나이는 30여세인데, 지난해부터 鬱冒가 있고 때로 소량의 토혈을 하고 盜汗이 나며 往來寒熱·微渴하고 臍傍部에 動氣가 심하였다. 선생을 찾아와 치료를 청하였으므로 柴胡薑桂湯을 썼더니 나았다.

尾岐候臣, 猪瀨 씨의 딸이 원래 癎證이 있었는데, 疫을 앓게 되었다. 여러 의사가 치료를 하였으나 낫지 않았다. 선생을 맞이하여 診治를 청하였다. 腹動이 있고, 頭汗出·往來寒熱·大便燥結하고, 때때로 上衝, 昏冒하여 사람을 알아보지 못하였다. 밤낮으로 이와 같은 증상이 두세 번이나 있었다. 즉시 柴胡薑桂湯과 紫圓을 써서 攻하였다. 한 달이 채 못되어서 諸證이 완전히 없어졌다.

備中의 어떤 村長이 언제나 恐驚하기 쉬웠고 胸腹動悸·攣急惡寒·手足厥冷하여 여름철에도 옷을 껴입었고, 驚後에는 반드시 下利하였는데 大黃劑를 쓰면 下利가 더 심하였다. 10여년간 낫지 않았다. 선생에게 診治를 청하였다. 柴胡薑桂湯을 썼더니 나았다.

어떤 남자가 언제나 鬱鬱하여 편안하지가 않았다. 그래서 密室에 端坐하기를 좋아하였고, 다른 사람을 만나려 하지 않았으며, 動한즉 直視하였고, 胸腹에 動氣가 있었다. 6년여를 고치지 못하였다. 선생이 이를 진찰하고나서 柴胡薑桂湯을 투약하였더니 나았다.

富士山의 神官 某가 京師에 一時 滯在하다가 병에 걸려서 의사를 청하였다. 의사가 진찰하고는 外邪라고 진단하고 약을 써서 나았다. 환자 자신도 病邪가 解하였다고 생각하여 머리를 감고 몸을 씻었다. 그런데, 병이 再發하여 煩渴引飮[4]하고, 胸腹에 動氣가 있었는데, 그 이튿날은 나았다. 나으면 다시 재발하는데 약 6, 7일 만에 한 번씩 發하였다. 이렇게 수차 반복되었는데 의사들은 '虛'라 하기도 하고 '邪熱'이라 하기도 하여 약을 썼으나 낫지 않았다.

마침내 선생을 청하였다. 선생이 이르되, "이것은 의사들이 오진한 것입니다. 이 병은 학질일 따름입니다." 하였다. 柴胡薑桂湯을 복용시키기 불과 몇 첩 안 되었을 때 병은 씻은듯이 사라지고 나았다.

長門의 어떤 士人이 日常 口吃(말더듬이)을 하였다. 선생을 찾아뵙고 말하기를, "저의 말더듬이는 이미 오래 되었습니다. 고치지 못할 것으로 알면서도 이렇게 선생님을 찾아왔

4) '煩渴引飮'은 과장인 듯하다.

습니다. 선생이시여, 부디 나무라지 맙소서" 하였다. 선생이 묻기를, "말을 더듬는 정도가 매일 똑같습니까?" 하였더니, 士人이 답하되, "아닙니다. 때로 劇할 때도 있고 易할 때도 있습니다. 心氣가 명료하지 않으면 틀림없이 심합니다." 하였다. 선생이 말하기를, "좋습니다." 하고 이내 진찰하니, 心胸下도 힘이 없고 胸腹에 動悸가 심하였다. 그래서 柴胡薑桂湯을 주고 이르되, "이것을 복용하기를 게을리하지 마시오" 하였다. 士人은 약제를 받아들고 돌아갔다. 그후 선물을 보내 사례하면서, "積年의 병이 날이 감에 따라 회복되었습니다" 하였다.

『蕉窓雜話』에는,

어떤 노인이 평상시 성욕이 과다하였는데 轉胞病[5]을 앓게 되었다. 어떤 의사가 八味丸料를 자주 썼으나 點滴도 통하지 않았다. 이어 수일이 지나자 병고가 劇하게 되었다. 나에게 치료를 구하였다. 나는 즉시 柴胡薑桂湯加吳茱萸茯苓을 썼다. 그랬더니 금방 낫게 되었다. ―중략― 다만 左脇下가 拘攣하고 動悸가 있었다. 이것은 水飮의 上逆으로 인하여 前症이 생긴 것이다.

我說. '左脇下拘攣'이란, 左腹直筋의 攣急이란 뜻이니, 곧 桂枝茯苓丸 혹은 當歸芍藥散의 腹證이지만, 熱藥인 吳茱萸가 비교적 주효한 것으로 보아 前丸의 證이 아니고, 後散의 證이었던 것 같다. 그러므로 이 병증에 柴胡薑桂湯加茱萸茯苓을 쓴 것은 變則이고, 柴胡薑桂湯과 當歸芍藥散의 合方을 처하는 것이 正則이다.

어떤 부인이 産前부터 脚氣痿弱을 앓았다. 소변이 不利하여 3, 4일 만에 가까스로 一行하는 정도이었다. 환자의 腹證에 따라 薑桂加吳茯[6]을 쓰고 여러 가지로 타일러 주었으나 매우 우둔한 사람이어서 말을 듣지 않고, 다리가 萎弱해진 것을 새삼스레 걱정하는 것이었다. 그래서 나중에는 타이르기를 그만두고 오직 前方을 久用시키기만 하였더니 점차 소변도 利하여 하루에 4行 정도 통하게 되었고, 다리도 일어설 수 있게끔 되었다.

我說. 이 증상에도 역시 柴胡薑桂湯과 當歸芍藥散의 合方을 써야 할 것이지, 柴胡薑桂湯

---

5) '轉胞病'은 尿閉症

6) '薑桂加吳茯'은 '柴胡薑桂湯加吳茱萸茯苓'을 略한 것.

加味柴胡茯苓을 處할 것이 아니다. 和田 씨는 古方과 後世方의 折衷派이므로 合方의 機를 모르기 때문에 이런 畸形方을 慣用한 것이다. 따를 만한 것이 못된다. 나의 경험에 의하면, 當歸芍藥散은 驅瘀血·이뇨의 두 작용을 겸유하기 때문에 능히 知覺 및 운동의 완전마비를 다스리는 것이다. 脚氣痿弱에 效方이 있는 것은 이 때문이다.

『方輿輗』 本方條에는,

이 方이 主治하는 바는 마찬가지로 胸脇이지만, 大小柴胡의 證과 비교하건대 急하지 않고,[7] 鞕하지 않고[8] 腹中에 힘이 없고, 微結하는 것이다. 이 腹證은 대개 水飮이 留蓄하거나 혹은 動悸를 띠는 것이다.[9] 『上古天眞論』에 이르되, "뜻을 한가로이 하고 욕심이 적고, 마음은 편안하여 두려움이 없고, 外形은 피로하게 보이지만 권태를 느끼지 않는다(志閒而少欲[10]心安而不懼形勞不倦)" 운운하였는데, 이것은 양생의 要道요 延壽의 眞訣이다. 그런데, 오늘날의 천하가 태평하고 만민이 외형으로는 안락하나 마음은 괴로운지라 모두가 풍속이 上古와 상반된다. 그래서 사람들이 모두 虛怯하여서 疝·癎·留·飮을 앓는 사람들이 많다. 그러므로, 藥이 자연히 세상에 성행하게 되는 것이 까닭이 있는 것이다.

虛勞는 대개 그 始初가 風邪에 기인하는 것이다. 이것을 중국속담에서는, "傷風을 깨닫지 못하면 변하여 勞가 된다(傷寒不醒變成勞)"고 하였다. 이 말은 바로 이를 뜻하는 것이다. 또, 留飮을 앓는 사람이 흔히 미풍을 쐬어 마침내 勞狀을 초래하는 일이 있다. 이들 증상에는 모두 柴胡薑桂湯이 좋다. 내가 젊었을 때 世間의 의사들이 치료하는 것을 보면, 이런 증상에 임하면 당황하여 蔘[11]·耆·歸·類를 투약하고, 심하면 獺肝·紫河車[12] 등 重劑를 썼다. 나도 역시 마찬가지였다. 이제는 刀圭의 道가 점차로 열려서 俗醫도 薑桂를 운위하지 않는 사람이 없게끔 되었다. 道도 역시 시대와 더불어 융성하기도 하고 沈衰하기도 하는 것이다.

---

7) 大柴胡湯證의 경우처럼 心下가 急하지는 않다는 뜻(我註).

8) 小柴胡湯證의 경우처럼 心下가 痞鞕하지는 않다는 뜻(我註).

9) 이 說과 같이, 本方證은 복부가 일반적으로 軟弱無力하고, 대개는 胃內에 停水가 있고(이 停水는 生薑半夏의 證처럼 上迫하지는 않다), 腹部大動脈의 박동하는 것이다(我註).

10) '欲'은 '慾'과 동의.

11) '蔘'은 '人蔘', '耆'는 '黃耆', '歸'는 '當歸', '地'는 '地黃'이다.

12) '紫河車'는 태반이다.

我說. 本方은 폐결핵에 쓰이지 않는 바는 아니지만, 이를 사용함에는 既述한 師論 및 腹證을 목적으로 해야 하며, 餘說은 다만 참고로 하는 데 그쳐야 한다.

－상략－ 전에 어떤 고승(神州 玄向律師가 상경하여 華頂山 中에 寓居하였었다)이 여러 가지 병증을 앓았는데, 그 중 가장 괴로운 것은 肩背의 强痛이었다. 매일 어린 사미승으로 하여금 안마를 하게 하였고, 심할 때는 鐵槌・鐵尺으로 두드리게 하였다. 이렇게 지내기를 2, 3년, 복약・刺絡灼艾[13] 등 百千 가지 施治를 하였으나 一効도 보지 못하였다. 내가 진찰하여 보니 그 병은 틀림없는 柴胡薑桂湯의 主治證이었다. 나는 말하기를, "肩背의 병에 대하여 나에게는 기술과 지혜가 없습니다. 다만 薑桂湯을 써서 本症을 치료한다면 肩背도 역시 낫지 않을까 합니다" 하였다. 즉시 약을 지어서 복용시켰다. 복용하기 겨우 6, 7일 만에 諸證이 10의 6, 7은 사라졌고, 지병인 肩背强痛은 고치지 않아도 저절로 나았다. 그 功效는 실로 뜻밖의 일이었다. 고승이 크게 기뻐하면서 비단과 보물을 보내면서 간곡한 사례를 하였다.

我說. 이 증상은 肩背强痛이 아니고 頸强이었던 것이다. 그렇기 때문에 本方으로 효험을 본 것이다.

『靑州醫談』에는,

－상략－ 또, 痲疹 후에 勞症이 되는 경우가 많다. 나는 柴胡薑桂湯과 解毒散[14]을 兼服시켜 여러 사람을 고쳤다. 장복하지 않으면 효험이 없다.

薑桂湯條下에는 '心下滿微結[15]'이라고 되어 있다. 滿하는 증상과 微結症狀은 매우 窺하기 어렵다. 그 이유를 일찍이 琴山 옹[16]에게 물었더니, 옹이 말하기를, "이것은 窺知하기가 매우 어렵다. 오직 배꼽 근처에서 動悸가 심하면 이는 '心下滿微結'인 것이다. 비유하자면, 강물의 흐름과 같다. 강물 위에 巨岩 같은 것이 있으면, 그 아래는 물결이 激해지는데, 이와 이치가 비슷하다" 하였다. 이런 증상을 나타내면 萬病에 이 方을 處하여 효험을 보

13) '灼艾'는 灸
14) 나의 黃連解毒丸과 同方이다(我註)
15) '心下滿微結'이 아니라 '胸脇滿微結'이다(我註)
16) '琴山'은 村井 씨를 말한다. 東洞 옹의 高弟이다.

게 된다. 매독이 여러 해 동안 낫지 않는 경우 등도 모두 이 方을 써서 효험을 본 일을 일일이 헤아리기가 어렵다.

我說. 村井·華岡 兩씨 모두 '胸脇滿微結'의 意義를 모르고서 헛되게 암중모색한 것이므로 그 說을 믿어서는 안 된다. 그렇지만, 그 腹證을 확인하고 이 方을 處하면 매독 및 기타의 만병에 효력이 있음은 사실이다. 이것이 古方의 미묘한 所以이며, 洋方으로는 夢想할 수도 없는 점이다.

『痲疹一哈』에는,

山田仁右衛門의 딸이 나이는 18세인데 아직 미혼이었다. 發熱·蒸蒸하며 疹子가 나서 3, 4일이 되도록 收疹이 안 되고 광채가 찬란하여 兩觀이 주홍색이었으며, 兩耳가 蟬鳴하고, 頭疼目眩하며 經水가 不利하기 2, 3개월이나 되었다. 환자의 腹狀을 만져보니, 胸脇이 支滿하고, 腹中에 動氣가 있고 배꼽 근처에 凝結이 實하여, 만지면 통증이 있어 腰脚에까지 달하였다. 그래서 柴胡薑桂湯 및 浮石丸을 복용시켰다. 대변을 하루 2, 3행 不利하였고, 月經은 평상의 배나 되었고, 諸症은 점차 減하였으며, 광채는 서서히 사라졌고 疹도 역시 減하였다. 무려 24, 5일 만에 완전히 정상을 회복하였다.

我說. 이것은 月經閉止로 인하여 瘀血이 두뇌로 衝逆하여 兩顴에 주홍색을 띠게 되었고, 兩耳蟬鳴·頭痛目眩을 일으킨 것이므로 本方과 桂枝茯苓丸의 合方에 下瘀血丸 혹은 起廢丸을 겸용해야 했을 것이다.

『類聚方廣義』 本方條에는,

勞瘵·肺痿·肺癰·癰疽·瘰癧·痔漏·結毒·梅毒 등이 오래도록 낫지 않고 점점 衰憊하게 되며, 胸滿乾嘔·寒熱交作·動悸煩悶·盜汗自汗·痰嗽乾咳·咽乾口燥·大便溏泄·小便不利하고 안면에 혈색이 없고, 정신이 困乏한데 厚藥에 견디지 못하는 환자에게 이 方이 좋다.

我說. 이 說과 같이 일반적으로 쇠약해진 만성병자에게는 本方證을 매우 많이 볼 수 있다. 주의를 요한다.

『勿誤藥室方函口訣』 本方條에는,

이 方도 結胸의 類症으로서 水飮이 心下에 微結하고[17] 소변이 不利하고, 頭汗이 나는 증상을 다스린다. 이 증상은 骨蒸[18]의 初發時에 外感으로 인하여 發하는 일이 많다. 이 方에 黃耆·鱉甲을 加味하여 쓰면 효력이 있다.[19] 高級家에서는 鱉甲·芍藥을 加味하여 '緩痃湯'이라 名하고 肋下 혹은 臍傍에 痃癖이 있고 骨蒸狀을 나타내는 사람에게 쓴다.[20] 이 방은 微結이 목적이며, 津液이 胸脇에 結聚하여 五內로 滋潤하지 않고, 乾咳가 나는 사람에게 좋다. 원래 小靑龍湯 등의 心下水飮으로 인하여 痰咳가 자주 나는 것에 비할 바가 아니다. 또, 小柴胡加五味子乾薑湯의 胸脇苦滿하고 胸肋으로 引痛을 發하는 증상과도 다르다. 오직 表證으로부터 전래되어 身體疼痛이 없고, 열이 있더라도 맥은 浮하지 않으며, 혹은 頭汗·盜汗·乾咳하는 사람에게 쓴다. 또, 학질로서 多寒少熱한 사람에게도 쓰면 효험을 본다. 또, 水腫의 병증으로서 心下가 不和하고 築築 動悸하는 사람은 水氣와 지병인 積聚가 합쳐져서 心下에 聚한 것이다. 이 方에 茯苓을 加用하면 좋다.[21] 또, 이 方의 證으로서 左脇下로부터 刺痛이 있어서 완화되기 어려운 사람, 또는 癖飮의 증상에는 吳茱萸·茯苓을 加用한다.[22] 또, 부인이 積聚·水飮을 겸하고 때때로 衝逆하며 肩背가 强急한 증상에도 효력이 있다.[23]

『橘窓書影』에는,

群山候臣 加騰理助의 처가, 산후에 惡露가 더한 다음 때때로 惡寒面熱, 舌上赤爛, 頭汗出, 心下微結, 腹滿, 小便不利하고 허리 이하에 微腫이 있었다. 의사들은 蓐勞라 하기도 하고 黃胖[24]이라 하기도 하여 施治하였으나 모두 효험을 보지 못하였다. 나는 진찰하여 血

17) 心下에 微結하는 것이 아니라 胸脇에 微結하는 것이다(我註)

18) '骨蒸'은 熱性肺結核(我註)

19) 이 증상에는 本方에 桂枝茯苓丸을 合用해야 할 것이지 黃耆·鱉甲을 加味할 것이 아니다(我註).

20) 左肋下에 痃癖 즉 凝塊를 이루는 것은 瘀血이 이 부위에 衝逆하였기 때문이다. 臍部에 이것이 있는 것은 瘀血塊가 常存하는 것이다. 모두 桂枝茯苓丸의 主治이므로, 이 증상에는 本方에 桂枝茯苓丸을 合用해야 할 것이지 鱉甲·芍藥을 加味함은 잘못이다. 따를 바가 못된다(我註)

21) 이 증세에는 本方에다 苓桂朮甘湯을 合用해야 한다(我註).

22) 이것은 和田 씨의 說을 말한 것인데, 그것이 잘못된 것임은 旣述한 바와 같다(我註)

23) 이것은 肩背의 强急이 아니라 頸項이 강한 것이다(我註).

24) '黃胖'은 일종의 빈혈증이다.

熱에 蓄飮을 挾한 證으로 보고, 柴胡薑桂湯加吳茱萸茯苓을 썼다. 丁酉年 가을부터 戊戌年 봄에 이르는 사이에 지병이 절반 이상이나 나았다. 前方을 固守하여 마침내 완치시켰다. 이렇게 되자 一藩의 沈痾痼疾 환자가 모두 나에게 진찰을 청하게 되었다.

郡山侯臣 瀧內藏之進의 처가, 나이는 40여세인데 수년 동안 臍傍에 덩어리가 있어서 때때로 心下部에 衝逆, 動悸를 發하여 보행을 할 수가 없었고, 腰部 이하에 水氣가 있으며, 血色은 萎黃하고 經水가 不調하였다. 먼저 그 水를 순행시키고 아울러 血을 利해야 할 것이었으므로 柴胡薑桂湯加吳茱萸茯苓을 쓰고 鐵砂丸을 겸용하였다. 복용 수일 만에 소변이 야간에 快利하기 5, 6행, 臍傍의 덩어리가 점차 減하더니 수십일 만에 諸證이 완전히 나았다.

我說. 위의 2症에는 柴胡薑桂湯과 當歸芍藥散의 合方을 處해야 했을 것이다.

太田筑前守의 처가 나이는 27, 8세인데, 산후에 두통·冒眩을 發하여 어떤 양의가 치료를 하였으나 오히려 심해져서, 胸脇微結, 小便不利하고 腹中에 動悸가 있으며 식욕이 부진하고 때때로 寒熱을 發하며 혹은 신체가 振搖하였는데, 每樣 頭眩으로 눈을 뜰 수가 없고, 야간에는 驚惕을 일으켜서 잠을 잘 수가 없고, 혹은 몸이 큰 배를 타고 풍파를 만나서 요동하는 것처럼 한시도 안정을 못하여 항상 侍婢 두 사람으로 하여금 抱持하도록 하였다. 여러 의사가 滋血·鎭痙·抑肝 등 가지가지 약을 투약하기 무릇 2년이었으나 여전히 寸效도 보지 못하였다. 나는 진찰을 하고나서, "병이 沈痼이므로 빨리 치유될 증상이 아니오. 먼저 胸脇을 利하고 動悸를 鎭定시켜서 心氣가 왕성하게 되면, 上下의 氣가 서로 통할 수 있게 되어 頭眩·自搖가 저절로 안정을 얻을 것이오"라고 말하였다. 주인은 내 말을 깊이 응락하였다. 그래서 柴胡薑桂湯加吳茱萸茯苓을 투약하고 야간에는 朱砂安心丸[25]을 복용시켰다. 때는 바로 엄동설한이었는데 그 證에 動靜이 있었다. 速效가 나타나지 않아도 주인은 확실히 믿고 前方을 계속 복용케 하여 다음해 봄이 되자 병은 자연히 사라지고 臥蓐을 걷게 하였다.

池野新一의 妻가 산후에 頭眩을 앓아 몸을 움직일 수가 없고, 자리에 누웠어도 마치 船中에 앉아 있는 것처럼 몸을 유지하기가 곤란하였다. 그래서 侍婢로 하여금 부축을 하게 하였다. 心下에 動悸가 있고, 足心에 冷汗이 濈濈하게 나서 자리를 젖게 하였다. 진찰하여

25) '朱砂安心丸'은 後世派에서 稱用하는 것인데, 黃解丸을 사용하는 것이 더 합리적이다.

보니 血虛의 징후는 없고, 음식은 如常하여 맥도 역시 平하였으며, 월경도 때를 어기지 않았다. 그래서 柴胡薑桂湯加吳茱萸茯苓을 쓰고 妙香散[26-1]을 겸용시켰다. 수개월 후에 頭汗이 멎고 心下의 動悸도 거두었지만 目眩은 아직 가시지 않았다. 다만 다른 사람의 부축을 받지 않고도 기거를 할 수 있게 되었으나, 身體血氣는 枯瘦하고 頭部는 100근이나 되는 돌을 인 것과 같았다. 聯珠飮을 주고 가끔 辰靈散[26-2]을 복용시켰더니, 頭眩이 날로 減하였다. 하루는 右足의 股間에 腫이 생겨 점차 流珠狀을 이루었다. 나는 頭中의 瘀濁이 下流하여 腫瘍을 일으킨 것이며, 반드시 좋은 징조이리라 생각하였다. 그래서 고약을 붙이고 膿期를 기다려서 瘍醫(외과의)로 하여금 刺하게 하였다 그후 瘡口가 아물어 감에 따라 頭眩이 완전히 그쳤다. 前後 7년을 거쳐 全治된 것이다.

我說. 위의 2症에는 本方·苓桂朮甘湯·當歸芍藥散의 合方이나, 혹은 여기에 黃解丸 또는 第二黃解丸을 處하여야 했을 것이다. 왜냐하면, 前治驗의 胸脇滿微結·小便不利·腹中動悸·時時寒熱은 本方證이고, 身振搖하고 每樣 頭眩으로 눈을 뜰 수 없는 것은 苓桂朮甘湯證이며, 몸이 큰 배 속에 있으면서 風波에 搖動하는 것과 같아서 한시도 안정을 얻지 못하여 侍婢 두 사람으로 하여금 부축하게 하는 것은 곧 澤瀉湯證의 冒眩이지만, 이 환자는 분만으로 인한 빈혈이었던 것으로 추측되므로 治冒眩作用 외에 능력이 없는 澤瀉湯을 써서는 안 되고 冒眩과 빈혈을 兼治하는 當歸芍藥散을 處해야 하는 것이다.[27] 두 번째 治驗例의 산후에 頭眩으로 인하여 몸을 움직일 수가 없고, 자리에 누워 있더라도 마치 船中에 앉아 있는 것처럼 몸을 유지하기가 곤란하여 侍婢로 하여금 부축하게 한 증상과 頭部가 때로 100근이나 되는 돌덩어리를 인 듯한 증상은 苓桂朮甘湯證과 當歸芍藥散證이 錯出된 것이며, 心下에 動悸가 있고, 足心에 冷汗이 濈濈하게 나서 자리를 적시는 것은 즉 本方證이므로 이 두 환자에게는 당초부터 苓桂朮甘湯·當歸芍藥散과 本方을 合方하여 쓰지 않으면 안 되는 것이다. 그런데, 淺田 씨는 이런 이치를 모르므로 本方加吳茱萸茯苓을 남용하였으므로 輕症에서는 얼마간 효과를 거두지만, 重症이면 수개월을 거쳐서 겨우 약간의 효험을 얻는 데 그치고, 마침내는 聯珠飮을 쓰지 않을 수 없게 된 것이다. 이 方은 原南陽 씨가 苓桂朮甘湯과 當歸芍藥散의 合方證을 一知半解하여 苓桂朮甘湯과 後世方인 四

26) '妙香散'과 '辰靈散'은 後世方이다.

27) 當歸芍藥散 속에는 澤瀉湯이 포함되어 있으므로 治冒眩作用이 있다.

物湯(當歸・芍藥・芎藭・地黃 각 等量)을 合方한 怪鳥(鵺)[28]와 같은 方劑에 불과하므로 소기의 성과를 거두지 못할 것임은 물어보지 않아도 뻔하다. 이와 같이 淺田 씨는 철두철미 半生半熟한 치료에 급급하였으므로 그 병을 全治하는 데 7년이라는 장시일을 허실한 것이다. 그러므로 用方은 소홀히 해서는 안 되는 것임을 명심하여야 하는 것이다.

淺草 御廄岸 씨름꾼 雷權太夫의 처가 外感이 解하지 않고 매일 일정한 시각에 오한발열하여 학질과 같았고, 땀이 그치지 않고 계속 났다. 의사들이 한 달 남짓이나 施治를 하였으나 寸效도 보지 못하였다. 의사들의 진단은 風勞라고도 하여 일정하지 않았다. 내가 진찰을 하고나서, "맥이 沈弦하며, 心下가 微結하고, 蓄飮이 있으며, 動悸가 있습니다. 아마도 邪熱과 水飮의 併鬱證인 듯합니다."고 말하고, 柴胡薑桂加鱉甲茯苓을 투약하되, 때때로 氣鬱乾嘔症이 있으므로 三黃瀉心湯에 香附・檳榔・紅花를 加하여 泡劑로 해서 겸용시켰다. 이를 복용하고 2, 3일 만에 諸證이 半減하였고 수십일 만에 全癒되었다. 이렇게 되자 씨름꾼은 나의 의술에 관한 관심이 높아졌다.

我說. 이 증상에는 本方과 桂枝茯苓丸의 合方에 瀉心湯을 겸용하여야 했을 것이다.

新庄家臣 大野善八郎의 처가, 나이는 50여세인데 外感 후에 熱이 解하지 않고, 때때로 發熱하는 것이 학질과 같고, 盜汗이 나며, 胸腹에 動悸가 있고, 目眩・耳鳴 혹은 肩背가 強急하고, 머리에 큰 돌을 인 것 같으며, 귀에 대고 큰 종을 치는 것 같았다. 여러 의사를 거치기 1년여에 寸效도 보지 못하였다. 내가 柴胡薑桂湯加黃耆鱉甲을 수십 일 투약하였더니 열이 減하고 盜汗이 멎었다. 그후 黃耆・鱉甲을 去하고 吳茱萸・茯苓을 加味하고 六味地黃加鐵砂煉[29]을 겸용하였더니 諸證이 완전히 나았다.

我說. 이 증상에는 먼저 本方과 桂枝茯苓丸의 合方을 써서 열이 없어진 다음 本方과 當歸芍藥散의 合方을 처해야 했을 것이다.

---

28) 鵺은 怪鳥로서 머리는 원숭이와 같고 몸체는 호랑이와 같으며 꼬리는 뱀과 같은 怪物. 옛날 源三位賴政이 禁中에서 쏘아 죽였다고 하는 전설이 있다.

29) '六味地黃丸'은 後世方.

從五位 柳澤光邦이 사직하고 染井六義園에 거주하고 있었다. 外感 후에 咳嗽聲啞가 오래도록 낫지 않으며 肺痿症을 일으키려 하는 증상이었다. 나는 麥門冬湯加桔梗을 주고 六味生津煉을 겸용시켰더니 병이 반감되었다. 어느날 비를 맞으면서 외출을 하던 도중에 오한이 심하여 집으로 돌아온즉 壯熱大喝하고 신체가 酸疼하였다. 급히 심부름꾼을 시켜 나를 불렀다. 이튿날 아침 당도하여 보니 寒熱이 씻은 듯하였고, 단지 脈이 浮弦하고 腰 이하가 懈怠할 뿐이었다 나는 아마도 학질인 듯하였으므로 하루를 기다려 보았다가 정하기로 하였다. 그 다음날 과연 振寒하며 大熱을 發하고, 渴하여 물을 마시려 하고 땀이 물흐르듯 하였다. 즉시 小柴胡加知母石膏를 투약하였다. 이를 4, 5일 복용하자 瘧邪가 크게 解하고 두통·心下支結·小便不利하고 自汗이 그치지 않았다. 그래서, 柴胡薑桂湯加黃耆鱉甲으로 轉方하였더니 諸證이 점차 가라앉았고, 다만 격일로 약간의 오한을 느끼며 精氣가 쾌활하지 못하다 하였다. 즉시 拂曉에 反鼻霜을 복용시켰더니 학질이 완전히 나았다. 그후 補中益氣湯加芍藥茯苓을 복용시켜서 調理를 하였더니 咳嗽聲啞가 모두 정상으로 회복하였다.

我說. 이 학질의 초기에는 小柴胡加石膏湯(知母를 加해도 좋다)과 桂枝茯苓丸의 合方을 쓰고, 中期에는 本方과 桂枝茯苓丸의 合方을 쓰며, 後療法으로는 本方과 當歸芍藥散의 合方에 伯州散을 겸했어야 하며, 本方加黃耆鱉甲·補中益氣湯加芍藥茯苓을 사용하였던 것은 잘못이다.

6. 柴胡加龍骨牡蠣湯에 관한 師論 註釋

傷寒, 8, 9일에 이를 下하여, 胸滿煩驚·小便不利·譫語하고 온몸이 모두 重하고 轉側할 수 없는 사람은 柴胡加龍骨牡蠣湯으로 다스린다.

(傷寒, 八九日, 下之, 胸滿煩驚, 小便不利, 譫語, 一身盡重, 不可轉側者, 柴胡加龍骨牡蠣湯主之－『傷寒論』)

(註) 本方은 小柴胡湯에 龍骨·牡礪·鉛丹·桂枝·茯苓·大黃을 加味한 것이므로 東洞옹이 本方을 정의하여, "小柴胡湯證으로서 胸腹에 動悸가 있고 煩躁驚狂하며 대변이 難하고 소변이 不利한 사람을 다스린다"고 하였듯이, 小柴胡湯證에 心下部膨滿(桂枝·茯苓·大黃의 主治)·胸腹動(龍骨·牡礪·茯苓·桂枝의 主治)·煩躁驚狂(龍骨·牡礪·丹鉛·茯苓·桂枝의 主治)·大便難(大黃의 主治)·小便不利(桂枝·茯苓·大黃의 主治)의 증상이 첨가된 것을 다스린다. '譫語'하는 것은 濕熱이 두뇌를 上攻하기 때문이고, "온몸이 모두 重하고 轉側할 수 없는" 것은 裏水가 外行하기 때문이다.

吉益南涯·和田東郭 兩씨는 本方을, 大柴胡湯에 龍骨·牡礪를 加味한 것으로 보았다. 그 옳고 그름은 아직 不明이지만, 역시 一說임에는 틀림이 없으므로 다음에 인용하여 참고에 供하기로 한다.

『傷寒論正義』에,

胸滿燔驚(煩驚이란 狂狀과 같다. 傷寒이란 外襲이다. 그러므로, 胸滿煩驚을 일으키는 것이다), 小便不利(水氣熱結하며 小便不利한다) 譫語(이것은 內에 열이 있는 징후이다) 온몸이 모두 重하고 轉側할 수 없는 증상(傷寒이 解하기 전에 外邪가 來襲하여 胸滿을 일으켜서 外邪가 나가지 못하므로 몸이 무겁고 轉側하지 못하는 것이다)은, 柴胡加龍骨牡蠣湯으로 다스린다(이 方은 大柴胡加龍骨牡蠣이다).

『焦窓方意解』 本方條에는,

이것 역시 大柴胡湯方 속에 龍骨 4兩과 牡蠣 5兩을 加味한 것이다. 즉 柴胡湯證으로서 胃口에 胸中에 이르는 부위에 많은 蓄飮이 있어서 그 飮이 격동하는 것을 진정시키는 약이다. 따라서, 本論에서도 '胸滿煩驚 · 小便不利'란 말이 있는 것이다. 胃口에서 胸中에 이르는 부위에는 飮을 蓄하고, 胃中에는 燥屎實熱을 蓄하는 증상이다.

1) 柴胡加龍骨牡蠣湯方

柴胡 7.0
半夏 5.5
大棗 · 生薑 · 人蔘 · 鉛丹 · 桂枝 · 茯苓 · 牡蠣 각 2.8
大黃 3.5

煎法 · 用法은 前과 같음.

(註) 尾臺 씨는, "이 方에는 甘草 · 黃芩이 빠진 것 같다. '松版'에는 黃芩 1兩 半이 들어 있다"고 하였다. 이 說은 옳은 듯하다.

2) 선배의 論說 · 治驗

『傷寒類方』에,

柴胡加龍骨牡蠣湯은 능히 肝膽의 驚痰을 下한다. 이 方으로 간질을 다스리면 반드시 效驗을 보게 된다.

『經驗集錄』 本方의 主治에는,

小兒가 連日 壯熱하고 實滯가 없어지지 않으며 寒熱이 왕래하고 驚悸하는 증상을 다스린다.

『方機』本方의 主治에는,

本方證[1]으로서 胸腹動이 있는 사람, 失精하는 사람(모두 應鐘), 胸滿煩驚하는 사람(解毒散 또는 紫圓)은 柴胡加龍骨牡蠣湯으로 다스린다.

『方輿輗』本方條에는,

이 方은, 胸滿煩驚이 主症이고 그 외는 모두 客症이다. 『徐氏傷寒類方』같은 데서는 각 약을 各 症狀에 配當하고 있다. 詳審한 것 같지만 실은 그렇지 않다. 修學者는 오직 '胸脇煩驚' 네 글자만 염두에 두고 運用하면 어떤 變症에도 통하게 된다. 당시 세간에 유행하던 癎氣疾이 重한 것은 즉 煩驚이고, 柴胡의 腹證이라 칭하던 것은 대개 胸滿이다. 그런 증상들에는 이 方이 참으로 최상의 良法이다. 動悸가 심한 증상에는 鐵砂를 加하면 더욱 좋다. 當世의 의사들이 鐵砂를 動悸의 약이라고 생각하지만 그것은 개괄적인 견해이다. 『素問』에서는, "發狂하여 잘 恐하는 증상에 生鐵落을 쓰고 또, 氣疾을 下한다"라는 說이 있다. 『本綱』에서는 "心을 鎭定하고 五臟을 안정시키며 간질을 다스린다"고 하였다. 鐵의 공효는 오로지 여기에 있는 것이다. 우리는 이 점을 알아야 한다.

生鐵落은 爐冶 中의 鐵落의 鐵屑이다. 무릇 藥 中에 鐵□ ・鐵華・紛鐵・銹 類를 쓰는 것은 모두 같은 뜻이다.

『餐英館治療雜話』本方條에는,

이 方을 癎症 및 癎狂에 사용하여 자주 효험을 보았다. 앞에서도 말하였듯이, 아무튼 當今의 病人은 氣鬱과 癎鬱인 사람이 10 中 7, 8은 된다. 癎鬱이 모이면 癎症이 된다. 부인에게는 특히 癎鬱・癎症이 많다. 이 점을 알고 이치에 통하게 되면 當今의 잡병을 다스리는 것은 무난하다. 『傷寒論』에서는 胸滿煩驚・小便不利하는 사람에게 사용하고 있다. 이 數症 가운데 胸滿이 主症이고 煩驚・小便不利는 客症이다. 필경 胸滿하기 때문에 자연히 胸中이 煩하게 되고, 胸中이 煩하기 때문에 心神이 불안하여 매사에 驚하는 것이다. 氣가 胸膈으로 上行하여 結하기 때문에 鬱하여 순행하지 않는 것이다. 그리하여 小便이 不利하게 되는 것이다. 그러므로 이 方을 사용할 표준은 胸滿症이다. 본래 大小便秘하고 煩驚이

1) 本方은 즉, 小柴胡湯이다.

있으면 正面의 證이다. 그런데, 癎症은 여러 가지 證을 나타내는 병으로서, 혹은 밤에 잠을 잘 때 여러 가지 것이 보이기도 하고, 혹은 水氣가 臍下로부터 上攻하여 호흡이 短促해지고, 脚氣의 증상처럼 發할 때마다 수족이 救急하여 심한 경우는 痙病처럼 反張하기도 한다. 그리고, 밤에 잠이 들면 가지가지의 꿈을 꾸는 등 千般의 증상를 나타내는 것이다. 胸滿煩驚·小便不利하면 반드시 이 方을 써야 한다. 癎狂의 症에 鐵分을 加用하면 각별한 효험이 있다.

癎狂에 癎痰을 挾한 증상에는 靑礞石을 加味하여 胸膈의 痰을 鎭墜시키면 매우 효력이 크다. 또 어떤 종류의 癎症은 臍下部에 특별히 悸動이 심하여 心胸으로 上攻해서 그 때마다 호흡 促迫을 發하고 수족이 救急하는 증상을 하루 7, 8번 또는 열 번까지도 發하는 수가 있다. 이 증상에는 苓桂朮甘湯·苓桂甘棗湯 類를 사용해야 한다. 그중 小腹으로부터 心下로 水氣가 上衝할 때 臍下의 動悸가 심한 증상에는 苓桂甘棗湯證이 좋다. 환자에게 상태를 잘 물어서 胸中까지 上하는 氣味가 있고 發할 때마다 眩暈이 있으면 苓桂朮甘湯이 좋다. 이 증상에는 奔豚湯을 쓸 경우가 있고 五苓散을 쓸 경우도 있다. 『金匱』에는, "瘦人이 臍下에 動悸가 있고 涎沫을 토하면서 癲眩한다. 이것은 水이다"라는 말이 있다. 腎水가 心火를 侮하여 上行하는 증상에는 이 네 方 가운데서 撰用해야 한다.

『金匱』에서 말하는 증상 외에도 小便不利나 갈증을 목적으로 해야 한다. 그런데 癎症인 것 같지는 않고 肝鬱症으로서 점차 增劇하고 心腹이 膨脹 혹은 痞塞하며 胸中까지 滿하는 氣味가 있으며 대소변이 不利하고 肩强氣塞 等症이 있는 病人이 남자에게는 적지만 여자에게는 많다. 世醫는 順氣和中·沈香降氣湯類[2]를 사용하지만 듣지 않는다. 이 증상은 氣滯이 아니고 肝鬱인 것이다. 柴胡加龍骨牡礪湯이 매우 유효하다. 단지 胸滿만을 표준으로 해야 한다. 또 一訣이 있다. 灸後에 煩熱을 發하는 증상에 小柴胡加山梔子牡丹黃連艾葉類를 사용하였으나 煩熱이 제거되지 않는 사람은 火邪가 心經에 들어가 神明을 혼란시켜 煩驚 등의 증상을 나타낸 것이다. 柴胡加龍牡가 속효를 나타낸다. 이것도 역시 胸滿이 표준이다. 나는 이것을 써서 起死의 功効를 세운 일이 있다.

我說. 이 說은 매우 훌륭하다. 그렇지만, 本方은 胸滿만을 목적으로 하는 것이 아니라, 胸脇苦滿과 胸滿을 겸한 것을 목적으로 하는 것이다.

---

2) '順氣和中'湯·'沈香降氣'湯은 後世方이다.

『類聚方廣義』 本方條에는,

狂症으로, 胸腹의 動悸가 심하고 驚懼하여 사람을 피하며, 兀坐獨語[3])하고, 주야로 잠을 못 자며, 혹은 猜疑가 많고 혹은 자살을 하려 하여 安定을 못하는 사람을 다스린다.

癎症으로, 때때로 寒熱이 交作하고, 鬱鬱히 悲愁하며, 多夢少寐하고, 혹은 사람을 대하기 싫어하거나 혹은 암실에 屛居[4])하여 거의 勞瘵와 같은 증상을 다스린다. 狂·癎 兩症 역시 마땅히 胸脇苦滿·上逆·胸腹動悸 등을 목적으로 해야 한다. 癲癎으로 언제나 胸滿上逆하고 胸腹에 動悸가 있으며, 매월 2, 3發에 이르는 사람은 항상 이 方을 복용하기를 게을리하지 않으면 자주 발병하지 않는다.

我說. 諸家가, 本方이 癲癎에 효력이 있음을 說하고 있으나, 나는 아직 그런지 안 그런지를 알지 못하겠다. 그런데, 稻葉克禮 씨는 大柴胡湯에 桃核承氣湯을 겸용하여 이 증상을 고친 일이 있고, 나도 역시 大柴胡湯·桃核承氣湯·大黃牡丹皮湯의 合方에 黃解丸을 겸용하여서 同症을 치유한 일이 있다. 이로 미루어 보아 本方은 반드시 癲癎만의 專藥이 아닌 것이 분명하다. 諸家의 說을 輕信하면 안 된다.

『勿誤藥室方函口訣』 本方條에는,

이 方은 肝膽을 鎭墜시키는 主藥이다. 그러므로 傷寒의 胸滿煩驚뿐만 아니라 소아의 驚癎과 大人의 癲癎에도 사용한다. 또, 중풍의 일종으로 '熱癱癎'이라 하는 것이 있는데 이 方으로 잘 듣는다. －중략－ 또, 鐵砂를 加味하여 부인의 발광을 고친다. 이 方은 傷寒에 대하여는 혼동하는 일이 없지만, 잡병에 대하여는 柴胡薑桂湯과 혼동되기 쉽다. 어느 것이나 動悸를 主治하기 때문이다. 대체로, 薑桂는 虛候에 쓰고 이 方은 實候에다 써야 하는 것이다.

我說. 이 說과 같이, 柴胡薑桂湯과 本方은 똑같이 胸腹動悸 및 腦症을 主治하는 것이지만, 다른 점은 柴胡薑桂湯은 虛證에 쓰고 本方은 實證에 쓰는 것이다. 즉, 柴胡薑桂湯證은 胸脇이 滿微結하고 腹部가 연약하며 悸動하는 것인데 대하여, 本方證은 胸脇苦滿 및 胸滿

---

3) '兀坐'는 "멍하니 앉아 있다"는 뜻.

4) '屛居'는 세속을 피하여 은거하는 것.

이 있고 복부가 비교적 충실하며 動悸하는 것이다. 이것으로 두 方을 감별하여야 한다.

『生生堂治驗』에는,

어떤 부인이 어려서 癲癎을 앓았는데, 성장하여 감에 따라 더욱 劇해져서, 일어서면 곧 暈倒하고 조금 지나면 깨어나는 일이 하루에 한두 번이었다. 이와 같은 증상이 30여년이나 계속되었다. 여러 의사가 교대로 치료하였으나 효험이 없었다. 그의 남편이 우연히 선생의 奇術을 듣고 찾아와서 치료를 청하였다. 선생이 왕진을 하여 보니 맥이 緊數하고, 心下가 硬滿하며, 乳下에 悸動이 있었다. 선생에게 말하기를, "심신이 망연자실하고 잠시도 음식이 편안하지 못한 것이 수십년 동안이나 됩니다"고 하였다. 안색을 살펴보니 愁容이 可憐하였다. 선생이 위로하여 말하기를, "고칠 수 있습니다" 하였다. 앓는 부인은 이 말을 믿었다. 즉시 柴胡加龍骨牡蠣湯을 복용시켰더니 정신이 꽤 왕성해졌다. 瓜蔕散 5分을 調服시켰더니 粘痰을 여러 되나 吐하였다. 臭氣가 코를 찔렀고 독은 過半이나 減하였다. 5일이나 6일만에 1發하더니 1년이 되자 완전히 나았다. 그 사이 吐劑를 쓴 것이 대략 열여섯 차례나 된다. 환자의 性情이 雨雷를 싫어하여 雷聲을 듣기만 하면 매번 前病을 發하였는데, 瓜蔕散을 쓰면서부터는 迅雷가 진동하여 온집안 사람들이 모두 두려워 엎드리면서 귀를 막아도 부인만은 태연자약하게 되었다. 이렇게 완치가 되자 선생의 은혜를 평생 잊지 못하겠다고 하였다.

어떤 노파가 奇疾을 앓았다. 다른 사람의 얼굴을 볼 적마다 疣贅가 생겼다. 의사를 바꾸어 가면서 많은 診治를 받아 왔으나 寸效도 보지 못했다. 선생이 진찰한즉 맥이 弦急하고 心下가 滿하였다. 三聖散[5] 8分을 복용시켜 吐하게 한 다음 柴胡加龍骨牡蠣湯을 投與하였다. 그 후 다시는 發하지 않았다. 그때 나이 70쯤 되었다.

어떤 부인이, 나이 50여세인데, 恚怒를 할 때면 小腹에 物體가 있어서 上하여 心部를 衝하고 絶倒하였으며 牙關이 緊急하였다가 半時쯤 되면 自省하였다. 매월 1發 또는 2發하였다. 선생이 진찰하니 胸腹에 動悸가 있었다. 柴胡加龍骨牡蠣湯을 쓰기 수십일 만에 나았다.

어떤 부인이 나이는 50인데, 右身이 不仁하였고 언제나 식욕이 부진하였으며, 월경이 일정하지 않았는데, 나올 때면 다른 사람의 갑절이나 되었다. 선생이 三聖散 1錢을 복용시키자 粘한 冷痰을 두어 되나 토하였다. 그후로부터 식욕이 크게 좋아졌다. 배를 만져보니 胸

5) '三聖散'은 瓜蔕·藜蘆·防風의 3味이다.

滿하여 心下로부터 小腹에 이르는 부위에 奔馬와 같은 動悸가 있었다. 柴胡加龍骨牡蠣湯을 쓰기 수개월 만에 완전히 나았다.

3) 鉛丹의 醫治效用

鉛丹은 鉛의 化合物인데 收斂鎭靜鎭痙·살충살균작용이 있는 것임이 분명하다. 그리고 다음의 說을 참고할 것이다.

『本草綱目』에,

鉛丹

主治 吐逆反胃·驚癎癲疾을 고치고, 熱을 제거하며 氣를 내린다 －하략－『本經』).

驚悸·狂走·消渴, －하략－ (甄權).

心을 진정시키고 神을 안정시키며, 토혈 및 嗽를 멎게 하고, 瘡에 轉하여서 肉을 양성하며, 湯水瘡을 다스리고, 수염을 染한다(『大明』).

瘧疾 및 久積을 다스린다(宗奭).

痰을 墜하며 虫을 殺하고 怯과 作惡을 제거하며 下痢를 멎게 하고 눈을 밝게 한다(時珍).

發明 '成無已說' 仲景이 龍骨牡蠣湯 속에 鉛丹을 사용한 까닭은 神氣를 收斂하여 驚을 진정시키자는 것이다.

'好古說' 脫을 그치게 하고 氣를 固濇하게 한다.

'時珍說' 鉛丹은 그 體가 重하다. 그렇지만, 그 藥性은 沈하고 味는 鹽을 겸한다. －중략－ 능히 痰을 墜하고 怯을 제거하므로 驚癎癲狂·吐逆反胃를 다스리는 데 奇效가 있다. 능히 積을 消하고 虫을 殺하며, 따라서 疳疾·下利·瘧疾을 다스리는 데 실적이 있다. 능히 열을 解하고 독을 拔하며 肉을 양생하고 瘀를 제거하며, 따라서 惡瘡腫毒을 다스리고, 膏藥에 넣어서 외과에 응용할 수 있는 약제이다.

7. 大柴胡湯에 관한 師論 註釋

太陽病, 過經 10여일에 도리어 2, 3차나 이를 下하였고, 그후 4, 5일에 柴胡의 證이 아직 있는 사람에게는 먼저 小柴胡湯을 쓴다. 嘔가 멎지 않고 心下가 急하며 鬱鬱微煩하는 사람은 아직 解하지 않은 것이다. 大柴胡湯을 써서 이것을 下하면 곧 낫는다.

(太陽病, 過經十餘日, 反二三下之, 後四五日, 柴胡證仍在者, 先與小柴胡湯. 嘔不止, 心下急, 鬱鬱微煩者, 爲未解也. 與大柴胡湯, 下之則愈 ―『傷寒論』)

(註) '過經'이란, 表證이 이미 解하고 少陽 또는 陽明으로 轉入된 것을 말하며, "도리어 2, 3차나 이를 下하였고"란 瀉下를 시켜서는 안 되는 少陽病이므로 '도리어'라 한 것이다. 이와 같이 誤下를 하였으되 그후 4, 5일 사이에 아직도 柴胡의 證이 있는 사람에게는 먼저 小柴胡湯을 써야 하는 것이다. 그런데 이것을 써도 구토가 멎지 않고 心下가 急하며 鬱鬱히 微煩하는 사람은 小柴胡湯으로도 낫지 않는 사람이므로, 大柴胡湯을 써서 瀉下하며 낫는다는 뜻이다.

그런데, '心下가 急한 것'은, 尾臺 씨는

心下急은 拘急이다 하였고,

丹羽元堅 씨는

'心下急'의 '急' 字에 대해서는 明解가 없다. 柯씨는, "急은 滿이다" 하였다. 그러나, 이 말 역시 불분명하다. 생각하건대, '急'은 '緩'의 對가 되며, 대체로 물체가 있어서 窘迫하는 형세를 말하며, '拘急'을 말하는 것이 아닌 듯하다. 『李氏脾胃論』에 이르되, "'裏急'이란, 腹中이 寬快하지 않은 것이다" 하였다. 이른바 "寬快하지 않은 것"을 '裏急'의 解釋으로 보는 것은 합당치 못하다. 그렇지만, '心下急'에 있어서는 그 뜻이 매우 가깝다. 桃核承氣湯條에

서의 '小腹急結'의 '急'도 같은 뜻이다라 하였고,

山田業廣 씨는,

『說文』에, "'急'은 '褊'이다"라는 말이 있다. '褊'이라는 것은, 소아의 옷을 어른이 입은 것처럼 꽉 죄는 것이다. 이것으로써 비로소 '心下急'이란 말의 뜻을 了解하게 된다. 中景의 글은 한 字도 불안한 것이 없다는 말은, 깊이 명심해 둘 말이다. 註家들이 모두 '急迫'을 풀이하는 데는 한층 隔한 감이 있다.

고 說하였다. 이제 이것을 사실에 비추어 보건대, 前說은 옳지 못하고, 後 二說, 특히 山田 씨의 說이 옳으므로 이 說에 입각하여 '心下急'을 이해해야 한다. '心下急'이 생기는 까닭은, 이 부위에 病毒이 集積하기 때문이다.

'鬱鬱'이란, 小柴胡湯證의 '默默'이 증진된 것이며, '微煩'이란, 微하게 번민한다는 뜻인데, 특히 이 두 字를 加한 까닭은 大柴胡湯證은 小柴胡湯證의 默默狀이 증진해서 鬱鬱하게 劇해진 것이라고는 하지만, 大承氣湯證인, 心中懊憹하여 煩한 猛劇狀과 비할 바가 못된다는 것을 가리키기 위함이다.

이와 같이, 本條는 傷寒이 太陽病에서 시작되어 다음에 少陽으로 전입되고, 小柴胡湯證에서 大柴胡湯證으로 진전하는 病機를 解明하며, 또한 大柴胡湯證에서 陽明病으로 移行하는 機轉이 있음을 암시함과 동시에 大小柴胡湯의 類症鑑別을 說한 것이다. 그 차이를 상론하면 다음과 같다. 小柴胡湯에는 生薑·半夏가 함유되어 있으므로 능히 嘔症을 다스린다고는 하지만, 그 鎭嘔作用은 胸腹苦滿이 있고 心下急 즉, 內實의 징후가 없을 때에 한하여 발휘되는 것이며 病毒이 內實하지 않기 때문에 변비가 되지 않는다(小柴胡湯이 변비를 다스리지 않는 바는 아니지만, 그 변비는 內實에 기인한 것이 아니고 水毒이 上逆하여 下降되지 않는 데 기인한 것이다). 이것이 方 속에 內實의 병독을 瀉下하는 枳實·大黃이 없는 이유인 것이다. 그런데, 大柴胡湯 속에도 生薑·半夏가 있음으로 그 鎭嘔作用은 小柴胡湯과 비슷하지만 이 증은 단지 胸脇이 苦滿한 증상뿐만 아니라 心下急 즉 병독이 內實하여 변비가 되는 것이니, 水毒의 下降이 비교적 용이한 小柴胡湯證의 증상과는 달리 上逆된 水毒이 內實된 병독으로 인하여 下降의 機를 저지당하므로 嘔劇을 일으키는 것이다. 이것이 方 속에 生薑·半夏뿐만 아니라 枳實·大黃도 들어가게 된 所以인 것이다. 尾臺 씨는 이 兩 方證의 嘔의 劇하고 易함을,

小柴胡湯證에서, '喜嘔'라고도 하고, '乾嘔'라고도 하고, '嘔'라고도 한 증상에는 生薑을 3兩 썼고, 本 方證[1]에서, '嘔가 멎지 않고'라고도 하고, '구토'라고도 한 증상에 대하여는 生薑을 5兩 썼다. 嘔의 劇易에 따라서 生薑도 역시 많이 쓰이고 적게 쓰이게 되는 것이다.

오로지 생강이 많이 쓰이는가 적게 쓰이는가 하는 데 귀착시키고 있지만, 이것은 하나는 알고 둘을 모르는 단견이다. 또, 小柴胡湯證은 默默하며 식욕이 부진하고 心煩喜嘔하는데 불과하지만, 大柴胡湯證의 "嘔가 멎지 않고", "鬱鬱微煩하는" 것은, 그 이유가 역시 주로 心下急 즉 병독이 內實에 起因된 것이므로 小柴胡湯方 속에서 病毒止遏性이 있는 人蔘·甘草를 去하고 水毒驅逐作用이 있는 枳實과 瀉下藥인 大黃을 加味하며, 또 生薑을 증량하여 여기에 대처하는 것이다. 이것이 兩方의 차이이지만, 원래 大柴胡湯은 小柴胡湯에서 출발한 것이므로 공통된 약물이 매우 많고 그 작용도 매우 비슷하므로 小柴胡湯에 관한 師論은 역시 大柴胡湯에도 변통되는 것이 많음을 알아야 한다.

> 傷寒, 十餘日에, 熱結이 裏에 있고, 다시 往來寒熱하는 사람에게는 大柴胡湯을 쓴다. 단지 結胸이 있고 大熱이 없는 사람은 水結이 胸脇에 있는 것이다. 다만, 頭部에 出微汗되는 사람은 大陷胸湯으로 다스린다.
>
> (傷寒, 十餘日, 熱結在裏, 復往來寒熱者, 與大柴胡湯. 但結胸無大熱者, 此爲水結在胸脇也. 但頭微汗出者, 大陷胸湯主之-『傷寒論』)

(註) 傷寒이 십여일 경과한 무렵은 陽明虛實의 證을 나타내는 시기이므로 "熱結이 裏에 있고"라는 말로써 이런 뜻을 표현한 것이다. 그런데, 만약 純陽明證일 때는 惡熱이나 潮熱은 發하지만 往來寒熱하는 일은 없는데, 이제 '往來寒熱'이란 말 앞에 '다시'란 말을 加한 것은, 本條의 병증이 純陽明證이 아니고 少陽·陽明이 合病된 것임을 가리키고 大柴胡湯은 少陽證의 말기를 다스림과 동시에 陽明證의 초기도 兼治하는 약제라는 뜻을 가리킨 것이다.

---

1) '本方'이란, 大柴胡湯을 가리킨다.

> 傷寒, 發熱·汗出하였으나 解하지 않고, 心下가 痞鞕하고 嘔吐하며 下利하는 사람은 大柴胡湯으로 다스린다.
>
> (傷寒, 發熱汗出不解, 心下痞鞕嘔吐而下利者, 大柴胡湯主之－『傷寒論』)

(註) "傷寒, 發熱·汗出하였으나 解하지 않고"란, "傷寒, 발열할 때 汗을 發하고, 땀이 났으나 解하지 않고"라는 말을 줄인 것이다. 傷寒의 表證 즉, 오한발열이 있을 때에 適證의 發表劑를 복용하여 땀이 났음에도 불구하고 병이 아직 풀리지 않은 것을 뜻한다. '心下痞鞕'이란, 胃部에 停滯膨滿의 自覺이 있어서 만지면 硬古한 것을 뜻하는 것으로서, '心下急'과 다른 뜻은 아니지만, 다른 측면에서 관찰하여 그 情狀을 해명한 것이다. "구토하며 下利"하는 것은, '구토'가 主이고 下利가 客임을 표현한 것이다. 本條의 병증은 表證으로부터 小柴胡湯證으로, 그리고 大柴胡湯證으로 轉變되는 완만한 순서를 거치지 않고, 表證에서 곧장 大柴胡湯證으로 전입된 것이므로 本方證 가운데 가장 극한 것이다. 나의 경험에 의하면, 本方은 폭음·폭식 등으로 인한 급성위장카타르·대장카타르·赤痢 등 症에 응용되는 기회가 매우 많다.

> 傷寒 後에는 맥이 沈하다. 沈한 사람은 內實한 것이다. 下하여 이것을 풀어라. 柴胡湯이 좋다.
>
> (傷寒後脈沈. 沈者內實也. 以下解之. 宜大柴胡湯－『傷寒論』)

(註) "傷寒 後에는 脈이 沈한다"라는 말은, 傷寒이 後日에 이르면 沈脈을 나타낸다는 뜻인데, 浮細 혹은 弦細의 맥을 나타내는 小柴胡湯도 後日에 이르면 沈脈으로 변한다는 뜻을 암시한 것이다. 또, "沈한 사람은 內實한 것이다"란 말은, 무릇 沈脈을 나타내는 사람은 소화관 내에 병독이 충실한 징후라는 뜻이니 이 沈脈은 沈弱·沈細·沈微의 '沈'이 아니고, 沈實·沈遲·沈滑의 '沈'임을 알 수 있다. 그리고, 末句에 "大柴胡湯이 좋다"란 말이 있는 것으로 보아, 이 '內實'이란 것은 곧 心下急을 말하는 것임을 알 수 있다.

만져서 心下滿痛이 있는 사람은 實이다. 마땅히 이를 下해야 한다. 大柴胡湯이 좋다. (按之心下滿痛者, 此爲實也. 當下之. 宜大柴胡湯－『金匱要略』)

(註) 무릇 心下를 觸診하여서 膨滿과 壓痛이 있는 사람은 實證인 것이 분명하므로 大柴胡湯을 써서 下해야 한다는 뜻이다.

병자가 腹滿하되, 만져도 통증이 없는 것은 虛이고, 통증이 있으면 實이다. 이것을 下해야 한다. 舌이 黃하고 아직 下하지 않은 사람은, 下하게 하면 黃이 저절로 없어진다. (病者腹滿, 按之不痛者爲虛, 痛者爲實. 宜下之. 舌黃未下者, 下之則黃自去－『金匱要略』)

(註) 병자의 복부가 팽만할 때, 按壓하여 동통을 느끼지 않는 것은 虛證이므로 下劑는 금기이지만 동통을 호소하는 것은 實證이므로 瀉下를 시켜야 한다. 이 腹滿에 첨가하여 혀에 黃苔가 있고, 아직 瀉下를 거치지 않은 경우는, 이를 下하게 하면 黃苔가 저절로 없어진다는 뜻이다. 그런데, 이 "병자가 腹滿" 운운을 『玉函經』에서는, "下하게 하면 黃이 저절로 없어진다"라는 말 아래 "大承氣湯이 좋다"라는 말이 있는 것으로 보아, 이 師論이 實證에 관련되는 大承氣湯證임이 분명하지만, 오늘날은 이 증이 매우 稀有하며 도리어 大柴胡湯證이 매우 많으므로, 이 師論을, "환자의 心下가 痞鞕하여, 이를 按壓하여 통증이 없으면 虛이고, 통증이 있으면 實이다. 이를 下해야 한다. 舌이 黃하고 아직 下하지 않은 경우는 下하게 하면 黃이 저절로 없어진다. 大柴胡湯이 좋다"로 改竄하면 능히 사실과 부합하게 된다. 그래서 본론을 여기에 실은 것이다.

1) 大柴胡湯方

柴胡 9.5
黃芩・大棗・芍藥 각 3.5

生薑 6.5
枳實 5.0
半夏 7.0
大黃 2.5

煎法・용법은 전과 같음.

2) 大柴胡加芒硝湯方

大柴胡湯 속에 芒硝 7.0을 加味한다.

煎法・용법은 전과 같음.

主治 大柴胡湯證으로서 芒硝의 證을 겸한 증상을 다스린다.

3) 大柴胡加厚朴湯方

大柴胡湯 속에 厚朴 5.0~12.0을 加味한다.

主治 大柴胡湯證으로서 厚朴의 證을 겸한 증상을 다스린다.[2]

이 밖에 加味・合方은 대체로 小柴胡湯의 경우에 준하기 때문에 이를 생략하는 바, 類推 해야 한다.

4) 腹 證

本方證인 胸脇苦滿은 小柴胡湯證의 胸脇苦滿에 비하여 매우 심하여 흔히 肋骨弓下에 達하며, 좌우의 內端이 相合하여 心下에 連及해서 心下急을 일으키며, 그 여파가 좌우로 分岐되어 腹直筋을 따라서 하복부에 이르러 이른바 腹直筋의 結實拘攣이 된다. 그리고, 이 胸脇苦滿은 柴胡 및 이의 佐藥인 黃芩枳實・大黃이 다스리는 바이고, 心下急은 枳實・芍

2) 本方은 나의 創方이다.

藥 및 이의 佐藥인 大棗·大黃이 다스리는 바이며, 腹直筋의 結實拘攣(어혈성인 것과는 달라서 우측이 더 심한 것이 보통이다)은 枳實·芍藥·大棗가 다스리는 바이다. 그러므로 이들 藥能을 精究함은 곧 腹證의 뜻을 터득하는 첩경이 된다.

5) 선배의 論說·治驗

『醫方集解』 本方條에,

이것은 少陽·陽明이다. 그러므로, 小柴胡·小承氣[3]를 加減하여 一方으로 한다. 少陽은 원래 下해서는 안 되는 것이다. 그렇지만, 陽明府證을 겸했을 때는 마땅히 下해야 한다. 大柴胡湯이 좋다.

『直指附遺』에는,

大柴胡湯은 下利·舌黃口燥·胸滿하고 갈증을 일으키며 身熱·腹脹 譫語하는 것을 다스린다. 이 증상에는 반드시 燥屎가 있다. 下하는 것이 좋다. 그 다음 木香·黃連의 苦를 복용시켜서 대변을 굳게 한다.

我說. 만약 갈증이 微하면 本方이 능히 이를 다스리지만, 갈증이 심할 때는 石膏를 加用하지 않으면 효력이 없다. 또, 下한 다음 木香·黃連을 사용하여 止瀉를 시키는 것은 잘못이다. 왜냐하면 本方은 대변소통을 주로 하지 않고 病毒驅逐을 목적으로 하는 것이므로 그것이 滅盡되기까지는 便通의 다소에 불구하고 이를 지속시켜야 할 것이며 병독이 완전히 소실되었을 때는 瀉下적인 本方을 쓰더라도 저절로 지사가 되는 것이기 때문이다.

또, 학질로서 熱이 많고 寒이 적으며, 目痛·多汗·脈大하면 이 湯을 微利할 때까지 쓴다.

我說. 微利할 때까지 쓰는 것이 아니고 證이 消盡될 때까지 써야 한다.

『傷寒緖論』에는,

傷寒, 斑發이 이미 끝나고, 外勢가 이미 退하여 內實하고 대변이 안 되고 譫語함은 小劑의 凉膈散[4]이나 大柴胡를 써서 微下를 圖謀한다.

---

3) 小承氣湯은 枳實·厚朴·大黃으로 되어 있다.

또, 潮熱을 發하며 脇下에 땀이 나는 것은 膽實이다. 大柴胡湯. 手足心에 땀이 나는 것은 胃實이다. 大承氣湯.

我說. 이 說은 참고로 함은 加하지만 妄從해서는 안 된다.

『醫經會解』에는,

원래가 大柴胡湯證이므로 마땅히 下해야 할 것인데,[5] 의사가 환약을 써서 이것을 下하여 病이 풀리지 않고 胸脇이 滿하고 嘔하며 日晡時에 潮熱을 發하고 微利하면, 계속하여 다시 이를 下함이 좋다. 芒硝를 加味한다.

連日 대변이 안 되고 熱盛煩躁·舌焦口渴하여 물을 마시고, 短氣·面赤·脈洪實한 데는 芒硝를 加味한다 心下가 實滿하여 左脇을 連해서 轉側하기 어려우며 대변이 閉止되어 통증이 있는 증상에는 瓜蔞·靑皮를 加味한다.

我說. 이 증상에는 本方에 小陷胸湯을 合用해야 할 것이다.

昏亂譫語하는 증상에는 黃連·山梔子를 加味한다.

我說. 이 증상에는 本方에 黃連解毒湯을 合用하든지, 또는 黃解丸을 겸용해야 한다.

發狂에는 生地·牡丹皮·玄蔘을 加味한다.

我說. 이 증상에는 本方에 桃核承氣湯을 合用해야 한다.

發黃에는 茵蔯·黃栢을 加味한다.

我說. 이 증상에는 本方에 茵蔯蒿湯을 合用해야 한다.

---

4) '涼膈散'은 後世方이다.

5) 원래 大柴胡湯症이므로 마땅히 大柴胡湯으로 下해야 한다는 뜻(我註).

鼻衄에는 犀角을 加味한다.

我說. 이 증상에는 本方에 石膏를 加用해야 한다.

여름철에 열병으로 煩燥하고 맥이 洪大한 증상에는 知母·麥門冬·石膏를 加味한다.

我說. 知母·石膏를 加味함은 可하지만 麥門冬을 加味함은 잘못이다. 왜냐하면, 이 약물은 虛證에는 적합하지만 實證에는 부적합하기 때문이다.

東洞 옹은 本方을 定義하여,

小柴胡湯證으로서 腹滿·拘攣하며 嘔症이 劇한 증상을 다스린다.
小柴胡湯證으로서 胸腹이 拘攣하여 下해야 할 증상을 다스린다.

我說. 이 說은 옳다. 旣述한 腹證과 대조하여 그 뜻을 확실히 알아 두어야 할 것이다.

『芳翁醫談』에는,

어떤 부인이 임신 수개월인데, 마침 여름철을 당하여 下利·嘔噦하고, 마침내 噓唏噯氣[6]를 그치지 않았다. 여러 의사가 주저하고 선듯 나서지 않으니 가족들이 당황하여 어쩔 줄 몰랐다. 찾아가 보니 發暈이 잠자듯 하였다. 즉시 화로에 숯불을 담아 가져오게 하고는 嚴醋를 숯불 위에 부어서, 患婦의 코를 熏하고 별도로 大柴胡湯을 지어 —중략— 복용시켰다. 暈이 갑자기 멎고 熟眠하고나서 安定되었다.

我說. 峻烈한 식초를 火上에 부어서 蒸發시켜 가지고, 이를 환자에게 흡인시키는 것은 비점막의 지각신경 말단을 자극하여 그 반사작용에 의하여 의식을 회복시키는 구급수단에 지나지 않으므로, 本方의 餘症을 主治하였음을 推知할 수 있다.

『方機』 本方의 主治에는,

---

6) '噓唏'는 歎息하며 우는 것.

心下가 滿痛하며 대변이 통하지 않는 증상.

胸脇苦滿·腹拘攣하며 대변불통인 증상.

『漫遊雜記』에는,

痓病으로, 太陽의 증상이 있고, 그 수족이 拘攣하여 癱瘓과 비슷한 증상은 葛根湯으로써 汗을 發하고, 表證이 이미 사라졌으되 拘攣癱瘓이 그치지 않는 사람에게는 大柴胡湯을 4, 50일 쓰면 낫는다.

我說. 痓病에 本方을 사용하는 것은, 剛痓에 大承氣湯을 사용하는 師論을 換骨奪胎한 것이다.

大坂 赤石家의 家僕이 疫을 앓았는데, 15일이 지나도 解하지 않았다. 나를 청하여 진찰케 하였다. 面赤微喘·潮熱舌强·狂吼·脈數急·胸腹鞕滿하고, 때때로 微利가 있었다. 의사가 麻黃杏仁甘草石膏湯을 수일간 투여하였으나 病은 더욱 극하였다 한다. 나는, "이것은 발병의 초기에 발한을 철저히 하지 않았기 때문에 邪氣가 鬱婉하여서 裏部에 들어가 結胸을 일으키려 하는 것입니다. 下해야 합니다"고 말하였다. 大柴胡湯을 지어서 투약하였다. 그 이튿날, 대변을 2行하고 胸滿이 漸減하였으며 下痢가 멎었다. 小柴胡加枳實湯을 지어서 投藥하였다. 그 이튿날, 大便을 2行하고 胸滿이 漸減하였으며 下痢가 멎었다. 小柴胡加枳實湯을 지어서 하루 3첩씩 복용시켰더니 복용 3일 만에 대변이 秘結하여 통하지 않았다. 大柴胡湯을 便秘가 될 적마다 복용시켰다. 이렇게 30일간을 치료한 끝에 나았다.

我說. '喘鳴'은 반드시 麻黃만의 主治가 아님을 알아야 한다.

『續建珠錄』에는,

島內人 周藏이라는 사람이 복통을 앓았는데, 때로는 憂慘憤懣하기도 하였다. 이런 증상이 수년 계속되었다. 찾아와서 진찰을 청하였다. 선생이 진찰하여 보니, 병이 胸脇에 있고, 또, 心下에 무엇이 있어서 아무래도 장차 덩어리가 될 것 같았다. 이것을 만져 보면 통증이 있고, 신체는 羸瘦하고, 면색은 菜色과 같았고, 대변은 굳고, 음식은 반감하였다. 선생은 大柴胡湯을 1년여 투여했다. 병이 약간 나았으므로 복약을 중지하였더니 반년쯤 지나서

병이 재발하였다. 그 心下의 毒은 과연 덩어리를 이루었는데 크기가 瓜 만하였고 硬滿하였다. 환자는 괴로워서 자주 恐하는 상태가 마치 미친 듯하였다. 다른 의사들이 施治를 하였으나 효험이 없었다. 다시 선생을 맞이하였다. 그리하여 前方을 복용시키되 芍藥散[7]을 겸용하였다 복용 3개월쯤 되자 크게 臭穢를 下하고는 병이 완전히 나았다.

我說. 이 증상에는 病初부터 大柴胡湯과 當歸芍藥散의 合方을 處하였더라면 그 경과를 훨씬 단축시킬 수 있었을 것이다.

어떤 남자가 갑자기 氣急息迫·心下鞕滿·腹中攣痛하여 다만 앉아 있을 뿐 누울 수가 없었다. 그리고, 微嘔·小便不利의 증상도 있었다. 大柴胡湯을 썼더니 諸症이 다 나았다.

어떤 남자가 갑자기 腹中痛을 앓았고, 渴하였으며, 때때로 嘔하였고, 대변이 수일간 통하지 않았고, 소변은 快利하고, 短氣息迫하고 頭汗不止·舌上黑苔 등의 증상이 있었으며, 心下가 鞕滿하여 이를 만지면 통증이 있었으므로 손을 가까이 가져 가지 못하게 하였고, 四肢는 厥冷하고 맥은 沈結하였다. 즉시 大柴胡湯을 썼더니 이를 복용하고나서 큰 효험을 보았다.

我說. 이 증상은 陰證과 비슷하지만 腹·脈·舌證으로 보아 陽證이라 단정하고 本方을 쓴 것이다.

어떤 상인이 志氣가 鬱鬱하고, 嘔하여 식사를 할 수가 없었다. 平臥하기 수십일, 心下에서 脇下에 이르기까지 鞕滿하여 만지면 통증이 있었고, 때때로 吃逆을 하였다. 밤이면 妄語를 하였고, 熱狀은 없고 맥은 沈微하였다. 즉시, 大柴胡湯을 썼더니 복약한 다음 黑物을 下利하고는 諸症이 완전히 나았다.

我說. 心下에서 脇下에 이르기까지 鞕滿하고 압통이 있는 것은 主證이고, 나머지는 客證에 지나지 않으므로, 맥이 沈微함에도 불구하고 本方을 쓴 것이다. 또 이 方이 嘔吐吃逆을 다스리는 까닭은 方 속에 生薑·半夏, 즉 小半夏湯이 함유되어 있기 때문인데, 이 작용을

---

7) '芍藥散'은 當歸芍藥散을 말함.

한층 유력하게 하기 위해서는 다시 橘皮를 加하는 것이 좋다. 이것은 즉, 本方과 橘皮湯을 合方하는 뜻이다.

『成績錄』에는,

어떤 남자가 식사를 할 때마다 胸狀을 觸掠하는 느낌이 있었고, 心下가 結鞕하였으며, 변비가 되기 쉬운 증상이 오래도록 낫지 않았다. 선생을 청하였다. 大柴胡湯을 복용시켰더니 나았다.

我說. 이 증상은 아마도 鞕度의 食道狹窄이었던 것 같다.

浪華 茨住吉의 神官이 이른바 癎症을 앓았다. 항상 大食을 하였는데, 식후에 음향이 들리면 놀라고, 다시 허기를 느끼어 식사를 하지 않을 수 없었다. 胸脇에 動悸가 심하였다. 大柴胡加茯苓牡蠣湯을 썼더니 나았다.

灘의 横田某라는 사람이 항상 恍惕怯悸하여 눈에 닿는 것이면 書畵器物이라 하더라도 모두 梟首와 같이 보이기도 하였고, 鬼怪와 같이 보이기도 하였다. 그래서, 事物을 보지 않으려 하게 되었다. 그렇지만, 손님이 찾아오면 一見하고 친구와 같이 여겼고, 돌아가고 나면 戀戀하여 悲哀瞻望을 그치지 않았다. 이와 같은 증상이 수개월이 되자 百事를 全廢하게 되었다. 이렇게 되자 선생에게 치료를 청하였다. 선생이 진찰하건대, 胸腹에 動悸가 있었고, 心下가 鞕滿하였으면, 대변이 不通하였고, 심하면 胸間이 怒濤와 같았고, 그 세력이 胸肋에까지 파급하였으며 築築然하게 皮外에까지 나타났다. 大柴胡加茯苓牡蠣湯을 썼다. 數劑를 복용한 다음 穢物을 자주 下하더니 病이 십중팔구는 減하였다. 그리고는 頭眩이 자주 일어났다. 다시 苓桂朮甘湯을 썼더니 不日中에 지병이 씻은 듯이 나았다.

攝南住吉의 神官 某가 앓던 병도 前症과 거의 같았다. 다만, 諸物을 보고는 人首라 하는 것이 달랐다. 처음 사람을 만나면 반드시 畏怖하였으나 조금 사귀면 그렇지 않았다. 그 사람이 가고나면 오히려 비애를 느꼈다. 그래서 가족들도 외출을 할 수가 없었다. 만약, 외출하여 때가 지나면 眷慕를 견디지 못하였고, 마침내는 暈絶하였다. 선생이 진찰하여 보니, 胸腹에 일찍이 볼 수 없을 정도로 動悸가 심하였고, 胸骨에서는 動悸에 따라서 소리가 났다. 즉시 大柴胡加茯苓牡蠣湯을 썼더니 크게 穢物을 下한 다음 나았다.

我說. 이 두 증상은 모두 穢物을 下한 다음 나은 것으로 보아, 정신이라 할지라도 역시 자가중독의 一分症인 것임을 알 수 있을 것이다.

『焦窓方意解』 本方條에는,

즉, 小柴胡湯의 變方이지만, 熱候가 매우 심하여 柴胡證 가운데 胃實을 겸한 氣味의 증상이다. 그러므로 그 찌는 듯한 熱候를 本論에서도 '鬱鬱微煩'이라 표현한 것이다. 즉, 그렇게 찌는 듯한 熱候를 내는 근본은, 心下에 밥그릇을 엎어놓은 것과 같은 樣態로서, 이것은 痞鞕이 매우 심하기 때문이다. 그 心下의 모양을 본론에서는 '心下急'이라 하였는데, 그 '急'이란, 곧 '急縮'이다. 그래서 柴胡로서 兩脇을 완화하고, 黃芩으로서 胸中·心下를 透通하고, 芍藥·大棗로써 心下를 완화하며, 半夏·生薑으로써 胸中·胃口의 停飮을 처리하며, 大黃·枳實로써 胃中의 熱便을 瀉下하면 다른 六味가 각각 주효하여 병세를 호전시키게 된다. 그러므로, 본론에서도 "嘔가 멎지 않고 心下가 급하며 鬱鬱微煩하는 사람"에게는 "大柴胡湯을 써서 이것을 下하면 곧 낫는다"고 한 것이다. "嘔가 멎지 않고"란, 心下의 樣態가 小柴胡湯證과 다르기 때문에 小柴胡湯을 써도 嘔가 멎지 않는다는 것이다. 그러므로, 본론에서도 "4, 5일에 柴胡의 證이 아직 있는 사람에게는 먼저 小柴胡湯을 쓴다"고 한 것이다. 大黃·枳實을 사용하는 趣意를 이것으로 미루어 알 수 있을 것이다.

我說. 이 說은 완벽한 것은 못된다 하더라도, 매우 훌륭하다. 음미할 만하다.

『焦窓雜話』에는,

大柴胡湯 또는 柴胡加芒硝湯[8]의 증상에는 承氣湯[9]을 써도 瀉下는 마찬가지이지만, 兩脇·心下의 痞鞕을 완화하는 것은 承氣湯이 훨씬 못하다. 이 점을 분별할 줄 알아야 한다. 承氣湯의 腹證은 心下가 實하고 臍上에서 臍下로 向하여 매우 脹硬有力한 것이다.

我說. 이 說에 의하여 大柴胡湯과 大承氣湯의 兩 腹證을 구별할 수 있을 것이다.

－上略－ 총괄하건대, 胸肋과 鳩尾 사이에 <·< 두 종류의 형태가 이루어져 있는 것은 어느 것이나 良好하다. 만약, <와 같이 좁은 銳角을 이룬 사람은 대개 瘵疾을 앓는 것

8) 이 '柴胡加芒硝湯'은 곧 大柴胡湯加芒硝湯이다(我註).

9) 이것은 곧 大承氣湯이다(我註).

이다. 내가 자주 시험해 본 바에 의하면 그렇다. 이것으로 미루어 보아, 이 증상은 선천적 체질에 기인하는 바가 많으므로 고치기가 쉽지 않은 것이다.

我說. 나의 경험에 의하면, 上腹角이 鈍角인 사람은 胸廓 및 경부가 短厚하기 때문에 이른바 卒中體質에 속하며 大柴胡湯의 腹證을 나타내는 일이 많고, 銳角인 사람은 胸廓이 扁平하고 頸部가 細長하기 때문에 이른바 勞瘵體質에 속하며 小柴胡湯의 腹證을 나타내는 일이 많다. 그러므로 이 두 체질이 있는 사람에게 大小柴胡湯을 사용하면 능히 이들의 체질을 개조(비교적)할 수 있고, 뇌출혈 및 폐결핵의 발병을 예방할 수 있는 것이다. 이것이 즉, 仲景이 "上工은 未病을 다스린다"고 한 活手段인 것이다. 세간에서 '卒中風'이라 칭하는 증상으로, 心下의 急縮이 심한 것이면 고칠 수 있는 경우가 많다. 心下 및 臍下도 脫하였고 맥이 洪·大·弦·緊한 等症을 나타내고 面戴陽[10]하는 사람은 不治이다.

我說. 心下急縮이 심한 것은 즉, 本方證인 心下急이다. 肝實의 眼[11]에는 大柴胡를 써야 한다.

我說. '肝實'이란, 胸脇苦滿이 심한 것을 말한다.

薩州의 官員 樺山某라는 사람이 右足에 병이 생긴 지 15년이었다. 騎馬·보행이 모두 10정보쯤 하면 足麻痺가 심하여 움직일 수가 없었다. 6월 상순부터 나의 치료를 청하였다 나는 세밀히 진찰한 다음 大柴胡湯을 썼다. 그때 환자 자신이 말하기를 "지금까지 巴[12]·遂·大黃 등을 많이 썼지만 처음에는 瀉下를 하다가 2, 3일이 되면 下하지 않았습니다. 大黃 같은 약은 써도 下하지 않았습니다."고 하는 것을 무시하고 이 方을 쓴 것이다. 아무튼 大黃이 들어간 약을 잘 모르시는 모양이라 하고, 여러 가지로 그 이해를 설명하여 준 다음 本方을 쓴 것인데, 同月 중순에 風邪에 感하여 열이 있다 하므로 가 보니, 열기가 심하기는 하지만 風邪의 양상을 띠고 있지는 않았다. 시초부터 병이 이렇게 되어도 上記 大柴胡로 하루 1, 2行씩 下利가 있었다. 2일을 경과하자 크게 복통하고는 낡은 걸레 같은 것을

10) '面戴陽'이란, 虛性의 顔面充血이다.

11) '眼' 字 밑에 '疾' 字가 빠진 것이다.

12) '巴'는 '巴豆', '遂'는 '甘遂'의 略語다.

많이 下하였는데, 미역을 말린 것 같았으며 길이가 8, 9촌이나 되는 것도 있었다. 칼로도 잘 잘라지지 않았다 14, 5일간 계속 上記 穢物을 다량으로 下하고는 열이 깨끗이 解하였고 통증도 멎었으며 足麻痺도 잊게 되었다. 그 무렵 더위를 무릅쓰고 北野의 관청을 왕복 모두 보행으로 다녀오고 午時에 도로 다시 곧바로 東福寺에 가서 저녁때 돌아왔다. 다시 밤에는 細川屋舖까지 갔었다. 이리하여 실로 15年來의 고회를 면하게 된 것이다. 8월에는 任地가 바뀌고 그후에 琉球로 부임해 갔는데, 그곳에서도 끊임없이 書簡 등을 보내왔다. 지금 사용하고 있는 아와모리酒[13]를 담는 陶器는 그 사람에게서 선물로 받은 것이다.

我說. 이 환자가 발열·복통하고 穢物을 下한 것은 곧 本方의 瞑眩症狀인데, 本方이 능히 患所에 徹한 반영이다. 또, 本方은 단지 이 증상뿐만 아니라, 適症要所에 쓰이기만 하면 각기 같은 것도 浮腫型이든 麻痺型이든 萎縮型이든간에 모두 다스리는 신효가 있다.

平日 口中에 臭氣가 심한 증상은 대체로 남자라면, 大黃·石膏 類를 사용해 下하여 고친다.

我說. 이 증상은 대체로 大柴胡加石膏湯證이다.

어떤 부인이 오랫동안 임신을 못하였는데, 腹證을 살펴서 大柴胡湯을 썼더니 임신을 하게 되었다.

我說. 이것은 아마도 本方의 복용으로 인하여 鬱毒이 퇴출되어 혈행이 개선되었기 때문일 것이다. 내가 일찍이 左睾丸이 缺除된 15세 남자에게 腹證에 따라 本方을 處하였더니 고환이 점차 下降하여 마침내 음낭 내에 들어오게 된 일이 있다. 다만 오른쪽 고환에 비하여 약간 작을 뿐이었다. 古方의 묘를 이런 일로 미루어 알 수 있을 것이다.

『東郭醫談』에는,

무릇, 오늘날 말하는 중풍은, 모두 類中風으로서 腹內에 積氣가 있기 때문에 좌우의 氣

13) (역주) 九州·오끼나와 地方의 土酒名

가 불순하게 되거나 혹은 左 혹은 右를 閉塞하기 때문인 것이다. 당시의 病人은 腹裏에 積氣를 이루지 않은 사람이 없다. 신중히 腹診을 하여 투약해야 한다. 이것을 世醫는 수족 등의 동통이나 혹은 萎躄 등의 증상에 만연히 수족에만 관심을 기울이고, 腹裏를 다스려서 수족의 병을 낫게 하는 이치를 모른다. -중략- 중풍으로 足不仁의 병이 있는 사람에게 大柴胡에 甘草를 加用하고 후에 抑肝散加芍藥을 사용하여 고친 일이 있다.

我說. 本方加甘草의 경우보다는 本方에 桃核承氣湯을 合用할 기회가 오히려 많다. 抑肝散加芍藥이 잘못임은 이미 말한 바 있다.

어떤 남자가, 나이는 35세인데, 체형이 매우 비만하였다. 寢臥를 하면 盜汗이 나고 매우 숨이 차는 증상 外에는 別症이 없었다. 이 환자는 유년시에는 비만하지 않았는데, 22, 3세 경부터 비만해졌다 한다. 이것은 留飮이다. 心下의 음식물이 분해되면 낫는다. 大柴胡湯加甘草로 고쳤다.

我說. 이 증상은 肥胖病이다. 그러므로 本方이 이를 다스린 것은 추리하기 어렵지 않다. 그런데, 나의 경험에 의하면, 이 병은 유독 水毒에만 기인하는 것이 아니라 血毒도 역시 여기에 참가하는 것이므로 大柴胡湯 혹은 大柴胡加厚朴湯에 桃核承氣湯·大黃牡丹皮湯을 合用해야 할 경우가 가장 많으며, 貧血性인 것에는 前方에 當歸芍藥散을 合用해야 할 경우가 많다.

『百疢一貫』에는,

中風偏枯의 증상으로 左側 臍傍에 結塊가 있고, 그 일단이 脇部로 치솟은 것은 偏枯의 原으로 본다. 이런 증상이 있는 사람이 십중팔구는 낫는다. 끈기있게 치료를 해야 한다. 大柴胡湯이 유효한 경우가 많다.

我說. 左臍傍에 結塊가 있어서 그 일단이 脇部로 치솟는 것은 桂枝茯苓丸의 腹證이다. 그러므로 이 증상에는 本方에 桂枝茯苓丸을 合用하지 않으면 안 된다.

龜胸·龜背는 대개 독으로 인한 것임을 알아야 한다. 龜胸은 반드시 후에 龜背가 된다.

大柴胡湯 혹은 山繭湯을, 중증인 사람은 大陷胸湯類를 증상에 따라서 쓴다.

我說. 龜胸(鳩胸)·龜背(脊柱前彎症)에는 小陷胸湯·大陷胸丸證이 없지 않으나 本方證이 가장 많다. 老人의 前彎證도 역시 그렇다.

『古方便覽』本方條에는,

어떤 남자가, 나이는 40여세인데, 졸도하여 인사불성이었다. 깨어난 다음은 반신불수이고 舌強하여 말을 할 수가 없었다. 諸醫가 효험을 못 보았다. 내가 이 사람을 진찰하여 보니, 胸脇痞鞕하고 腹滿이 심하며 拘攣하였다. 만져보면 수족에까지 파급되었다. 즉시 이 方을 지어서 복용시키기 12, 3일 만에 신체를 약간 거동할 수 있게 되었다. 또, 때때로 紫圓을 사용하여 攻하였더니 20일쯤 되자 완전히 낫게 되었다.

어떤 酒客이 나이 50여세인데, 오랫동안 左脇下가 鞕滿하여 크기가 盤과 같았으며, 腹皮가 攣急하고, 때때로 통증을 發하고, 煩熱喘逆하여 누울 수가 없었고, 面色이 萎黃하였으며, 신체가 羸瘦하였다. 丙申年 봄에는 潮熱을 發하여서 마치 불로 달군 것과 같았다. 이런 증상이 50여일 계속되었다. 나는 즉시 이 方을 지어서 복용시켰다. 50餘劑 만에 그 열이 약간 내렸다. 또, 때때로 紫圓으로써 攻하기도 하였다. 환자가 이 治法을 믿고 前方을 복용하기 1년쯤 되자 舊痾가 다 나았다.

어떤 부인이 나이는 34, 5세인데, 열병을 앓기 18, 9일 만에 譫語·煩燥·不安하며 열이 내리지 않고 식사를 할 수가 없었다. 여러 의사들이 반드시 죽을 것이라고 단정하였다. 내가 진찰을 하여 보니 胸肋이 妨脹하고 腹滿·拘攣하였다. 즉시 이 方을 투여하니 6, 7일 만에 腹滿이 사라지고 식사를 하게 되었으며, 出入 20일 만에 全效를 거두었다.

『方輿輗』本方條에는,

世間에서 '疝'·'癎'·'留飮' 等症이라 하여 胸脇이 滿急한 증상에는 大柴胡湯이 的功의 方劑이다. 무릇 柴胡는 胸脇을 잘 다스리는 것이다. 庸醫가 柴胡를 寒熱의 약인 줄 알지마는 柴胡의 實效는 胸脇을 다스리는 것이 主이다. 柴胡가 寒熱을 다스리기는 하지만 寒熱은 少陽의 症이다. 少陽의 부위를 신체에 配定한다면 胸脇에 관련되므로 柴胡를 사용하여 胸脇을 다스리면 寒熱이 부수적으로 낫는 것이다. 그 증거는, 太陽表熱이나 陽明裏熱에는 아무리 사용하더라도 효력이 없는 점이다. 이런 뜻은, 『傷寒論』을 숙독하면 금방 알 수 있는 것이다. 그러나, 柴胡를 胸脇에 사용하는데는 一說이 있다. 무릇 병이 左胸에 있는 사람에게는 柴胡가, 마치 북과 북채가 相應하는 것처럼 잘 들어맞지만, 병이 右胸에 있는 사람에게는 數十劑를 써도 돌을 물어 던지는 것처럼 듣지 않는다. 이것은 비록 中景이 미쳐 論하지 못한 것이지만 내가 수십년 동안 得心應手한 비결이다. 나는 일찍이 이를 다른 사람에게 말하기를, 人身은 하나다, 어찌 좌우의 구별이 있겠느냐 하겠지만, 人身은 하나일지라도 表裏·上下의 구별이 이미 있으니, 또한 좌우의 구별이 있어야 하는 것이다. 나는 潛越을 즐겨서 敢言한 것이 아니다. 이것은 천지음양의 이치와 人身造化의 機가 그러하기 때문인 것이다.

我說. 이 說의 前半은 매우 타당하지만, 後半은 극히 잘못이다. 믿을 바가 못된다.

『生生堂治驗』에는,

어떤 부인이 나이는 30여세인데, 交接을 할 때마다 小腹이 急痛하였는데, 심할 때는 陰門에서 출혈이 있었다. 월경이 일정하지 않았고, 기타는 腹·脈證에 이상이 없었다. 醫藥萬方이 무효이었다. 선생이 이르되, "下에 병이 있으면 上하여 이를 吐한다"는 말이 있다고 하였다. 그리고, 瓜蒂散 6分을 투여하자 粘痰을 한 되 가량 토하였다. 그후에 大柴胡湯을 복용시켜 緩緩히 이를 下하게 하니 완전히 나았다.

五條高倉의 동쪽 松屋甚兵衛가, 나이 知命[14]인데, 졸도하여 인사불성이었고, 半身痲木이 되었다. 선생이 口吻[15] 및 期門을 刺하니 즉시 소생하였다. 그런 다음 大柴胡湯을 투여하고[16] 敗遂散을 겸용하였다. 3년 후에 재발하더니 마침내 죽었다.

我說. 이 환자에게는 刺絡을 행함과 동시에 木方과 桂枝茯苓丸의 合方에 黃解丸을 겸용하였더라면 재발을 예방할 수 있었을 것이다.

『餐英舘治療雜話』 木方條에는,

當今의 반신불수로 말을 못하는 사람에게 世醫는 모두 '중풍'이란 이름을 붙이지만, 肝

14) '知命'은 50세

15) '口吻'은 입술.

16) 心下急·腹滿 등의 證이다.

績이 경락을 閉塞하여 혈기의 순행이 나쁜 반신불수증이 적지 않다. 肝實에 속하는 사람에게는 이 方을 써야 한다. 그렇지만 左脇에서 心下에 걸쳐서 응결이 있으나, 혹은 左脇에 筋脈이 拘攣하여 이를 만지면 통증이 있고 대변이 秘結하며 喜怒하는 등의 증상을 목적으로 해야 한다. 이것은 근세에 이르러 古方派에서 새로이 발명한 것인데 자주 효험을 본다. -중략- 또한, 이질의 發病初期에 발열·心下痞·구토 등의 증상에는 이 방에 착안해야 한다. 또, 和田家의 口訣에, "남녀 공히 빗질을 할 때마다 머리카락이 빠져서 나이에 어울리지 않게 숱이 적은 것은 肝火로 인한 것이다. 이 方으로 큰 효험을 본다"고 하였다. 이것은 중국의 醫書에는 아직 기재되어 있지 않는 化田 씨의 發明이다. 이 方을 사용하면 머리카락이 빠지지 않고, 이미 빠진 것은 다시 난다고 한다. 나는 아직 시험해 본 일이 없다. 四逆散도 역시 좋다고 한다.

我說 이 說은 化田 씨의 치험을 인용한 것이다. 믿을 수는 없다.

『類聚方廣義』 本方條에는.

麻疹으로 胸脇苦滿, 心下의 鞕塞, 嘔吐, 腹滿痛, 脈이 沈한 증상을 다스린다.

狂症으로 胸脇이 苦滿하고 心下가 鞕塞하며 膻中에 動悸가 심한 증상을 다스린다. 鐵粉을 加味하면 奇效가 있다.

평상시에 心思가 鬱塞하고 胸滿·少食하며 대변을 2, 3일이나 4, 5일에 1행하고, 心下가 때때로 疼痛하고, 宿水를 토하는 사람은 대부분 胸肋이 妨脹하고 肩項이 強急하며, 臍傍의 大筋이 堅靭하여 위로 胸肋에 들어가고 아래로 少腹에 連하여, 통증이 있기도 하고 없기도 하다. 이를 만지면 반드시 攣痛하거나, 혹은 呑酸嘈雜 등의 증상을 겸하는 증상을 世間에서 '疝積留飮痛'이라 칭한다. 이 方을 장복하면 좋다. 마땅히 5일 10일씩 간격을 두고 大陷胸湯·十棗湯 등을 써서 이를 攻해야 한다.

我說. "胸滿·少食"이란, 胃部에 停滯膨滿의 減이 있기 때문에 多食할 수 없는 것으로서, 식사를 할 기력이 없는 小柴胡湯證인 飮食不欲과는 큰 차이가 있다. 그리고, '肩背強急'은 頸項強으로 착오이며 臍傍의 大筋이 堅靭하여 위로 胸脇에 들어가고 아래로 小腹에 連하여란, 兩側 腹直筋이 結實拘攣함을 말하는 것이다. "통증이 있기도 하고"란, 이 腹直筋에 自發痛이 있다는 뜻이고, "통증이 없기도 하다"란, 이것이 없다는 뜻이다. "이것을 만지면 반드시 攣痛하거나"란, 自發痛의 유무에 관계없이 壓痛이 있다는 것을 말한다. 이는 本方의 腹證을 소상히 說한 것이지만, 兼用方에 관한 所論은 東洞 옹의 僻說을 泥守한 것이므로 함부로 부화뇌동하지 말아야 한다.

黴毒이 沈滯하여 頭痛耳鳴, 眼目雲翳 혹은 赤眼疼痛, 胸脇苦滿, 腹拘攣하는 증상을 다스린다. 때때로 紫圓·梅肉散 등으로서 攻한다. 대변이 操結하는 사람에게는 芒硝를 加用하는 것이 좋다.

『方伎雜誌』에는,

내가 30세 가량 되었을 때, 岡田炎藏에게 書牘을 보내려고 책상을 마주하고 앉아 있었는데, 夜半頃에 갑자기 오한전율을 하였다. 家眷은 모두 잠이 들었고, 爐火도 이미 꺼져버렸으므로 몸을 따뜻하게 할 수가 없었다. 약도 복용하지 않은 채 이불을 덮어 쓰고 누웠으나 전율이 심하였다. 다음날 아침에 이르자 인후가 腫塞하였다 이것은 이른바 急喉痺이다. 즉시 家兄 蘿齊에게 진찰을 청하였지만 인후에서 입까지 凝腫하여 입을 벌릴 수가 없었다. 그래서 咽中의 상태를 볼 수가 없었다. 아내가 크게 걱정하여 岳父 河木道一 선생을 청하였지만 역시 인후를 들여다 볼 수도 없었고 喉痺를 刺鍼할 수도 없었다. 게다가 嘔氣가 심하여 복약을 할 수가 없었고, 熱氣가 盛하였으며, 咽啞하여 聲音을 조금도 낼 수가 없었고 腫痛이 심하여 한 방울의 물도 넘길 수가 없었다. 치료를 실시할 수가 도무지 없어서, 다만 고통을 참고 있을 수밖에 없었다. 그런데, 4일째 되는 날 밤 咳嗽를 한 번 하고나니 創處가 破潰되었고, 그로부터 언어가 통하고 嘔氣도 減하였으며 미음도 통하게 되었다. 즉시, 桔梗湯加大黃을 사용하였다. 혈기가 왕성하던 때인지라 고통이 3, 4일간이나 지속되었지만 피로가 심하지는 않았다. 식사가 증진됨에 따라 6, 7일 사이에 회복되었다. 어떤 病人이 風雲을 무릅쓰고 나다녀서 인후가 微痛하고 聲音이 코로 새어 나가서 언어가 一切不辨하여 간호하는 사람이 驚怖를 했지만, 나는 다만 腫痛이 있는 것만을 목적으로 하여 前方을 一貫하여 복용시켰다. 20일이 되어도 낫지 않았다. 그래서 仰臥시켜 腹診을 하여 보니 胸肋이 妨滿하고 心下가 痞塞하여 腹拘攣이 있었다. 또, 涎沫을 토하였고 嘔氣도 있었다. 그래서, 咽喉聲音에 구애받지 않고 大柴胡湯을 썼더니 한 달쯤 되자 聲音이 나고 환부가 씻은 듯이 나았다. 이후 40년간 아무런 병도 없었다. 諸病이 모두 腹證에 따라 약을 써서 치료하면 효험이 이와 같은 것이다.

我說. 本方이 咽喉腫痛을 다스림은 물론 全方의 작용이겠지만, 柴胡('柴胡의 醫治效驗'을 보라)·半夏('半夏의 醫治效用' 및 '半夏苦酒湯條'를 보라)·枳實·芍藥('枳實의 醫治效用' 및 '芍藥의 醫治效用', 그리고 '枳實芍藥散' 條를 보라)의 치료임을 알아야 한다.

『痲疹一哈』에는,

家兒가 나이 2旬인데, 발열 3일 만에 疹子가 遍發하여 稠密·건조하고 紫黑色이며, 舌焦脣裂하고, 煩渴引飮하며, 煩悶하여 잠을 자지 못하고, 譫語하여 鬼狀을 보는 것 같았고, 인사불성이며, 腹狀은 만져 보니 불타는 듯하였으며, 脇腹이 微滿하고, 大溲[17]가 難하고 小溲[18]가 不利하였다. 그래서, 白虎湯을 지어서 음복시켰다. 10첩을 다 복용하자 諸證이 점차 완화되고 疹子가 거두어졌으되, 身熱이 아직 가시지 않았고, 胸膈이 滿悶하고, 대변이 5, 6일이나 불통하며, 兩目이 黯然하여 주간에도 사물을 보지 못하였다. 다시 大柴胡湯을 지어서 복용시켰으며, 겸하여 芎黃散을 쓰고 때때로 紫圓으로써 攻하였다. 每服에 下利가 數行 있었다. 무려 50일 만에 완전히 정상을 회복하였다.

我說. 이 증상에는 당초부터 本方加石膏湯을 썼어야 했다.

大夫人의 侍婢가 나이는 17세인데, 疹後에 耳聾을 앓았다. 약을 쓴 지 수십일이나 되었는데도 효험을 못 보았다. 나에게 診治를 청하였다. 腹狀을 按한즉, 胸脇滿悶하고 小腹에 堅塊가 있으며, 大溲가 4, 5일에 한 번밖에 없었으며, 월경이 나오지 않은 지 3개월이나 되었다. 그래서 大柴胡湯 및 承氣湯을 지어서 이것을 복용시키기 30일 만에 後溲[19]가 하루에 2, 3행, 經利는 平常의 倍가 되었으며, 때로는 黑塊血 數枚를 下하고나서 귀가 잘 들리고 완전히 회복되었다.

我說. 이 증상에는 本方에 桃核承氣湯을 合用했어야 했다. 왜냐하면, '胸脇滿悶'은 本方證이고, 小腹에 堅塊가 있는 것은 桃核承氣湯證이기 때문이다. 그리고, 本方이 耳聾을 다스리는 것은 仲景이 '少陽病總論' 가운데서, "少陽의 중풍은 두 귀가 듣지를 못하고" 운운

---

17) '大溲'는 大便

18) '小溲'는 小便

19) '後溲'는 大便

한 것으로 보아서 알 수 있으며, 桃核承氣湯도 역시 이것을 다스리는 것은 이 方이 桂枝甘草湯의 加味方인 것으로 보아서 알 수 있다.

山田業廣 씨의 말.

業廣은 明治 12年 초겨울 微邪를 입어 咳嗽가 자주 發하였다. 桂[20]·麻·括蔞·杏仁이 들어간 諸方을 사용하였지만 낫지 않았다. 음식과 기거는 平常과 같았으므로 介意하지 않았는데 本年 2월 초에 이르러 咳嗽가 특별히 심하고, 聲啞·短氣息迫하기가 哮喘과 같았다. 하루는 嘈囃怔忡을 發하였다. 맥을 짚어보니 結代이었다. 輕視할 수 없는 것임을 비로소 알고 豚兒로 하여금 腹狀을 診하게 하니, "心下鞕滿의 상태가 大柴胡湯의 징후입니다"고 말하였다. 20세경에 咳嗽가 오래도록 낫지 않을 때 先友 伊澤榛軒이 宋板大柴胡湯[21]을 處하여 全快시켰던 일을 생각해내고 급히 大柴胡湯을 썼더니 7, 8일 만에 해수가 10 中 5, 6은 減하였다. 거듭 쓰기 20여일 만에 諸症이 점차 나았다. 나이 70여에도 大柴胡湯의 효력이 있으니 수명이 아직 더 남아 있을 것이라는 욕심이 增長하여 大笑한 일이 있다. 大柴胡湯으로써 천식을 다스렸던 일이 古人에게도 있는지는 淺學인지라 듣지 못했다.

我說. 古人은 대체로 本方이 광범하게 응용될 수 있는 것임을 알지 못했던 것 같다. 그러므로 尾臺 씨 및 山田 씨 같은 명의들도 궁여지책으로 이것을 써서 偉效를 깨닫게 된 것이다. 本方은 단지 實證인 喘息咳嗽·胸痛 등을 치료할 뿐만 아니라, 本方에서 大黃을 去하고 橘皮를 대량으로 加하든지, 또는 本方에 半夏厚朴湯을 合用할 때는, 本方證이 있으면서도 下해서는 안 될 폐결핵 기타 一般虛證의 해수발작 등을 능히 진압한다. 시험하여 보면 알 수 있다.

『溫知堂雜著』에는,

同業 某人의 처가, 나이는 30쯤인데, 금년 7월[22]부터 월경이 과다하고 멎지를 않았으며, 때로 左小腹이 急痛하여, 心下로 衝逆하였다. 남편은 의사이었다. 그래서 當歸芍藥散·桂枝茯苓丸 등을 사용하였으나 모두 효험을 못 보고, '모르핀'이나 '클로랄로'를 써도 일시적

20) '桂'는 桂枝, '麻'는 麻黃, '括蔞'는 括蔞實, '蘇子'는 紫蘇子를 略한 것이다.

21) 他板『傷寒論』의 大柴胡湯方에는 大黃이 없지만 宋板에는 이것이 있으므로 이렇게 말한 것이다.

22) (譯註) 盆, 즉 于蘭盆이다. 일본의 명절 가운데 하나. 7일 15일

인 痛苦를 진정시키는 데 그쳤고 根治를 보지 못하였다. 이와 같은 일이 거의 30일, 痛苦가 점점 심해져서 發한즉 사지가 厥冷하고 寸脈이 沈微하며 안면이 刮白[23]하였고, 땀이 나며 인사불성에 이르렀다. 다만 經血은 크게 減하였으나 아직도 조금씩은 계속 나온다 하였다. 이렇게 되자 어떤 양의를 불러서 치료를 부탁하였더니, 그 양의는 甘汞·阿片의 환약에 '키니네'와 '沃度칼리'를 加한 水劑를 썼다. 이르되, "强壯 및 防炎劑입니다" 하였다. 남편은 다시 나를 불렀다. 내가 왕진을 가 보니 피부가 刮白하고, 身體가 羸瘦하고, 肚腹이 모두 拘急하여 만지면 통증이 있고, 舌上에 黃胎가 있으며, 食味가 不振하고, 大小便不利로 灌腸術을 실시하고 導尿管을 여러 번 사용하였다고 한다. 나는, "신체가 쇠약하고 빈혈인 것만은 사실이나, 語氣가 아직 盛하고 諸證이 모두 實하니 두려워할 만한 것이 못됩니다"고 말하였다. 大柴胡湯加當歸甘草를 복용시켰다. 다음날부터 대변이 通利하고 肚腹이 緩解되어 痛苦가 재발하지 않았다. 수일 후에 內消散으로 轉方하였더니 食飮이 日進하고 全快되었다. 이 치료기간에 앞서의 양의에게 다음과 같이 말해 주었다. "그대는 이 증상을 자궁내막염이라 하여 오로지 국소를 다스리는 데 주목하고 있소. 이것도 역시 매우 타당한 것이겠지만, 漢方의 治法은 이것과 약간 다른 점이 있소. 왜냐하면, 肚腹이 이와 같이 拘急하고, 또 瘀物의 징후도 있어서 腹內의 융통이 어려울 때는, 국소적 치료법도 효력을 올리기 어렵고, 또 小腹에 溜滯된 혈액이 순환되지 못하므로 자궁출혈도 멎기 어려운 이치입니다. 그러므로 나는 大柴胡加味를 사용하여 복부의 緩解를 얻으려 하는 것이오. 腹部緩解를 얻어서 腸胃가 健運할 때면, 혈액도 따라서 순환되고 사소한 자궁내막염쯤이야 自然良能 作用으로 저절로 나을 것입니다. 나는 이와 같이 생각하오"라고. 局部에 대한 주의도 원래 필요하겠지만 그것에 구애되어 전체를 뒤로 미루는 것은 치료에 많은 손해를 초래한다는 것을 알아야 한다. 忽視해서는 안 된다.

我說. 藤田 씨의 說은 매우 옳은 말이다. 그렇지만, 大柴胡湯加當歸甘草를 사용하는 것은 大柴胡湯에 當歸芍藥散·芍藥甘草湯을 合用하는 것만 못하다. 內消散[24]을 쓴 것은 大柴胡湯去大黃에 當歸芍藥散을 合用하는 것만 못하다.

『橘窓書影』에는,

23) '刮白'은 수척하고 白色인 것.

24) '內消散'은 後世方이다. 取할 바가 못된다.

本所番場 左竹大夫人의 師傅 海老原保가 나이는 40세인데, 小腹左傍에 堅塊가 있어서 때때로 心下로 衝逆·刺痛하였고, 혹은 腰股에 牽痛이 있어서 屈伸俯仰할 수가 없었으며, 대소변이 不利하였다. 의사가 '寒疝'이라 하고, 이를 施治하였으나 더욱 심해졌다. 내가 진찰하니 맥이 沈緊하고 舌上에 黃苔가 있으며 건조하였다. 大柴胡湯加茴香甘草를 쓰자 대소변이 快利하고 통증이 크게 減하더니 확연히 나았다. 按컨대, 世醫가 '寒疝'이라 하여 烏附辛溫의 劑를 투여하여 더욱 격화된 증상에 本方을 사용하면 주효하는 일이 많다. 『外臺』 疝門에서 腹中卒病을 다스리는 데 柴胡桂枝湯을 썼던 例를 따라 통증이 輕한 사람에게는 柴桂를 쓰고 重한 사람에게는 本方을 쓴다.

我說. 이 증상에 本方加茴香甘草를 쓰는 것은 變則이고, 本方과 芍藥甘草湯의 合方을 쓰는 것이 正則이다. 그런데, 小腹臍傍에 堅塊가 있다고 한 것으로 보아 兩方이 共히 不適(비교적)한 것이었고, 本方과 桃核承氣湯의 合方을 써야 했을 것이다. 또, 淺田 씨는 그 통증이 輕한 사람은 柴桂를 쓰고, 重한 사람은 이 方으로 다스린다 하였지만, 이것은 심한 謬見으로서, 이 兩湯은 통증의 경중에 관계없이 脈·腹·外證에 따라서 써야 하는 것이다.

官員 池田錦三郎이 疫利[25]를 앓아서, 下利를 하루 數十行, 두통이 있고, 때때로 오한이 들고, 口渴不食, 변소에 가면 항문에 불을 지른 것처럼 焮痛이 심하였다. 御番醫師 阪本元安이 芍藥湯[26] 및 疏滌의 劑를 투여하였으나 병은 오히려 악화되었다. 나는 진찰을 하고 나서 말하기를, "이것은 太陽과 陽明의 合病입니다. 수일이 지났으나 아직 表證이 남아 있습니다. 의당 발한을 시켜야겠습니다" 하였다. 즉시 大劑의 葛根湯을 주어 정중히 발한을 시켰다. 이튿날이 되자 下利의 回數가 減하였고 두통·오한이 멎었다. 連服 하루 만에 항문의 고통이 잊어버린 듯 나았다. 다만 舌上의 胎가 없어지지 않았고 心下가 때때로 急迫하였으며 식욕이 부진하였다. 그래서 大柴胡湯을 썼다. 不日間에 諸症이 완전히 나았다.

---

25) 이 疫痢는 現今의 疫痢가 아니라 대장 카타르이다.

26) '芍藥湯'은 後世方이다.

8. 四逆散에 관한 師論 註釋

> 少陰病으로 四逆하여 그 사람이 혹은 咳하고, 혹은 悸하고, 혹은 小便不利하고, 혹은 腹中痛하고, 혹은 泄利下重하는 증상은 四逆散으로 다스린다.
>
> (少陰病, 四逆, 其人或咳, 或悸, 或小便不利, 或腹中痛, 或泄利下重者, 四逆散主之－『傷寒論』)

(註) '少陰病'이란, 脈이 미세하고 졸리는 것, '四逆'이란, 四肢厥逆을 뜻한다. 全文의 이런 情態가 있으면서 혹은 以下의 證이 있는 것은 本方의 主治이다라는 뜻인데, 本方證은 진짜 少陰病이 아니고, 本方 역시 少陰病의 主方인 四逆湯과는 달리 熱藥인 乾薑·浮子가 없으므로 陰證을 다스리는 능력이 없다. 그런데, 仲景이 本方證에 "少陰病으로 四逆하여" 운운하였고, 方名 역시 '四逆'이라 命名한 것은 모순인 것 같지만, 이는 깊은 뜻이 있는 것으로, 本方이 少陰病의 寒厥과 비슷한 熱厥을 다스리는 경우를 가르치기 위해서이다. 즉, 裏部에 열이 극할 때는 血流를 沮止하여 사람으로 하여금 四肢厥逆을 일으키게 하며 陰證의 외관을 나타내지만, 陰證의 四肢厥逆(寒厥)이 內外 공히 厥冷한 것과는 달리 表部는 厥冷하지만 裏部에는 열이 있는, 이른바 '表寒裏熱(熱厥)'인 것이므로, 表部의 陰狀에 현혹되지 말고 바로 裏熱을 다스리는 것을 古今의 治法으로 한다. 이것이 寒厥과 熱厥의 구별이며, 本方證은 원래 陽熱證이지만 때로는 그 열이 極하여 寒厥과 擬似한 熱厥을 나타내는 경우가 없지 않기 때문에 仲景은 이런 기회를 가르치기 위해 本方證을 "少陰病으로 四逆" 운운하여 少陽篇에 싣지 않고 少陰篇에 실은 것이다. 그렇지만 이런 경우를 만나는 일은 매우 드물기 때문에 本方은 통상 첫머리의 '少陰病으로 四逆'이라는 말에 구애되지 말고, 後記하는 腹證을 주목적으로 하고, "그 사람이 혹은 咳하고" 운운하는 師論 및 諸家의 所

說을 부목적으로 하여 운용해야 한다.

1) 四逆散方

甘草·枳實·柴胡·芍藥 각 3.0

煎法·用法은 大柴胡湯方과 같다. 단, 이것은 散方의 용량이므로 煎劑로 할 때는 2倍量 이상으로 증량해야 한다.

2) 腹 證

本方의 腹證은 大柴胡湯과 매우 비슷하지만, 차이점은 大柴胡湯은 大黃을 함유하므로 그 복부는 일반적으로 實狀이며 내부충실의 촉감이 있고 만지면 저항을 느끼지만, 本方에는 大黃이 없으므로 虛狀의 觀이 있고 내부가 공허하여 만지면 저항이 없다. 또 本方에는 生薑·半夏가 없으므로 大柴胡湯에 있어서 처럼 오심구토 하지 않고, 黃金大黃이 없으므로 大柴胡湯證처럼 熱勢가 劇하지 않다. 그러므로 舌苔도 드물다. 그렇지만, 이 方 속에는 枳實·芍藥·甘草가 함유되어 枳實芍藥散·芍藥甘草湯의 方意를 띠기 때문에 腹筋의 攣急急s迫은 오히려 大柴胡湯證을 凌駕하는 일이 드물지 않다. 이것은 兩者의 차이점이다.

3) 선배의 論說·治驗

『焦窓方意解』 本方條에는,

이것도 역시 大柴胡湯의 變方으로서, 그 腹形은 오로지 心下 및 兩肋下에 강하게 聚하여 그 凝結이 胸中에도 미칠 정도이며, 아울러 兩脇도 강하게 拘急된다. 그렇지만 熱實하는 경우가 적기 때문에 大黃·黃芩을 쓰지 않고, 오직 心下·兩肋下를 완화시킴을 주로 하는 약이다. 本論은 증상의 설명이 소상하지 않고, 또한 문장도 正文 같지 않다. 아마도 후인의 作이 아닌가 싶다. 그렇지만 전체적인 複形, 心下·肋下의 상태를 터득하여 그런 징후가 갖추어지면 四逆이 厥하더라도 이 약으로 다스려야 한다. 진짜 少陰의 四逆厥과는 脈狀·服後에 큰 相違가 있다. 또, 역병에 간질을 겸하는 증상이 심하고 譫語·煩燥하며 吃逆을 發하는 등의 증상에 陶氏散火湯[1] 類를 사용하였으나 寸效도 없는 증상에 本方을 사용하면

1) 陶氏升陽散火湯은 後世方이다.

즉효가 있다. 물론 吃逆의 약을 사용함에는 미치지 못한다. 오직 心下·肋下胸中이 强硬하므로 上記한 증후 외에도 여러 가지 증후를 發하는 일이 있다. 顯證에 현혹되지 말아야 한다. 나는 다년간 이 약을 疫症 및 잡병에 사용하여 여러 가지 異症을 고친 일이 부지기수이다. 희대의 靈方이라 하겠다. 언제나 써 보면 그 효방이 범상하지 않음을 알 것이다.

我說. 古來로 本方을 활용한 사람은 和田 씨를 효시로 삼는다. 그러므로, 그 議論은 매우 통절한 것이다. 숙독해야 한다.

『蕉窓雜話』에는,

어떤 귀부인이 나이가 40여세인데, 一疾을 얻은 이후 이미 18년이나 되었다. 그 동안 오직 한 의사의 약만 계속 복용하였다. 그 의사가 施治한 결과는 모두 輕浮한 氣가 劇할 뿐이었다. 그리고 그 증상은, 두통·頭眩·鬱冒하여 자리 위를 行步하는 것마저 불가능하였다. 그래서 얼굴도 가느다랗게 야위었고 주름살이 지고 혈색을 잃었으며, 피골이 상접하였다. 10년 이래 월경도 없었고, 右臍傍에 痂塊가 있었으며 脇肋下도 拘攣이 심하였다. 나는 즉시 四逆散에 良薑·牡蠣·劉寄奴를 加하여 썼고, 風市·3里·三陰交의 各 穴에 매일 施灸하였다. 그 사이 때때로 小故가 있었지만 始終轉方하지 않았는데, 乙卯年 初冬에 이르러, 아직 만 1년이 되지 않았지만 脇腹이 크게 완화되고, 肌肉이 生長하여 무병시와 같게 되었다. 頭眩·鬱冒 等症이 씻은 듯이 나았고, 월경(月使)도 소량이 있었다(하략).

我說. 이 증상에는 四逆散에 當歸芍藥散을 合用했어야 할 것이다.

長崎의 관원, 노인 德見某라는 사람이 鼻淵症을 3년이나 앓았는데 諸醫들이 肺虛에 기인한 것이라 하여 백방으로 치료하였으나, 寸效도 없었다. 그후 東武役으로 轉任되어 京師를 지나는 길에 나에게 치료를 청하였다. 진찰하니, 兩鼻에서 濁涕가 심하게 流出하였다. 그가 말하기를, "이래서는 東武에 赴任하더라도 공무를 볼 수 없으니, 부디 그곳을 가기 전에 流涕를 멎게 해 주시오" 하였다. 내가 답하기를, "사람의 병을 고치는 데 기일을 한정하여 장담하기는 어렵지만, 그대의 증상에 있어서는 가능할 것 같소. 천천히 東武에 도착할 때까지 낫도록 해 봅시다" 하고, 四逆散에 吳茱萸·牡蠣를 加하여 투여하였다. 그 익일 京師를 출발하여 東武로 향하는 도중 3첩을 복용했는데, 品川에 당도하기 전일부터 그처럼 줄줄 흐르던 鼻水가 딱 그쳤다. 이런 증상은 古來로 肺部의 병으로 보고, 辛夷·白芷類를 많이 썼다. 또 감기 후의 餘邪가 成病된다고도 하지만, 이런 주장은 모두 당치 않다. 이는 모두 肝火가 肺部를 上衝하므로 上下의 氣가 隔塞되어 成病하는 것이다.

我說. 이 蓄膿症에는 本方加薏苡仁에 當歸芍藥散을 合用해야 한다.

『類聚方廣義』本方條에는,

이질로서 여러 날 下痢가 멎지 않고, 胸脇苦滿, 心下痞塞하며, 腹中이 結實하고 疼痛하며, 裏急後重하는 증상을 治한다.

我說. 나도 일찍이 本方을 써서 同症을 고친 일이 있다.

『橋窓書影』에는,

久留嶋伊豫守候가 나이 14세인데, 氣宇가 閉塞되고, 안색이 青慘하며, 신체가 羸瘦하였다. 諸醫가 勞瘵症으로 보았으나, 내가 진찰한 바로는 임맥이 拘急하고, 胸脇이 動悸가 있으며, 左脇下에서 鳩尾에 걸쳐 妨悶하였다. 나는 癖疾의 所致로 보고, 四逆散加鱉甲茯苓을 투여하였더니, 수일 만에 妨悶症이 제거되고 拘急이 풀렸으며, 氣宇가 크게 開暢되었다. 사지가 무력하고 일에 권태를 느꼈으므로 千金茯苓湯을 써서 數旬 만에 全治되었다.

我說. 이 증상에는 먼저 四逆散桂枝茯苓丸合方을 쓰고, 후에 柴胡去半夏加括蔞湯加地黃麥門冬을 썼어야 했다. 千金茯苓湯은 後世方으로서 茯苓·人蔘·柴胡·麥門冬·地黃·桂枝·芍藥으로 構成된 方이므로 柴胡去半夏加括蔞湯地黃麥門冬과 大同小異하다.

參政 遠山信濃守候가 해마다 각기를 앓았는데, 금년에는 발병하지 않고 단지 心下痞塞, 任脈拘急(腹直筋의 攣急)하고, 鬱閉症으로 직무를 감내할 수 없었다. 내가 四逆散加吳茱萸茯苓을 투여하니 數日만에 腹裏가 매우 順和하였으나 飮食이 不美하고 元氣가 衰하였다. 柴芍六君子湯[2]을 投與하여 원기가 왕성해졌다. 그때 휴직 중이었으므로 恬然히 靜養을 취

2) 柴芍六君子湯은 後世方으로서, 柴胡·芍藥·人蔘·半夏·橘皮·茯苓·朮·甘草로 구성되었다.

하여 약을 쓰지 않고 癒하였다.

我說. 이 증상에는 처음에 四逆散當歸芍藥散合方을 쓰고, 나중에 柴胡加橘皮湯當歸芍藥散合方을 썼어야 했다.

黑田老侯 自笑庵이 心下가 痞塞하고, 임맥의 循行部位가 拘急하며, 動氣가 있고, 安眠할 수가 없었으며 때때로 토혈을 하였다. 의사가 滋補劑를 투여하였으나 효험이 없었다. 내가 진찰하고 이르기를 "虛證이 아니고, 이는 肝火의 소치이다. 마땅히 腹中을 和開하고 肝火를 淸涼케 해야 한다"고 하여, 四逆散加黃黃連茯苓을 투여하고 黃連解毒散을 겸용하기 수순 만에 宿疾이 점차 癒하였다.

我說. 이 증상에는 四逆散桂枝茯苓丸에 黃解丸을 겸용했어야 했다.

唐津侯 小笠原佐渡守의 次女가 봄철부터 脊骨 六, 七椎의 위쪽이 돌기하여 그 상태가 覆背와 같고, 胸膈部가 또한 高張하였으며, 기분이 鬱塞하여, 일에 힘쓸 수 없었고, 腹裏가 拘急하며, 背部 역시 "强牽함을 호소하였다. 내가 四逆散加鉤藤羚羊角을 투여하고, 大陷胸丸을 겸용하였더니 10일을 지나자 胸腹이 寬快하였고, 氣色이 크게 왕성해졌다. 계속 前方을 連服하여 脊骨이 凹沒되고, 身體가 정상으로 회복되어 수개월 후에 上山侯에게 出嫁하였다.

我說. 나의 경험에 의하면, 결핵성인 脊椎炎, 股關節炎 등에는 어혈이 介在한 것이 매우 많으므로, 이 환자에게는 四逆散桂枝茯苓丸合方에 大陷胸丸을 겸용했어야 할 것이다.

9. 枳朮湯[1)]에 관한 師論 註釋

> 心下가 堅하여 크기가 盤과 같고, 周邊이 旋과 같은 증상은 水飮의 所致이다. 枳朮湯으로 이를 主治한다.
>
> (心下堅, 大如盤, 邊如旋盤, 水飮所作, 枳朮湯主之－『金匱要略』)

(註) 『類聚方廣義』 本方條에는,

正字通에서 이르기를, "盤은 물건을 담는 그릇으로 木製 또는 錫銅製이며 大小淺深方圓이 일정하지 않다"고 하였다. 難經 51難에서는 이르기를, "痞氣가 胃脘에 있어서 覆大盤과 같다"고 하였다. 按컨대 旋杯는 腹杯의 誤植이다. 金匱의 五藏風寒積聚篇에 이르기를 "이를 輕按하면 大堅하고, 深按하면 覆杯와 같다"고 하였다. 史의 倉公傳에 이르기를 "齊王 운운, 痺根은 右脇下에 있어서 覆杯와 같다" 하였다. 靈樞邪氣藏府病形篇에 이르기를, "肥氣는 脇下에 있어서 覆杯와 같다"고 하였다. 難經 56難에 이르기를 "肥氣가 左脇下에 있어서 覆杯와 같다"고 하였다. 이로 미루어 볼 때 旋杯는 覆杯의 오식임을 알 수 있다. 또한 이미 盤과 같다고 말하였는데 또 覆杯와 같다고 말한 것은 心下가 堅大하기 盤과 같으며, 그 형상은 중앙이 높고, 주변이 낮은 것을 말한다. 이를 按컨대 외부는 堅하지만, 내부에 물체가 없는 것 같다. 그러므로 覆杯와 같다고 한 것이다. 이는 水飮의 所致이기 때문이다. 本條 및 木防已湯의 痞堅, 十棗湯의 痞鞕滿, 甘遂半夏湯의 堅滿, 大陷胸湯의 石鞕은 그 형상이 각기 다르지만, 모두 水飮에 속한다. 단 緩急劇易와 兼症의 차이로 인해 主方이 각기 다를 뿐이다. 또 按컨대 56難에 覆大盤과 같다고 한 것은 아마도 크기가 覆盤과 같다는

1) 本方 以下의 29방(小陷胸湯 除外)은 小陽病의 定義에 부합되는 것이 아니지만, 病位가 半表半裏에 있는 것이므로 여기에 수록한다.

말의 誤記인 듯하다.

我說. 本條는 이 說에 의해 풀이해야 할 것이지만, 나의 實驗에 의하면, 本條는 肝脾 2臟 중의 하나가 腫大하여 心下로 波及한 것의 證治를 論한 것이다. 그러나 本方은 이 증상에 單用되는 일은 드물고, 大小柴胡湯과 合用되는 경우가 많다.

1) 枳朮湯方

枳實 25.0
朮 7.0

이것을 細剉하여 물 2合을 1合으로 달여서 찌꺼기를 버리고 1일 3회로 나누어 溫 혹은 冷服한다. 腹中이 柔해지는 것은 바로 散하려는 징조이다.

2) 선배의 論說 · 治驗

『千金月令』에는,

結氣를 主治하는 方

白朮 枳殼炒[2] 각 等量
찧어서 체를 쳐서 梧桐子大로 蜜丸하여 공복에 25丸을 飮下한다.

隔期 心胸簡通을 治하는 方

前方에 神麴을 加하여 각 1兩을 散劑로 만들어 時候에 관계없이 熱酒로써 1錢을 調下한다.

『脾胃論』에는, 枳朮丸(本方의 丸劑)은 痞를 寬解하고, 음식을 소화하며, 위를 강건케 한다.

『保命集』에는,

---

2) 知殼과 枳實은 동물로서 老幼의 차이가 있을 뿐이다.

束胎丸(本方의 丸劑)은 임신 8, 9월에 좋다.

『醫統』에는,

枳朮湯을 産後浮腫으로서 氣症에 속하는 것을 治한다.

我說. 病名에 따라서 擬方함은 모두 잘못이다. 따를 바가 못 된다.
東洞 옹은 本方을 정의하여 이르기를 心下堅滿, 小便不利하는 증상을 治한다고 하였다.

我說. 前記한 鄙見과 이 說에 따라서 本方의 治腹水作用을 想見해야 한다.

『叢桂亭醫事小言』에는,

또 心下에 大結塊가 있어서 盤과 같고, 覆杯와 같다. 水飮의 所致이다라고 仲景이 論한 증상은 주객에게 많다. 주객이 술을 싫어하고, 심한 냄새도 꺼리다가 후에 心下部가 이렇게 되는 증상은 원래 술에 상한 병인 바 初發症狀이라면 中正湯[3] 등으로 고칠 수 있지만 나중에는 水腫으로 化하여 致死한다. 枳朮湯을 쓰되 甘遂丸[4]을 투여하여 1下하도록 한다. 大柴胡 혹은 柴胡加芒硝의 腹證이 많은데, 10 중 3, 4의 경우는 治한다.

我說. 이는 肝臟硬變症의 證治를 논한 것인데, 甘遂丸을 쓰는 것이나 枳朮湯을 單用하는 것이나 모두 拙策이다. 本方을 大小柴胡湯, 柴胡加芒硝湯 등에 合用하거나 혹은 甘遂半夏湯을 겸용해야 한다.

---

3) 神麯을 加함은 사족이다.

4) 中正湯, 甘遂丸은 原氏의 創方이지만, 모두 無用한 것이다.

10. 枳實芍藥散에 관한 師論 註釋

產後에 腹痛하고 煩滿하여 臥할 수 없는 증상은 枳實芍藥散으로 主治한다.

(產後腹痛, 煩滿不得臥, 枳實芍藥散主之－『金匱要略』)

(註) "產後에 腹痛하고"란 동통이 하복부에 있음을 암시한 것이며, "煩滿하여 臥할 수 없음"은 복부가 팽만하기 때문에 煩悶하여, 이 腹滿과 동통으로 인해 橫臥할 수 없다는 뜻이지만, 이는 仲景이 本方을 婦人產後病門에 게재한 관계로 이렇게 論한 것이므로, 유독 하복통에만 그치지 않고, 흉통이든, 心下痛이든 癰膿이든간에 마음의 腹證만 있다면 이를 써서 可하다.

師曰, 產後腹痛의 治法은 마땅히 枳實芍藥散을 써야 한다. 만약 癒하지 않는 것은, 腹中에 어혈이 있어서 臍下에 부착된 것이다. 下瘀血湯이 이를 主治하는 데 좋다. 또한 經水不利를 主治한다.

(師曰, 產後腹痛, 法當以枳實芍藥散, 假令不愈者, 此爲腹中有瘀血著於臍下, 宜下瘀血湯主之, 亦主經水不利－『金匱要略』)

(註) 단지 產婦腹痛이라 하였지만, 아마도 복통 아래에 煩滿不得臥라는 5字가 생략된 것 같다. 왜냐하면 本方은 產婦腹痛의 特效藥이 아니고, 오직 그 煩悶을 겸한 증상을 主治하는 데 불과하기 때문이다.

1) 枳實芍藥散方

枳實・芍藥 각 等量

위의 2味를 찧어서 散劑로 하여, 方寸化씩 1일 3服한다. 아울러 癰膿을 主治하는 麥粥[1]으로 下한다.

我說. 이와 같이 本方은 원래 散劑인데, 지금은 아래와 같이 煎劑로 쓰고, 麥粥을 쓰지 않는다.

枳實・芍藥 각 6.0

이를 細剉하여 물 2合 5勺을 1合으로 달여서 찌꺼기를 버리고 1일 3회로 나누어 冷 혹은 溫服한다.

2) 腹 證

本方의 腹證은, 本方을 포함하는 大柴胡湯・四逆散 특히 四逆散의 腹證과 유사하지만, 이들 양자의 경우와 같은 胸脇苦滿症이 없는 점으로 이를 분별해야 한다.

3) 선배의 論說

東洞 옹은 本方을 定義하여,

腹滿拘攣하거나 혹은 동통하는 증상을 治한다고 하였다.

『險症百問』에는,

流産 후에 복통, 구토, 발열, 下利하고 不食하며, 혹은 회충을 吐下하며 舌이 正赤色인 자를 治한다. 師曰, 流産 後 腹痛 운운하는 증상에는 枳實芍藥散이 可하다. 구토가 멎으면

---

1) 麥粥은 즉 大麥粥이며, 仲景이 이를 쓴 까닭은, 그 治腹滿作用을 취한 것 같다.

곧 當歸建中湯을 써야 한다. 蛔蟲이 있는 자에게는 鷓鴣菜湯을 써야 한다.

我說. 이 說에 의하면, 本方에 鎭嘔作用이 있는 것 같은데, 나는 아직 그 然否를 모르겠다.

11. 排膿散에 관한 師論 補遺

『金匱要略』의 瘡癰 腸癰 浸淫病의 脈證 및 治法에 이르기를

(瘡癰腸癰浸淫病之脈證並治法曰 —『金匱要略』)

1) 排膿散方

枳實 16枚
芍藥 6分
桔梗 2分

위의 3味를 찧어 분말로 하고, 鷄子黃 1枚를 聚하여, 藥末과 鷄黃을 相等하게 揉和해서 飮에 和하여 1일 1服한다.

我說. 仲景이 脈證 및 治法이라 칭했는데 治方은 있고, 脈證이 없는 것은 아마도 후세에 이를 散逸한 것 같다. 그런데 東洞 옹이 本方을 정의하여 이르기를 "瘡家, 胸腹拘滿 혹은 粘痰을 토하며, 혹은 大便膿血者를 治한다"고 하였으며, 또 "瘡癰이 있어서 胸腹이 拘滿하는 자를 主治한다"고 述한 것은 틀림없는 確論이므로, 本方은 이에 따라 運用해야 할 것이지만, 지금은 대개 方을 아래와 같이 煎劑로 쓰고 卵黃은 쓰지 않는다.

枳實 芍藥 각 5.0
桔梗 2.0

煎法과 용법은 전과 같음.

2) 腹 證

本方은 枳實芍藥散에 桔梗을 미량 加한데 불과하므로 腹證上으로는 彼此를 구분하기 어렵지만, 本方에는 桔梗이 加해졌으므로 治癰膿作用은 枳實芍藥散에 비하여 한층 有力하고, 祛痰作用이 있음이 차이점이다.

3) 선배의 論說

『醫痛』에는,

排膿散은 內癰이 膿便으로 배출되는 증상을 治한다고 하였다.

『方機』 本方條에는,

瘡癰이 동통하며 膿潰하려는 것을 治한다(梅肉)고 하였다.

『險症百問』에는,

青州問曰, 眼下鼻傍의 1개소가 腫起하는 환자가, 처음에는 두통하고 腫處도 역시 微痛하며 색깔은 전혀 변하지 않고 오래도록 낫지 않으며, 그 腫이 점차 커지고, 동통이 점차 심하여 마침내 潰膿해서 死합니다. 또 1症이 있는데 처음에는 上齒의 1個所가 동통하여 그 치아를 뽑아 보니 小穴이 있어서 매우 깊지마는 통증을 호소하지 않았습니다. 師曰, 眼下鼻傍의 1個所에 종기 운운하는 증상에는 排膿散에 佰州散을 겸용하고, 때때로 梅肉散을 써서 이를 攻하면 간혹 治効를 얻는다.

『成蹟錄』에는,

加賀候의 臣 某가 농혈변이 있은 지 이미 5년인데, 浪華로 와서 醫治를 받은 지 3년이었다. 한 門生이 桂枝加朮附湯 및 七寶丸을 투여하였으나 낫지 않고, 마침내 선생에 診治를 청하였다. 이를 진찰하니, 腹滿攣急하고 小腹이 硬結하며 底部에 물체가 있었고, 重按하면 동통하였다. 그래서 排膿散을 투여하였는데 복약한 지 얼마 안 되어 來謝하면서 말하기를 宿痾가 모조리 제거되었다고 하였다.

『類聚方廣義』 本方條에는,

東洞 先生이 이 方에 排膿湯을 合하여 排膿散乃湯이라 명명하고, 諸 瘡瘫을 治하였다. 應鐘·再造·伯州 七寶를 겸용하는 것은 각기의 증상에 따른다.

骨槽風으로 膿潰 後에 收口되지 않는 것은 병독의 根蔕가 반드시 치근에 붙어 있으므로 그 치아를 拔去하지 않으면 결코 全治되지 않는다. 마땅히 그 齒牙를 拔去한 다음, 이 方을 써야 한다. 반드시 効驗이 있다. 伯州散을 겸용하고 時時로 梅肉散을 써서 이를 下한다.

산후에 惡露가 壅滯되어, 小腹瘫, 臀瘫 등을 發하고, 복부가 拘攣하여 동통하며, 大便泄利, 心下痞塞하여 음식을 取하려 하지 않고, 嘔하며 咳하는 자에게 역시 이 方이 좋다. 伯州散을 겸용한다.

咽喉結毒, 腐爛疼痛하며, 頸項에 結塊가 생기는 자에게는 鼴鼠丸을 겸용하는 것이 좋다. 鼴鼠丸을 쓰면 咽喉가 더욱 腐爛해진 후에 점차 平常으로 회복되고 결과도 따라서 없어진다.

我說. 伯州散으로 足하다. 특별히 鼴鼠丸을 쓸 필요가 없다.

『勿誤藥室方函口訣』 本方條에,

이 方은 諸 瘡瘍을 排撻하는 효력이 가장 우수하다. 그 妙는 桔梗과 枳實을 합한데 있다. 즉, 局方人蔘敗毒散에 枳殼, 길경을 운용한 것도 이 方意에 따른 것이다. 枳實을 發散에 쓰고, 當歸를 下氣에 쓰는 것도 古本草의 說이며, 또 이 方을 煎湯으로 활용할 때는 排膿湯과 合方하는 것이 좋다.

我說. 本方을 排膿湯과 合用해야 할 경우가 있고, 合用해서는 안 될 경우가 있으므로 언제나 일정한 것이 아니다.

12. 桂枝生薑枳實湯에 관한 師論 註釋

心中이 痞하고, 諸 逆症을 發하며, 心懸痛하는 증상은 桂枝生薑枳實湯으로 主治한다.

(心中痞, 諸逆, 心懸痛, 桂枝生薑枳實湯主之－『金匱要略』)

(註) 胸痞란, 心臟部에 異常感覺이 있는 病症의 총칭(후에 詳說함)이며, 心中痞란 心臟部 閉塞의 자각증이 있는 것을 말하며, 諸逆이란 氣逆·嘔逆·吐逆·噦逆 등을 말한다. 그리고 心懸痛이란, 『類聚方廣義』에 "按컨대, 『素問玉機眞藏論』에 이르기를 心懸如病饑라 하였고, 『王註』에 이르기를 心中이 虛하여 饑를 앓는 것과 같다고 하였으며, 『至眞要大論』에 이르기를 饑하여 不欲食 운운하며, 如心懸이라 하였고, 靈樞經脈篇에 이르기를 如心懸 如病饑라 하였으며, 師傳篇에 이르기를 胃中이 熱하면, 消穀하여 사람으로 하여금 懸心善饑케 한다고 하였는데, 이러한 증상으로서 통증이 있는 것이 즉 心懸痛이다" 하였다.

『傷寒雜病辨證』에는, "(上略) 무릇 心痛에 結痛과 懸痛의 차이가 있다. 心中이 支結하며 동통하는 것을 結痛이라 하고, 만약 다른 것에 弦引되어 동통하는 것은 이를 懸痛이라 한다. 懸과 弦은 통하는 字로서 懸癖을 옛날에는 弦癖이라 하였다. 『巢源』에 이르기를, 癖氣가 脇肋間에 있어서 弦症이 생겨 咳唾하면 脇下로 당기면서 懸痛한다. 이것이 懸癖이라 일컫는 所以이다라고 말하였다 이로써 懸痛이 곧 弦痛임이 입증된다"고 說하였다.

本條는 곧 狹心症의 證治를 논술한 것이다.

1) 桂枝生薑枳實湯方

桂枝 · 生薑 각 9.0
枳實 15.0

이를 細剉하여, 물 2合을 1合으로 달여서 찌꺼기를 버리고, 1일 3회로 나누어 冷, 혹은 溫服한다.

2) 선배의 論說 · 治驗

東洞 옹은 本方을 정의하여,
胸滿上衝하며 혹은 嘔하는 자를 治한다고 하였으며, 또 이르기를 按컨대, 마땅이 嘔證이 있어야 하며, 또 按컨대 '痞' 字 아래 '滿' 字가 빠진 것 같다고 하였다.

『方機』의 本方 主治에는,
逆滿하여 水를 吐出하고, 水藥을 받지 않는 자를 治한다(消塊 혹은 南呂) 하였다.

『成績錄』에는,
어떤 부인이 吐水症을 앓았는데, 물이 胸間으로 상승하여, 널리 퍼져 소리가 나면서 마침내 吐水를 하였는데, 每樣 日哺時에 發하여 初更에 이르면 그쳤다. 諸醫들이 大小柴胡湯 및 小半夏湯類를 투여하였으나 듣지 않았다. 선생이 이를 진찰하고 桂枝枳實生薑湯을 썼더니 완전히 나았다.
京師木屋街의 상인 津國屋某라는 사람의 점원이 찾아와서 이르기를, "저의 병은 언제나 薄暮에 시작하여 初更이 되면 그치는데, 발병하면 橫骨(第12肋骨)의 下部에서 소리가 나고, 점차 상승하여 心下에 이르면, 胸痛이 일어나고 크게 吐水합니다. 그리고나면 平常과 같습니다. 그밖에는 탈이 없습니다. 여러 의사에게 교대로 치료를 받기 五旬이나 되지만 낫지 않습니다." 하였다. 선생이 이를 진찰하고, 桂枝枳實生薑湯을 투여하였더니 三服 만에 병이 깨끗이 나았다.
어떤 남자가 吐水症으로 앓은 지 수십 일이 되는데 羸瘦가 날로 심하였다. 그 증상은 황혼시가 될 때마다 臍傍에 水聲이 發하고 揚騰上迫하여 心下部가 滿痛하면서 물은 數升이나 吐하고, 初更이 되면 반드시 멎었다. 음식은 如常하였다. 선생이 桂枝枳實生薑湯을 투여하였더니 그날 저녁에는 물이 上行했으나 吐하지는 않았고, 다음날 저녁에는 諸症이 모두 쇠퇴되고, 5, 6일 만에 완치되었다.

我說. 南涯 씨가 本方을 吐水症에 쓴 것은 師論의 활용이다.

『雜病辨要』에는,

心包略에 寒飮을 挾하여 微痛하는 것을 心痛이라 한다. 心中이 痞하고, 諸 逆症을 發하며, 心懸痛하는 者는 桂枝生薑枳實湯으로 主治한다 하였다.

我說. 狹心症에 大柴胡湯과 桃核承氣湯의 合方을 쓰면 흔히 주효가 있다. 이는 方本에 本方을 함유하기 때문이다. 아래의 그림을 참조할 것.

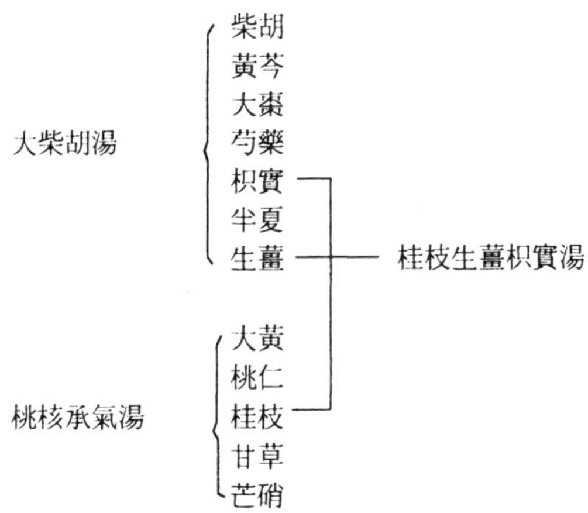

13. 茯苓杏仁甘草湯에 관한 師論 註釋

胸痺, 胸中氣塞하고 短氣하는 증상은 茯苓杏仁甘草湯으로 主治한다. 橘枳薑湯도 역시 이를 主治한다.

(胸痺, 胸中氣塞, 短氣, 茯苓杏仁甘草湯主之. 橘枳薑湯亦主之 ―『金匱要略』)

(註) 胸痺란, 『金匱』에 胸痺病은 喘息咳唾, 胸背痛, 短氣 云云이라고 說하였으므로 이 病은 胸膈門에 位置함을 推測할 수 있지만, 아직도 未分明한 點이 있었는데, 많은 苦心과 經驗에 依하여 心臟病을 일컫는 것임을 知得하였다. 즉 喘息咳唾는 心臟性 喘息이고, 胸背痛은 絞心症이며, 短氣(呼吸息迫)는 心臟性 呼吸困難이고, 氣塞이란 胸內가 塡塞된 것 같고, 호흡이 억제되는 것 같은 자각증이므로 이것 역시 일종의 心臟性 呼吸困難이다. 그러나 이 2方證에 있어서는 括蔞薤白白酒湯證 등(下記)과는 달리 喘息咳唾, 胸背痛은 客症에 불과하고, 氣塞 短氣가 主症이므로 仲景은 특히 이 四字를 胸痺의 아래에 첨가하여 이를 분명히 하였다. 그리고 仲景이 茯苓杏仁甘草湯으로 이를 主治한다. 橘枳薑湯 역시 이를 主治한다고 說한 眞意는 胸痺, 氣塞短氣를 主治하는 작용이 相似함을 가르치기 위한 것이지, 똑같다는 뜻은 아니다. 왜냐하면 나의 경험에 의하건대, 2方은 공히 氣塞短氣를 主治하지마는 茯苓杏仁甘草湯은 短氣가 主症이고 氣塞이 客症인데 비하여, 橘枳薑湯은 氣塞이 主症이고 短氣가 客症이기 때문이다.

1) 茯苓杏仁甘草湯方

茯苓 18.0
杏仁 12.0

甘草 6.0

이를 細剉하여 물 2合을 1合으로 달여서 찌꺼기를 버리고 1일 3회로 나누어 冷 혹은 溫服한다.

2) 선배의 論說 · 治驗

『方機』의 本方主治에는,

短氣息迫 혹은 喘急(紫圓)하는 자(酒客에게 가장 이 병이 많고, 本方을 써서 크게 효과가 있다)를 治한다.

我說. 나의 경험에 의하면, 本方證은 노인에게 가장 많다.

『成績錄』에는,

어떤 남자가 短氣息迫하며 喘症이 發하여 누울 수 없고, 面色이 창백하며, 胸中에 動悸가 있고, 맥이 沈微하였다. 선생이 茯苓杏仁甘草湯을 투여하였더니, 복용하기 3첩 만에 소변이 快利하고, 諸證이 완전히 癒하였다.

14. 橘皮枳實生薑湯에 관한 師論 註釋

胸痺, 胸中氣塞 短氣하는 증상은 茯苓杏仁甘草湯으로 主治한다. 橘枳薑湯도 역시 이를 主治한다.

(胸痺, 胸中氣塞短氣 茯苓杏仁甘草湯主之, 橘枳薑湯亦主之－『金匱要略』)

1) 橘皮枳實生薑湯方

橘皮 14.5
枳實 7.0
生薑 14.5

이를 細剉하여 물 2合 5勺을 1合으로 달여서 찌꺼기를 버리고, 1일 3회로 나누어서 冷 혹은 溫服한다.

2) 선배의 論說

東洞 옹은 本方을 다음과 같이 정의하였다.
胸痺, 心下痞滿, 嘔噦하는 자를 治한다.

『方機』 本方의 主治에는,

胸中痞塞하고, 逆滿, 短氣하는 자와 吃逆이 멎지 않는 자를 治한다.

『腹證奇覽』에는,

橘皮枳實生薑湯은 『千金論』에 이르기를, 胸痺 胸中이 답답하게 鬱結하여 塡滿하는 것 같고, 噎塞하여 習習如痒하며, 喉中이 澁燥하고 唾沫하는 증상을 治한다고 하였다. 즉 가슴이 꽉 메고 음식을 취할 적마다 목이 메어 항상 간지러운 것 같으며, 喉中이 깔깔하고 燥하며, 涎沫을 吐하는 증상인 바, 橘皮는 胸中의 氣滿을 解하며, 枳實은 痞를 破하고 痰을 退하며, 生薑은 胃中을 開暢시켜 冷을 溫하게 한다. 이것이 本方意이다라고 하였다.

『類聚方廣義』 本方條에는,

千金에는 胸痺, 胸中愊愊하여 如滿하며 噎塞習習하여 如痒하고, 喉中澁燥하고 唾沫하는 증상을 治한다 하였고, 『病源候論』에는 噎塞 아래 不利의 2字가 있는데 옳은 것이다. 脈에서는 實脈이 大하고 長弦하여, 按指하면 愊愊然한 반응이 있다. 註에 愊愊은 堅實한 형태라 하였다. 또 『外臺』의 甘草瀉心湯方後에 이르기를 겸하여 下痢不止하고, 心中이 愊愊하게 堅하며, 嘔하고 腸鳴이 있는 자를 治한다고 하였다. 按컨대 愊愊은 塡塞이란 뜻이다.

3) 橘皮의 醫治效用

『藥徵』에는,

橘皮는 吃逆을 主治하며, 아울러 胸痺·停痰을 治한다.

我說. 橘皮가 吃逆을 治하는 것은 東洞 옹의 說과 같지만, 吃逆症이 없음에도 불구하고, 이 약을 써야 할 경우가 드물지 않으므로 이를 定則으로 삼기 어렵다. 나의 경험에 의하면, 本藥은 진해, 鎭嘔, 鎭痙, 건위작용을 겸유하는 이뇨약으로서 魚毒을 解하는 特能이 있다. 아래 說을 보면 이를 알 수 있을 것이다.

『本草綱目』에는,

黃橘皮

氣味 苦味 辛溫하고 無毒하다.
主治 胸中의 瘕熱, 逆氣를 治하고 水穀을 利하며 －(중략)－ 降氣 通神한다(本經).

氣를 下하고, 嘔咳를 멎게 하며, 氣가 胸中으로 上衝하여 吐逆霍亂함을 治하고, 脾臟의

消化不能症을 治하며, 止洩의 効가 있고, 방광의 留熱停水를 제거하며, 起淋하여 소변을 利하게 하고, 寸白蟲을 驅除한다(別錄).

痰涎을 맑게 하고, 上氣咳嗽를 治하며, 胃를 開하고, 氣痢를 主治하며, 癥瘕痃癖을 破한다(甄權).

嘔噦, 反胃嘈雜하고, 가끔 淸水를 吐하며, 痰痞·痃瘧·大腸悶塞·부인의 乳癰을 療하고, 食料에 넣어 魚腥毒을 解한다(時珍)

發明 '杲說' 橘皮는 -(중략)- 脾·肺 2經의 氣分野에 쓰는 약이다. -(중략)- 一은 능히 胸中의 寒邪를 消導하고, 二는 滯氣를 破하며, 三은 脾胃를 益한다(하략). '頌說' 橘皮는 능히 散하고, 능히 瀉하고, 능히 溫하고, 능히 補하며, 능히 化하고, 化痰, 治嗽, 順氣, 理中, 調脾, 快膈의 効가 있으며, 五痳을 통하고, 酒病을 療함에 있어서 그 약효가 諸藥의 上位에 있다. '時珍說' 橘皮의 苦味는 능히 泄하고, 능히 燥하며, 辛味는 능히 散하고 능히 和하는 바, 이것이 百病을 治하는 所以는 그 理氣, 燥濕의 效가 있기 때문이다. 補藥과 같이 補하고, 瀉藥과 같이 쓰면 瀉하며, 升藥과 같이 쓰면 升하고, 降藥과 같이 쓰면 降한다. 脾는 元氣의 母이며, 肺는 攝氣의 器이다. 그러므로 橘皮는 脾·肺 2經의 氣分野에 쓴 藥이다. 단, 배합하는 바에 따라서 補瀉升降作用을 한다. 張潔古 씨가 말하기를, 橘皮·枳殼은 利氣作用이 있으므로 痰이 自降한다고 한 것이 이를 뜻한다(하략).

『本草備要』에는,

青皮[1]는 味가 辛苦하고 性이 溫하다. 青色이며, 氣烈하고, 肝膽의 氣分野로 들어가서 肝을 疏하고, 폐를 瀉하며, 滯를 破하고, 堅을 削하며, 消痰, 散痞하고, 肝氣鬱積, 脇痛多怒, 久瘧結癖, 疝痛乳癰을 治한다. 發汗의 효능이 가장 많으므로, 有汗·氣虛人에게는 사용을 금한다.

1) 青皮는 橘皮의 成熟되지 않은 것이다.

15. 橘皮湯에 관한 師論 註釋

> 乾嘔噦하고, 혹은 수족이 厥하는 자는 橘皮湯으로 이를 主治한다.
>
> (乾嘔噦, 若手足厥者, 橘皮湯主之－『金匱要略』)

(註) 乾嘔란 헛구역질을 말하며, 噦(얼)이란 딸꾹질이다. "혹은 수족이 厥하는 자"란 乾嘔噦하여 수족이 厥冷하는 자를 말하며, 全文의 뜻은 乾嘔噦하는 자 및 乾嘔噦이 심하기 때문에 수족이 厥冷하는 자는 橘皮湯이 主治한다는 것이다.

1) 橘皮湯方

橘皮 12.0
生薑 24.0

煎法과 용법은 前과 같으며, 咽을 下하면 곧 癒한다.

2) 선배의 論說·治驗

東洞 옹은 本方을 다음과 같이 定義하였다. 胸中이 痺하고 嘔噦하는 자를 治한다.

『古方便覽』에는,

어떤 남자가, 열병을 10일 가량 앓았는데, 吃逆(딸꾹질)을 發하여 1주야가 되도록 멎지 않아서 곧 죽게 되었던 바, 내가 이 方을 투여하여 治하였다.

『方輿輗』本方條에는,

이 증상에 手足厥이라 하였는데, 실은 氣逆으로 인해 그렇게 되는 것이지, 虛寒으로 인해 發하는 것이 아니다. 그 手足厥症은, 氣가 胸膈으로 上逆하여 四肢末로 순행하지 않기 때문이다. 그러므로 그 증상이 危殆한 것 같더라도 本方과 같이 輕淡한 약을 써서 그 氣가 순행하면 瘉하는 것이다. 일찍이 어떤 남자가 하절에 곽란토사는 이미 그쳤지만, 乾嘔症이 멎지 않고, 겸하여 딸꾹질(噦)을 발하고, 수족이 微厥하며, 맥이 細하여 끊어질 것 같았다. 여러 의사의 診治를 받아서 浮子理中湯, 四逆加人蔘湯 혹은 吳茱萸湯, 蔘附蔘薑類에 이르기까지 百方의 施治를 다하였으나, 하나도 듣지 않았다. 마지막으로 내가 진찰한 결과, 다소 희망이 있었으므로 橘皮湯을 지어 이를 달여서 澄淸을 버리고, 冷熱의 중간 정도로 해서 조금씩 마시게 하였다. 나는 종일 病家에 머물러서 再四 診視하고 복약법까지 지시하고 지켜보았는데 약을 마시자 약간 안정되고, 아침에 救治할 수 있었다. 무릇 上焦의 病症으로서 乾嘔가 微하다면 어찌 生路가 없겠는가. 내가 經劑로써 死地의 환자를 구한 것은 다음의 1證이 있기 때문이다. 즉 少陰病의 下利가 그치지 않고 厥逆하며, 脈이 없는 者도 乾嘔하며 煩하는 證은 仲景이 이를 버리지 않고, 白通加猪膽汁을 투여한 비결에서 유래한 것이다.

我說. 이 증상의 乾嘔噦은 主症이며, 수족이 微厥하고 맥이 細하며 끊어지려 하는 것은 客症이다. 그러므로 本方을 써서, 그 主症을 治하면 客症은 附隨的으로 낫는 것이다. 만약 客症이 甚한데 眩惑되어 잘못 '캄퍼'주사를 놓는다면 병을 고치지 못할 뿐더러 죽음을 재촉하게 될 것이다. 이것이 내가 소위 강심제라는 것을 배척하는 이유의 하나이다.

16. 橘皮竹茹湯에 관한 師論 註釋

> 噦逆하는 자는 橘皮竹茹湯으로 이를 主治한다.
>
> (噦逆者, 橘皮竹茹湯主之－『金匱要略』)

(註) 噦逆이란, 氣逆으로 인해 噦하는 것이며, 橘皮湯證의 噦症도 역시 氣逆의 원인이 있지만 그 噦症은 주로 水毒의 上迫으로 인한 것이므로 噦을 發함과 함께 乾嘔 혹은 手足厥症을 發하는 것이다. 그런데 本方의 噦은 氣逆이 主이고, 水毒上迫은 客이므로 단지 噦症을 發할 따름이고, 乾嘔, 手足厥을 일으키지 않는 것이다. 2方 중의 橘皮, 生薑 量의 다소를 보아 이 뜻을 알 수 있다.

1) 橘皮竹茹湯方

橘皮 19.0
竹茹 5.0
大棗 4.6
生薑 5.0
甘草 3.0
人蔘 0.6

이를 細剉하여 물 3合을 1合으로 달여서 찌꺼기를 버리고, 1일 3회로 나누어 冷 혹은 溫服한다.

我說. 나는 항상 半夏 7.0 이상을 加用한다. 이는 本方과 小半夏湯을 合方한 뜻으로 妙效가 있기 때문이다.

2) 선배의 論說 · 治驗

『三因方』은 本方條에서,

咳逆, 嘔噦하고 胃中이 虛冷하여, 一噦마다 8, 9聲이 연속되어 氣를 거두어 회복되지 않아서 사람을 놀라게 하는 증상을 治한다고 하였다.

我說. 이 증상은 백일해의 발작이며, 吃逆(딸꾹질)의 증상이 있을 경우는 本方이 혹시 주효할 수 있을 것이다. 그러나 胃中이 虛冷하다는 것은 잘못이다. 왜냐하면 本方證은 陽證이지 陰虛證이 아니기 때문이다.

東洞 옹은 本方을 定義하여,
胸中이 痺하고 噦逆하는 者를 治한다고 하였다.

『古方便覽』에는,

어떤 상인이 나이는 70여세인데, 吃逆證을 앓는 지 30일이고, 입으로 勺飮도 넘기지 못하여 諸醫의 치료를 받아도 낫지 않은 지 18일째 되었는데, 東洞 선생이 왕진하니, 인후가 육탈하여 이미 딸꾹질 소리도 나지 않고, 다만 腹中에서 울릴 뿐이었다. 곧 橘皮竹茹湯 1첩을 무게 12錢으로 지어 2劑를 썼더니 주효하였다.

『類聚方廣義』 本方條에는,

本方의 藥量과 水率이 어울리지 않으며, 또한 他藥의 분량은 많은데, 人蔘은 겨우 一兩뿐이다. 仲景의 方中에는 이런 예가 絶無한데, 아마도 착오인 듯하다. 按컨대 朱肱의 『活人書』에는 半夏가 들어 있다.
小兒의 吐乳 및 百日咳에는 本方에 半夏를 加하면 극히 유효하다. 腹證에 따라서 紫圓 南呂丸을 겸용한다.

我說. 나의 경험에 의하면, 백일해는 小柴胡湯 혹은 小柴胡加石膏湯에 半夏厚朴湯을 合用해야 할 경우가 많고, 本方을 要하는 경우는 비교적 드물다.

『勿誤藥室方函口訣』本方條에는,

本方은 橘皮의 下氣를 주로 하고, 竹茹의 潤降作用을 겸한다. 그러므로 氣逆噦을 發하는 자를 主治한다. 또 甘草를 多用하는 것이 수단이다. 만약 소량을 쓰면 효력이 없다(下略).

17. 茯苓飮에 관한 師論 註釋

外臺茯苓飮은 心胸 중에 停痰宿水가 있어서 저절로 水를 吐出한 후, 心胸間이 허하고 氣滿하여, 不能食하는 증상을 治한다. 痰氣를 消하고 能食케 한다.

(外臺茯苓飮, 治心胸中有停痰宿水, 自吐出水後, 心胸間虛氣滿, 不能食, 消痰氣, 令能食－『金匱要略』)

(註) '心胸中'은 胃中을 뜻하며, "氣滿하여 不能食"이란 食時에 임하여 아직 섭식하지 않았는데도, 이미 胃部에 팽만감이 생겨서 음식을 섭취할 수 없다는 뜻이다.

1) 茯苓飮方

茯苓・人蔘・朮 각 7.0
枳實 5.0
橘皮 6.0
生薑 9.5

煎法・용법은 同前.
(本方에도 역시 半夏를 加하는 것이 좋다)

2) 腹 證

本方 中에는 人蔘이 있으므로 腹證上으로는 心下가 痞鞕하고, 枳實이 있으므로 상복부가 膨滿하다. 또 茯苓・朮・橘皮・生薑이 있으므로 胃內停水가 있고, 茯苓朮이 있으므로

尿利가 減少 或은 頻數(빈삭)된다. 또 茯苓이 있으므로 心下動悸가 있고, 茯苓·人參·枳實·橘皮·生薑이 있으므로 吐水하게 된다. 이것이 東洞 옹이 本方을 心下痞鞕하고, 動悸하며, 小便不利하고, 胸滿하여 저절로 宿水를 吐하는 者를 治한다고 定義한 所以이므로 이 腹證과 師論을 倂考하여 本方을 운용해야 한다.

3) 선배의 論說·治驗

『方機』本方의 主治에는

胸中에 痰飮이 있어서 滿하여 不能食하는 자(南呂), 水를 吐出하고 心下가 痞鞕하며, 小便不利하는 자(紫圓), 脚氣, 小便不利, 心下悸하고, 逆滿하며 嘔하는 자(蕤賓 혹은 紫圓)를 治한다.

『建珠錄』에는,

大炊相公의 臣, 田太夫, -(중략)- 그 부친 甲州君이 나이가 이미 90여세인데, 원래 의약을 불신하고 무익하다고 생각하였는데, 근래 선생의 의술을 크게 숭상하고, 가족들에게 이르기를 내가 만약 앓게 되면, 부탁할 분은 오직 東洞뿐이라고 하였다. 그후 수년을 지나서, 傷寒病을 앓아서 心胸이 煩熱하고 譫言妄語를 하며, 소변이 不利하고, 飮食이 不進하기 무릇 6일이었다. 家人이 선생을 모셔 이를 진찰케 하였는 바, 心胸이 煩滿하고 사지가 微腫하였다. 곧 茯苓飮을 지어 복용시키니, 水 數升을 吐出하고 瘉하였다. 甲州君은 전에 나이 60이 되자 盛夏에도 겹옷을 입고 오히려 춥다고 하였는데, 이를 노쇠의 소치라고 생각하였다. 그런데, 이 병이 瘉한 후로는 홑옷을 입고 小壯時나 다름이 없었다. 이로 미루어 종전의 상태는 병으로 인한 것이지 노쇠에 기인함이 아니었음으로 알 수 있다.

『成績錄』에는,

어떤 부인이 胃反證을 앓는 지 9년이나 되었는데, 衆醫의 診治를 받았으나 조금도 효험이 없었다. 선생이 이를 진찰하니, 心不가 攣結하고, 토하면서 渴하지 않고, 음식을 대하여도 구미가 당기지 않았다. 心胸間에 痰飮이 있었다. 그래서 茯苓飮을 투여하니 복용한 지 수일 만에 瘉하였다.

『類聚方廣義』本方條에는,

胃反 呑酸 嘈雜 등 心下痞鞕, 小便不利하고 혹은 心胸이 동통한 자를 治한다. 또한 每朝 惡心하고 苦酸水 혹은 痰末을 吐하는 증상을 治한다. 南呂丸, 陷胸丸 등을 겸용한다.

노인이 항상 痰飮으로 괴로워하며, 心下痞滿하고, 음식이 소화되지 않으며, 下利하기 쉬운 증상을 治한다. 또 소아가 乳食이 소화되지 않고, 吐下를 그치지 않는 증상, 그리고 백일해로 心下가 痞滿하고 咳逆이 심한 증상을 治한다. 모두 半夏를 加하면 著效가 있다 만약 脇腹部에 癖塊가 있고, 혹은 대변이 難한 자에게는 紫圓을 겸용한다.

『方伎雜誌』에 이르기를,

川崎驛, 會津屋某의 처가 소위 疝積留飮通을 3, 4년 동안이나 앓았는데, 발작하면 고통이 심하여 죽을 지경이었다. 諸醫의 診治를 받았으나 낫지 않고, 식사가 점점 감소되어 정력이 쇠약하여 빈사상태였다. 그 무렵, 미국인 의사 '헤본'이라는 사람이 橫濱에 와 있었는데, 용하다는 평판이 있어서 환자가 몰려들었다.

會津屋의 처도 비록 고치지 못할지라도 '헤본'의 치료를 받아보고 싶어서 轎子를 타고 橫濱에 이르러 '헤본'에게 청하였더니, 진찰하는 데 뭔가 이상한 기구 등을 쓰고 또한 鼻耳를 환자의 흉복부에 대고 병증을 살피니, 환자나 婢僕들도 기이하게 생각하여, 일본의사와는 매우 다르다고 감복하였다. 진찰을 끝내고 '헤본'이 말하기를, 이 환자는 불치의 병이니 치료를 할 수 없다고 하였다. 주인과 가족들은 투약을 간청하였으나 불치의 환자에게 무익한 투약을 할 수 없다고 거절당하였다. 인도의 기파나 중국의 편작 같은 명의라고 생각했던 의사로부터 치료를 거부당하여 크게 실망하고 귀가하여, 아무래도 죽을 수밖에 없을 것이라고 낙심하여 식음을 전폐하고 우울하기 그지 없었다.

가족과 친척들이 모여서 백방으로 위로하여 겨우 음식은 들게 되었으나 그대로 방치할 수 없다는 의견을 모아, 나에게 診治를 청하였다. 진찰하니 羸瘦하여 혈색이 없고, 心下가 痞鞕하며, 주야로 脊痛이 빈발하였고, 때때로 水飮을 토하며, 음식이 부진하였다. 야간에 잠을 못 잔 탓인지 주간에는 鬱鬱하여 기력이 매우 쇠퇴하였고, 사람을 대하기 싫다고 하였다.

생각컨대 이 환자는 시초에 식사도 조심하지 않았고, 藥治도 불성실하여 묘약과 奇方만 찾아다니면서 誤藥을 남용한 소치인 듯하였다. 面部와 사지가 肉脫한 가운데 微腫現象이 있었다. 맥은 沈弱하지만 必死의 증상으로는 보이지 않았다. 그래서 茯苓飮加半夏를 투여하고, 消塊丸을 每夜 八分씩 겸용하기를 한 달쯤 계속하니, 痞鞕이 환화되고, 吐水가 멎었으며, 조금씩 식사를 하게 되었다. 이때부터 當歸四逆加吳茱萸生薑湯으로 轉方하고 消塊丸을 1錢씩 겸용하기를 또 月餘間 계속하니 諸症이 제거되고 음식이 如常하게 되었다. 洋醫 '헤본'에게 불치의 질환이라고 치료를 거부당한 환자가 全快되었으므로 환자와 가족들이 재생의 은혜를 기뻐하며 사례하였다.

18. 枳實薤白桂枝湯에 관한 師論 註釋

胸痺 心中痞하여 留氣가 胸中에 맺혀 있어서 胸滿하며, 脇下에서 心을 逆搶하는 증상은 枳實薤白桂枝湯으로 主治한다. 人蔘湯도 역시 이를 主治한다.

(胸痺, 心中痞, 留氣結在胸, 胸滿, 脇下逆 搶心, 枳實薤白桂枝湯主之. 人蔘湯亦主之－『金匱要略』)

(註) 『方輿輗』 本方條에는,

이 方은 心中이 痞하고 氣가 맺혀서 胸滿하며, 脇下에서 때때로 心을 衝擊하는 증상을 治한다고 하였다.

『勿誤藥室方函口訣』 本方條에는,

이 方은 胸痺症의 搶逆의 勢가 심하고, 心中이 痞結되는 자를 治한다. 括蔞薤白白酒湯과 同類의 약인데 白酒湯은 喘息胸痛을 主治하고, 半夏湯은 心痛이 撤背하여 不得臥하는 것을 主治하며, 本方은 脇下에서 逆搶하는 것을 主治하여, 각기 趣意가 다르다. －(중략)－ 新崎國林 씨는 本方을 써서 心腹痛 및 噦噎反胃를 治한다고 하였다.

위의 2說에 의하여 本條의 뜻을 새겨야 한다.

1) 枳實薤白桂枝湯方

枳實・厚朴 각 8.5

薤白 17.0

桂枝 2.0
括蔞實 4.0

이를 細剉하여 물 3合을 1合으로 달여서 去滓하고, 1일 3회로 나누어 冷 혹은 溫服한다.

2) 선배의 論說 · 治驗

東洞 옹은 本方을 정의하여,
胸痺, 胸腹, 滿痛, 上逆하는 자를 治한다고 하였다.

我說. 이는 腹證上으로 立論한 것이며, 胸腹滿은 枳實 厚朴이 治하는 것이고, 동통을 治하는 것은 諸藥이 協力해서 이루어지는 것이며, 上逆은 主로 桂枝가 治하는 것이다.

『方機』本方의 主治에는,

心中이 痞하여 胸脇滿하고, 脇下에서 心으로 衝逆하는 者, 胸滿心痛 혹은 腹痛하는 자(南呂 혹은 控涎丹), 隔噎胸痛하는 者(控涎 혹은 紫圓)를 治한다.

『陰症百問』에는,

眞隔噎症에 대하여 師 曰, 眞隔噎 운운은 枳實薤白桂枝湯 혹은 括蔞薤白白酒湯 혹은 茯苓飮 혹은 小陷胸湯을 투여하고 紫圓으로써 이를 攻하면 간혹 낫는 수가 있다. 낫는 증상은 반드시 한 凝塊가 있어서 胸部에서 腹部로 下한다. 처음에 脇下를 接하면 半月狀을 이루었다가, 복부로 다 下하면 크기가 如瓜하고, 噎症이 멎으며, 음식을 토하지 않고 穢物이 下하면 오이(瓜) 같은 凝塊가 감소되어 全癒한다.

我說. 이 증상은, 아마도 위암이 隣接臟器에 癒着된 것이 藥力으로 인해 剝離되어 치유된 것 같다.

『生生堂治驗』에는,

五條高倉의 동쪽에서 약방을 경영하는 某가 胸痛嘔吐症을 앓기 7년이 되자, 隔噎症으로 변하였다. 선생이 진찰하니 6脈이 細小하고, 心下에 動悸가 있으며, 水聲이 역력하였다. 枳實薤白桂枝湯을 투여하고 每番 赫赫圓 30丸을 3일간 겸복시켰다. 설사를 하였는데, 모두 漆과 같은 黑色物을 下하고, 병세가 매우 호전되었다. 그후 10수일 만에 心中이 懊憹하고, 膠固한 黑痰을 吐出하더니 질환이 깨끗이 나았는데 그후 십여년이 지나서 재발하여 죽었다.

『類聚方廣義』 本方條에는,

所謂 痰勞症, 咳嗽胸滿하고 동통하며, 혹은 脇肋肩背가 攣痛하고, 粘痰 혹은 唾血하는 증상에는 本方을 쓰되, 마땅히 胸滿, 胸背攣痛을 목적으로 해야 하며, 南呂丸 혹은 姑洗丸을 겸용한다.

3) 薤白의 醫治效用

『本草綱目』에는,

薤白

氣味 辛苦味이고, 溫性이며 無毒하다.

主治 (상략)- 寒熱을 除하며, 水氣를 去하고, 溫中하며, 結氣를 散한다.

羹食하면 病人에게 利하다. 諸瘡, 風寒水氣에 損傷된 腫痛에는 찧어서 바른다(別錄).

煮食하면 耐寒 調中하고, 不足을 補하며, 久痢冷瀉를 멎게 하고, 사람을 肥健케 한다(日華).

洩痢下重을 治하고, 능히 下焦陽明의 氣滯를 除하며(李杲, 好古曰, 下重은 氣滯이다. 四逆散에 이를 가하여 氣滯를 泄한다), 少陰病의 厥逆洩利 및 胸痺刺痛을 治하고, 下氣, 散血, 安胎하며(時珍), 補虛, 解毒한다(臟器).

『本草備要』에는,

薤 辛苦 溫滑하여, 調中 肋陽 散血 生肌하고, 下焦大腸의 氣滯를 泄하고, 泄利下重 胸痺刺痛 肺氣喘急을 治하며, 安胎 利産의 効가 있고, 湯花傷에 塗擦한다.

『藥徵』에는,

薤白 心胸이 동통하고 喘息咳唾함을 主治하며, 아울러 背痛 心中痞를 治한다.

『方伎雜誌』에는,

薤白 5월에 根이 實할 때 채취하여 두 쪽으로 갈라서 잘 말려두었다가 사용시에 小口로부터 잘라서 쓴다. 곰팡이가 피지 않도록 주의하여 때때로 말려야 한다. 痰飮, 肩背의 동통 등에는 참으로 聖藥이다. 類聚方의 薤白諸方을 쓰면 그 효력을 알 수 있을 것이다.

이상의 諸說이 가르치는 바에 의하면, 本藥은 溫性解凝藥이며, 心臟性喘息, 心臟神經痛 등을 主治하는 特能이 있다고 말할 수 있다.

4) 括蔞實의 醫治效用

『本草綱目』에는,

括蔞實

氣味 苦味 寒性 무독.
主治 胸痞를 治하며, 人面을 悅澤케 한다(別錄).

肺燥를 潤하게 하고, 火를 降下하며 해수를 治하고, 痰結을 滌痛하며, 인후를 利하고 소갈을 멎게 하며 大腸을 利하고, 癰腫瘡毒을 消한다(時珍).
虛勞 口乾을 補하고, 심폐를 潤하게 하며, 토혈 腸風瀉血 赤白痢 手面皺를 治한다(別錄).

『本草備要』에는,

括蔞仁 甘味는 肺를 補하고, 寒性은 下를 潤하게 하며, 능히 上焦의 火를 消하고 痰氣를 下降케 하며 해수를 治하는 要藥이다. 또 능히 胸中의 鬱熱垢膩를 蕩滌하며, 生津 利腸 通乳 消腫의 効가 있고, 結胸 胸痞를 治한다. -(중략)- 일체의 血症을 治한다. 瀉하는 者에게는 사용을 忌한다.

『藥徵』에는,

括蔞實 胸痺를 主治하는 한편 痰飮을 治한다.

『方伎雜誌』에는,

括蔞實 東洞 先生의 試驗으로 土瓜實을 쓴다. 胸痺 痰飮 해수에는 著効가 있어서 括蔞仁보다 낫다. 지금은 藥鋪에서도 土瓜實을 파는 곳이 많다. 또한 仲景方에는 實이라 칭하고, 仁이라 하지 않았다.

이상의 諸說을 참조하건대, 本藥은 冷性인 消炎解凝藥으로서 心肺原因喘咳胸痛 등을 主治하는 特能이 있다고 할 수 있다.

19. 括蔞薤白白酒湯에 관한 師論 註釋

> 胸痺病은 喘息咳唾하고 胸背가 疼痛하며, 短氣하고, 寸口脈이 沈遲하며 關上이 小緊數하다 括蔞薤白白酒湯이 이를 主治한다.
>
> 胸痺之病, 喘息咳唾, 胸背痛, 短氣, 寸口脈沈而遲, 關上小緊數, 括蔞薤白白酒湯主之一『金匱要略』)

(註) 徐씨의 말.

此段[1]은 실로 胸痺의 證脈을 註釋한 것이다. 후에 胸痺라 칭하는 것은 모두 이로써 概念을 삼아야 한다. 단, 약간의 參差不同(참차부동)한 것이 있으므로 특히 初頭에 게재하여 胸痺의 主證主脈主方으로 할 따름이다.

吉益南涯 씨의 말.

무릇 胸痺라 하면, 반드시 喘息咳唾의 증상이 있다. 胸痺病은 喘息咳唾(痰飮이 血氣를 閉塞하여 氣가 약간 통달하고 不暢하기 때문이다)하며, 胸背疼痛하고 短氣하며(혈기가 순행하려고 동통을 발하며, 痰飮이 밖에서 閉塞하므로 短氣해지는 것이다), 맥이 沈·遲하며(본래는 위에 寸口란 2字가 있고, 아래에 關上小緊數이란 5字가 있는데 이를 생략하였다. 이는 밖에서 痰飮이 閉塞하여 나타내는 所見이다. 遲는 實한 형태이다), 括蔞薤白白酒湯이 이를 主治한다(이 湯은 痰飮을 쫓고 혈기를 순행케 한다).

以上의 2說에 의해 本條를 이해할 것이다.

---

1) 本條는『金匱』의 胸痺心痛短氣病脈證治의 初頭에 실려 있으므로 徐씨가 此段이라 하였다.

1) 括蔞薤白白酒湯方

括蔞實 2.4
薤白 9.5

이를 細剉하여 上清酒 1合 5勺을 붓고 5勺으로 달여서 去滓하고 頓服한다.

我說. 本方과 次方은 白酒로서 煎出하는 것이 原法이지만, 本邦에는 白酒가 산출되지 않으므로 吉益東洞 옹의 경험에 의거해서 청주로 대용한다.

2) 선배의 論說 · 治驗

『續建珠錄』에

어떤 부인이, 胸中이 동통하고, 번민하여 견딜 수 없었다. 급히 안마를 하면 동통이 背部로 옮겨지고, 음식과 藥汁이 咽下하지 않았는데 만약 咽下하면 반드시 통증이 심해졌다. 전신이 肉脫하고 맥이 미세하였다. 括蔞薤白白酒湯을 투여하여 2, 3貼을 복용하자, 통증이 크게 감퇴하고, 음식을 咽下할 수 있었다. 그후 십여일을 지나서 통증이 다시 재발하여 甘草粉蜜湯을 作丸하여 겸용시키니 며칠 안 되어 全癒하였다.

『類聚方廣義』 本方條에,

胸痺病으로 心胸痛이 背部에 徹하는 이 2方(本方과 次方을 말함)이 아니면 고칠 수 없는데, 下方이 더 낫다. 증상에 따라서 姑洗丸을 겸용한다. 眞心痛으로 호흡이 곤란한 자에게는 이하의 2方을 撰해야 한다.

20. 括蔞薤白半夏湯에 관한 師論 註釋

> 胸痺로 臥할 수 없고, 心痛이 背部에 徹하는 자는 括蔞薤白半夏湯으로 이를 主治한다.
>
> (胸痺 不得臥, 心痛徹背者, 括蔞薤白半夏湯主之－『金匱要略』)

(註) 本條는 胸痺의 아래에 喘息咳唾, 胸背痛, 短氣란 9字가 있는 것으로 보고 해석해야 한다. 臥할 수 없음은 喘息咳唾, 短氣로 인한 所致이며, 心痛 즉 心臟神經痛이 背部에 徹하는 것은 胸背痛이 增劇한 것이므로 本方은 前方證의 劇增을 主治하는 것이며, 2方의 차이점은 半夏의 有無에 있다. 이로써 그 治効를 분별해야 한다. 東洞 옹이 本方을 정의하여 括蔞薤白白酒湯證으로서 嘔하는 자를 治한다고 하였고, 또 按컨대 마땅히 嘔 혹은 胸腹鳴證이 있을 것이라고 한 것은, 다만 半夏治効의 일부를 말한 것에 불과하므로 定義로 삼기에는 부족하지만 참고로 해야 한다.

1) 括蔞薤白半夏湯方

括蔞實 2.4
薤白 3.6
半夏 7.2

煎法과 용법은 전과 같다.

2) 선배의 論說

『類聚方廣義』 本方條에,

千金括蔞湯, 括蔞實 1枝, 半夏 半斤, 薤白 1枚, 枳實 2兩, 生薑 4兩 次上 5味를 㕮咀(細剉와 같음)하여, 白戴酒 1斗를 붓고 달여서 4升을 取하여, 1升을 복용하면 主療가 本方과 같다. 이를 시험한 바, 括蔞薤白半夏湯症으로서 心胸痞滿한 자에게 매우 좋다.

我說. 이는 本方의 方意로 확충한 것이다. 증상에 따라서 이를 써야 한다.

蛔蟲痛으로 간혹 2方證과 類似한 것이 있지만, 2方證에는 반드시 痰涎短息症이 있고, 또한 동통이 반드시 背部에 徹한다. 蛔蟲痛은 반드시 汚水 혹은 白沫을 토하고, 혹은 惡心하며 혹은 동통의 轉移가 있는 것이 차이점이다.

21. 甘草湯에 관한 師論 註釋

少陰病으로, 2, 3日 만에 咽痛하는 자에게는 甘草湯을 투여하고, 낫지 않는 자에게는 桔梗湯을 투여한다.

(少陰病, 二三日, 咽痛者, 可與甘草湯, 不差者, 與桔梗湯－『傷寒論』)

(註) 仲景이 少陰病 운운한 데는 深意가 있는 것인데(제1권 半夏散 및 湯條를 참조할 것), 本方은 少陰病에 한하지 않고 모든 急迫症을 主治하는 것이므로 인후통이라 하지만, 視診上 著變이 없고, 단지 急迫으로 인해 동통하는 것은 本方의 主治이다. 이에 관한 상세한 설명은 제1권 甘草의 醫治效用에 있으므로 대조할 것이다.

1) 甘草湯方

甘草 8.0

이를 細剉하여 물 1合을 붓고 5勺으로 달여서 去滓하여 溫服한다.

2) 선배의 論說

『得效方』에,

獨勝散(本方을 말한다)은, 藥毒, 蠱毒, 蟲毒(腹中의 蟲毒을 말한다), 蛇諸毒을 解한다(하략).

『外臺秘要』에,

近效 1方(本方을 말한다)은, 赤白痢症으로 1일 數十行하는 것을 療하는 바, 노소를 불문한다(하략).

『錦囊秘錄』에,

國老膏(國老는 甘草의 별명이며, 國老膏는 本方을 煉藥으로 만든 것이다)는 一切 癰疽가 發하려 할 때, 미리 이를 복용하면 능히 消腫 逐毒하여 毒氣의 내공을 예방하는 바, 그 효험을 具述할 수 없을 정도이다(하략).

『聖濟總錄』에,

甘草湯은 熱毒腫 혹은 몸에 瘭漿이 생기는 것을 治한다(하략).

또 舌이 갑자기 腫起하여, 입 안이 가득하고, 목을 막아 氣息이 불통해서 命在頃刻인 危症을 治한다.

我說. 이상의 諸症에 本方이 유효함은 모두 急迫症을 治하기 때문이다.

『類聚方廣義』 本方條에,

무릇 紫圓, 備急圓, 梅肉丸, 白散 등을 써서 아직 시원스럽게 吐下가 되지 않고, 惡心腹痛하며, 苦楚悶亂하는 자에게 甘草湯을 쓰면 快하게 吐瀉가 되고, 복통이 빨리 가라앉는다.

孫思邈 曰, 무릇 탕을 복용하고, 嘔逆하면서 入腹하지 않는 자는 먼저 甘草 3兩을 물 3升으로 달여서 2升을 取하여 이를 복용해서 토하더라도 이를 복용하고, 토하지 않으면 더욱 좋다. 嘔逆이 安定된 후에 餘湯을 복용하면 有利하고 다시 토하지 않게 된다. 이는 急迫憤悶症으로서 半夏生薑이 主治하는 바와 病情이 다르므로 주의해서 조처해야 한다.

22. 桔梗湯에 관한 師論 註釋

少陰病으로 2, 3일 만에 咽痛을 발하는 자에게는 甘草湯을 투여한다. 낫지 않는 자에게는 桔梗湯을 투여한다.

(少陰病, 二三日, 咽痛者, 前與甘草湯, 不差者, 與桔梗湯 -『傷寒論』)

(註) 甘草湯을 써도 咽痛이 낫지 않는 자에게는 本方을 써야 한다는 뜻이며, 甘草湯으로 낫지 않는 咽痛은 단지 急迫할 뿐만 아니라, 인후의 내부가 發赤腫脹하거나 혹은 화농되었기 때문이므로 甘草湯에 桔梗을 加하여 급박증을 治함과 함께 기질적 병변을 療하는 것이다.

咳하고 胸滿하며, 振寒하고, 맥이 數하며 咽乾하되 不渴하고, 때로 濁唾腥臭를 咯出하며, 오래 米粥 같은 膿을 토하는 증상은 肺癰이다. 桔梗湯으로 이를 主治한다.

(咳而胸滿, 振寒, 脈數咽乾不渴, 時出濁唾腥臭, 久久吐膿如米粥者, 爲肺癰. 桔梗湯主之 -『金匱要略』)

(註) 咳하고 胸滿하다는 것은 咳함으로 인해 心下部가 膨滿된다는 뜻이고, 唾는 痰과 同義이므로 濁唾腥臭를 咯出한다는 것은 腥臭 있는 濁痰을 咯出함을 말한다. 또 肺癰이란, 膿 혹은 膿血을 咯出하는 病症의 汎稱인 바, 現今의 腐敗性 및 化膿性 氣管炎, 急性肺炎, 肺壞疽, 肺膿瘍 등도 포함된다.

金匱에서의 本方과 桔梗白散과의 主治證이 相等하기 때문에 여러 가지 논의가 야기되는 바, 尾臺榕堂 씨는 말하기를,

咳하고 胸滿하며, 振寒 脈數 운운은 肺癰症의 至劇至重한 것으로, 桔梗白散일지라도 그 질병의 窠窟을 소탕하기 어려운 것인데, 하물며 本方으로는 불가능하다. 金櫃桔梗湯과 外臺桔梗白散의 症治가 같다고 하는 것은 전적으로 착오에 속한다. 이를 사실로써 徵驗해 본다면, 2方의 主治하는 바에 있어서 그 병의 輕重과 治의 緩急이 판연해질 것이다.

라고 하였다. 이 설에 일리가 있지마는 이에 의하면 桔梗白散證은 있고, 桔梗湯證이 없는 불합리성이 있으므로 淺田 씨는 말하기를,

—(상략)— 만약 咳하고 胸滿하며, 振寒 脈數하고, 咽乾하되 不渴하며, 때로 濁唾腥臭를 喀出하고 오래도록 米粥과 같은 膿을 吐出하는 증상은 한층 깊은 증상이다. 만약 精氣가 耗損되어 攻할 수 없는 자는 桔梗湯을 쓰는 것이 좋다.

라고 했는데, 2方의 主治가 같지만, 거기에는 허실의 차이가 있다고 해석하는 것이 타당할 것이다.

1) 桔梗湯方

桔梗 21.5
甘草 14.5

이를 細剉하여 물 3合을 붓고 1合으로 달여서 去滓하고 1일 3회로 나누어 溫 혹은 冷服한다.

2) 선배의 論說

『聖惠方』에,

喉痺腫痛으로 음식이 下하지 않음을 治하는 데는 本方을 복용하는 것이 좋다. —(중략)— 복용 후에 농이 있으면 배출되고 곧 소실된다.

『和劑局方』에,

如聖湯(本方을 말한다)은, 風熱毒氣가 인후로 上攻하여, 咽痛喉痹, 腫塞妨悶하고 肺壅咳嗽하며, 膿血을 咯出하고, 胸滿振寒하며, 咽乾하되 不渴하고, 때로 濁沫을 咯出하며, 氣息에 腥臭를 發하고, 米粥 같은 농을 오래도록 吐出하는 증상을 治한다. 또 傷寒의 咽痛을 治한다.

『備預百要方』에,

喉痹症으로 飮食이 不通하고, 죽을 듯한 증상을 治하는 方(本方을 말함)이며, 겸하여 馬喉痹를 治한다(馬項은 길므로, 痹가 項內에 있으면 深腫하여 腫處가 보이지 않고, 頰部로 連하며 壯熱을 發하고, 호흡이 촉박해진다).

『證治準繩』에,

痘瘡이 초기부터 發한 咳嗽가 계속 愈하지 않는 것은, 肺 中의 餘邪가 아직 消盡되지 않았기 때문이다. 桔梗湯(本方을 말한다)이 좋다.

我說. 本方의 祛痰作用은 主이고, 진해작용은 客이다.

東洞 옹은 本方을 定義하여,
甘草湯證으로서 腫膿이 있고, 혹은 粘痰을 토출하는 자를 治한다. 또, 按컨대 粘痰이 농과 같은 것을 主治한다.

我說. 이 說은 옳지만, 이에 첨가하여 膿 혹은 膿血이 있는 것을 역시 主治한다고 쓰면 완전할 것이다.

『方機』 本方의 主治에,

- 咽痛하는 者를 治한다(應鐘).
- 咽中 腫脹하여 飮食不能한 자를 治한다.
- 肺癰(應鐘), 癰疽(伯州 혹은 梅肉을 겸용하고, 初發時는 灸하는 것이 좋다), 諸腫에 농이 있는 것을 治한다(伯州 · 梅肉).

『叢桂亭醫事小言』에,

肺癰은 素問에 실려 있으며, 靈樞에는 은은히 疼痛한 것은 肺疽이고, 上肉이 微起하는 것은 肺癰이라 하였다. 무릇 이 병이 始發할 때는 風邪의 咳嗽와 다름없이 咳嗽할 적마다 膈이 당기고 아프다. 그 痛處는 은은하며, 左右의 肋骨間에 있다. 張戴人이 左脇에만 한한다고 말한 것은 나의 소견과 맞지 않는다. 보통 해수에도 당기고 아픈 경우가 있으므로 주의해서 판별하지 않으면 그르치기 쉽다. 이 증상은 음성이 쉬고, 기침도 무력하여 痳疹과 흡사하다. 濁唾는 腥臭하고, 그 속에 米粥과 같은 덩이가 있다. 痰은 모두 膿과 흡사하므로 눈으로 봐서는 분별하기 어렵다. 그러므로 물에 던져봐서 농은 가라앉아 형태가 散하여 바닥에 응결되어 米粥과 같은 것이 있고, 간혹 혈이 섞이는 수도 있으며, 腥臭를 발한다. 『醫燈續焰』에 이르기를, "肺癰을 시험하는 방법은, 사람이 은은하게 통증을 느끼고, 해수에 臭痰이 있으며, 吐出하여 水中에 넣어 沈하는 것은 癰膿이고, 浮하는 것은 痰이다"라고 하였다. 肺癰患者는 언어·氣息에도 냄새가 나고 스스로도 臭氣를 느끼며, 膈間의 동통에는 强弱이 各異하며, 혹은 背脊에도 은은하게 微腫을 이루는 수가 있다. 張戴人은 微寒熱이 있고, 自汗과 盜汗이 있어서 勞瘵症과 흡사하다고 하였는데, 옳은 말이다. 이 증상으로 맥이 浮洪하거나 혹은 大數한 것은 모두 治할 수 있는 것이다. -(중략)- 어느 경우이든간에 이 증상에는 桔梗을 主藥으로 한다.

我說. 南陽 씨의 말과 같이 이 증상에는 桔梗이 主藥이지만, 薏苡仁도 역시 主藥으로 될 수 있다.

23. 排膿湯에 관한 師論

瘡癰腸癰浸淫病脈證並治 −(중략)− 『金匱要略』.

1) 排膿湯方

甘草 2兩
桔梗 3兩
生薑 1兩
大棗 10枚

위의 4味를 물 3升으로 달여서 1升을 取하여 5合씩 溫服한다. 1일에 再服.

(我註) 이를 g量으로 환산하여 아래와 같이 煎服한다.
甘草 9.5
桔梗 14.5
生薑 5.0
大棗 12.0

이를 細剉하여 물 3合을 붓고 1合으로 달여서 去滓하고 1일 3회로 나누어 溫服한다.

이와 같이 方은 제시되었으나 證이 없어서 후학들이 適從할 바를 모르게 되므로 東洞 옹은 아래와 같이 論定하였다.

排膿湯의 證에 대한 논급이 없지마는, 桔梗湯證에 의하여 이를 고찰한다면, 그 主治가 명백하다. 桔梗湯證에 이르기를 濁唾腥臭를 喀出하고, 오래도록 膿을 吐한다 하였고, 仲景은 이르기를 咽痛하는 자에게는 甘草湯을 투여해야 하며, 낫지 않는 자에게는 桔梗湯을 투여한다고 하였다. 이는 즉 甘草는 病毒의 急迫을 완화하는 것이고, 濁唾膿을 吐出하는 것은 甘草의 主治하는 바가 아니다. 그러므로 그 병이 낫지 않는 자에게는 桔梗을 加하는 것이다. 이로써 미루어 볼 때, 腫痛急迫한 증상은 桔梗湯이고, 濁唾膿을 많이 吐出하는 증상은 排膿湯임을 알 수 있다.

我說. 腫痛急迫이 主症이고, 濁唾吐膿이 客症일 경우는 桔梗湯을 쓰고, 濁唾吐膿이 主症이며 腫痛急迫이 客症일 경우는 排膿湯을 써야 한다는 뜻이다.

修學者는 마땅히 說에 의거하여 本方을 운용해야 할 것이다.

2) 선배의 論說 · 治驗

『金匱要略本義』에,

排膿湯의 1方은 첫째로 緩治劑이다. 무릇 上部의 胸喉間에서 瘡癰이 發하려는 機微가 있으면 마땅히 이를 急服해야 한다.

我說. 本方을 쓰는 데는 신체의 상부이든 하부이든간에 瘡癰을 發하려는 機微가 있거나 이미 發하였거나를 불문하고 쓸 수 있다.

『張氏醫通』에,

排膿湯은 內癰의 膿이 嘔를 따라서 吐出되는 증상을 治한다.

我說. 內癰, 즉 體內部의 화농성 질환으로서 本方證이 있는 증상은, 농이 嘔에 따라 吐出되거나 咳嗽에 따라 喀出되거나, 2便을 따라 배출되거나를 불문하고 모두 本方을 써서 可하다.

東洞 옹은 本方을 定義하여,

諸瘍으로 膿血이 있거나 혹은 粘痰을 吐出하여 급박한 증상을 治한다.

我說. 翁의 前說과 대조할 것.

『續建珠錄』에,

어떤 남자가 肺癰을 앓았는데, 그의 친구 佐佐 씨가 투약을 하였더니, 그후에 농이 口鼻로부터 배출되고 兩便에도 농이 섞였으며, 몸에 미열이 있고, 때로는 오한하며, 신체가 羸瘦하여 거의 약을 쓸 수 없는 상태에 이르렀다. 이때 선생에게 診治를 구하였으므로 排膿湯과 伯州散을 투여하였더니 얼마 안 가서 癒하였다.

加州의 士人 某가 浪華에 와서 임질을 7년이나 앓았는데 百治가 무효하였다. 그 친구 가운데 의학자가 있어서 그를 진찰하고 탕약과 함께 七寶丸·梅肉散을 오랫동안 복용시켰으나 낫지 않았다. 그래서 선생에게 診治를 청하므로 선생이 이를 진찰하니, 小腹이 攣急하고, 陰頭에 농이 함유되어 동통으로 행보할 수 없는 상태였다. 곧 排膿湯을 지어서 투여하였는데, 복용한 지 수일 만에 舊痾가 완치되었다.

我說. 本方 中에 甘草·大棗를 함유하므로 腹證上으로는 右腹直筋의 攣急을 治하는데, 南涯 씨가 小腹攣急이라 칭한 것은 이를 뜻하는 것이리라.

『成績錄』에,

한 남자가 癰을 앓았는데, 소위 發背症으로서 크기가 如盤하였다. 한 의사가 이를 3개월이나 치료하였으나 낫지 않았다. 그래서 의사를 바꾸어 外治를 加하니, 腫痛이 股로 당기고, 소변이 難하며, 대변이 不通하였다. 복부가 鞕滿하고, 短氣微喘하며, 舌上에는 苔가 없고, 맥은 弦數하였다. 선생이 그 鞕滿症을 보고 大黃牡丹皮湯을 투여하니 穢物을 下하고 鞕滿症이 감소되었으나 發背는 여전하고, 가끔 喘滿症이 생기고, 米粥과 같은 濁唾粘沫을 咯出하였다. 그래서 排膿湯을 투여하고, 伯州散을 兼服시켰더니 粘痰을 數升이나 吐出하고 諸症이 全癒하였다.

我說. 1方으로써 擁腫을 倂治하는 妙를 볼 것이다.

3) 桔梗의 醫治效用

『藥徵』에,

桔梗 濁唾腫膿을 主治하는 한편 인후통을 治한다.
(중략)

위의 4方은 모두 仲景의 方이다. 그리고 排膿은 桔梗을 君藥으로 삼고 그 證을 揭載하지 않았다. 이제 桔梗을 쓰는 諸方을 歷觀하건대, 혹은 肺癰, 혹은 濁唾腥臭, 혹은 농을 토한다고 하였다. 그리고 桔梗을 君藥으로 삼는 것을 排膿이라 칭하므로, 배농작용이 있음이 분명하다.

이 說은 옳지만, 濁唾腫膿 혹은 膿血 혹은 祛痰困難을 主治하고 아울러 咽喉痛을 治한다고 설명하지 않으면 온전치 못하다.

『本草備要』에,

桔梗 苦辛味이고 微溫性이다. -(중략)- 기혈을 開提하고, 寒師를 表散하며, 頭目嗌喉胸膈의 滯氣를 淸利한다. 무릇 痰壅(이는 喀痰이 氣管支 혹은 肺胞 內에 壅滯되어 객출할 수 없는 것이며, 毛細管枝炎, 폐염 같은 것이 이 例이다(我註)), 천식(이것 역시 喀痰의 壅滯에 기인한 것에 한한다(我註)), 鼻塞乾咳(이 乾咳는 鬱滯된 喀痰을 喀出하려고 發하는 것으로, 他 乾咳와는 다르다(我註)), 胸膈刺痛(이는 肺胞 내에 鬱滯된 喀痰이 胸膜을 자극하기 때문이다(我註) -(중략)- 은 모두 桔梗으로 이를 開하는 것이 좋다. -(중략)- 血을 養하고 膿을 배출하며 內漏를 補한다(그러므로 肺癰을 治한다)(하략).

이 論은 陰陽五行說의 냄새가 풍기지만, 취할 바가 적지 않으므로 前記 2說을 종합하면 本藥의 작용을 알 수 있다.

24. 芍藥甘草湯에 관한 師論 註釋

傷寒病으로 맥이 浮하고, 自汗이 나며, 소변이 頻數하고, 心煩하며, 微惡寒하고, 맥이 攣急한데, 반대로 桂枝湯을 써서 그 表를 攻하고자 함은 잘못이다. 이렇게 誤治하므로 厥하고, 咽中이 건조하며, 煩燥吐逆하는 자에게는 甘草乾薑湯을 지어 투여함으로써 그 陽을 회복시킨다. 만약 厥이 愈하고 足이 溫한 자에게는 다시 芍藥甘草湯을 지어서 투여하면 그 맥이 伸展한다. 만약 胃氣가 불화하고 譫語하는 자에게는 調胃承氣湯을 소량투여한다. 만약 거듭 발한하고 또 燒鍼을 가한 자는 四逆湯으로 主治한다.

(傷寒, 脈浮, 自汗出, 小便數, 心煩, 微惡寒, 脈攣急, 反與桂枝湯, 以攻其表, 此誤也. 得之便厥, 咽中乾, 煩躁, 吐逆者, 作甘草乾薑湯與之, 以復其陽, 若厥愈足溫者, 更作芍藥甘草湯與之, 氣脈卽伸. 若胃氣不和譫語者, 少與調胃承氣湯. 若重發汗, 復加燒針者, 四逆湯主之－『傷寒論』)

(註) 傷寒病으로 맥이 浮하고, 自汗이 나며, 소변이 頻數하고 心煩하며, 微惡寒하고, 맥이 攣急한 것은 表裏陰陽이 相半한 것으로, 즉 桂枝加附子湯證인데 陰陽을 治하는 효능이 없는 桂枝湯을 써서 발표하는 것은 잘못이다. 그런데 이를 써서 誤治를 하면, 곧 四肢가 厥冷하고, 咽中이 乾燥하며 煩燥吐逆하는 變症을 發하게 된다. 만약 이런 증상을 초래하면 甘草乾薑湯을 써서 陽, 즉 혈기를 회복시켜야 하며, 이 탕을 복용한 후에 四肢의 厥冷이 회복되고, 足이 溫暖해지면 다시 芍藥甘草湯을 쓰면 다리가 저절로 伸展된다는 뜻이다.

1) 芍藥甘草湯方

芍藥·甘草 각 14.5

이를 細剉하여 물 2合을 붓고 1合으로 달여서 去滓하여 1일 3회 나누어 溫服한다.

2) 腹 證

이미 제1권에서 旣述한 바와 같이 芍藥 및 甘草는 그 腹證으로서, 腹直筋의 攣急을 나타내는 것이므로, 이 腹證을 확인하고 本方을 처하면, 단지 下肢뿐만 아니라, 上肢의 攣急 및 기타의 일반 장기조직의 緊縮急劇으로 인해 發하는 諸症을 主治한다. 이것이 바로 東洞 옹이 本方을 拘攣急迫한 자를 治한다고 定義한 所以이다.

3) 선배의 論說 · 治驗

『魏氏家藏方』에,

六半湯(즉 本方을 말한다)은 熱濕脚氣로 행보할 수 없는 者를 治한다.

『內科摘要』에,

芍藥甘草湯은 小腸府咳를 發하고 咳하며 失氣(放屁〈방귀〉)를 治한다.

『朱氏集驗方』에,

去杖湯(즉, 本方을 말한다)은 脚弱無力하여 行步가 艱難함을 治한다.

『醫學心悟』에,

芍藥甘草湯은 복통을 멎게 하는 데 神効하다.

『古今醫統』에,

芍藥甘草湯은 小兒의 熱腹痛하고 小便不通함을 治하고, 또 痘疹의 복통을 治한다.

我說. 本方의 이뇨제가 아니므로 이 說을 輕信해서는 안 된다.

『建珠錄』에,

雲州의 醫生 祝求馬가 나이는 20세 가량이었는데, 갑자기 跟痛이 發하여, 송곳으로 찌르는 것 같고 칼로 도려내는 것 같아서 觸近할 수가 없었다. 여러 의사들도 처방을 내릴 수가 없었는데, 한 瘍醫가 화농한 것으로 생각하여 칼로 劈破하였으나 역시 효과가 없었다. 이때 선생을 맞이하여 진찰을 받았다. 腹皮가 攣急하여 이를 按하여도 이완되지 않았다. 芍藥甘草湯을 복용시키니, 1복 만에 卽愈하였다.

『生生堂醫談』에,

城州山崎의 1翁이 나이가 50여세였는데, 閒居하면 安靜하나, 조금이라도 노동을 하면 신체가 동통하여 견딜 수가 없었다. 그래서 家事를 폐한 지가 거의 30년에 이르렀는데, 의약이 하나도 효험이 없었다고 하면서 나에게 診治를 구하였다. 진찰을 하니, 전신에 靑筋이 있었으므로 이를 찌르니 毒血이 다량 유출되었다. 곧 芍藥甘草湯을 투여하였다. 이렇게 10次를 치료하자 정상으로 회복되어 불편 없이 농사를 짓게 되었다.

我說. 이 증상에는 刺絡과 함께 桂枝茯苓丸과 芍藥甘草湯을 合用했어야 했다.

『痲疹一哈』에,

赤坂街의 伊勢屋喜八이라는 사람이 丙申年 하절에 痲疹을 앓았는데, 疹後 수십일을 지나자 舌本의 좌측에서 齒齦에 걸쳐 腫痛이 찌르는 것 같고, 또 耳後에서 左頷에 걸쳐 楚痛하여 견딜 수가 없어서 신음소리가 집 밖에까지 들렸다. 이웃에서 달려와 醫治를 권하였다. 의사를 11명이나 바꾸어 치료를 하였음으로 芎黃, 梅肉 등 모르는 것이 없을 정도였다. 그러나 병세는 완급을 되풀이할 뿐 여전하여 戊午年 춘삼월에 이르러 나에게 診治를 청하였다. 그래서 진찰을 하니, 舌本이 강직하고 腫痛해서 말을 할 수 없었다. 그의 처가 대신 苦楚의 情狀을 告하였다. 그 腹上을 按하니, 心下에서 臍上에 이르는 腹皮의 拘急이 심하고 그 밖에는 이상이 없었다. 곧 芍藥甘草湯을 지어 복용시키니, 설사를 하루에 2, 3行하고, 3일 만에 楚痛이 반감되고, 20일 만에 腫痛이 완전히 나아서 말을 할 수 있었다. 다시 腹候를 詳審하니, 胸腹이 微滿하고, 가끔 微痛을 發하기도 하였다. 그래서 紫圓으로 攻下하게 하였는데 10일에 1차씩 이를 복용할 적마다 다량의 下利를 하였다. 이렇게 5, 6차 下利하고, 치료한 지 100일 만에 諸證이 全治되어, 健食이 倍常되었다고 기뻐하였다.

我說. 本方은 下劑가 아닌데 이를 복용하고 下利를 한 것은 그 명현작용이다.

『類聚方廣醫』本方條에,

腹中이 攣急하며 동통하는 자를 治한다. 소아가 밤에 울기를 그치지 않고, 腹中攣急이 심한 자에게 역시 奇効가 있다.

25. 芍藥甘草附子湯에 관한 師論 註釋

발한해도 병이 解하지 않고, 도리어 오한하는 자는 허하기 때문이다. 芍藥甘草附子湯으로 主治한다.

(發汗, 病不解, 反惡寒者, 虛故也. 芍藥甘草附子湯主之 —『傷寒論』)

(註) 表證이 있을 때는 발한하면 마땅히 병이 解하고 오한이 그쳐야 하는 것인데, 오히려 병이 낫지 않을 뿐만 아니라, 반대로 오한을 발하는 것은 표증의 오한이 아니라, 신체가 虛衰한 所致이므로 本方으로써 이를 主治해야 한다는 뜻이다.

1) 芍藥甘草附子湯方

芍藥 · 甘草 14.5
附子 5.0

이를 細剉하여 물 3合을 붓고 1合으로 달여서 去滓하고, 하루 3회로 나누어 溫服한다.

2) 腹 證

本方은 芍藥甘草湯에 附子를 加한 것이므로 芍藥甘草湯의 腹證에 附子證이 첨가된 것이 즉 本方의 腹證이다. 東洞 옹이 本方을 芍藥甘草湯證으로서 오한하는 자를 治한다고 정의한 것은, 芍藥甘草湯證과 이 師論을 참작한 것이므로 일리가 있지마는, 오한의 2字는 단지 附子의 外證만을 대표할 따름이고, 脈腹의 2證을 뜻하는 것이 아니므로 完說이라 할 수 없다.

3) 선배의 論說

『張氏醫痛』에,

芍藥甘草附子湯은 瘡患者가 발한하고 痙症을 일으키는 것을 治한다.

『類聚方廣義』 本方條에,

黴毒이 침체되어, 사지가 攣急하여 굴신하기 어렵거나 혹은 骨節疼痛, 寒冷瘴痺하는 자를 治한다. 七寶承氣丸 혹은 十幹承氣丸을 겸용한다.

本方에 大黃을 加하여 芍藥甘草附子大黃湯이라 名하여, 寒疝으로 腹中이 拘急하고, 오한이 심하며, 要脚이 攣痛하고, 睾丸이 鞕腫(앙종)하며, 二便이 不利한 者를 治하는 데 奇效가 있다.

『勿誤藥室方函口訣』 本方條에,

本方은 발한 후의 오한을 治할 뿐만 아니라, 芍藥甘草湯證으로서 陰位에 속하는 자를 治한다. 또 附子[1]를 草烏頭 대신에 쓰면 묘하게 蟲積의 동통을 治한다. 또 疝 혹은 통풍, 鶴膝風 등에 활용한다. 동통[2]으로 인해 鶴膝이 되어 솜으로 발을 싸야 할 정도로 冷하는 데 유효하다. 무릇 下部의 冷으로서 오로지 腰部에만 있는 것은 苓薑朮甘이고, 오로지 脚部에만 있는 것은 本方證이다. 또 濕毒 후에 足이 大冷하는 데도 쓴다. 만약 餘毒이 있는 경우에는 伯州散을 겸용해야 한다.

---

1) 附子烏頭에 殺蟲作用이 있음을 알아야 한다.

2) 동통은 류우머티스를 말한다.

26. 甘草小麥大棗湯에 관한 師論 註釋

> 부인의 藏躁症은 잘 悲傷하여 哭하려 하고, 形象이 神靈의 所作 같으며, 자주 欠伸한다. 甘麥大棗湯으로 主治한다.
>
> (婦人藏躁, 喜悲傷欲哭, 象如神靈所作, 數欠伸, 甘麥大棗湯主之 — 『金匱要略』)

(註) 藏은 자궁을 뜻하므로, 藏躁는 子宮病性 神經症이다. 喜와 數은 자주라는 뜻이다. 形象이 神靈의 所作 같다는 것은, 병자의 言動상태가 마치 신령의 憑依로 이루어지는 것 같다는 뜻이며, 欠伸(흠신)은 하품이다.

1) 甘草小麥大棗湯方

甘草 5.5
小麥 2.90
大棗 5.0

이를 細剉하여 물 2合을 붓고 1合으로 달여서 去滓하고 1일 3회로 나누어 溫服한다.

2) 腹 證

本方 중에 甘草・大棗가 있으므로, 腹證上으로는 右腹直筋이 攣急한다. 만약 이 腹證이 있고, 心識 기타에 急迫한 징후가 있을 때는 남녀노소를 불문하고 本方을 써서 可한다.

3) 선배의 論說·治驗

東洞 옹은 本方을 定義하여,
急迫하고 驚狂하는 者를 治한다고 하였다.

『古方便覽』 本方條에,

한 부인이 나이는 28세였는데, 까닭 없이 悲泣을 그치지 않았다. 내가 진찰하니, 腹皮가 攣急하고 小腹에 凝塊가 있었다. 곧 本方과 硝石大圓을 지어 투여한 바, 4, 5일 만에 全癒하였다.

本方은, 『金匱』에 婦人藏燥症이라 하였지만, 남녀노소에 불구하고, 함부로 悲傷啼哭하는 자에게 모두 이를 써서 유효하다. 무릇 甘草·大棗는 急迫症을 완화하는 것이며, 小麥은 『靈樞』에서 이르기를, "心病에는 小麥을 먹는 것이 좋다"고 하였고, 『千金』에는 "小麥은 心氣를 養한다"고 하였다. 무릇 心疾로서 急迫한 자에게 概用해서 可한다. 근자에 어떤 부인이 妄笑를 그치지 않았는데 諸藥이 무효이었다. 내가 沈思한 바로는 笑와 哭은 모두 心에서 유래하는 병임을 깨닫고, 甘麥大棗湯을 투여하였더니 不日間에 愈하였다.

銅駝坊, 筒屋小兵衛의 아들이 주야로 울음을 그치지 않아서 甘連, 紫丸, 芍藥甘草 등을 썼으나 寸效도 없었다. 시험삼아 甘麥大棗湯을 투여하였더니, 하루이틀 만에 그쳤다. 그후 이 方을 써서 소아의 啼哭을 治한 일이 많다. 이는 본래 부인의 藏躁悲傷을 치료하는 方인데, 嬰兒에게도 이와 같이 잘 듣는다. 무릇 약에는 노소남녀의 구별이 없는 것이다. 方書에 부인이라든지 소아라고 써 있더라도 반드시 이에 구애될 것이 아니다.

『生生堂治驗』에,

車屋街 夷川의 북쪽, 萬屋喜兵衛의 妹氏가 임신 5개월에 이르자 水腫을 앓고, 분만기에 더욱 심하였다 -(중략)- 그후 癇疾을 發하여, 狂呼妄罵하기를 주야로 無常하였다. 진맥을 하려들면, 눈을 부릅뜨고 손을 저어 가까이 할 수가 없었다. 그래서 甘麥大棗湯을 투여하였더니 百數貼을 복용하자 점차 회복하였다.

『類聚方廣義』 本方條에,

藏은 자궁이다. 本方이 藏燥症을 治하는 것은 능히 急迫을 완화시키는 작용이 있기 때문이다. 과부와 처녀가 평소에 憂鬱無聊하여 每夜 不眠하는 等症이 있는 사람이 흔히 이 증상을 發한다. 발작하면 오한발열하고 戰慄錯誤하며, 心神이 황홀하여 좌불안석하며, 慘泣을 그치지 않는데, 本方을 복용하면 立效한다. 또 癇症과 狂症前症을 髣髴케 하는 증상에 奇效가 있다.

『勿誤藥室方函口訣』本方條에,

本方은 婦人藏燥症을 主治하는 약이지만, 右側 腋下와 臍傍部位에 拘攣이나 結塊가 있는 증상에 쓰면 유효하다. 또 小兒가 啼泣을 그치지 않는 경우에 써서 속효가 있다. 또 大人의 癇에 쓰는 수가 있다. 병이 急迫한 者는 甘味를 섭식하여 이를 완화시킨다는 뜻을 方旨로 한다.

4) 小麥의 醫治効用

『本草綱目』에,

小麥

氣味 甘味, 微寒性, 무독하다(恭曰, 小麥을 作湯할 때는 皮를 벗기면 안 된다. 析皮하면 性이 溫하여 消熱止煩의 효능을 상실한다).

主治 客熱을 除去하고, 煩渴咽燥를 止하며, 利小便하고, 肝氣를 養하며, 漏血唾血을 止하고, 부인의 잉태를 容易하게 한다(別錄).

心氣를 養하므로 心病에 이를 섭식하는 것이 좋다(思邈).

煎湯하여 음용하면 暴淋을 治한다(宗奭).

오래 된 것을 煎湯하여 음용하면 虛汗을 止하고, 燒存性으로 하여 기름에 조합해서 諸瘡과 湯火傷灼에 塗附한다(時珍).

小麥 중에는 다량의 전분을 함유하므로, 緩和包攝作用이 있음을 推知할 수 있지만, 恭氏의 所說에 의하건대 그 外皮에 解熱消炎, 腦神經 緩和의 특효가 있는 것 같다.

27. 甘草紛蜜湯에 관한 師論 註釋

蛔蟲病은 사람으로 하여금 涎을 吐하게 하고, 때로는 心痛發作케 한다. 독약으로 멎지 않으면 甘草紛蜜湯으로 主治한다.

(蛔蟲之爲病, 令人吐涎 發作有時, 毒藥不止者, 甘草紛蜜湯主之 一『金匱要略』)

(註) 『方輿輗』 本方條에,

蛔蟲의 心腹痛 發作에 때가 있고, 毒藥으로 무효인 者는 이 甘平品으로 安靜을 얻게 되는 수가 간혹 있다. 이 증상은 대개 맥이 洪大하다.

『勿誤藥室方函口訣』 本方條에,

本方은 蛔蟲의 吐涎을 治할 뿐만 아니라 吐涎하지 않더라도 心腹痛이 심한 자에게 쓴다. 그러므로 烏梅丸, 鷓鴣菜湯 等劑를 투여하여 도리어 激痛하는 자에게 本方을 써서 이완되며 반드시 복통이 멎는다. 무릇 蟲積通을 治하는 데 약의 苦味를 싫어하여, 억지로 먹이면 嘔噦하는 자는 本方이 좋다. 論中의 '毒藥不止'라는 4字를 깊이 음미해야 한다. 그러므로 衆病에 諸藥을 服用하여 嘔逆이 멎지 않는 자에게 유효하다.

어떤 婦人이 傷寒病으로 열이 심하고, 嘔逆이 멎지 않는데, 小柴胡를 써도 解하지 않았다. 한 의사는 水逆症이라 하여 五苓散을 썼더니 더욱 심해졌는데, 本方을 써서 嘔症이 速快하였다. 즉 玉函의 單甘草湯의 方意로서 效가 妙하다.

이 2說에 의하여 고찰하건대, '毒藥不止'란, 다른 驅蛔藥으로는 吐涎하고, 때로 心痛發作하는 증상을 멎게 할 수 없다는 뜻이다.

1) 甘草粉蜜湯方

甘草 8.0
鉛粉 4.0
蜜 12.0

물 9勺으로 먼저 甘草를 달여서 6勺으로 졸여 去滓하고, 鉛粉과 蜜을 넣어 달여서 薄粥과 같이 하여 頓服한다.

我說. 原書에는 그저 粉이라 記하고, 무슨 분말인지 분명치 않으므로 諸說이 분분하지만, 나는 아래의 尾臺 씨의 說에 따라서 鉛粉으로 하였다.

『類聚方廣義』 本方條에,

粉은 粉錫[1]이다. 千金에는 梁米粉을 썼고, 外臺에는 白梁紛을 썼다. 근세에는 또 輕粉, 甘草紛 등을 쓰는 자가 있는데, 잘못이다. 나는 粉錫·大黃 2味를 等量으로 和丸하여 粉黃丸이라 명하고, 蛔蟲으로 心腹이 攪通하며 白沫을 吐出하는 習을 治한다. 蚘가 下하고 통증이 곧 愈한다.

按컨대 『神農本經』에 이르기를 粉錫은 蟲을 殺한다 하였고, 陶弘景은 尸蟲을 療한다 하였으며, 李彣之·陳藏器는 공히 蟲을 殺한다 하였다. 또 『本草綱目』의 粉錫條에서 邵眞人은 婦人心痛을 治하는 方을 說하면서 이르기를, "急迫한 者에게는 官粉[2]을 作末하여 葱汁에 混和해서 小豆大로 丸을 지어 7丸씩 黃酒로 送下하면 即止한다. 紛은 능히 蟲을 殺하고 葱은 氣를 透達시키기 때문이다"라고 하였다. 또 張文仲은 備急丸을 說하면서 이르기를, "寸白, 蚘蟲을 治하는 데, 胡粉[3]을 炒하고 燥하여 方寸匕를 肉臛 속에 넣어 空心에 복용하면 大效가 있다"고 하였으며, 또 葱白條에서 『楊氏經驗方』을 說하면서 이르기를, "蚘蟲心痛에는 葱白莖 2寸, 鉛粉 2錢을 써서 擣丸하여 복용하면 即止한다. 葱은 능히 氣를 痛

---

1) 鉛과 錫은 同類이다. 古人은 鉛을 名하여 黑錫이라 하였다. 그러므로 粉錫은 鉛粉이다(時診).

2) 官粉은 紛錫의 별명이다. 무릇 藥名 위에 '官' 자를 冠한 것은, 그 上品임을 뜻한다. 왜냐하면 古代에 官에 上貢하는 物函은 모두 良函을 택하였기 때문이다.

3) 胡粉은 紛錫의 異名이다.

하게 하고, 紛은 능히 蟲을 殺한다"고 하였다.

紛錫이 驅蟲하는 功效를 修學者는 마땅히 체험해 볼 일이다.

※ 3蟲이란, 蛔蟲, 蟯衝, 寸白蟲을 말한다.

2) 선배의 論說

束洞 옹은 本方을 定義하여,

吐涎 吐蟲하고, 때로 心痛이 발작하는 자를 治한다고 하였다.

『方輿輗』 本方條에,

이는 本來 蟲痛을 治하는 方인데, 나는 水飮의 복통에 활용하여 得效한 일이 많다. 이 약을 복용한 반응으로서, 수족과 신체에 腫을 發하는 경우가 있다. 이는 胃氣가 회복되는 吉兆이니, 浮腫이라 하여 급히 利水劑를 써서는 안 된다. 시일이 지나면 自消되는 것이다. 만약 消失되기 어려우면 腎氣丸 등을 투여하는 것은 可하다. 대개 일단 腫을 發한 다음에 愈하는 자는 오래도록 재발하지 않음이 百試百效이어서 참으로 神方이라 할 수 있다. 이 사실은 古書에도 언급된 바가 없고, 현재 復古大醫 선생도 알지 못하는 일인데, 내가 비밀을 아낌없이 기록하여 同志學士의 식견에 기여코자 한다.

28. 生薑甘草湯에 관한 師論 註釋

千金生薑甘草湯은 肺痿로서 咳唾涎沫이 그치지 않고, 咽燥하여 渴하는 것을 治한다.

(千金生薑甘草湯, 治肺痿, 咳唾涎沫不止, 咽燥而渴 -『金匱要略』)

(註) 東洞 옹은 本方을 定義하여,

"咳唾涎沫이 그치지 않고, 心下가 痞鞕한 者를 治한다"고 說한 것은, 이 師論과 方中에 비교적 대량의 人蔘이 있음을 勘案한 것이며, 또

"按컨대 마땅히 心下痞鞕과 腹拘急의 說이 있을 것이다"라고 說한 것은, 腹診上 人蔘의 證인 心下痞鞕과 甘草·大棗의 證인 直腹筋攣急이 있음을 나타낸 것인 바, 本方은 師論과 東洞 옹의 所說을 참작하여 운용할 것이지만, 나의 경험에 의하면, 本方은 臨床上 그다지 긴요하지 않은데, 仲景이 이를 特設한 所以는 아마도 이를 포함하는 小柴胡湯 등의 方意를 표시하기 위해서인 듯하다.

1) 生薑甘草湯方

生薑 12.0
人蔘 7.0
甘草·大棗 각 9.5

이를 細剉하여 물 2合 5勺을 붓고 1合으로 달여서 去滓하고 1일 3회로 나누어 溫 혹은 冷服한다.

29. 甘遂半夏湯에 관한 師論 註釋

病者의 脈이 伏하고, 自利하고자 하는데, 도리어 快利하고, 利하더라도 계속 心下가 堅滿한 것은, 留飮이 제거되려고 하기 때문이다. 甘遂半夏湯으로 主治한다.

(病者脈伏, 其人欲自利, 利反快, 雖利, 心下續堅滿, 此爲留飮欲去故也. 甘遂半夏湯主之-『金匱要略』)

(註) 和久田 씨의 말.

(상략)- 心下가 堅하고 腹滿[1]하여 青筋이 나타나는 것을 甘遂半夏湯의 腹證으로 본다. 心下가 堅한 것은, 枳朮湯, 桂薑草棗黃辛附湯의 腹證과 恰似하여 覆杯와 같은데, 각기 外證에 의해 分辨해야 한다. 또 青筋의 露呈은 大黃甘遂湯의 證과 흡사한데, 그것은 心下의 堅滿을 이루지 않으므로 이것과 구별이 된다. 或은 腹脹滿, 青筋을 나타내지 않더라도 心下가 堅滿하는 것은 本方의 證으로 되는 경우가 있다. 이 堅滿도 역시 留飮의 所致이며, 겸하여 血結이 있는 것이다. 半夏·甘遂는 痰飮이 心下에 滯留된 것을 逐下하고 甘草·芍藥은 血結攣急證을 解한다. 그러므로 外證으로는 반드시 短氣 혹은 痰飮의 變症·脇下攣痛 등 證을 兼有할 것이다.

按컨대 本文에 倒錯이 있다. '此爲留飮欲去故也'의 8字는 '利反快'의 아래에 있어야 할 것이다. 本文의 大意는, 병자의 맥이 伏하여 나타나지 않고, 병자가 복약하기 전에 自利하고자 한다. 무릇 自利하는 자는 快利가 되지 않는다. 왜냐하면 병으로 인해 下利하기 때문이다. 그런데 自利가 도리어 快한 것은 이 下利로 留飮이 제거되려고 하기 때문이다. 留飮이 胃中[2]으로 下하여 自利해서 去하려 하는 것이므로 病毒이 自解되는 것이다. 그러므로

1) 青筋은 靜脈怒張이다.

下利가 도리어 快해진다. 만약 心下가 처음부터 堅滿한 증상은 下利하더라도 解하지 않고, 繼續 堅滿한 증상은 下利하더라도 留飮이 홀로 自去되지 않는 症候이므로 甘遂半夏湯으로써 그 心下堅滿의 留飮을 下하는 것이다.

十棗湯은 引痛을 主症으로 하고, 本方은 心下堅滿을 主症으로 하는 것이 다르다.

我說. 此說에 의하여 本條를 意解해야 할 것이지만, 나의 경험에 의하면, 이 心下堅滿은 肝臟左葉이 腫大되어 心下로 連延됨을 뜻하는 것이므로, 本條는 肝臟의 腫大, 특히 硬變症과 이로 인한 腹水의 證治를 논술한 것이다.

1) 甘遂半夏湯方

甘遂 0.8
半夏 4.8
芍藥 4.0
甘草 2.0

이를 물 1合 6勺으로 달여서 4勺을 取하고, 去滓하여 蜜 4勺을 넣고 달여서 5勺을 取하여 頓服한다.

2) 선배의 論說

東洞 옹은 本方을 定議하여, 芍藥甘草湯證으로서 心下痞滿, 嘔하는 자를 治한다 하였고, 또 按컨대 芍藥甘草湯의 加減方이다. 그러므로 마땅히 攣急證이 있을 것이다.

『類聚方廣義』 本方條에,

飮家의 心下滿痛하고 구토하려는 증상 혹은 胸腹攣痛하는 증상을 治한다.

本方의 妙는 蜜을 사용하는 데 있다. 그러므로 만약 蜜을 쓰지 않으면 효험이 없을 뿐만 아니라, 명현을 일으켜 變症이 생기는 수도 있다. 마땅히 古法을 준수해야 할 것이다.

---

2) 胃中은 腸中의 誤記이다.

我說. 이 명현은 진짜 명현이 아니고, 실은 중독이다. 혼동하지 말 것.

『勿誤藥室方函口訣』本方條에,

本方은 下利가 도리어 快한 것과, 心下堅滿이 목적이다. 맥이 伏한 것은 기준이 안 되는 것이다. 대체로 心下의 留飮을 제거하는 主方이지만, 단지 留飮뿐만 아니라, 支飮과 脚氣 등의 氣急喘症에 써서 완화시키는 妙効가 있다. 控涎丹도 원래 本方證의 輕症에 듣는 것이다. 本方에 蜜을 加하지 않으면 도리어 激化되어 효력이 없다. 二宮桃亭이 壯年時에 蜜을 加하지 않고 써서 크게 실패하여 東洞의 督責을 받은 일이 있으니 명심해야 한다.

我說. 맥이 伏하는 것은 水毒의 鬱滯가 劇한 징후이므로, 이 脈候와 腹證을 목적으로 하여 이 峻下劑를 쓰는 것이다. "脈이 伏한 것은 기준이 안 된다"는 것은 잘못이니 따를 수 없다.

30. 十棗湯에 관한 師論 註釋

太陽中風症으로 下利嘔逆하며, 表解된 자는 곧 이를 攻한다. 其人이 漐漐하게 汗하되, 때로 발작하며, 두통, 心下痞鞕滿하고, 脇下로 땅기면서 동통하며, 乾嘔 短氣, 汗出하고 오한하지 않는 者는 表部가 解하고 裏部가 아직 和하지 않은 것이다. 十棗湯으로 主治한다.

(太陽中風, 下利嘔逆, 表解者, 乃可攻之. 其人漐漐汗出, 發作有時, 頭痛, 心下痞鞕滿, 引脇下痛, 乾嘔短氣, 汗出不惡寒者, 此表解, 裡未和你. 十棗湯主之-『傷寒論』)

(註) 和久田 씨의 말.

(상략)- 心下가 痞鞕하고 滿하며 脇으로 땅기면서 疼痛하여, 指頭로 이를 按하면, 心下脇下의 부위가 약간 닿아도 깜짝 놀라게 아프며, 혹은 脇腹이 경련하고, 혹은 몸을 움직이며 손을 쳐들면, 그 순간 따끔하게 아프고, 혹은 호흡시에 동통하는 等症은 胸間心下에 水飮이 걸려서 이루어지는 증상이다. 그러므로 懸飮이라 이름한다. 懸은 무엇인가에 걸리는 것이다. 예를 들면, 飮後에 水流하여 脇下에 있고, 咳唾引通하는 것을 懸飮이라 한다. 支飮, 혹은 咳家, 胸間 脇下 心下의 水飮으로 引痛하는 증상을 主治하는 方이다.

"太陽中風 下利嘔逆 表解者 乃可攻之"는

太陽中風症이 表邪로 인해 水氣가 裏部로 走行하여 下利嘔逆하는 것, 表邪가 未解한 것은 下利嘔逆을 治하지 않고, 그 表를 治하면, 表邪가 散하여 下利嘔逆은 자연히 멎을 것이다(이는 葛根加半夏湯이 主治이다〈我註〉). 만약 表症이 解하고 下利嘔逆하는 것은 水飮이 있기 때문이니 곧 이를 攻하여 그 水를 除去해야 한다.

"其人漐漐汗出 發作有時 頭痛 心下痞鞕滿 引脇下通 乾嘔短氣 汗出不惡寒者 此表解 裏未和也 十棗湯主之"는

그 사람은 太陽中風의 裏症을 겸한 病人이다. 漐漐하게 汗出한다는 것은 汗이 매우 微한 形容이다. '遍身漐漐微似有汗'이라는 말로써 알 수 있을 것이다. 그 汗의 발작에 有時라 함은 항상 汗出하지 않는다는 뜻이다. 表症이라면 발작 없이 항상 汗出해야 할 것이다. 두통도 表症이 아니고, 水氣가 上逆해서 동통하는 것이다. 心下痞鞕滿하고 脇下로 引痛하는 것은 熱結로 인한 心下痞鞕이 아니고, 水飮이 心下에 滯留된 所致임을 가리키는 것이다. 이로써 心下痞鞕滿하고 乾嘔하는 것은, 表邪에 기인하는 것이 아님을 알 수 있다. 短氣도 역시 裏實의 증후가 아니고, 水留心氣의 所致이다(이는 水가 心에 留한다는 뜻이다〈我註〉). 汗出하고 오한하지 않는다고 하였으므로 表證이 解한 것이 분명하다. 이 汗出은 漐漐하게 汗出하는 것이 아니고, 表證이 解할 즈음에 일단 汗出하고 오한이 멎은 것을 말한다. 이 證狀은 水氣가 裏部에 있으며, 表證이 解하고, 그 裏水가 아직 解하지 않은 것이다. 十棗湯은 裏熱을 解하는 藥이 아니고 裏部에 있는 水氣를 下하여 表裏를 和諧시키는 方이다. 그러므로 요점은 心下痞鞕滿하고, 脇下로 引痛하는 것이 이 證의 목표이다. 이를 攻하여 水瀉하면 餘症은 따라서 解하는 것이다. 表解라고 했으나, 頭痛乾嘔가 表證이 아니다. 모두 裏水의 所致임을 알아야 한다(하략).

이 說에 의하여 本條를 해석할 것.

> 병이 懸飮인 者는 十棗湯으로 主治한다.
>
> (病懸飮者十棗湯主之－『金匱要略』)

(註) 解說은 前條에 의해 알 수 있다.

> 咳症으로 그 脈이 弦하면 水가 있는 것이다. 十棗湯으로 主治한다.

(咳家其脈弦, 爲有水, 十棗湯主之－『金匱要略』)

(註) 爲有水란 水가 懸有한 것이란 말을 略한 것이다.

무릇 支飮患者로서 咳煩하고 胸中이 동통하는 자는 卒死하지 않는다. 100일 혹은 1歲에 이른다. 十棗湯으로 主治한다.

(夫有支飮家, 咳煩, 胸中痛者, 不卒死 至一百日, 或一歲, 十棗湯主之－『金匱要略』)

(註) 支飮이란, 咳逆 倚息 短氣하여 누울 수 없고, 그 형체가 腫脹한 것 같은 것이며, 支飮家란 이 宿痰이 있는 병자를 뜻한다. 이런 병자가 만약 咳煩하고 胸中痛을 겸하면 급사하지 않고 100일 혹은 1년을 끌지만, 방치하면 마침내는 죽게 되므로 本方을 써서 水毒을 구축해야 한다는 뜻이다.

이상의 師論을 귀납시키면, 本方은 心下痞鞕滿한 腹證과 弦 혹은 沈弦한 脈證을 주목적으로 하고, 咳嗽頻發 혹은 牽引痛을 부목적으로 하여 써야 할 것이므로 해수의 원인이 기관지에 있든, 늑막에 있든, 심장에 있든간에 또 신경통이 늑간에 있든 사지에 있든 간에 모두 이를 쓴다는 뜻이다. 그리고 이와 같이 本方이 해수 및 牽引痛을 治하는 것은 물론 諸藥의 협력작용이지마는, 그 주되는 것은 大棗이므로 이를 君藥으로 삼는다.

1) 十棗湯方

芫花・甘遂・大戟 各 等量

이를 細末하여, 물 1合으로 먼저 大棗 12.0을 달여서 5勺을 取하여 去滓하고 위의 藥末 2.0을 넣어 攪和해서 頓服한다.

2) 선배의 論說 · 治驗

『外臺秘要』에,

深師朱雀湯(本方을 말한다〈我註〉)은, 久病으로 癖飮停痰이 없어지지 않고, 胸膈上에 있어 液潤하고, 때로 두통하며, 혹은 眼睛이 攣하고, 신체 手足十指甲이 모두 黃色을 띠는 것(黃疸이 아님)을 療한다. 또 脇下가 支滿하여 飮하면 곧 脇下로 引痛함을 治한다고 하였다.

汪씨의 말,

陳無擇의 三因方에, 十棗湯藥을 분말로 만들어 棗肉을 써서 和丸하여, 水氣四肢浮腫, 上氣喘息하고, 大小便이 不通함을 治한다고 한 것, 變通의 효능을 말한 것이다.

『嘉定懸志』에,

唐杲는 字가 德明이며 의술에 능하였다. 大倉武指揮의 처가, 起立하면 如常한데 臥하면 氣絶欲死하는 상태였다. 杲가 이를 懸飮症이라 하였다. 水飮이 喉間에 있어서 坐하면 墜下하므로 무해하지만, 臥하면 諸竅를 壅塞하여 空氣의 出入이 불가능하므로 죽을 지경에 이른다고 하면서 十棗湯을 투여하니 平愈하였다. 東洞 옹은 本方을 定義하여,
병이 胸腹에 있어서 掣痛(체통)하는 자를 治한다고 하였다.

『方機』의 本方 主治에,

胸背가 掣痛하여 호흡이 곤란한 자를 治한다고 하였다.

『成績錄』에,

한 부인이 心胸下가 鞕滿하여 동통을 견딜 수 없었고, 乾嘔 短氣하며, 顚轉反側하고, 수족이 微冷하며 背部가 판자처럼 强急하였다. 선생이 十棗湯을 투여하니 一服만에 동통이 頓止하고, 설사를 5, 6行하고서 諸症이 모두 愈하였다고 한다.

『生生堂治驗』에,

한 부인이 나이는 30여세인데, 咳嗽할 적마다 소변을 涓滴(연적)하여 下裳을 數回씩 더

럽혔다. 의사가 혹은 下部虛라 하고, 혹은 蓄血이라 하여 萬般의 術을 百數日間 교대로 써보았으나 효험이 없었다. 선생이 이를 切按하니, 복부가 微滿하고, 心下가 急하여 이를 按하면 동통하여, 兩乳와 목이 掣痛해서 기침을 禁할 수 없었다. 이에 十棗湯을 每夜 5分씩 투여하였더니 5, 6일 만에 나았다고 한다.

『類聚方廣義』 本方條에,

支飮咳嗽 胸脇掣痛 및 肩背手脚으로 走痛하는 증상을 治한다.

痛風이 肢體로 走注하고, 수족이 微腫하는 자에게 甘草附子湯을 투여하고, 本方을 겸용하면 掎角[1]의 功効가 있다. 丸으로 만들어 쓰는 것도 좋다.

『勿誤藥室方函口訣』 本方條에,

本方은 懸飮의 內痛을 主治한다. 懸飮이란, 外邪가 內陷하여 胃中의 水를 胸部로 끌어올려 胸에 水飮이 貯留된 것이다. 또 外表로 放散되는 기미가 있어서 汗出하며, 발열 두통等證을 겸하는 수도 있지만, 裏部의 水氣가 主症이고, 表部는 客症이다. 그러므로 胸下痛, 乾嘔 短氣 혹은 咳煩 水氣浮腫, 上氣喘息, 대소변 不利를 목적으로 하여 本方을 써야 한다. 또 缺盆으로 땅기는 것을 목적으로 하여 쓴다. 맥은 沈하고 弦 혹은 緊하다. 또 本方은 烈處에만 쓰는 것으로 생각하지만 그렇지 않다. 水飮으로 인한 해수환자를 방치하면 勞瘵症으로 변한다. 비록 引痛症이 없더라도 水飮의 증후를 발견하면 곧 本方을 써야 한다. 前田長庵의 경험에 의하면, 어떤 사람이 손만 붓고, 다른 부위는 멀쩡하게 붓지 않고, 元氣와 음식도 如常하였는데, 本方을 써서 水瀉를 하고 나니 빨리 癒하였다고 한다.

『橘窓書影』에,

箕輪指月庵의 慈性尼가 때때로 肩背가 急痛하고, 脇下가 刺痛하며, 호흡이 逼迫하여 움직일 수 없었다.

醫師들이 모두 痰症으로 보고 치료하였으나 낫지 않았다. 내가 懸飮에 속하는 것으로 진단하여 十棗湯을 투여해서 大効를 얻었는데, 그 사람이 평소에 육식과 술을 좋아하여 攝養을 하지 않았으므로 5, 6년 후의 正月 元旦에 證을 大發하여 卒死하였다.

1) 掎角은 다리와 뿔을 붙잡아 노루를 잡는다는 뜻으로, 前後相應하여 敵을 制御함을 말한다.

31. 葶藶大棗瀉肺湯에 관한 師論 註釋

肺癰으로 喘하여 臥하지 못하는 者는 葶藶大棗瀉肺湯으로 主治한다.

(肺癰, 喘, 不得臥, 葶藶大棗瀉肺湯主之－『金匱要略』)

肺癰으로 胸漸脹하며, 全身面目이 浮腫하고, 鼻塞하며, 清涕가 流出되고, 香臭酸辛을 不聞하며, 咳逆上氣하고, 喘鳴迫塞하는 者는 葶藶大棗瀉肺湯으로 主治한다.

(肺癰, 胸滿脹, 一身面目浮腫, 鼻塞, 清涕出, 不聞香臭酸辛, 咳逆上氣, 喘鳴迫塞者, 葶藶大棗瀉肺湯主之－『金匱要略』)

(註) '清涕가 流出되고'란, 희박한 鼻汁이 流出되는 것이며, '香臭酸辛을 不聞'함은 嗅覺이 脫失된 것이다.

支飮으로 호흡이 곤란한 증상은 葶藶大棗瀉肺湯으로 主治한다.

(支飮不得息, 葶藶大棗瀉肺湯主之－『金匱要略』)

(註) 이 不得息(呼吸困難)은 水毒이 氣道에 충만되기 때문이다.

1) 葶藶大棗瀉肺湯方

葶藶[1] 2.0

大棗 12.0

이를 물 1合 8勺으로 먼저 大棗를 달여서 1合 2勺을 取하고 去滓하여 葶藶을 넣고 달여서 5勺을 取하여 去滓하고 頓服하다.

2) 선배의 論說 · 治驗

『醫學綱目』에,

孫兆가 雷道矩의 吐痰病을 觀察하니 頃間에 1升이나 吐痰하고도 喘咳가 그치지 않고, 면색이 암울하며 정신이 쾌하지 않은 징조였다. 仲景의 葶藶大棗湯을 투여했는데, 一服하자 벌써 胸中이 快利함을 느끼고, 痰唾가 거의 없어졌다.

『聖濟總錄』에,

葶藶湯(本方을 말한다〈我註〉)은 傷寒 후에 上氣喘鼺하고 身面이 腫하며 소변이 澁하는 증상을 治한다.

東洞 옹은 本方을 定義하여,

浮腫咳逆하여 喘鳴迫塞하고 胸滿强急한 증상을 治한다.

我說. 强急이란, 胸腹筋이 强하게 攣急함을 말한다.

3) 甘遂, 大戟, 芫花, 葶藶의 醫治効用

이 4種의 약은 주로 胸廓의 停水를 瀉下하는 峻藥인데, 甘遂가 가장 유력하고 大戟, 芫花가 그 다음이며 葶藶 또 그 다음 간다. 그러므로 모두가 胸痛 및 咳嗽喘鳴을 主治한다

1) 尾臺 씨의 말. 葶藶에는 甜苦의 2種이 있다. 苦味의 것이 좋다. 윤기가 發할 정도로 炒用한다고 했는데 이 說은 옳다.

고 하지만, 저마다의 차이점은 前三者는 진통작용이 主이고, 治喘咳作用이 客인데, 후자는 治喘咳作用이 主이고, 진통작용이 客이다. 다음 說을 참조하여 이를 알 수 있을 것이다.

『本草備要』에,

甘遂 苦味 寒性 유독하다. 능히 腎經 및 隧道의 水濕을 瀉하며, 곧 水氣의 結하는 곳에 도달한다. 攻決用으로 쓰이며 水를 下하는 聖藥이다. 12種의 水, 大腹腫滿, 瘕疝積聚, 留飮宿食, 痰迷顚癎을 主治한다. 허한 자에게는 사용을 금한다.

『藥徵』에,

甘遂 利水를 主管하는 한편, 掣痛, 咳煩, 短氣, 小便難, 心下滿을 治한다.

『本草備要』에,

大戟 苦味 寒性 有毒하다. 능히 臟腑의 水濕을 瀉하고, 血을 순행시키며, 汗을 發하고, 대소변을 利하게 한다. 12種의 水, 腹滿急痛, 積聚癥結, 頸腋의 癰腫을 治하며, 經을 통하게 하고, 墜胎하며, 肺를 瀉한다. 誤服하면 眞氣를 損傷한다.

『藥徵』에,

大戟 利水를 主管하는 한편, 掣痛, 咳煩을 治한다.

『本草備要』에,

芫花 苦味 溫性 有毒하다. 水氣痰癖을 去하고, 五水가 五臟의 皮에 있어서 膚가 脹滿하고 喘急하며, 疼痛으로 胸脇이 땅기는 증상과 咳嗽 瘴瘧을 療한다.

『藥徵』에,

芫花 水를 逐去함을 주관하는 한편, 해수 掣痛을 治한다.

『本草備要』에,

葶藶 味는 辛苦하고, 性이 大寒하다. 火에 속하며 성급하다. 下氣의 효능이 크고, 방광의 水를 순행시킨다. 肺中의 水氣가 膹急한 증상은 葶藶이 아니면 제거할 수 없다. 積聚, 癥

結을 破하고 伏留熱氣와 腫을 消去하고, 痰을 除하며, 止嗽·定喘·通經·利便의 효능이 있다. 久服하면 사람을 虛하게 한다.

『藥徵』에,

葶藶 水病을 主治하는 한편, 肺癰, 結胸을 治한다.

(상략)－ 葶藶을 쓰는 證은 浮腫淸涕, 咳逆喘鳴하는 것이다.

32. 大陷胸湯에 관한 師論 註釋

太陽病으로 맥이 浮하고 動數한 경우, 浮脈은 風이고, 數脈은 熱이며, 動脈은 痛이고, 數脈은 虛이다. 頭痛發熱하고, 약간 盜汗하며 도리어 오한하는 자는 表證이 아직 解하지 않은 것이다. 醫者가 도리어 이를 下하여, 動數이 遲로 변하고, 膈內가 拒痛하며, 胃中이 空虛하고, 客氣가 膈을 衝動하여 短氣躁煩, 心中懊濃하며, 陽氣가 內陷하여 그로 인해 心下가 鞕한 것은 結胸이다. 大陷胸湯으로 主治한다. 만약 結胸되지 않고, 다만 頭部에만 汗出하여 餘處에는 無汗하고 頸部에서 가지런히 汗出이 끊어지고 還하며 소변이 不利하면 몸이 반드시 發黃한다. 茵蔯蒿湯으로 主治한다.

(太陽病 脈浮而動數, 浮則爲風, 數則爲熱, 動則爲痛, 數則爲虛, 頭痛發熱. 微盜汗出, 而反惡寒者, 表未解也・醫反下之, 動數變遲, 膈內拒通, 胃中空虛, 客氣動膈, 短氣躁煩, 心中懊憹, 陽氣內陷, 心下因鞕, 則爲結胸. 大陷胸湯主之. 若不結胸, 但頭汗出, 餘處無汗, 劑頸而還, 小便不利, 身必發黃也. 茵陳蒿湯主之－『傷寒論』)

(註) 冒頭에서 表未解也까지의 數句는 太陽病 脈浮而動數 아래에 두통발열부터 表未解也까지의 句節이 접속되는 것으로 간주해야 하며, 또 이 병증은 다음 說과 같다.

成씨의 말. 動數은 모두 陽脈이다. 마땅히 表部에 있는 邪를 攻해야 한다.

錢씨의 말. 表가 아직 解하지 않은 것은 곧 桂枝湯證이다.

桂枝湯證이므로 表未解也의 아래에 桂枝湯이 좋다는 字句가 있다고 가정하여 해석할 것이며, 浮則爲風에서 數則爲虛까지의 數句는 脈浮而動數의 一句를 풀이한 것이지만, 王叔和의 註文僞入이라는 說이 많으므로 이를 생략해도 좋다. 그러므로 전체의 뜻은, 太陽病으로 脈이 浮動數하고, 두통발열하며, 약간 盜汗出하고 오한하는 것은 表證이 아직 제거되지 않은 것이므로 桂枝湯으로 발한시켜야 하며, 攻下해서는 안 된다는 것을 말한 것이다. 그런데 만약 誤下한다면, 仲景이,

병이 陽에 發한 것을 下하면 열이 들어감으로써 結胸이 된다. 병이 陰[1]에 發한 것을 도리어 下하면, 그로 인해 痞를 이룬다. 結胸을 이루는 所以는 攻下가 너무 빨랐기 때문이다.

라고, 說한 바와 같이, 誤下로 인해 表熱이 內陷되어 結胸을 이루는 것이므로 이 結胸의 證治를 제시하기 위해, 醫者가 도리어 이를 下하면 以下의 論을 세운 것이다. 즉 醫者가 도리어 이를 下하면(下해서는 안 되는 것을 攻下했기 때문에 도리어라 한다), 動數脈이 遲로 변하여(表證인 動數脈이 誤下로 인해 表熱이 內陷됨으로써 遲脈으로 변하는 것이며, 病毒內實의 반응이다), 拒通하고(拒는 반항이란 뜻이므로 拒痛이란, 胸廓 內의 正氣와 邪氣가 抗爭하기 때문에 發하는 痛이다), 胃中이 空虛하며(誤下로 인해 胃의 正氣가 損傷된 것), 客氣가 膈을 動하고(客氣는 邪氣를 뜻하므로 客氣動膈이란, 內陷한 邪氣가 胸內를 衝動하는 것이다), 短氣躁煩하며(短氣는 呼吸短促이며, 躁煩은 躁急悶이다), 心中이 懊憹하고(解는 梔子豉湯條에 있음), 陽氣가 內陷하는(陽氣는 客氣의 별칭으로서 表部에 있는 邪氣를 뜻하므로 陽氣內陷이란, 誤下로 인해 表部에 있는 邪氣, 즉 表熱이 內陷했다는 뜻이다) 등의 原因으로 心下部가 鞕하게 되는 것을 結胸이라 칭하며 本方(大陷胸湯)으로 主治한다.

> 傷寒 6, 7일에 結胸熱實하고, 脈이 沈緊하며, 心下가 동통하고, 이를 按하면 石鞕한 자는 大陷胸湯으로 主治한다.
>
> (傷寒 六, 七日, 結胸熱實, 脈沈而緊, 心下痛, 按之石鞕者, 大陷胸湯主之－『傷寒論』)

(註) 本條는 誤下에 기인하지 않고, 자연히 結胸된 것을 논한 것으로 傷寒病이 6, 7일 경과한 무렵에는 柴胡湯證을 發해야 할 시기이므로 傷寒 6, 7일, 結胸熱實이라 하여, 柴胡證에서 結胸에 이름을 암시함과 아울러 結胸의 熱實, 즉 熱證으로서 實證임을 가르치는 것이다. 그리고 沈脈은 병이 外部가 아니고, 내부에 있는 징후이며, 緊脈은 水毒이 있는

1) 이 陰은 純陰證이 아니고, 陽中에 陰을 挾한 것을 말한다.

징후이므로 맥이 沈하고 緊하다 한 것이며, 結胸은 단지 熱毒에만 기인하는 것이 아니고, 水毒도 역시 이에 관여함을 가리킨 것이다. 또 心下痛이란, 心下部에 自發痛이 있다는 뜻이며, 石鞕이란 돌과 같이 堅硬하다는 뜻이다.

傷寒, 10餘日에 熱結이 裏部에 있으며, 도리어 往來寒熱하는 자에게는 大柴胡湯을 투여한다. 다만 結胸이 되고 大熱이 없는 자는 水結이 胸脇에 있는 것이다. 다만 頭에만 微汗出하는 者는 大陷胸湯으로 主之한다.

(傷寒十餘日, 熱結在利, 復往來寒熱者, 與大柴胡湯, 但結胸, 無大熱者此爲水結在胸脇也. 但頭微汗出者, 大陷胸湯主之－『傷寒論』)

(註) 傷寒病이 10여일 경과 무렵은 陽明證을 發해야 할 시기이므로 熱結이 裏部에 있다고 한 것이지만, 만약 陽明證인 경우라면, 단지 熱하고, 寒하지 않은 이치인데, 熱結이 裏部에 있으면서 반대로 往來寒熱하는 것은 純陽明證이 아니고, 少陽·陽明의 合病證임이 분명하므로 大柴胡湯을 쓴다고 한 것이다. 그런데, 이에 반하여 다만 結胸이 되고 大熱(解는 第1卷에 있음)이 없으며, 往來寒熱하지 않고, 다만 頭部에서 微汗하는 것은 純熱結證과는 달리 水熱二毒(前條에서 結胸熱實이라 하고, 本條에서 水結이라 한 것으로 보아, 結胸이 水熱二毒에 기인함이 분명하다)이 胸脇에 凝結함에 기인하는 것이므로 本方으로 主治한다는 뜻이다.

丹羽元堅은,

結胸이란 무엇이냐 하면 飮邪(飮은 즉 水毒이고, 邪는 즉 熱毒이다)가 相結함으로써 胸堂(胸廓)에 盤踞하여 마침내 心下에 미치는 것이다(明理論에 이르기를, 소위 結이란 것은 繫結의 結과 같이 잘 분해되지 않는 것을 말한다).

라고 說하여 結胸을 잘 해석하였으니, 深思할 것이다.

太陽病을 거듭 發汗하고, 그리고도 도리어 이를 下하여, 不大便이 5, 6일이나 계속되고, 舌上이 燥하며 渴하고, 日晡所에 약간 潮熱이 있으며, 心胸에 大煩을 發하고, 心下에서 小腹에 이르기까지 鞕滿하고 疼痛하여 가까이 할 수 없는 자는 大陷胸湯으로 主治한다.

(太陽病, 重發汗, 而復下之, 不大便, 五, 六日, 舌上燥而渴, 日晡所少有潮熱, 心胸發大煩, 從心下至小腹, 鞕滿而痛, 不可近者, 大陷胸湯主之－『傷寒論』)

(註) 太陽病은 發汗하여 解하면 다시 發汗시키지 말아야 한다. 또 이를 攻下하지 않은 것이 원칙이다. 그런데 거듭 汗出하고, 게다가 이를 下하는 것은 모두 錯治이므로 도리어(復)라는 말로써 이런 뜻을 암시한 것이며, 初條의 경우와 같이 表熱이 內陷하여 結胸을 이루는 점에서는 동일하지만, 初條의 경우는 誤治가 겨우 1회에 불과하여 비교적 輕症에 그친 것이지만 本條의 경우는 再三의 錯治에 기인한 것이므로 重症이라는 차이가 있다. 즉 本條의 경우는 5, 6日이나 便通이 안 되고 舌이 건조하며, 심장부에 大煩을 發하고, 일몰시에 이르면 潮熱을 나타내고(解는 第1卷에 있음), 단지 心下部에만 그치지 않고 하복부에 이르기까지 緊滿하고 疼痛하며, 또한 知覺이 극히 과민하여 手指를 가까이 댈 수 없는 劇症이다.

傷寒, 5, 6일에 嘔하고 발열하는 자는 柴胡證이 갖추어진 것이다. 그런데 他藥으로 이를 下하고, 柴胡의 證이 아직 있는 者에게는 또 柴胡湯을 투여한다. 이는 이미 이를 下하더라도 逆으로 되지 않고 반드시 蒸蒸하게 振戰하며, 도리어 發熱汗出하고 解한다. 만약 心下가 滿하여 鞕痛하는 者는 結胸으로 된 것이다. 大陷胸湯으로 이를 主治한다. 단지 滿하고 痛하지 않은 자는 痞이다. 柴胡를 投與할 것이 아니라 半夏瀉心湯이 좋다

(傷寒 五, 六日, 嘔而發熱者, 柴胡證具. 而以他藥下之, 柴胡證仍在者, 復與柴胡湯. 此雖已下之, 不爲逆, 必蒸蒸而振, 却發熱汗出而解. 若心下滿而鞕痛者, 此爲結胸也. 大陷胸湯主之. 但滿而不痛者, 此爲痞. 柴胡不中與之, 宜半夏瀉心湯－『傷寒論』)

(註) 解釋은 小柴胡湯條를 參照할 것.

1) 大陷胸湯方

大黃 6.5
芒硝 4.0
甘遂 1.2

이를 細剉하여 물 1合 5勺으로 먼저 大黃을 달여서 5勺을 取하고 去滓하여 芒硝를 넣고 용해시킨 다음, 甘遂末을 넣고 攪和하여 頓服한다.

2) 선배의 論說 · 治驗

『柯琴方論』에,

大陷胸丸(本方을 丸劑로 만든 것)은 大承氣湯에 비하면 더욱 峻하여, 水腫, 痢疾初發症을 治하는 効가 매우 빠르다. 그러나 반드시 그 사람이 壯實함을 보아 이를 施藥하고, 평소 허약하거나 혹은 病後로서 攻伐에 견딜 수 없는 者에게는 虛를 더욱 虛하게 하는 禍를 염려해야 한다.

我說. 本方에 한하지 않고, 모든 甘遂劑는 그 證을 諦認(살펴서 確認하는 것)하지 않고서는 輕用하지 말아야 한다.

『古方便覽』에,

胸部가 隆起되고, 背部가 굽은 痀瘻狀으로 되고, 혹은 腹內가 陷下하여 滿하며 背部로 땅기고, 脚이 細軟하고 羸瘦하여 보행이 불능하고, 手臂도 不遂한 자에게 좋다.

我說. 本方은 陷胸이란 名稱과 같이 胸廓이 前後로 高起된 것을 능히 治한다. 龜胸 및 壓迫性 脊髓痲痺를 治하는 所以이다.

『類聚方廣義』本方條에,

肩背가 强急하고, 言語不能하여 홀연히 卒死하는 것을 속칭 早打肩이라 하는데, 급히 침으로 放血하고 本方을 투여하여 峻瀉를 取함으로써 구사일생할 수 있다.

我說. 나도 일찍이 本方을 이런 증상으로 써서 奇効를 얻은 일이 있다.

脚氣衝心, 心下石鞕, 胸中大煩, 肩背强急하고 短氣하여 호흡곤란한 자, 産後血暈 및 小兒急驚風, 胸滿, 心下石鞕, 咽喉痰潮, 直視痙攣하고 胸動이 奔馬와 같은 자, 眞心痛, 心下鞕滿하여 苦悶欲死하는 자 등, 以上의 諸症은 治法이 신속하고, 方劑가 駿快하지 않으면 구할 수 없는데, 本方이 좋다. 이는 摧堅應變의 兵이므로 능히 그 요긴한 급소와 樞機를 다스리는 것이다.

『勿誤藥室方函口訣』本方條에,

本方은 熱實結胸의 主藥이며, 그 밖에 흉통이 劇한 자에게 특효가 있다. 한 士人이 胸背徹痛하고 주야로 고초를 견딜 수 없었는데, 百治가 무효이어서 죽고 싶을 정도였는데, 大陷胸湯을 3첩 복용하자 霍然히 나았다. 또 脚氣衝心으로 昏悶欲絶하는 자에게 本方을 복용시켜 소생시켰다. 무릇 醫者는 死地에 임한 환자에게 이런 수단이 있어야 한다. 또 留飮으로 인해 肩背가 凝結되는 자에게 속효가 있다. 小兒의 龜背 등에도 本方을 쓰는 수가 있는데, 그 경증에는 大陷胸丸이 좋다. 또 小兒가 龜胸症을 일으키려고 할 때 本方을 早期使用하면 유효한 경우가 많다.

『橘窓書影』에,

通四丁目의 松屋源兵衛의 아들이 나이가 11세였는데, 腹滿하고 동통하며, 구토가 심하여 약을 넘길 수 없었다. 醫者가 疝症으로 보고 치료하였으나 더욱 악화되어, 胸腹이 脹痛하고 煩躁하여 목불인견이었다. 내가 大陷胸湯을 지어 淡煎하여 冷飮시키니, 잠시 후에 심하게 吐利하고 복통·煩躁症이 頓減하였다. 그 다음에 建中湯[2]을 투여하고, 때때로 大陷胸

2) 이 建中湯은 小建中湯이다.

丸을 겸용하여 平復되었다.

我說. 本症은 胸腹脹滿 煩躁가 主證이고, 구토는 客證이다. 그러므로 主證을 목적으로 하여 本方을 處함으로써 主證이 治함에 따라서 客證도 역시 저절로 治한 것이다. 만약 잘못하여 구토를 主證으로 보고, 小半夏湯 등의 鎭吐劑를 썼더라면 구토증이 낫지 않을 뿐더러 죽음을 면치 못했을 것이다. 主客證을 소홀히 할 수 없음을 알아야 한다.

笠間侯臣, 澤內右內가 일찍이 복통을 앓았는데, 하루는 몹시 악화되어 복부가 堅滿하고, 心下에서 小腹에 이르기까지 刺痛하여 손을 가까이 할 수 없었고, 舌上에 黃苔가 생기며, 대소변이 不利하였다. 醫者가 寒疝으로 보고 투약하였더니, 도리어 嘔逆을 發하고, 주야로 고민하여 보기가 딱하였다. 내가 結胸이라고 진단하여 大陷胸湯을 투여하였는데 嘔氣로 인해 下利할 수 없었으므로 喞筒을 써서 蜜水를 穀道(肛門)로 灌入시켰더니, 그 후 대변을 數十行이나 快利하고, 嘔症이 멎었으며, 腹滿이 頓減하였다. 후에 建中湯을 써서 全癒하였다.

我說. 主證이 먼저 나타나고 客證이 後에 나타남을 주의할 것.

33. 大陷胸丸에 관한 師論 註釋

結胸者는 項部도 역시 强하여 柔痓狀과 같다. 이를 下하면 곧 和한다. 大陷胸丸이 좋다.

(結胸者, 項亦强, 如柔痓狀, 下之則和, 宜大陷胸丸 - 『傷寒論』)

(註) 結胸病者는 心下가 鞕滿할 뿐만 아니라, 項部도 역시 딱딱하여 그 형상이 마치 柔痓과 같으며, 이를 大陷胸丸으로 瀉下하면 회복된다는 뜻이다. 그리고 柔痓狀과 같다는 것은 柯씨가 "頭痛하지 않고, 項部는 强하며, 오한하지 않고, 頭部에 汗出한다. 그러므로 柔痓狀과 같다"고 說한 바와 같은 것이므로, 葛根湯證의 項背强急과 흡사하여, 두통하지 않고, 오한하지 않으며, 自汗出하는 것이다.

또 本證에 大陷胸湯을 쓰지 않고 丸方을 쓰는 所以를 山田씨는,

"무릇 結胸으로 열이 있는 자는 마땅히 大陷胸湯을 써서 이를 下해야 하며, 열이 없는 자는 마땅히 『傷寒論』에 이르기를, 過經譫語하는 자는 열이 있기 때문이다. 마땅히 湯으로 下해야 한다. 그런데, 醫者가 환약으로 이를 下함은 治法에 어긋나는 것이라고 하였다. 환약은 원래 無熱者를 위해 만든 것임을 알아야 한다"

고 說한 바와 같이 本來 熱症이 아니기 때문이다.

和久田의 말.

(상략)- 胸骨이 隆起되고, 心下도 역시 按하면 鞕하고 不痛[1]하며, 항상 項背가 强하여,

속칭 鳩胸이라 하는 것은 龜胸이다. 이 증상은 대개 胎毒[2]에 기인하는 것이며, 一時의 劇證이 아니다. 그러므로 伏熱 혹은 손을 가까이 댈 수 없는 통증은 없다. 『傷寒論』에 이르기를, 結胸者는 項部가 역시 强하여 柔痓狀과 같다. 이를 下하면 和한다. 大陷胸丸이 좋다고 하였다.

柔痓은 身體가 几几함을 말한다. 几几란 項背强의 형용사이며, 속칭 猪頭를 伸延하며, 혹은 反顧하기 어려운 형상을 말한다. 이는 結胸의 독이 項背에 미치게 되므로 역시 項背가 强하여 柔痓과 같다고 한 것이며, 이를 大陷胸丸으로 下하면 强症이 如常하게 되는 것이다. 癒라 하지 않고 和라고 한 것은 結毒의 형상에 관계되는 뜻이 있다. -(중략)-

혹은 胎受의 병, 혹은 血塊 등 陳痼한 證을 攻하는 데는 도리어 탕약이 그 結毒을 專攻하는 것이 아니다. 그러므로 환약으로써 이를 治함을 法으로 삼는다. 그러므로 소위 龜胸, 龜背 및 胎毒에서 연유한 痼癎症이 점차 그 독이 증가하여, 傴僂廢疾로 되어 생애를 마치는 此證을 『奇覽』에 葛根湯證이라 하였는데 아마도 잘못일 것이다. 이미 結胸이 되고, 項部도 역시 强하다는 것은 結胸으로서 項背가 强하고, 혹은 龜背를 이룬 結胸의 毒이 큰 것임을 알아야 한다.

모두 大陷胸丸이 治하는 바이지만, 本方은 攻擊劑이므로 매일 써서는 안된다. 外證[3]을 詳審하여 혹은 小陷胸湯 혹은 旋覆花代赭石湯 혹은 半夏厚朴湯 혹은 厚朴生薑半夏人蔘甘草湯類(小陷胸湯, 大小柴胡湯證이 가장 많다)를 매일 쓰고, 灸灼을 兼施하며, 5, 7일 간격으로 大陷胸丸으로써 이를 攻下해야 한다라고 說하였는 바, 이로써 仲景의 뜻을 忖度해야 한다.

1) 大陷胸丸方

大黃 8.0

葶藶·杏仁 各 6.0

芒硝 10.0

甘遂 6.0

---

1) 반드시 心下가 不痛한 것은 아니다.

2) 胎毒에는 遺傳이라는 뜻이 있다.

3) 外證은 腹腹外證이라 하는 것이 옳을 것이다.

이를 細末하여 蜂蜜로써 和丸해서 2.0을 頓服한다.

2) 선배의 論說

『醫宗金鑑』에,

大陷胸丸은 水腫腸澼의 初發時에 形과 氣가 俱實한 자를 治한다.

『類聚方廣義』 本方條에,

東洞先生은 晩年에 大陷胸湯을 환으로 만들어 쓰기를 猶理中, 抵當 2丸의 例와 같이 하여, 瀉下의 효력이 매우 峻烈하였다. 그렇지만, 독이 胸背에 모여 喘鳴咳嗽하고, 項背가 아울러 동통하는 자에게는 本方이 낫다.

痰飮疝癥, 心胸痞塞結痛하고 疼痛이 項背臂膊으로 連하는 자를 治한다. 혹은 탕약이 適宜한 증상에, 本方을 겸하는 것도 역시 좋다.

34. 小陷胸湯에 관한 師論 註釋

小結胸은 바로 心下에 있고, 이를 按하면 동통하며, 맥이 浮滑한 바 小陷胸湯으로 主治한다.

(小結胸者, 正在心下, 按之則痛, 脈浮滑者, 小陷胸湯主之 -『傷寒論』)

(註)『傷寒論』에는 小結胸病이라고 썼지마는 小結胸者가 옳으므로『玉函』,『千金翼』에 따라서 이렇게 改竄하였다. 그리고 小結胸者란, 大陷胸湯證에 대하여 비교하는 말로서 本方證은 바로 心下에 있고, 이를 按하면 곧 동통하는 데 그치고, 大陷胸湯證과 같은 心下石鞕, 鞕滿이 없고, 또 손을 가까이 댈 수 없을 만큼의 劇痛이 없으므로, 그것을 大라고 칭하는 데 비하여 이를 小라고 칭한다. 그러므로 治方도 이에 따라서 大陷胸湯證에서처럼 峻下劑를 쓰는 일이 없고, 오직 小炎解凝利尿藥에 불과한 黃連, 半夏, 括蔞實을 쓰는 것이다. 또 "바로 心下에 있고, 이를 按하면 동통한다"는 것은 胸骨劍狀突起의 直下部를 指頭로써 輕打하면, 곧 동통을 호소한다는 뜻이며, 이 輕打와 동통은 즉각적인 반응으로서 다른 壓痛에 비할 바가 아니므로 이런 뜻을 나타내기 위하여 則字를 그 사이에 삽입한 것이다. 또 이 증상에 맥이 浮滑한 것은, 大陷胸湯에 있어서처럼 病位가 깊지 않고, 結實의 정도가 약하기 때문이다.

1) 小陷胸湯方

黃連 7.0
半夏 21.5
括蔞實 9.5

煎法・용법은 小柴胡湯과 같다.

2) 선배의 論說・治驗

丹溪心法一方(本方을 말한다)은 食積, 痰이 壅滯되어 喘急함을 治한다. 분말로 하여 糊丸해서 복용한다.

『內臺方議』에,

小陷胸湯은 또 心下가 結痛하고, 氣喘으로 苦悶하는 자를 治한다.

『醫方集解』에,

劉心山 왈, 結胸은 대개 痰飮을 挾하여 心胸에 凝結된다. 그러므로 陷胸瀉心에 甘遂, 半夏, 括樓, 枳實, 旋覆類를 쓰는 바, 모두 痰飮 때문에 設定한 것이다.

汪씨 왈, 大抵 이 湯은 病人의 痰熱(水熱 2毒이 合倂된 것)이 內結된 자에게 바로 이를 쓰는 것이 좋다.

錫駒 왈, 案컨대 湯에 大小의 구별이 있고, 症에 輕重의 차이가 있다. 今人들이 흔히 小陷胸湯으로써 大結胸症을 治하려고 하니, 모두 救하지 못하게 되고, 마침내 結胸을 핑계로 하여 不治의 證이라고들 한다. 結胸의 不治證은 1, 2節뿐이고, 나머지는 모두 可治證이라는 것을 모르고 있다. 經旨를 체득하지 못하므로 임상에 있어서, 推諉하여 사람의 性命을 그르치게 됨을 깊이 한탄해야 할 것이다.

『醫學綱目』에,

工部郎中 鄭忠厚가 傷寒病으로 因해 胸腹이 滿하고, 면색이 金빛처럼 黃하였는데, 翰林의 諸 醫官들이 상의하였으나 治略이 정해지지 않았다. 推讓은 이르기를, "胸滿은 下해야 할 것이지만, 맥이 浮虛함을 두려워한다"고 하였다. 孫兆를 불러들이니, 이르기를 "諸公이 의심쩍게 여겼지만 下藥을 쓰지 않은 것은 환자의 복이었오. 만약 이를 下했더라면 환자는 반드시 죽었을 것이오. 某에게 1, 2服藥이 있는데 이를 복용하면 반드시 瘥할 것이오" 하였다. 드디어 小陷胸湯으로 下하였다. 인하여 利하고, 그 병이 마침내 호전되고, 익일에는 면색이 백색으로 되어, 京域의 사람들이 탄복하였다.

孫土簿 述의 모친이 胸中痞急症을 앓았는데, 喘症으로 호흡이 곤란하였고 이를 按하면 동통하였으며, 맥은 數하고 또한 濇하였다. 이를 胸痺로 진단하고, 仲景의 三物小陷胸湯을 투여하였더니, 1劑로써 和하고, 2劑로써 癒하였다.

我說. 胸中痞急이란, 心下痞急이란 뜻이며, 三物小陷胸湯이란 本方이 3味의 약물로써 구성되기 때문에 생긴 별명이다.

『赤水玄珠』에,

徐文學 三泉선생의 令郎이 매일 오후에 발열하여 天明에 이르렀다. 야간에는 열이 더욱 심해지고, 右脇이 脹痛하며, 咳嗽吊疼하여, 坐臥間에 동통하였다. 醫者는 학질로 보고 치료하였으나 효험이 없었다. 나에게 診治를 청하므로 진찰하니, 左脈은 弦大하고 右脈은 滑大하였다. 內經에 이르기를, 左는 음양의 道路라 하였다. 脈證에 의하면, 肝膽의 火가 痰으로 인해 凝結된 것이다. 틀림없이 作文工夫에 애를 쓰고 過思不決하여 欝해서 痰이 된 것이다. 야간에 더욱 심한 까닭은 肝邪가 實하기 때문이다. 그래서 仲景의 小陷胸湯을 主로 하여 瓜蔞 1兩, 黃連 3錢, 半夏 2錢, 前胡, 靑皮 各 1錢을 水煎服시키고, 야간에는 當歸龍會丸을 복용시켜 微下하게 하였더니, 야반에 동통이 멎고, 열이 쇠퇴하였으며, 2첩 만에 癒하였다.

我說. 孫一奎 씨가 이 症을 治하는 데 오로지 脈證에만 따르고, 腹證을 하지 않은 것은 仲景의 本旨를 몰각한 것이므로 요행으로 치유되었으나, 우연의 적중이라는 비방을 면치 못할 것이다. 또 本方에 前胡, 橘皮를 加한 것은, 本方加柴胡橘皮의 뜻이지만, 이것 역시 철저를 기하지 못한 것으로 이 증상에는 마땅히 本方에 小柴胡湯을 합용했어야 할 것이었다.

『證治大還』에,

加味小陷胸湯은 火가 痰을 動하여, 發하는 嘈雜症을 治한다. 本方에 枳實, 梔子를 加한다.

我說. 本方에 枳實, 梔子를 加한 것은, 本方과 枳實梔子豉湯의 合方이라는 뜻이므로, 呑酸嘈囃에 유효함은 물론이지만 腹證을 審認하지 않고 경솔하게 써서는 안 된다.

『張氏醫痛』에,

무릇 咳嗽面赤하고, 胸腹이 항상 熱하며, 오직 수족만이 凉할 때가 있고, 洪脈을 나타내는 사람은 熱痰이 膈上에 있는 것이다. 小陷胸湯으로 主治한다.

我說. 脈證만을 위주로 하고, 腹證은 말하지 않은 것은 잘못이다.

『建珠錄』에,

越中小田中村 勝樂寺 주지의 아들이 나이가 13세였는데 生後 병으로 벙어리가 되었다. 주지가 찾아와서 말하기를 "나의 아들이 언어가 능통해지기 원하는 것이 아닙니다. 다행히 선생의 의술에 의지해서 혹시 佛名이나 칭할 수 있게 되면 족하겠습니다. 약제의 峻烈은 畏懼할 바가 아니고, 비록 죽게 되더라도 후회하지 않겠습니다" 하였다. 선생이 진찰하니, 胸肋이 肪脹하여 물체가 있어서 이를 받치고 있는 것 같았다. 그래서 小陷胸湯과 滾痰丸을 지어 月餘間을 복용시키고, 또 七寶丸을 수일간 복용시키기를 6차를 반복하여 치료한 지 2년 정도로 말이 능통하게 되었다.

『成績錄』에,

60여세의 한 남자가, 때때로 음식이 胸膈을 메어 내리지 않아서 상태가 噎嗝과 같았고, 咳嗽痰飮이 있었다. 선생이 小陷胸湯을 투여하고, 南呂丸을 겸용시키니 癒하였다.

丹州의 한 사냥꾼이 들것에 실려와서 말하기를, "어느 날 산에 가서 짐승을 쫓아 조총으로 쏘았더니 명중하여 짐승이 쓰러졌으므로, 총을 던지고 이를 잡으려던 찰나에 짐승이 소생하여 이와 싸워서 마침내 잡기는 했으나, 그 후 痛苦가 있는 것은 아닌데, 兩肘가 屈하여 펴지지 않습니다. 널리 醫治를 구하였지만 寸効도 없습니다" 하였다. 선생이 이를 진찰하니, 胸滿이 太甚할 뿐 다른 이상은 없었다. 小陷胸湯을 복용시키니 癒하였다.

我說. 나도 腹證에 의하여 呑酸嘈囃하고, 兩脚이 攣急해서 행보하기 어려운 자에게 本方을 써서 속효를 보았다.

『生生堂治驗』에,

한 부인이 산후에 구토가 멎지 않고, 음식맛이 없으며, 몸이 날로 야위고, 정신이 困倦하였다. 醫者들은 모두 産勞라 하였는데, 선생이 이를 진찰하니, 바로 心下에 酸痛이 있어서 按할 수 없었다. 水飮으로 진단하여 小陷胸湯을 投與하고, 赫赫圓[1]으로 佐하였더니 癒하였다.

『痲疹一哈』에,

한 步兵이 나이는 40여세였는데, 발열이 3, 4일 계속되다가 發疹이 아직 절반도 안 되고, 心下가 結痛하기를 1주야, 頭部에 冷汗을 發하고, 兩足이 微厥하며, 喉中에서 痰鳴을 發하고, 胸滿短氣하며, 대변이 불통하였다. 小陷胸湯 및 混痰丸을 투여하였더니, 2, 3차 설사하고, 그 익일 발열이 더욱 심하여 炎火가 타는 듯하였고, 大汗이 물 흐르듯하고 疹子가 모두 發出하여 편안해졌다.

八木傳之允이 나이 20세 가량이었는데, 발열 無汗하고, 發疹이 될 듯하면서 不出하고, 心下가 結痛하며 肩背가 强直하였다. 그래서 小陷胸湯을 투여하니 前證이 전차 안정되었다. 그 익일 柴圓으로 攻下하니 설사를 數行하고, 譫語發熱하며 물 흐르듯이 汗出하면서 發疹하고, 收疹 후에 완전히 회복되었다.

我說. 이 환자의 肩背强直症은 心下結痛, 즉 小結胸의 所致인 것이며, 大陷胸丸證의 경우와 같은 것이다.

『方伎雜誌』에,

小西久兵衛의 아들이 나이는 14, 5세였는데, 나에게 診治를 청하면서 부모가 말하기를 "伏枕한 지 이미 3년이나 되었는데, 藥餌를 쓰지 않은 것이 없었으나 병환은 가중되고 羸憊瘦削되기가 이와 같다"고 하였다. 내가 진찰하니, 薄暮에 寒熱을 發하고, 胸骨이 露呈되었으며, 肌膚가 無澤하였고, 身面이 黧黑하며, 眼胞가 微腫하고, 腹滿하여 臍 周圍의 피부가 引張되었으며, 손끝이 닿아도 놀랄 정도로 동통하고, 또한 每夜 복통을 發하며, 微利한다고 하였다. 그 형상은 복부만 팽창하고, 사지는 柴瘦하여 마치 乾蝦蟆와 같았고, 잠시도 병상에서 일어설 수가 없었다. 음식은 不進하며, 舌上에 黃苔가 끼고, 소변은 黃色이며, 맥

---

1) 赫赫圓은 不明이다.

은 沈하고 微數하였다. 仰臥하면 臍邊이 攣痛한다고 하였다. 나는 그 부모에게 이르기를 "이는 소위 疳勞의 重症으로서 내가 치료할 수 없습니다" 하였다. 부모는 愀然하여 이르기를, "이는 소위 疳勞의 重症으로서 내가 치료할 수 없습니다" 하였다. 부모는 愀然하여 이르기를, "도저히 살 수 있으리라고는 생각지 않습니다마는, 외아들이므로 애타는 심정으로 만사에 일생의 요행을 바랄 뿐입니다. 자식의 생명을 선생에게 의탁하오니 愛恤을 베풀어 주시오" 하고 간청하기에 나는 거절할 수 없어서, 小陷胸湯에 四逆散을 合方하고, 䗪蟲丸을 매일 5分씩 썼다. 穢物이 섞인 대변을 매일 2, 3行 通利하고, 음식을 조금씩 들게 되었다. 부모의 기쁨이 그지 없었다. 겨울에서 봄까지 前劑를 계속하면서 그 사이 수일간 鷓胡菜湯을 써서 蛔蟲 數條를 下하고는 복통이 깨끗이 낫고, 腹滿攣急症도 크게 완화되어 스스로 변소에 갈 수 있게 되었다. 前方을 半年餘 사용하니 興動이 거의 如意하였고, 부친이 데리고 목욕탕에 가서 목욕을 시키니 더욱 快暢을 느꼈다. 그래도 복약을 게을리하지 않다가 初秋에야 비로소 복약을 그쳤다. 이 아이가 치유된 것은 의외의 일이었다.

我說. 이 증상은 아마도 結核性 腹膜炎의 重症인 듯하다. 나는 아직 이런 篤疾을 고친 일이 없지만, 그 初期와 中期 症狀에는 小陷胸湯四逆散合方에 大黃䗪蟲丸 혹은 起廢丸을 겸용하고, 폐 및 임파선의 결핵을 겸하는 증상에는 小柴胡湯(혹은 加石膏), 小陷胸湯四逆散(혹은 排膿散) 合方에 前丸方 또는 黃解丸(혹은 第二黃解丸)을 겸용하여 자주 全效를 거두었다.

『勿誤藥室方函口訣』本方條에,

本方은 飮邪가 心下에 結하여 동통하는 자를 治한다. 括蔞實은 痛을 主治하는 바, 이는 金匱胸痺의 諸方으로써 徵을 밝힐 수 있다. 그러므로『名醫類案』에는 本方으로 孫主薄述의 胸痺를 治하였고,『張氏醫通』에는 熱痰이 膈上에 있는 자를 治하였으며, 그 밖에 胸滿氣塞하여 難通하거나 혹은 嘈雜, 혹은 腹鳴下利, 혹은 飮食不進 혹은 胸痛을 治한다.

『橘窓書影』에,

菅沼織部正이 왕년에 坂府大番頭로 재직시에 鹽賊의 變을 당하여 의외로 心氣를 과로하고, 事後처리의 격무에 시달려, 胸痺痰飮의 證이 있었다. 지난 겨울에 外感을 앓은 후 邪氣가 풀리지 않고, 흉통이 한층 심해졌으며, 게다가 項背가 판자를 진 것처럼 屈伸이 불편

하고, 倚息하면서 누울 수 없었고, 음식이 감소되며, 맥이 沈微하였다. 衆醫가 虛候로 진단하고 치료하였으나 낫지 않았다. 내가 진찰하여 이르기를 老憊症이지만, 邪氣가 未解하고, 數脈이니, 먼저 그 邪氣를 解한 다음 그 本病을 治하더라도 늦지 않다고 말하고, 柴陷湯加竹茹를 投與하였고, 大陷胸丸을 兼用시켰다. 이를 복용하고, 邪氣가 漸解되고, 本病 역시 이에 따라서 완화되어 수일간 2方을 連服하고 全癒하였다.

我說. 柴陷湯加竹茹는 小柴胡湯 小陷胸湯合方에 竹茹를 加한 것이다.

壬生侯 鳥井 씨의 모친 誠心院이 外感 후에 熱氣가 풀리지 않고, 胸痛 短氣하며, 해수가 심하고, 脈數하며, 舌上에 白苔가 끼고, 음식이 부진하였다. 侍醫가 수일간 치료하였으나 병이 더욱 중하였으므로 나를 불러서 진찰케 하였다. 내가 診하고 이르기를, 이는 飮邪가 併結된 證이지만, 환자가 허약하므로 熱結胸症에 이른 것은 아니라 하고, 柴陷湯加竹茹를 투여하여 4, 5일을 복용시키니, 胸痛이 大減하고, 해수 역시 이에 따라서 안정되고, 단지 복부의 拘急과 痰飮이 제거되지 않았으므로 四逆散에 茯苓杏仁甘草湯을 合하여 복용시켜서 癒하였다.

35. 桔梗白散에 관한 師論 註釋

병이 陽에 있으면, 마땅히 汗으로써 解해야 한다. 반대로 冷水로써 이를 潠하거나 혹은 灌하면, 그 열이 被劫되어 去할 수 없다. 더욱더 煩해지고, 肉上에 粟起한다. 뜻은 飮水하고자 하면서 도리어 渴하지 않는 者에게는 文蛤散을 복용시키고, 만약 낫지 않는 자에게는 五苓散을 投與한다. 寒實結胸으로 熱證이 없는 者에게는 三物小陷胸湯을 투여하고 白散도 역시 복용시킨다.

(病在陽, 應以汗解之. 反以冷水潠之, 若灌之, 其熱被劫不得去. 彌更益煩, 肉上粟起. 意欲飮水, 反不渴者, 服文蛤散, 若不差者, 與五苓散. 寒實結胸, 無熱證者, 與三物小陷胸湯, 白散亦可服－『傷寒論』)

(註) 尾臺 씨는

寒實結胸으로 熱證이 없는 자는 白散의 正症이다. 按컨대 實實結胸 以下는 上文과 意義가 相屬되지 않으므로 아마도 錯簡인 듯하다. 또한 白散과 小陷胸湯은 本來 그 主治가 같지 않은데, 어찌 濫投할 수 있겠는가. 만약 錯簡이 아니라면 후인의 補綴임이 분명하다.

고 하였다. 丹羽元簡 씨는,

"『活人書』에는 三物白散을 與한다고 하였지, 小陷胸湯亦加用이란 7字가 없다. 무릇 小陷胸湯은 寒劑이므로 열이 없는 증상에는 쓰지 않는 것이다"

고 하였다. 이로 미루어 볼 때, 本條는, 寒實結胸으로 熱證이 없는 자에게는 三物白散을

與한다고 고치고, 三物小陷胸湯과 末尾의 亦可服이라는 자구를 빼고, 해석해야 할 것이다. 그리고, 寒實結胸이란 병독이 胸廓에 結實되는 점에 있어서는 結胸과 다를 바 없지만, 結胸과 같은 水熱 2毒의 凝結에 기인한 것이 아니고, 內陷된 열기가 固有의 水毒 때문에 寒化된 것이므로 結胸症처럼 舌上이 燥하고, 渴하며 혹은 日晡所潮熱 등의 熱候가 없다. 그러므로 結胸에는 甘遂와 같이 水毒瀉下의 峻藥을 쓰지마는 寒實結胸에는 이와 반대로 熱性인 巴豆를 主藥으로 하는 本方을 쓰는 것이다.

『醫宗金鑑』에,

結胸證으로 몸에 大熱이 없고, 입이 燥渴하지 않으면 熱實證이 아니고, 寒實證이다. 三物白散을 투여한다(하략).

丹羽元堅 씨는,

寒實結胸 같은 것은 -(중략)- 이는 膈間에 본래 寒涎이 있는데다가, 邪氣가 內陷하여 相化해서 實로 된 것이다. 혹은 여기에 膈痛, 心下鞕 등의 證이 있는 것은, 그 勢力이 下部로 逮及되어 陽이 아직 維持된 것이다. 그러므로 峻利한다.

이로써 仲景의 뜻을 揣摩(췌마)해야 한다.

> 外臺桔梗白散은 咳하고, 胸滿 振寒하며, 脈數하고, 咽乾하되 渴하지 않으며, 때로 濁唾腥臭를 出하고, 오래도록 米粥 같은 膿을 吐하는 자를 治한다. 肺癰이다.
>
> (外臺桔梗白散, 治咳而胸滿, 振寒脈數, 咽乾不渴, 時出濁唾腥臭, 久久吐膿如米粥者, 爲肺癰-『金匱要略』

(註) 桔梗湯條를 보라.

1) 桔梗白散方

桔梗・貝母 各 3.0

巴豆 1.0

위의 3味를 細末 混和하여, 1.0을 頓服한다. 병이 膈上에 있는 자는 膿血을 토하고, 膈下에 있는 자는 瀉出한다. 만약 瀉下가 과다하여 멎지 않을 때는 冷水 1盃를 마시면 멎게 된다.

2) 선배의 論說 · 治驗

東洞 옹은 本方을 定義하여,

毒이 胸中에 있어서 濁唾臭膿을 토하는 자를 治한다.

『方機』 本方의 主治에,

毒이 胸咽에 있어서 호흡곤란한 자를 治한다.

我說. '디프테리아'성 호흡곤란과 같은 것이 이의 適例이다. 나는 本病으로 血淸이 무효이고, 곧 질식상태에 이른 小兒에게 本方을 투여해서 속효를 보았다.

『成績錄』에,

浪華의 상인 巽屋의 家僕이 갑자기 咽痛을 發하여, 申時에서 酉時에 이르러 四肢가 厥冷하고, 언어불능하며, 假死상태에 빠졌다. 衆醫들이 반드시 죽을 것으로 보았다. 온 집안이 떠들썩하고 戌時에 이르러 선생을 맞이해서 診治를 청하였다. 맥이 微하여 끊어질 것 같았고, 전신이 냉하며, 호흡이 겨우 실낱 같았다. 급히 桔梗白散 2錢을 取하여 白湯으로 灌入시키니 설사를 5, 6行하고나서, 咽痛이 거의 減하고 厥冷이 회복되며 기분이 상쾌하였다. 이윽고 五物桂枝桔梗加大黃湯[1]을 투여하니, 잠시 후에 黑血을 大下하고 咽痛이 깨끗이 제거되어 수일 만에 平復하였다.

『古方便覽』 本方條에,

---

1) 五物桂枝桔梗加大黃湯은 古方丸散方에 실린 五物大黃湯을 去加한 것으로 桂枝, 地黃, 黃芩, 桔梗, 石膏, 大黃으로 구성된 方이다.

한 남자가 겨울에 喘急症이 발하여 인후로 담이 上迫하고, 肩息하면서 빈사상태에 빠졌는데, 本方 1錢을 투여하니 痰涎을 2, 3合 토하고 癒하였다.

한 부인이 小瘡을 앓았는데, 敷藥한 후 홀연히 전신에 腫을 發하고, 소변이 不利하며, 心胸이 煩悶하고 喘鳴迫促 瀕死狀態에 빠졌다. 내가 本方 1錢을 투여하니, 물을 數升이나 토하였다. 재차 복용시키니 크게 吐下하고 疾苦가 곧 安定되었다. 前方 5, 6일 복용하고 全癒하였다.

한 남자가 咽喉腫痛으로 언어불능하고, 湯水를 넘기지 못하였으며, 痰咳가 發하여 동통을 견딜 수 없었다. 내가 本方 1撮(한 웅큼)을 음용시키니 稠痰 數升을 吐出하고, 통증이 곧 癒하였으며, 그 후 排膿湯을 써서 全癒하였다.

『叢桂亭醫事小言』에,

한 선비가 久咳症으로 오후에는 微寒熱이 發하였는데, 모두들 勞症이라 하였다. 음식맛이 없고 半日은 臥床하는 형편이었다. 數名의 의사를 거친 뒤에 나를 불렀으므로 患家에 당도하여 진찰하기 전에 咳聲을 들으니 肺癰이었다. 이윽고 진찰하니 맥이 細數하지 않고, 浮大數하였으며, 左膈間이 해수할 적마다 引痛하였고, 背邊도 은은히 동통하였으며, 주야간에 吐痰이 심하였고, 간간히 血이 섞였다. 四花(灸穴)에 施灸하고, 獺肝을 복용하였으나 무효였다고 한다. 또한 痰을 調査하니, 米粥과 같은 膿이 있었으므로 肺癰이라고 告하였으나 믿지 않았다. 水中에 痰을 넣어 膿과 痰이 다른 점을 설명하였더니 비로소 내 말을 수긍하였다. 肺癰湯[2]을 투여하고, 白散을 2회 겸용시켰더니 수십일을 지나서 癒하였다.

『類聚方廣義』 本方條에,

本方은 惟獨 肺癰뿐만 아니라, 소위 幽癰, 胃脘癰 및 胸膈 中에 頑痰이 있어서 胸背가 攣痛하는 증상을 治한다. 해수환자의 膠痰이 纏繞하여 인후가 不利하고, 氣息에 臭氣가 있는 자에게는 무두 유효하다.

我說. 幽癰, 胃脘癰은 아마도 幽門 혹은 胃體部의 膿瘍일 것이다. 또 尾臺 씨가 이들 증상에 本方을 쓴 까닭은 本方의 方後에 "병이 膈下에 있는 자는 瀉出한다"는 說에 의거한

2) 肺癰湯은 排膿湯의 加味方이다.

듯하다.

卒中風, 馬脾風, 痰潮息迫, 牙關緊閉 등으로 인하여 藥汁을 취할 수 없는 자에게는 一字[3]를 취하여 鼻中에 불어넣으면 痰涎을 토하여 인후가 立通한다.

我說. 皮下整脈 內 注射를 몰랐던 漢醫가 이렇게 자연의 門戶를 이용하여 偉効를 거둔 것을 보라.

肺癰에 本方을 使用함에 있어서는 마땅히 咳逆喘急하고 胸中이 隱痛하며, 악취가 심한 黃痰을 喀出할 때, 단연코 이를 투여함으로써 膞毒을 소탕하여 根抵를 斷除해야 한다. 만약 猶豫不決하고 時日을 遷延시키면 毒氣가 浸潤하고, 胸背가 徹痛하며, 膿穢가 逆溢하여 極臭가 코를 찌르고, 蒸熱을 發하며, 柴瘦(몹시 여위는 것)하고 맥이 細數하게 되면 후회 막급이다. 醫者는 小心해야 되며, 또 放膽해야 된다는 것이 바로 이 때문이다.

我說. 兵家에 兵機가 있고, 禪家에 禪機가 있는 것처럼 醫家에도 역시 醫機가 있다. 그리고 그 機를 포착하느냐 못하느냐 하는 것은 勝敗迷悟의 분기점이며, 또 死生을 決定하는 바이다. 만약에 이 機를 포착함으로써 殺活이 自在하다면, 小心放膽 따위는 문제가 되지 않을 것이다.

『橘窓書影』에,

篠山侯臣, 野村周德의 차남, 周五郞이 어느 날 밤에 인후가 秘塞하여 호흡이 곤란하고, 수족이 微冷하였으며, 自汗出하고, 煩悶이 심하여 急使를 보내어 나를 불렀다. 내가 진찰하고 나서, 急喉痺症이니 忽視할 수 없다고 하였다. 桔梗白散을 지어 白湯으로 灌入시키니 잠시 후에 토사를 發하고, 氣息이 바로 인정되었다. 이윽고 桔梗湯을 투여하여 全癒하였다. 世醫들이 이 증상을 알지 못하고 緩治함으로써 환자를 급사케 한 예를 여러 차례 보았으므로 여기에 기록하여 後鑑으로 삼고자 한다.

3) 貝母의 醫治効用

『藥徵』에,

---

3) '一字'는 吹入할 수 있는 管 模樣의 器具型態

貝母는 胸膈에 欝結 痰飮을 主治한다. (중략)

仲景이 貝母를 쓴 것은 단지 이 1方뿐이다. 그러나 이를 本草로서 고찰할 때, 古人은 貝母를 써서 欝結痰飮을 主治하는 한편, 해수, 乳汁不下를 治하였다. 仲景이 濁唾腥臭를 治한 것과 歸하는 바는 동일하다. 그 효용이 桔梗과 대동소이하다.

이 說과 같이 本藥도 역시 일종의 거담·排膿藥이므로 이론상으로는 桔梗의 작용과 거의 구분하기 어렵다. 修學者는 모름지기 실제 환자에게 써 보아 自得해야 할 것이다.

36. 瓜蔕散에 관한 師論 註釋

병이 桂枝證과 같으면서 두통하지 않고, 項强하지 않으며, 寸脈이 微浮하고, 胸中이 痞鞕하며, 氣가 인후로 上衝하여 氣息不得한 자는 胸部에 寒이 있는 것이다. 마땅히 이를 토해야 한다. 瓜蔕散이 좋다.

(病與桂枝證, 頭不痛, 項不强, 寸脈微浮, 胸中微鞕, 氣上衝咽喉, 不得息者, 此爲胸有寒也. 當吐之. 宜瓜蔕散－『傷寒論』)

(註) 병이 桂枝證과 같으면서 운운한 것은, 寸脈이 微浮하고 氣가 인후로 上衝하는 증상이 桂枝湯證과 恰似하지만, 桂枝證처럼 頭項이 强痛하지 않으므로 이 점이 다르다는 뜻이며, 寸部는 상반신의 병을 살피는 부위인데, 이제 寸部가 微浮하다고 說하면서 關尺部位에 언급이 없는 점으로 미루어 볼 때, 이 寸脈의 微浮로써 병독이 내부에서 외부로 달하고자 하는 機가 있음을 가리킨 것이다. 胸中은 心下보다 上部를 말하는 것이므로 胸中痞鞕이란, 胸骨劒狀突起의 直下 內部가 痞鞕된다는 뜻이며, 氣가 인후로 上衝한다는 것은 흉중에 痞鞕된 병독의 여파가 상부로 逼迫하는 所致이므로, 桂枝湯證의 경우처럼 단지 氣가 上衝하는 것과는 趣意가 다르며 氣息不得(호흡곤란)하게 되는 것이다. 寒은 病毒閉塞을 뜻하므로 '此爲胸有寒也'라고 한 것은, 이상의 病狀이 있는 것이 胸中에 병독이 閉塞된 것이라는 뜻이다. 그러므로 次句에서, '當吐之'라고 한 것이다.

病人이 수족이 厥冷하고, 맥이 乍緊한 것은 邪가 胸中에 結해지며 心中이 滿煩하고, 饑하면서 不能食하는 것은, 병이 胸中에 있다. 마땅히 이를 토해야 한다. 瓜蔕散이 좋다.

(病人手足厥冷, 脈乍緊者, 邪結在胸中, 心中滿而煩, 饑不能食者, 病在胸中. 當須吐之. 宜瓜蔕散－『傷寒論』)

(註) 本條는 먼저 '邪結在胸中' 아래에 '宜瓜蔕散'이 연결되는 것으로 간주하여 해석할 것이다. 病人의 수족이 厥冷하고 곧 緊脈을 나타내는 것은 邪가 結하여 흉중에 있는 것으로 瓜蔕散이 좋다고 한 것은, 他覺症에 의거해서 吐法을 쓰는 경우이며, 心中이 滿煩하고, 饑하면서 飮食不能한 병이 흉중에 있는 것으로 마땅히 이를 토해야 하며 瓜蔕散이 좋다고 한 것은 自覺症에 따라서 吐法을 쓰는 기회이다. 즉 前段은 대저 緊脈은 證의 表裏內外를 불문하고, 모두 病毒蕭滯를 상징하는 것이므로, 병자로서 수족이 厥冷함과 동시에 곧 緊脈을 나타내는 것은 병독이 흉중에 蕭滯하는 징후이므로 瓜蔕散으로 토하게 하는 것이 좋다는 뜻이고, 後段은 병자와 心中(흉중보다 더 上部이다)에 塡滿의 자각증이 있기 때문에 번민하고 또한 空腹을 느낌에도 不拘하고 飮食不能한 것(이는 病毒蕭滯의 所致이다)은, 病毒이 胸中에 있는 징후이므로 本方으로써 이를 토하게 하는 것이 당연하다는 뜻이다.

宿食이 上脘에 있으면 마땅히 이를 토해야 한다. 瓜蔕散이 좋다.

(宿食在上脘, 當吐之, 宜瓜蔕散－『金匱要略』)

(註) 加古坎土水 씨의 『吐法撮要』는 師論을 잘 해석했을 뿐만 아니라, 이를 확충한 것으로 吾人을 啓發하는 바 다대하므로 아래에 그 全文을 揭載하여 短評을 加하였다. 本條의 註釋 역시 그 속에 있다.

『吐法撮要』에,

獨嘯庵의 吐方考에 이르기를 汗·吐·下를, 並行하는 것이 古道이다. 이제 汗·下法에는 능하고, 吐法에는 능하지 못하다면, 그 能에 있어서 난점이 있지 않겠느냐. 이제 토해야 할 병을 알면서 汗·下해야 할 병을 모른다면, 그 知에 있어서 위태롭지 않겠느냐. 我國에 古方書의 學이 興하면서 汗·下의 術이 널리 퍼진 지 십수년이 되었는데 吐方에 있어서는 난삽하다고 실행되지 않고 있다. 대저 汗·吐·下는 방도가 다를 뿐이지 治病에 있어서는 귀일하는 것이다. 修學者가 그 機를 冥會한다면 어찌 吐法만이 유독 어렵겠는가?

이는 千古不朽의 確論이며, 初學者의 要訓이다. 무릇 醫者가 되고자 하는 者는 마땅히 深思해야 할 것이지, 어찌 이를 소홀히 하겠느냐?

또, 盛夏嚴冬의 계절은 사람에게 해독을 끼치는 일이 적지 않다. 羸弱한 사람은 無病일지라도 마땅히 修養에 조심해야 한다. 하물며 吐下의 方은 그 시기를 避해야 한다.

이는 잘못이다. 대개 吐方의 治法은 처음으로 『傷寒論』에 상술되었다. 소위 傷寒이란 것은, 바로 엄동의 계절에 앓는 것이다. 그러므로 옛부터 이르기를, "冬時嚴寒에는 萬類가 深藏된다. 君子가 固密을 지키면 寒에 傷하지 않는데, 이에 觸冒되는 것을 傷寒이라 일컫는다. 四時의 氣에 손상되는 경우도 모두 병을 일으키는데, 傷寒을 독으로 삼는 것은 殺厲의 氣가 가장 심하기 때문이다" 하였으니 이를 참고해야 한다(이는 病理·細菌學을 모르는 주장이지만, 治術에 유해한 것이 아니므로, 過히 責할 것은 없다).

또한 傷寒의 篤劇證은 胸間의 結毒을 제거하기 어려운 증상을 으뜸으로 삼고, 胃實陽明證이 이에 버금한다. 이 2證과 같은 증상에 吐下劑를 쓰지 않는다면, 患難이 並起하여 급사하는 경우가 매우 많을 것이다. 그러므로 손가락이 빠질 듯한 嚴寒時라 할지라도 만약, 그런 證이 있다면 그 약을 신속히 써야 한다. 盛夏炎燒의 계절이라 하더라도 역시 그러하다. 아무것도 두려울 것이 없다(이 說은 옳다〈湯本〉).

師論에 이르기를, "傷寒 2, 3일에 心下가 痞鞕하고 맥이 沈數한 者는 이를 토해야 한다" 하였고, 또 "太陽中暍로서 身熱하며 疼重하고, 맥이 미약한 자는 一物瓜蒂散으로 이를 主治한다"고 하였는 바, 이 2證과 같은 증상은 매우 卒暴(急速)한 것이므로 마땅히 急吐해야 할 증상이다. 이런 증상에 吐劑를 쓰지 않는다면, 諸患이 蜂起하고 變症이 雜出하여 死亡이 여반장이니 恐懼하지 않을 수 없다. 나는 일찍이 嚴寒盛暑의 계절에 吐劑를 써서 한 번도 害를 본 일이 없다. 經에 이르기를, '有故無損'이라 하였다. 修學者는 偏僻된 論說에 현혹되어 實用할 바를 놓치지 말아야 할 것이다.

또, 張子和는 汗·吐·下를 齊行하는 것은 銳意 奪病하고자 하는 폐단이라 하였다.

이는 醫治에 부합되지 않는 말이다. 나는 일찍이 汗吐下를 齊行하여 대체로 有利하였지 손해를 본 일이 없다. 무슨 弊가 있겠는가. 무릇 諸般의 병은 천태만상이어서 아직 처음부터 究明된 것이 없으니, 그 현상에 따라서 臨機應變할 것이니, 治術에 있어서도 역시 무궁한 것이다. 그러므로 汗해야 할 것이 있고, 토해야 할 것이 있으며, 下해야 할 것이 있고,

和해야 할 것이 있으며, 완화시켜야 할 것이 있으니, 각기 병의 소재에 따라서 이를 다스려야 한다. 이제 한두 가지 예를 들겠다. 가령 痘瘡이 곧 發하려 할 때, 頭痛身熱하고 渴하며, 煩躁 혹은 신체가 동통하여 惡痘가 肌肉間에 은은한 자에게는 大青龍湯을 투여함으로써 이를 表部에 발달하게 하고, 따로 柴圓을 써서 欝熱胎毒을 瀉下하면, 곧 痘의 形色이 光圓紅活해져서 시종 탈이 없을 것이다. 이는 汗·下를 齊行하여 아직 害를 보지 못한 예로서, 여타의 병에 있어서도 역시 이에 준한다. 또한 소위 癲癇, 反胃 등에는 吐·下法을 교대로 써서 능히 奏効하는 것이며, 또 소위 欝證, 狂癇 등은 오로지 吐劑를 쓰고, 따로 灌水法을 쓰거나 혹은 下劑를 써 交錯雜攻하면 백발백중으로, 治術을 掌上에서 운용하듯이 해야 한다. 그러므로 汗·吐·下를 齊行함에 있어서는 그 當否如何를 고려할 따름이지, 嘯庵子의 說은 헛되게 일정한 規矩에 구애되어 古醫方을 확충운용하는 묘리를 알지 못하는 소치이니, 僻狹한 弊論을 삼가야 한다.

또, 병자가 牀褥에 있을 경우는 토하지 말 것이다. 이는 幼學의 繩墨 운운.

이는 初學者를 훈계하는 大綱일 뿐이지, 시술에 있어서는 반드시 그런 것이 아니다. 무릇 토해야 할 證은, 10 中 5, 6의 경우 병자가 臥褥한다. 만약 의당 吐劑를 써야 할 證에 이를 쓰지 않는다면 病毒이 滋蔓하여 出路가 없어져서 마침내 죽게 되는 경우가 많을 것이다. 이에 앞서 吐方을 쓴다면 病毒이 제거되어 臥褥을 스스로 떠날 것이니 吐劑의 사용에 하등의 꺼릴 바가 없다. 世醫들은 이 說에 억압되어 마침내 難用의 術이 되고 만다. 간혹 英才의 士가 배출되더라도 오직 章句를 弄하고, 필설에만 급급하여 친히 시험해 보지 않고, 종신토록 이 術을 쓰지 못하게 되니 슬픈 일이다. 세상은 멀어지고, 인재는 없어지며, 經은 왜곡되고 敎는 이완되는데, 이를 바로잡고자 해도 방도가 없으니, 과연 世醫의 術은 활인에 유해무익한 것이 한탄스럽다.

또, 무릇 腹氣가 虛한 자에게는 결코 吐方을 쓰지 말 것이다.

이것 역시 초학자를 愼戒하는 大綱이다. 만약 腹氣虛實의 說에 구애되어 吐方을 쓰지 못하는 것은 庸醫의 所爲이다. 대개 토해야 할 證은 病毒이 胸膈間에 있으므로 臟腑上에 迫迫하여, 腹氣가 공허한 경우가 태반이나 되는데, 이러한 證은 한결같이 모두 危急篤劇한 징후이다. 이런 경우에 吐法을 쓰지 않으면 非命으로 죽는 자가 많을 것이니, 醫者로서 어찌 이를 우려하지 않겠는가. 만약 이를 우려한다면, 古를 스승으로 삼아야 할 것이다. 詩에 이르기를, 잘못을 저질렀으면 잊지 않고 舊章에 率由하라고 하였다.

我說. 獨嘯庵 씨와 加古 씨의 의견이 상반되는 것은 腹의 定義를 달리하기 때문이며, 귀결은 동일하다. 왜냐하면, 獨嘯庵 씨의 腹은 현대학설과 같이 胸骨劍狀突起 및 肋骨弓 이하를 지칭한 것이고, 加古 씨는 舊說에 따라 左右第12肋骨下緣을 통하는 직선 이상을 胸膈間이라 하고, 그 이하를 腹으로 보았기 때문이다. 그러므로 이 견해의 相違를 모르고, 獨嘯庵 씨를 責하는 것은 지나친 일이다.

諸病은 복부를 살피는 것을 第一義로 삼는다. 案컨대 腹은 有生의 本이기 때문이다. 그러나 吐法을 쓰는 데는 반드시 그런 것은 아니다. 무릇 吐法을 쓰고자 하는 자는 胸膈을 살피는 것이 先務이다. 案컨대 병독이 胸膈間에 結室하기 때문이다.

師論에 이르기를, 傷寒으로 吐後에 腹脹하는 자에게는 調胃承氣湯을 투여한다고 하였다. 무릇 古今에 吐方을 쓰는 사람은 吐後에 반드시 通和劑를 쓴다. 載人은 舟車丸을 썼고, 奧村 씨는 瀉心湯을 썼으며, 나는 腹脹證이 없더라도 吐後에는 반드시 調胃承氣湯을 써서 그 逆氣를 通和한다.

我說. 吐後에 瀉心湯, 黃連解毒湯을 써야 할 경우가 있고, 또 調胃承氣湯을 써야 할 경우가 있으므로 偏執해서는 안 된다.

師論에 이르기를, 병이 桂枝證과 같으면서 두통·項强하지 않고, 寸脈이 微浮하며, 胸中이 痞鞕하고, 氣가 인후로 上衝하여 호흡이 곤란한 자는 마땅히 이를 토해야 한다고 하였다.

병이 桂枝證과 같다는 것은 表證과 유사함을 말하는 것이다. 그러나 두통·項强하지 않고, 또한 맥이 微浮한 것은, 진짜 表證이 아닌 징후이다. 무릇 맥을 寸尺部位로써 판별하는 것은 後人이 첨가한 것으로 古醫의 뜻이 아니다(이 說은 잘못이다. 脈診을 경시하는 것은 東洞 옹의 결점이며, 그 門人과 謳歌者들이 이런 폐단에 빠지는데, 따를 바가 못 된다). 胸中이 痞鞕하는 것은 병독이 이 부위에 있는 징후이며, 氣가 인후로 上衝하여 호흡이 곤란하게 되는 것은, 胸中에 欝伏한 병독이 激沸하여 上迫하는 所致이다. 그러므로 註에 이르기를, '此爲胸中有寒也'하였는데, 소위 寒이란, 그 독을 가리키는 것이다.

또, 병인의 수족이 厥冷하고, 곧 緊脈을 나타내는 자는 邪가 結하여 胸中에 있으며, 心中이 滿煩하고, 饑하되 不能食하는 자는 마땅히 이를 토해야 한다.

독이 胸中에 欝結되어, 수족의 厥冷을 나타내는 것은 소위 旁證(客證이라는 뜻)이다. 곧 緊脈을 나타내고, 心中이 滿煩한 것은 병독이 胸間에 欝結된 징후이며, 饑하되 不能食하는 것은 胸中의 結毒으로 인해 식도를 妨碍한 것이다(위 및 식도를 압박한다는 뜻이리라). 그러므로 腹中이 공허하여 먹고 싶어도 먹지 못하는 것이다. 註에 이르기를, 병이 흉중에 있으며 마땅히 이를 토해야 한다고 하였다. 무릇 독이 흉중에 實한 것은 모두 이를 토해야 할 證이다.

또, 宿食이 上脘에 있는 者는 마땅히 이를 토해야 한다.

식체가 上脘에 있는 자는 혹은 心痛嘔吐(이 心痛은 胃痛을 뜻한다)하고, 혹은 手足厥冷하고, 맥이 沈遲하며, 혹은 心中이 懊憹하고, 혹은 溫溫(매스껍고 惡心이 나는 것)하며, 혹은 吞酸嘈囃 기타 數種의 證候이며, 停食에 속하는 자는 마땅히 그 證을 詳審하여 이를 토해야 한다. 속칭 食傷이라 하여 갑자기 霍揮撩亂하며, 數證이 變出하여 홀연히 사망하는 경우가 있는데, 急症은 1, 2일 만에 緩症은 4, 5일 만에 사망한 바, 그 根源을 究明하면, 다름 아니고, 모두 吐劑를 쓰지 않은 誤治에 유래한다. 庸醫의 所爲로 인해 非命으로 사망하는 자가 있음은 통탄할 일이다.

我說. 滯食腹痛 病者에게 痲醉藥을 주로 쓰고, 吐下劑를 쓰는 일이 드문데, 깊이 반성할 일이다.

또, 心中이 溫溫하며 토하고자 하는 것.

溫溫은 嗢嗢(올올)로서 토할 듯하면서도 토하지 못하는 것이다. 이는 胸中의 滯毒이 動搖하여 上迫하는 징후이다. 무릇 제반 병에 백약이 무효이고, 그러면서 이런 證이 있는 경우는, 먼저 瓜蔕散으로써 그 揣結된 독을 2, 3차 혹은 4, 5차 開達시키면, 그 證이 반드시 변한다. 그 변하는 病機에 따라서 적합한 方劑를 투여함으로써 혹은 攻하고, 혹은 和緩하고, 혹은 이를 運動시키고, 혹은 熔化시키면, 世醫들이 말하는 不治痼疾의 증상이라도 10중 6, 7은 治할 수 있는 것이다. 끝내 治해지지 않는 자는 추측컨대 본래가 必死할 증상으로서 天眞이 絶乏된 자일 것이다. 醫者는 마땅히 이를 審察하여, 그릇되게 古醫方이 듣지 않는다고 핑계하면서 聖人의 遺法을 훼손하지 말아야 한다.

또, 胸上의 諸實症으로, 胸中이 揣揣하여 동통하며, 飮食不能하고, 사람이 이를 按해 주기를 바라며, 그러면서도 도리어 涎唾를 出하고, 하루에 10餘 行씩 下利하며, 맥은 도리어 沈微滑한 증상은 이를 토해야 한다.

胸上이란 胸膈間을 가리키는 것이며, 사람이 이를 按해 주기를 바라는 증상은 結胸病과 흡사하다. 무릇 病毒이 胸間에 凝結된 것은, 大陷胸湯이 主治하는 바인데 이 證은 병독의 凝結에 기인된 것이 아니다. 그러므로 "그러면서도 도리어 涎唾를 出하고, 설사를 하루에 10餘 行이나 한다"고 한 것이다. 案컨대 涎唾를 出하는 것은 病毒이 위쪽으로 動하는 것이며, 下利하는 것은 독이 아래쪽으로 動하는 것이다. 이는 곧 鬱滯의 독이지, 凝結의 독이 아닌 것이다. 무릇 독이 胸間에 鬱滯된 것은 瓜蔕散이 主治하는 바이다. 만약 독이 胸間에 凝結되어 心下가 石鞕한 것은 大陷胸湯이 主治하는 바이다.

또, 太陽中暍로 身熱疼重하고, 맥이 微弱한 증상,

註에 이르기를, 이는 夏節에 냉수로 인해 損傷됨으로써 水가 皮中을 순행하는 所致이다. 一物瓜蔕湯[1]으로 主治한다.

또, 發汗 吐下한 후에 虛煩하여 睡眠할 수 없으며, 심한 경우는 反覆顚倒하고, 心中이 懊憹한다. 梔子豉湯으로 主治한다.

또, 發汗하거나 혹은 이를 下하여 煩熱하고, 흉중이 窒塞되는 자,

또, 傷寒 5, 6일에 크게 下한 후에도 身熱이 제거되지 않고, 心中이 結痛하는 자.

또, 傷寒, 下한 후에 心煩腹滿하며, 起臥不安한 자는 梔子厚朴湯으로 主治한다.

위의 여러 條에서 말한, 발한 吐下 후, 발한하거나 이를 下한 경우, 크게 下한 후, 下한 후 등의 各 證은 본래 汗吐下의 變에 따라서 초래된다. 案컨대 발한 吐下하여 邪毒이 제거되고, 다만 진액이 虛竭하여 氣血이 不和함으로써 그 氣가 胸間을 핍박하여 이런 증상을 일으키는 것이다. 그러므로 이 탕으로써 이를 和한다. 만약 汗吐下를 거치지 않고 이런 증상을 나타내는 것은 本來 이 탕이 主治하는 바가 아니고 吐劑의 證이다. 庸醫들이 이

---

1) 一物瓜蔕湯은 金匱에 실린 것으로 瓜蔕 1味를 煎劑로 한 것이며, 瓜蔕散과 大差가 없으므로 여기에 게재하지 않는다.

이치를 모르고, 이러한 증상을 보면 곧 이 탕을 쓰고는 말하기를, 古方은 단지 그 증상을 논하고, 그렇게 되는 所以를 논하지 않았으며, 단지 懸證을 보고 처방한 것이라고 한다. 이는 전적으로 無思慮한 論이며 吐方의 用法을 모르는 자의 僻言이다. 東洞 先生이 이러한 論을 주장했다고 하지마는, 지금의 論者들과는 그 뜻이 크게 다르다. 毫釐가 千里를 그르친다는 古人의 말이 바로 이를 뜻하는 것이리라. 무릇 梔子, 枳實, 厚朴, 豉는 淡白平和한 것인데, 어찌 胸間의 蟄毒을 利할 수 있겠는가. 그러므로 나는 주장하기를, "汗吐下의 變을 거쳐서 이런 證을 나타내는 것은 梔子豉湯이 主治하는 바로서, 그 不和窘迫한 氣를 和하게 하는 것이며, 만약 汗吐下를 거치지 않고, 이런 證을 나타내는 것은 모두 토해야 할 證이다"라고.

我說. 이 說에 一理가 있지마는, 이는 하나를 알고, 둘을 모르는 주장이다. 왜냐하면, 仲景이 發汗吐下 後라고 말한 것은, 虛煩을 일으키는 유래를 가리킨 것이지, 汗吐下의 후가 아니면 이 方을 쓰지 말라는 뜻이 아니기 때문이다.

또, 太陽病의 경과 10여일에 心下가 溫溫하여 토하고자 하며, 胸中이 동통하고, 대변은 도리어 溏泄하며, 腹이 微滿하고 鬱鬱하게 微煩한다. 이에 앞서 병자가 스스로 복약 吐下한 자에게는 調胃承氣湯을 투여하고, 만약 그렇지 않은 자에게는 투여하지 말아야 한다.

이 章은 前證과 뜻이 같다. 瓜蔕散의 證에서는 "心中이 溫溫하여 구토하려고 한다" 하였고, 이 證에서는 "心下가 溫溫하여 吐하려고 한다" 하였는데, 心中과 心下는 部位가 다르지마는, 胸中이 疼痛하고, 溫溫하여 토하고자 하며, 혹은 鬱鬱하여 微煩하는 것은 전적으로 吐劑를 써야 할 증상이다. 그러므로 이르기를, "이에 앞서 환자가 스스로 복약 吐下한 자에게는 調胃承氣湯을 투여하고, 그렇지 않은 자에게는 투여하지 말아야 한다" 하였는데, "그렇지 않은 자"란, 아직 환자가 스스로 복약 吐下하지 않은 것을 말한다. 만약 환자가 스스로 복약 吐下를 한 다음이라면, 그 독이 제거되고, 다만 不和動搖의 餘勢가 있어서 그러할 따름이다. 그러므로 調胃承氣湯으로써 그 여세를 通和시킬 뿐이다.

또, 陽明病으로 無汗하고, 소변이 不利하며, 心中이 懊憹한 자는 몸에 반드시 黃色이 發한다고 하였다. 무릇 心中이 懊憹한 자는 吐劑가 治하는 것인데, 本論에 처방이 없음은 아마도 脫簡인 듯하다(心中懊憹症은 모두가 吐劑에 主治의 속하는 것이 아니므로 따를 수 없다).

또, 太陽病의 경과 2, 3일에 누울 수 없고, 일어나려고 하며, 心下가 반드시 結하고, 맥이 미약한 자.

무릇 太陽病이란 것은 모두 表證으로서 裏部에는 이상이 없고, 소위 병인의 臟에는 他病이 없는 것이다. 그런데, 이 證에 누울 수 없고, 다만 일어나려고 하는 것은 案컨대, 이 證의 독이 胸間에 壅塞된 것으로 純全한 太陽表證이 아니고, 臟에 他病이 있는 것이다. 그러므로 이르기를, 心下가 반드시 結하고, 또한 맥이 微弱하다고 하였다. 이로 미루어 볼 때, 이것 역시 吐劑의 證이다. 무릇 古書에 臟이란 것은 모두 裏內를 가리키는 말이다(이 說은 일리가 있지마는 해설에 무리가 있는 듯하므로 후일의 연구를 기대한다).

또, 傷寒으로 嘔症이 많을 때는 비록 陽明症이라 하더라도 이를 攻해서는 안 된다.

무릇『傷寒論』중의 소위 陽明症은 대개 하제를 써서 이를 攻하는 것이 옛 治法이다. 그런데 이제 陽明症이라 하더라도 이를 攻해서는 안 된다고 한 것은 그 증상에 嘔症이 많기 때문이다. 대개 嘔症은 독이 胸膈間에 있으므로 그 氣가 上迫해서 嘔하게 되는 것이다. 이제 嘔症이 많다고 했으니, 그 毒이 胸中에 滯함을 볼 수 있을 것이다. 그러므로 나는 本證을 마땅히 토해야 할 證으로 본다(陽明病에 嘔症이 많은 것은 純陽明病이 아니고, 小陽·陽明의 合病이므로 먼저 小陽病을 解한 후에 陽明病을 攻하는 것이 治法이다. 그러므로 嘔多한 證, 즉 小陽病을 解할 때까지는 陽明證을 攻下하지 말라는 뜻이지, 결코 吐劑의 證이 아니다. 따를 바가 못 된다).

또, 傷寒의 경과 2, 3일에 心中이 痞鞕하고, 맥이 沈數한 자.

獨嘯庵子는, "이러한 증상은 후에 大患을 이루게 된다. 약간 이를 토해야 한다"고 하였다. 나도 왕왕 이런 증상을 治하였는 바, 그 말이 과연 옳다.

또, 少陰病으로, 음식이 入口하면 곧 토하고, 心中이 溫溫하여 토할 듯하면서도 토하지 못한다. 시초에 수족이 寒하고, 맥이 弦遲한 자는 마땅히 吐해야 한다.

이 條는 方과 證이 바로 부합되는 것이므로 贅言이 不要하다.

또, 太陽病으로 無汗하고, 소변이 도리어 적으며, 氣가 胸으로 上衝하고, 口禁不語하며, 剛痓을 이루려고 하는 것은 瓜蒂散으로 이를 主治한다.

氣가 胸으로 上衝하고, 口禁不語하는 것은 소위 胸中의 實이다. 마땅히 토해야 할 證이다.

我說. 本證에는 葛根湯을 써야 할 경우가 있으므로 반드시 吐劑를 써야 하는 것은 아니다.

以上 10餘 章은 張仲景이 사용한 바이며, 後世 吐方의 規矩準繩이다. 病機에 따라 운용함에 있어서 默識深思하여 이를 확충한다면, 吐方의 효험이 천지간에 가득할 것이다. 그런데, 世醫들은 여기에 안목을 돌리지 않고, 겨우 2, 3章으로써 吐方의 極趣로 삼고, 또한 그 術을 환자에게 쓸 줄 모른다. 오호, 世醫들이 어찌 이렇듯 우매할까. 이것이 내가 半居嘆息하는 所以이다. 원컨대 有志의 士가 여기에 뜻을 두고 그 妙機를 탐구한다면, 이 術이 마침내 널리 후세에 시행될 것이련마는.

胸中에 停痰宿水가 있어서 證을 이루는 者(이는 獨嘯庵說을 인용한 것이다. 以下亦同).

대저, 胸中에 停痰宿水가 있는 것은 독의 所在를 말하며, 諸證을 이루는 것은 곧 그 旁證이다. 이러한 증상에 나는 吐方을 써서 이를 能治하였다. 또한 소위 久年토록 복통이 그치지 않고, 諸患을 앓는 것은 모두 吐方이 能治하는 바이다. 世醫들은 이에 통달하지 않고, 이런 증상에 접할 때마다, 걸핏하면 곧 茯苓飮 혹은 附子粳米湯類를 써서 日月을 천연시켜 필경은 병자로 하여금 危篤한 지경에 이르게 한다. 왜냐하면, 이들은 논설에 구애되어, 헛되게 "心胸 중에 停痰宿水가 있어서, 저절로 水를 吐出하고, 혹은 腹中이 寒氣로 切痛하고, 逆滿嘔吐하는" 등의 章句를 사수하여 스스로 方과 證이 부합된다고 하면서 變通의 이치를 모르기 때문이다.

소위 禁口痢라는 것은 水藥을 입에 넣을 수 없고, 넣으면 吐出한다.

이는 本來가 篤劇한 急病으로서, 世醫들이 어렵게 보는 증상이다. 이러한 증상에는 먼저 吐劑를 써서 胸間의 독을 通利시키면 곧 水藥을 모두 咽下할 수 있다. 그런 후에 隨證處方하면, 世醫들이 말하는 불치증도 10 중 6, 7을 治할 수 있다.

소위 卒中昏迷하여, 사람을 不知하고, 구안와사하며, 반신불수하고, 痰氣壅塞하는 者.

世醫들은 이런 증상에, 대체로 三聖飮,[2] 導痰湯類를 써서 우연히 경증환자 2, 3名을 낫

2) 三聖飮, 導痰湯은 後世方이다.

게 하면 더욱 자신을 가지고, 卒中患者의 要方이라고 떠드는데, 참으로 어리석고 졸렬한 짓이다. 그러한 경증은 약을 쓰지 않더라도 자연히 회복되는 것이지만, 危篤卒急한 증상에 있어서는 생명이 조석에 걸려 있게 되는데 이 때 危를 救하고 急을 緩하는 吐方을 쓰지 않고 무엇으로 대처하겠는가.

소위 龜胸, 龜背인 자,
證에 따라서 처방하고, 때로는 吐劑로써 攻하면 능히 주효한다.

소위 狂癎하는 자는 가끔 이를 토해야 한다.

소위 藏結인 자는 대개 吐劑가 좋다.

소위 임질로서 諸藥이 무효인 경우는 마땅히 그 證을 詳審하여 이를 토해야 된다.

獨嘯庵子의 말. 反胃諸嘔는 토하는 것이 가장 좋다.

이는 완전무결한 知言으로서 吐方을 쓰는 요체가 되며, 이를 후세에 널리 보급시킴에 족하다. 그런데 世醫들은 이 이치를 통달하지 못하고, 이러한 증상에 접할 적마다 걸핏하면, 곧 乾薑, 人蔘, 半夏, 茯苓 혹은 補脾降氣類[3]를 쓴다. 간혹 그 機를 아는 자가 있더라도, 기껏 大黃, 甘遂, 巴豆類를 쓰는 데 불과하며, 그러고서도 方證이 부합되니 무슨 병인들 낫지 않을소냐 한다. 참으로 개탄할 일다. 대저 反胃라는 것은 독이 胸間에 壅窒되므로, 胃脘이 妨碍되어 水穀을 용납할 수 없으며, 朝食하면 暮吐하고, 夕食하면 朝吐한다. 저 半夏, 人蔘, 茯苓 등의 駑藥이 어찌 이를 制할 수 있겠는가(吐劑를 써야 할 것이 있고 乾薑, 生薑, 半夏, 人蔘, 茯苓 등을 써야 할 것이 있다. 어찌 偏重偏廢할 수 있으랴). 또한 巴豆, 大黃, 甘遂는 下劑인데, 하제의 효능은 먼저 이를 胸腹 내에 넣고 熟化運造된 연후에야 효용을 발한다. 이제 독이 胸間에 壅窒되어 水穀, 약즙을 容納하지 못하는데, 억지로 이를 음용할지라도 胸間이 隔絶되어 藥氣가 내부에 머물 수 없으니 무슨 효용이 있겠는가. 이 때에 吐劑를 쓰면, 곧 그 독이 藥氣와 아울러 馳逐激動해서 위로 發洩한다. 이렇게 數回를

---

3) 補脾降氣類는 後世方을 말한다.

반복하되, 그 독의 경중에 따라서, 혹은 1, 2차 혹은 3, 4차 施治하면, 곧 胸中의 蟄毒이 豁然하게 開除된다. 또한 他症이 있으면, 證에 따라서 이를 다스린다. 이를 '通因通用'이라 한다. 修學者가 적어도 그 機에 통달할 수 있다면, 吐方의 偉勳이 白日과 같이 명백해질 것이다.

병자가 悲哭啼泣하는 경우,

먼저 이를 토한 다음에, 隨證處方하고 혹은 처방 후에 때때로 吐方을 써서 이를 攻해야 한다.

子和 씨의 말, 咳嗽痰厥, 涎潮痺塞, 口眼喎斜, 반신불수되는 것은 마땅히 이를 토해야 한다.

咳嗽痰厥, 涎潮痺塞은, 독이 胸間에 實한 징후이며, 구안와사, 반신불수되는 것은 모두 旁證이다(咳嗽痰厥, 涎潮痺塞 즉 호흡기병에 吐劑가 주효하는 所以는 吐劑를 복용하면, 위 점막에 있는 迷走神經末端을 자극함으로써 그 반사작용에 의하여 호흡기 점막에 있는 同名神經의 말단을 자극하여, 胃 內容을 토출시킴과 동시에 폐포 및 기관지 내에 있는 병적 산물을 喀出시키기 때문이다).

또, 上喘, 中滿, 酸心, 腹脹하여 時時로 소리가 나며, 痞氣가 上下하여 宣暢하지 않은 것은 마땅히 이를 토해야 한다.

白註에 이르기를, 소위 氣壅하여 三焦가 不暢한 것이라 하였다. 按컨대 이 證은 소위 留飮病으로서 毒이 胸間에 壅塞되어 上喘 中滿(胃部膨滿) 酸心(呑酸嘈雜)證을 이룬다. 腹滿하여 時時로 소리가 나는 것은, 곧 留飮의 징후이며, 痞氣가 上下하여 宣暢하지 않은 것은 旁證이다. 소위 痞氣란, 그 毒氣를 지칭하는 것이다.

또 頭腫瘰癧에서나 胸臆胠脇間[4)]에 瘡痂가 소실되지 않거나, 膿水가 不止하는 자는 이를 토한다.

나는 아직 이를 시험해 보지 못했지만, 깊이 생각하여 탐구하면 도움이 될 수 있을 것이다. 修學者는 이를 연구해 볼 만하다. 나는 이런 증상에 生生乳를 써서 충분한 효험을 보았다(生生乳는 砒素·水銀의 化合劑이므로, 梅毒性인 경우에는 유효하겠지만, 기타의 경우에는 반드시 유효한 것은 아니다).

---

4) 臆과 胸은 同意이고, 胠은 腋과 같다.

또, 赤白帶下 혹은 白物이 如脂한 것은 獨聖散[5]으로 主治한다. 부인에게 汚濁水가 있어서 不止하는 것도 역시 이 方과 같다.

이런 증상은 시술이 그 病機에 적중되면 능히 주효한다. 만약 機에 적중되지 않으면 무익하다. 대저 機는 필설로 설명할 수 없는 것으로 다만, 그 사람에게 달려 있다(機는 통달자가 능히 포촉할 수 있고 凡庸者는 알 수 없는 것임은 加古의 말과 같다. 그런데 汗下和에도 모두 機가 있는 것이지, 유독 吐에만 機가 있는 것은 아니다).

按컨대 赤白帶下란, 후세에서 일컫는 帶下證이 아니고, 옛적에 腸垢痢를 일컬어 帶下라 하였다. 즉 후세에서 일컫는 이질이다. 이로 미루어 볼 때, 여기서 帶下라는 것은 지금의 久痢疾證이 아닐지 모르겠다.

또, 3, 5세 혹은 7, 8세부터 14세에 이르는 소아가 發驚, 涎潮,[6] 搐搦, 拽鋸聲[7](예거성)을 發하고, 인사불성하며, 目瞪[8](목징), 喘急하여 危篤에 이른 경우는 이를 토해야 된다.

이는 소위 急驚熱癇의 類로서 마땅히 이를 토해야 된다. 庸醫들은 이 이치를 모르고, 맹목적으로 아무 약이나 妄投하여 걸핏하면, 鉤藤,[9] 胡黃連 혹은 辰砂, 茯神, 麝香類를 쓰는데, 이로 인해 비명에 죽는 소아가 부지기수이니 참으로 슬픈 일이다.

또, 소위 顚癇者는 자주 이를 토해야 된다.

獨嘯庵 씨의 말. 10세 이하인 자는 토한 다음 數千 壯을 灸하면 증상이 멎고 재발하지 않는다. 10세 이상인 자에게는 이 治法을 써도 무효라고 하였는데, 이 말은 합당하다. 내가 시험한 바로는, 2, 30세에 이른 자라도 그 병이 初發한 경우는 吐劑를 써서 유효하였다.

무릇 위급하며 短氣가 太甚한 자, 평상시 토혈하는 환자, 혹은 그 證候에 血證이 있는 자에게는 결코 吐方을 써서는 안 된다. 만약 이를 범하면 命期를 재촉하게 된다. 修學者는 이를 명심할 것.

吐方의 사용법은 먼저 吐劑를 복용시키고, 환자를 2시간 가량 安臥시켜 동요하지 않도록 한다. 만약 동요하면 곧 약즙을 토하여, 藥氣가 병독에 투철할 수 없게 된다. 心中이

---

5) 獨聖散은 瓜蒂 1味를 散藥으로 한 것이다.

6) 涎潮는 喉中에 喀痰이 충만한 것을 형용하는 말.

7) 拽鋸聲은 톱을 켤 때의 음향.

8) 瞪(징)은 直視이다.

9) 鉤藤, 胡黃連, 麝香類를 쓰는 것은 後世醫들이다.

溫溫하여(메스꺼운 것) 嘔逆이 인후로 上迫됨을 기다려서, 그 때 환자로 하여금 발을 모아 뒤꿈치를 들고 꿇어앉게 하여 吐盆을 앞에 놓고, 한 사람이 뒤에서 환자를 껴안고, 鳥羽로써 咽中을 자극하면 快吐하게 된다. 이렇게 3, 4회 혹은 5, 6회 반복한다.

무릇 자주 토해야 할 證은, 5, 6일 혹은 7, 8일 간격을 두고, 법대로 이를 토하게 하면 나중에는 粘膠汚穢物을 토하고, 그런 다음에 병이 낫는다.

무릇 吐劑를 복용하고, 토하려고 할 즈음에 먼저 沸湯 1碗을 마시면 토하기 용이하다. 토한 다음 잠시 安臥休息시키고, 다시 沸湯 1碗을 마시게 하여 取吐를 수차 반복한 다음 冷粥 혹은 냉수 1碗을 마시게 하고 그친다.

吐 中 혹은 토한 다음, 煩躁脈絶하고, 인사불성하며, 四肢厥逆하는 것은 놀랄 것이 없다. 이는 瞑眩이다. 냉수를 안면에 灌하고, 혹은 마시게 하면 곧 깨어난다. 혹은 麝香을 냉수에서 타서 마시게 하는 것도 좋다.

무릇 吐方을 사용한 후에 정신이 昏冒한 자는 瀉心湯을 복용하는 것이 좋다.

吐物 중에 黑血이 있는 것은 좋지만, 만약 生眞血이 있는 자는 위태하다. 마땅히 麝香을 써 그 약독을 소화시켜야 한다. 瓜蒂는 麝香을 쐬면 곧 死한다는 말이 있다.

諸緩慢證으로서 토해야 할 경우는 먼저 烏頭 附子劑를 써서 그 滿滯된 독을 운동시켜, 때때로 瓜蒂散을 써서 이를 토하게 한다.

무릇, 吐方이 쓰기 어려우므로 예로부터 5, 6명의 先哲만이 이를 썼을 뿐이다. 내가 의업에 종사하여 吐方을 쓴 지 수년이 되었는데, 吐劑로 인한 瞑眩은 다만 十棗湯, 備急圓에 비할 따름이었다. 그런데 世醫들이 이를 쓰지 못하는 까닭이 무엇이겠는가. 그것은 다름아니라 古意를 알지 못하기 때문이다. 이를 『傷寒論』에 의거해서 고찰하건대, 論에 이르기를 太陽病 운운, 1, 2일, 이를 토하면 腹中이 饑하되 飮食不能하며, 3, 4일, 이를 토하면 糜粥을 싫어하고 冷食을 하고자 하며, 朝食한 것을 暮吐하는 것은, 醫者가 이를 토한 所致이다. 이를 小逆이라 한다라고 하였다. 소위 太陽病은 表證으로서 마땅히 發散劑를 써야 할 證이다. 그런데 醫者가 반대로 잘못 이를 토하게 한 것이며, 이는 심한 逆治에 속한다. 그런데도 이를 小逆이라 일컬었다. 하물며 이를 胸中滿滯證에 쓰는 데 있어서 무엇이 두려우랴. 오호 世醫들이 어찌하여 吐法을 그렇게도 심히 두려워하느냐.

1) 瓜蔕散方

瓜蔕 · 赤小豆 各 2.0

이것을 細末 混和하여, 먼저 熱湯 7勺으로 香豉 9.2를 달여서 稀粥을 만들어 去滓하고 稀粥으로써 藥末 2.0을 복용한다.

2) 선배의 論說[10] · 治驗

『古今醫統』에서 丹溪說을 인용하여 이르기를,

小兒急驚風熱, 口瘡手心伏熱, 痰嗽痰喘하는 경우에는 모두 湧法을 쓰는데, 중증이면 瓜蔕散을 쓰고, 경증이면 赤小豆, 苦參末을 쓴다(하략).

『奇効良方』에,

瓜蔕散은 風癲을 治한다. 마땅히 이 약을 복용하고 토해야 된다.

獨嘯庵의 吐方考에(加古가 이미 인용한 것과, 加古의 說과 중복되는 것은 略한다).

扁鵲이 桓公을 望診하고, 불치의 질병임을 알고는 투약을 사양하고 돌아선 故事가 있다. 우리의 技는 古道이므로 이에 종사하는 자는 死者와 不治者를 아는 것을 第1義로 삼는다. 世醫는 死者와 不治者를 알지 못하고, 汗吐下를 誤施하여 흉폭하다는 말을 듣게 되는데 이는 古方의 죄가 아니다.

死生을 결정하고, 治不治를 定하고자 하면, 마땅히 腹氣의 虛實을 詳審해야 한다. 복부를 살피는 것이 쉬운 것 같지마는 실은 어렵다. 왜냐하면, 허한 것 같으면서 실한 것이 있고, 실한 것 같으면서 허한 것이 있다. 邪氣가 도래하면 허하고 邪氣가 퇴거하면 실하게 되는 것이 있고, 반대로 邪氣가 도래하면 실하고, 邪氣가 퇴거하면 허해지는 것이 있다. 이를 得心應手함은, 부친이 자식을 깨우치지 못하는 것과 같으므로 스스로 체득해야 한다.

사람에게 맥이 있음은 門戶에 軸이 있는 것과 같이 신묘한 것이다. 감각으로 能通하는

---

10) 張子和 씨는 『儒門事親』에서 吐法을 詳論하였지만, 그 記述이 浩瀚하여 摘記하기 어려우므로 여기에 게재하지 않는다.

것이지, 思考로써 터득할 수는 없다. 水陸에 生하는 초목의 花實도 동일하지 않다. 忽開忽落하는 것이 있고, 빨리 꽃피고 서서히 시드는 것이 있으며, 花盛無實한 것이 있고, 結實無花한 것이 있으며, 꽃은 극히 작으면서 오래 존속되는 것이 있다. 질병이 사람을 침범함에 있어서도 역시 이와 같다. 醫者는 마땅히 그 開落의 機를 살펴서 艾刈(애예)의 期를 삼가야 한다.

我說. 복부를 살피고 맥을 診하는 것은, 감각으로 능통해야 하고, 得手應心해야 할 것이지, 言詮 文字가 미치지 못하는 바이라는 嘯庵의 말이 옳다.

吐後의 3, 5일은 마땅히 음식을 조절하고 思慮를 적게 해야 하며, 바람을 쐬지 말고, 교접하지 말 것이며, 노동하지 말아야 한다.

예부터 이르기를 병이 膈上에 있는 자는 이를 토한다고 하였는 바, 이는 吐方을 쓰는 大本이다. 그리고 그 變을 일일이 셀 수 없다. 오래 沈研하지 않고, 많은 경험을 쌓지 않고는 窮詰하기 어렵다.

吐後에 氣逆되는 일이 極히 많다. 下氣의 方을 써야 하는데, 三黄湯 혹은 承氣湯[11]을 쓴다.

噎膈, 勞瘵, 鼓脹 등은 이를 吐하면 命期를 재촉한다.

張子和는 癲病에 吐法을 썼는데, 나는 아직 그것이 可한 경우를 보지 못했다.

張子和의 『儒門事親』에 時氣溫病과 傷寒 1, 2일 이내에 두통 身熱 오한함을 通聖散,[12] 益元散, 葱白, 連鬚[13] 豆豉[14] 一撮(한 웅큼)로써 이를 토하는 法이 있다. 나는 수십인에게 이 治法을 써서 때로는 주효하였으나, 구태여 이렇게 할 필요는 없다.

初學者는 임신, 산후, 痰血, 咳血, 매독, 血崩, 亡血, 虛證患者 및 60세 이상자에게 吐法을 쓰지 말아야 한다.

傷寒病에는 吐法을 2, 3일 이내로 그쳐야 하며, 한 번 快吐를 하게 되면 곧 그쳐야 한다. 瓜蔕를 쓸 때는 3分 내지 5分 가량으로 쓴다. 한 번 逆治를 犯하면, 急症은 命期를 재촉하고, 緩症은 壞症을 이룬다.

瓜蔕는 越의 福井産이 좋다. 이를 사용함에 있어서는 5分 내지 1錢으로 하고, 2錢 이상

11) 承氣湯은 調胃承氣湯이다.

12) 通聖散(防風通聖散), 益元散은 後世方이다.

13) 連鬚는 連花의 蘂이다.

14) 豆豉는 香豉와 같다.

을 쓰지 말 것이다.

苦瓠穰[15)]은 잘 익은 것으로 大豆와 같은 것을 7粒 내지 10粒을 쓰는데, 寒鄕으로서 瓜蒂가 없을 때 代用으로 쓴다. 그 형태는 至小하고 硏淨하며 厭翳가 없는 것이 佳品이다.

藜蘆[16)] 중국산이 좋다. 多毒한 것이므로 2分 내지 3分 이내로 쓴다.

常山 중국산이 좋다. 粉末로 하여 쓸 때는 5分 내지 1錢을 쓴다.

巴豆 去油하지 않아도 좋다.

豆豉 本草의 製法에 따르는 것이 좋다.

傷寒에 承氣湯을 써서 下하지 않는 者는 吐한 다음에 再下한다.

我說. 承氣湯을 써도 下하지 않는 증상은 吐하려는 機가 있는 것이므로, 먼저 吐方을 쓴 다음에 다시 이를 下하는 것이다.

諸氣疾, 諸積聚症으로 心下가 痞鞕하여 臟腑上이 遍滿한 자는, 평소의 상태를 물어서 토혈, 咳血, 衄血 등의 질환이 없으면, 모두 이를 토해야 한다. 그 후에 瀉心方을 수십일 복용한다.

喘息症의 初發 및 未發時는 그 腹脈을 按하여 腹氣가 堅實함을 확인하면 곧 이를 토하고, 그 후 瀉心湯, 小承氣湯類를 수십일 복용하고 數千 壯을 灸한다.

50세 미만자로서 偏枯하고 痰涎이 胸滿하면 이를 토해야 된다(腹氣가 堅實하지 않은 자에게 결코 투여하지 말 것).

월경이 積年토록 不下하고, 心下가 痞鞕하며, 抵當諸藥으로 효험이 없는 자는 토한 다음 再服한다.

黃疸 煩喘으로 토하려고 하는 자는 이를 토해야 된다.

腫病에는 吐法을 쓰기 어렵다. 마땅히 조심해야 한다.

입으로 대변을 吐出하는 자는, 이를 토한 다음에 附子瀉心, 生薑瀉心, 半夏瀉心類를 수일간 복용한다.

---

15) 『神農本經』의 苦瓠主治에, -(상략)-사람으로 하여금 토하게 한다 하였다. 『多紀安元遺稿』에, 苦瓠는 半熟된 것을 건조하여 쓴다. 完熟한 것은 苦味가 적고 효력이 약하다.

16) 藜蘆는 時珍이, 噦逆에 吐藥을 쓰고, 反胃에도 역시 吐法을 쓰는 까닭은 痰積을 去하기 위함이며, 吐藥은 한 가지가 아니다. 常山은 瘧痰을 토하고, 瓜蒂는 熱痰을 토하고, 烏頭尖은 濕痰을 토하고, 萊菔子는 氣痰을 토하며, 藜蘆는 風痰을 토하는 것이라 하였다. 이로써 미루어 볼 때, 藜蘆도 역시 일종의 催吐藥인 것 같다.

我說. 입으로 대변을 吐出하는 것은 現今의 腸閉塞症인데, 洋醫는 개복수술을 하지 않고는 고치기 어렵다고 하지만, 이 說을 볼 때 洋漢療法의 차이를 알 수 있으리라.

瘘躄症의 初發 혹은 發하려고 할 때 心下를 按하여 痞하면 곧 이를 토하고 다음에 적합한 약을 복용한다.

윗글의 각 항은 瓜蔕散으로써 토한다. 腹氣가 堅實하지 않은 자는 결코 토해서는 안 된다. 또한 吐方을 복용하고 토할 때, 直視 搐搦의 징후를 나타내는 자는 곧 止吐시켜야 한다.

학질을 常山으로써 토하는 데는 발병 후 10일쯤에 복용해야 한다.

肺癰症으로, 아직 浮腫을 나타내지 않은 자는 桔梗白散으로써 이를 토한다. 腹氣가 堅實하지 않은 자는 토하더라도 無益하다(중략).

河豚毒 및 一切 魚毒을 토하는 데는 藍汁 1盞을 加溫하여 복용한다. 또한, 8, 9월에 橘子가 곧 익게 되었을 때 果皮를 찢어 胡椒 3粒을 넣고, 果熟되기를 기다렸다가 따서 이를 燒末하여 소량을 小竹管에 함유시켜 咽中으로 불어넣어 咽을 통과하면 곧 토한다. 按컨대 食傷은 매우 暴急한 것이므로 瓜蔕는 得吐가 더디므로 本方을 쓰는 것이 좋다.

我說. 오늘의 의사들은 급성중독증에 접하면, 곧 胃洗滌을 하고, 혹은 해독제를 투여하는 데 그치며, 일찍이 吐法을 쓰는 것을 보지 못하였으니 괴이한 일이다. 왜냐하면, 胃洗滌法이 매우 합리적인 것 같지만, 口徑이 미소한 消息子를 통하여 위 내용물을 전부 배출시키기는 난망한 일이며, 해독제를 사용함은 시험관 내에 있어서의 화학적 試驗成績에 의거하는 것인 바, 인체는 시험관처럼 단순한 것이 아니므로 시험관에서 이루어진 것과 같은 해독작용을 완전히 나타내지 못하기 때문이다. 그러므로 독물이 아직 胃 內에 존재하여 흡수되지 않은 것이 있는 상황에서는 반드시 吐劑를 응용해야 하며, 그 중에서도 염산 '아포모르핀'의 皮下注射가 上乘의 策이다.

『生生堂醫談』에,

問曰 當世의 醫者 가운데 하제를 쓰는 사람은 있지만, 吐劑를 쓰는 사람은 극히 드뭅니다. 간혹 쓰는 사람이 있다 하더라도, 생애에 2, 3회 내지 10회에 불과한데, 선생은 1년에 瓜蔕를 數斤을 쓰며, 그러고도 誤治하는 일이 없다고 하니 그 방법을 듣고자 합니다.

答曰, 治病의 大綱領은 汗・吐・下의 3法이다. 汗法은 병독이 表部에 있는 것을 축출하고, 下法은 병독이 裏部에 있는 것을 驅出하며, 吐法은 병독이 胸膈에 있는 것을 條達시킨다. 이 3法은 참으로 의술의 鼎足과 같아서 잠시도 없어서는 안 된다. 前術한 바와 같이 越前의 奧村良筑은 호걸로서 처음으로 吐法을 중흥시켰는데, 그 무렵은 山脇東門, 獨嘯庵, 惠美三伯 등이 相和하여 此法을 썼지만, 그 후로는 단절되어 吐法을 썼다는 사람을 듣지 못했다. 그런데 이들의 吐劑 사용법을 들으니 내가 쓰는 方法과는 달랐다. 그래서 그 藥毒이 심하므로, 그 弊를 病家에서 恐懼하게 된 것이 후세까지 미치게 되었다. 良筑輩가 실시한 방법을 보면, 먼저 환자의 친척을 불러서, 만약 약의 瞑眩[17]으로 죽더라도 후회가 없겠느냐를 묻고서 승낙하면 施治하였다. 그리고 吐藥을 복용시켜 환자를 일으키고, 한 사람이 뒤에서 환자를 안게 하여 혹은 頭部를 받쳐주고, 兩手로 복부를 아래서 위로 훑어올리고, 鳥羽로써 咽中을 刺戟探吐시키며, 醫者도 환자가 吐를 마칠 때까지 病家에 머물러 지켜보면서, 만약 吐出이 멎지 않으면 麝香을 투여하여 멎게 한다. 이렇게 약을 쓰기 전부터, 病家에 겁을 주고, 게다가 복용법도 거추장스러우므로 복약 전에 환자가 上衝되어 자연히 瞑眩도 심해진다. 그래서 가끔 인명을 손상하게 된 것이며, 세속에서는 물론이고, 醫者들까지 크게 두려워하여 吐劑는 사람을 죽이는 것으로 알고, 이 法을 쓰지 않았을 뿐만 아니라, 他人이 쓰려고 하면 病家로 달려가서 저지시켰다. 뜻있는 醫者가 吐法을 쓰는 데는 諸術을 다 써 보고 어찌 할 방도가 없어서 廢疾로 간주되는 경우가 아니면 쓰지 않았다. 내가 후세에 태어나서 의업에 종사하니, 他法으로는 治할 수 없는 병이 甚多하였으므로 수년간 吐劑의 복용법을 연구한 끝에 실수 없이 병을 고치는 법을 攄得하였다. 우선 吐劑는 첫째로 瓜蔕이며, 越前에서 산출되는 것이 상품이다. 그리고, 환자의 허실을 精察하여 분량은 病位와 독의 多寡에 따라야 하며, 미리 정할 수 없다. 瓜蔕末이면 2分[18] 내지 1錢을 쓰고, 煎湯으로도 쓰는데, 3分 내지 1錢을 쓴다. 혹은 三聖散[19]·湯, 혹은 一物瓜蔕散·湯, 혹은 瓜蔕, 赤小豆의 분말 等量, 혹은 豆豉汁 혹은 虀汁, 혹은 蘿蔔葉煎汁 등으로 送下하되, 適宜 선택한다. 胸膈 중의 독이 他藥으로 제거하기 어려운 것이라도 모조리 제거된다. 그 복용법은 통례의 散劑煎湯과 다를 바 없다. 嚥下한 다음 잠시 후에 嘔氣를 일으키는 수도 있고, 혹은 半日이나 1일 후에 일으키는 수도 있는데, 그 遲速은 사람에 따라 다르다. 만약 嘔氣는 있어서 吐出이 더딘 사람은 솜(綿)을 棗大로 뭉쳐서 그 중앙을 실로 묶어서 목으로 삼키고, 목 안에 들어갔을 때 실을 당기면 곧 嘔氣가 심해져서 快吐할 수 있

17) 吐劑를 복용하고 死하는 것은 진짜 瞑眩이 아니고, 其實 誤殺이다.

18) 1分은 0.4이고, 1錢은 4.0에 해당한다.

19) 三聖散은 張子和의 方이며, 防風, 瓜蔕, 藜蘆의 3味이다.

게 된다. 이렇게 하면 瞑眩이 매우 輕하여, 紫圓 10粒을 복용했을 정도로 그친다. 내가 수백명에게 吐法을 썼지만 한 사람도 실수한 일이 없고, 또한 麝香으로 吐를 멎게 할 정도의 瞑眩을 일으킨 일도 없었다. 병이 겸증이면 1吐로써 癒하고, 劇症은 數吐로써 治하는 것이다. 6, 7년 전에 내가 大津에 있었을 때, 近鄕에 널리 纏喉風이 유행하여, 5, 6세부터 30세까지의 사람들이 憎寒壯熱을 潑하여, 咽喉腫痛하고, 飮食不能하여, 4, 5일 내에 인후가 腐爛해서 사망하였다. 의술을 다 써도 구할 수 없었고, 그 중 半夏苦酒湯을 쓰면 겨우 4, 5일을 연장시킬 뿐이고 결국 사망하였다. 나도 처음에는 他醫와 같은 치료를 하여 많은 사람을 죽게 하였는데, 이 때 비로소 깨달은 바 있어서 三聖散을 지어 투여했더니 快吐를 하고는 頓癒하여 약을 쓰지 않아도 될 정도이었다. 이 법을 攄得한 이후부터 내 손을 거쳐서 죽는 사람이 없게 되자, 이 병에 걸린 사람들이 모두 나에게 치료를 요청하였다. 그 후 京師로 移居한 다음에도 이 병을 수많이 치료하였다. 근래에 치료한 한두 治驗例를 들겠다.

京師의 東洞院 楊梅下町, 斧屋 某의 처가 纏喉風으로 絶食하여 곧 죽게 되었는데, 衆醫의 치료가 전혀 무효이었다. 내가 三聖散을 지어서 咽中에 흡입하니 곧 粘痰 1升餘를 吐出하고 병이 頓癒하여 음식을 취할 수 있게 되고, 언어에 불편이 없게 되었다.

我說. 이 증상에는 桔梗白散을 흡입하는 것이 좋았을 것이다.

京師 四條高倉西入街 橘屋源八의 처가 이 병을 앓게 되었는데, 吐藥을 前例와 같이 투여하였더니 주효하여 치유되었다.

京師 寺町六角上町, 高松屋市 右衛門의 모친이 이 병으로 나에게 치료를 청하였는 바, 그 療効가 역시 前例와 같았다.

이밖에 纏喉風을 吐劑로 治한 일이 부지기수인데 백발백중이었다. 또 吐方을 써서 難症을 治한 예를 들겠다.

大津 布施町 淨宗寺의 妹氏가 나이 20세 가량이었는데, 病症이 癲癎과 같아서 졸도하여 인사불성하다가 잠시 후에 스스로 소생하여 회복되는 일이 년간 4, 5차 반복되었다. 幼少

時부터 이런 병이 있었는데 百療가 무효였다고 한다. 내가 瓜蔕末 5分을 虀汁으로 送下시키니 粘痰 1升餘를 吐出했는데, 그 악취가 이루 말할 수 없을 정도였다. 그러고는 병이 頓癒하고, 재발하지 않았다.

나의 妹가 다년간 喘症을 앓았는데, 吐劑를 1회 투여하였더니 頓癒하고 재발하지 않았다.

城州, 梅端 眞休寺의 주지가, 癎症으로 발작하면 亂言하고, 혹은 自縊하려고 했으며, 또한 다리가 攣急하여 보행이 곤란하였다. 나에게 와서 診治를 청하므로, 내가 말하기를 吐劑가 아니면 治할 수 없음을 타일렀으나 다른 승려들의 제지로 치료를 거부하고, 他醫의 치료를 받았는데, 四逆散加吳茱萸牡蠣를 반년이나 복용하였으나 寸効도 없었다. 그러자 다시 나를 찾아와서 치료를 요청하므로 나는 곧, 瓜蔕, 赤小豆末을 虀汁으로 복용시켰더니 粘痰을 다량 吐出하고, 癎症이 재발하지 않았으며, 足攣症도 빨리 나았으므로 住持의 기쁨이 대단하였다.

이와 같은 난치병을 단 1첩으로 고친다는 것은, 他藥이 미치지 못하는 바이다. 그런데도 世醫들이 친히 시험도 해 보지 않고, 두려워만 하는 까닭을 모르겠다. 그래서 나는 吐方의 목탁이 되고자 하니, 有志의 士는 이를 사용함에 있어서 조금도 의심하지 않기를 바란다(하략).

『生生堂治驗』에,

夷川間街의 북쪽 井筒屋喜兵衛의 처가 狂癎을 앓았는데, 발작하면 칼을 잡고 자살하려고 하며, 혹은 우물에 투신하려고 들며, 終夜토록 狂躁해서 不眠하고, 간혹은 脫然히 謹厚해서 家事에 精勵하였다. 선생이 瓜蔕散 1錢 5分을 투여하니 痰 2, 3升을 上湧하였고, 다시 白虎加人蔘湯을 복용시키니 재발하지 않았다.

柳馬場四條의 남쪽, 丹波屋九兵衛가 나이는 30세였는데, 전신이 麻木되고 目視不能하며, 언어불능하였다. 그는 체구가 비대하고, 好酒家였다. 선생이 이를 진찰하니, 맥이 澁하면서 結하지 않고, 心下가 급하고 자주 嘔하였다. 三聖散 6分을 복용시키니, 토하지는 않고 5, 6차 심하게 설사하였다. 3일을 걸러 또 전과 같은 분량을 복용시키니, 三升 가량을 湧出하였다. 그 후부터 目視할 수 있게 되고, 말할 수 있게 되었으며, 兩手를 점차 움직일 수 있게 되었다. 그 후 桃花湯을 百餘 貼 투여하니 全癒하였다.

高倉錦小路의 북쪽, 桔梗屋의 점원이 나이는 20세였는데, 夕食 후, 반 시간 가량 지나서 갑자기 복통을 일으켜 통증이 음낭으로 入하여, 음낭이 挺腸되고, 동통이 도려내는 것 같았고, 이로 인해 몸을 굴신할 수 없었다. 輾轉悶亂하며 叫喊振伏하였으므로 급히 선생을 맞이하였다. 이를 진찰하니, 맥이 弦하고, 三動에 1止, 혹은 5動에 1止하며, 사지가 微冷하고, 腹熱은 타는 듯하였으며, 음낭이 瓜大로 挺腸하여 按하면 石硬하였다. －중략－ 환자가 昏憒한 가운데 愀然한 모습으로 이르기를 心下에 물체가 있어서 咽을 上衝하려는 것 같다고 하였다. 선생이 이 말을 듣고, 釋然히 撫掌하고 이르기를, 그대는 救할 수 있다고 하였다. 瓜蔕散 1錢을 쓰니 寒痰 1升餘를 湧出하였고, 이어서 紫圓 3分을 쓰니 5, 6行을 瀉하고, 그 날 야반에 이르러 熟睡하고 익일에는 前日의 병을 잊은 듯하였다. 3일 후에 스스로 來謝하여 말하기를, "선생께서 급병에 奇術을 발휘하여 소생시켜 주셨으니, 참으로 신통한 일입니다" 하였다.

我說. 嵌頓(hernia)을 治하는 데 내복약을 써서 偉効를 나타낸 것이다. 그래도 한방을 진부하다고 할 수 있겠는가.

衣棚椹木街의 北野屋太兵衛의 처가 나이는 50이었는데, 胸痛이 小腹으로 引痛하여 겨우 跪臥하여 견디고 있었는데, 그 고통이 말할 수 없었다. 처음에 한 醫者가 약을 투여하니 곧 嘔逆하고, 마침내 藥食이 不下했으며, 또 脾虛症이 되었다. 歸脾湯 및 蔘附類를 투여하니 병이 더욱 악화되었다. 선생이 瓜蔕散 5分을 투여하여 이를 吐出시키고, 翌日에 梔子豉加茯苓湯[20]을 투여해서 數旬만에 全癒하였다.

한 남자가 胸膈이 痞滿하여 식욕이 없고, 動作이 매우 懶怠하였으며, 暗處에 坐臥하기를 좋아했다. 百方의 치료가 無驗하기 반년 만에 선생이 이를 診하니, 心下가 石鞕하고 맥이 沈數하였다. 그래서 瓜蔕散을 써서 2升餘를 吐出하고 나왔다.

下魚棚室町의 서쪽, 綿屋彌三郎의 처가 웃기를 잘하였는데(善笑), 그가 듣고 보는 바는 모조리 웃음거리가 되었다. 웃으면 반드시 포복절도하고, 심할 때는 脇腹이 吊疼(땅기는

20) 梔子豉加茯苓湯은 梔子豉湯에 茯苓을 加한 것이다.

것)하여 이로 인해 호흡이 곤란할 정도였다. 스스로 질환이라 하면서 선생에게 診治를 청하였다. 그래서 瓜蔕散을 투여하니 2升餘를 吐出하고 재발하지 않았다.

我說. 吐法은 治病의 要術로서 응용범위가 광범함은 永富(獨嘯庵의 性이다)의 說과 같다. 그렇지만 그들이 吐法을 존중한 나머지 부지불식간에 下劑의 적응증에도 吐法을 쓴 폐단이 없지 않으므로, 그 說을 전적으로 믿을 수는 없다. 예컨대 大柴胡湯을 써야 할 嘔不止 心下急, 鬱鬱微煩하는 증상과 瓜蔕散을 써야 할 胸中痞鞕, 心中溫溫하며 欲吐하는 증상을 혼동하여 前者를 쓰지 않고 瓜蔕散을 常用함이 그 예이다.

3) 瓜蔕의 醫治効用

本草綱目에,

瓜蔕

氣味 苦味, 寒性 유독한다.

主治 大水, 身面四肢浮腫의 水를 下하고, 蠱毒을 殺하며, 咳逆上氣 및 諸 果實을 取息하여 병이 胸腹 중에 있으면 모두 이를 吐下한다(本經).

鼻 中의 瘜肉(贅肉)을 제거하고, 黃疸을 療한다(別錄).

風熱痰涎을 吐하고, 風眩, 頭痛, 癲癎, 喉痺, 頭目에 濕氣가 있는 것을 治한다(時珍).

發明 <宗奭說> 이는 吐涎하며 甚하게 사람을 損傷치 않고, 石綠(硫酸銅), 硇砂類보다 효능이 낫다.

<時珍說> 瓜蔕는 陽明經의 濕熱을 제거하는 약이다. 그러므로 능히 胸脘의 痰涎, 頭目의 濕氣, 皮膚水氣, 黃疸, 濕熱諸證을 引去한다. 무릇 胃弱者 및 병후, 산후에 吐藥을 쓰는 일은 모두 신중을 기해야 하는데, 어찌 유독 瓜蔕만이 그렇겠는가.

上說과 나의 경험에 비추어 보건대, 本藥은 苦味催吐藥에 속하며, 粘膜을 자극하는 정도가 약하고, 水分奪取의 性이 강하므로 催吐藥이 상승한 것으로 위장에 逆蠕動 혹은 그 機轉이 있음을 주목적으로 하고 기타 제 증상을 부목적으로 해서 응용해야 한다.

37. 大黃黃連瀉心湯에 관한 師論 註釋

心下가 痞하여, 이를 按하면 濡하고, 그 脈이 關上에서 浮한 자는 大黃黃連瀉心湯으로 이를 主治한다.

(心下痞, 按之濡, 其脈關上浮者, 大黃黃連瀉心湯主之 -『傷寒論』)

(註) 心下痞란, 『類聚方廣義』에,

痞는 뜻을 周易의 否卦에서 取한 것이다. 劉熙의 釋名에 이르기를, 痞는 否이며, 氣가 否結되는 것이라 하였다. 病源候論에서는 이르기를 否란, 心下가 滿한 것이라 하였고, 增韻에서는 이르기를, 痞는 氣가 隔沮되어 통하지 않는 것이라 하였다.

『傷寒雜病辨證』에서,

釋名에서 이르기를, 痞는 否이며, 氣가 否結되는 것이라 하였고, 增韻에서는 氣隔不通이라 하였다. 徐鍇는 이르기를, 病結이 바로 痞라 하였다. -중략- 按컨대, 痞는 易의 否卦를 뜻하며, 이는 천지가 交通하지 않고, 閉塞되어 運行되지 않는다는 뜻으로 取한다. 그러므로 外臺集源에서는 痞를 모두 否라고 썼다. 이를 徵으로 삼을 것이다. 무릇 胸中에서 心下에 이르기까지 氣滯 滿塞하여 不散함을 痞하라고 한다.

上術한 것을 현대적으로 해석한다면, 胃部에 停滯膨滿한 自覺이 있고, 他覺的으로도 이를 觸知할 수 있다는 뜻이다. 이를 按하여 濡하다는 것은, 觸診上 上記한 膨滿部位가 연약하다는 뜻이지만, 이 濡는 腹壁에서 腹底에 이르기까지 연약하다는 것이 아니고, 淺按하면 濡하지만, 深按하면 그렇지 않다는 뜻이 내포되었다. 왜냐하면 만약 전연 軟弱無力하여, 조금도 저항이 없다면 純然한 虛症으로서 下劑는 절대로 금기일 것인데, 方中에 瀉下藥인

大黃이 있는 것으로 미루어 볼 때, 이는 黃連證으로서 淺部에는 연약한 膨滿을 나타내지만, 深部에는 반드시 저항이 있어야 할 이치이다. 또 그 맥이 關上에서 浮하다는 것은, 關部에 浮脈이 있다는 뜻이지만, 선배들은 대개 이를 註文의 竄入이라 하여 刪去하므로 나도 이에 따라서 이 구절을 채용하지 않는다.

> 傷寒으로 大下한 후에, 다시 發汗하여 心下가 痞하며, 오한하는 자는 表가 아직 풀리지 않은 것이다. 痞를 攻하면 안 된다. 마땅히 먼저 表를 解해야 한다. 表가 解하면 곧 痞를 攻해야 한다. 表를 解함에는 桂枝湯이 좋고, 痞를 攻함에는 大黃黃連瀉心湯이 좋다.
>
> (傷寒, 大下後復發汗, 心下痞, 惡寒者, 表未解也. 不可攻痞, 當先解表. 表解, 乃可攻痞. 解表宜桂枝湯, 攻痞宜大黃黃連瀉心湯 -『傷寒論』)

(註) 해석은 제1권 桂枝湯條에 있다.

本方은 心下가 痞하여, 이를 按해서 濡한 것을 목적으로 해야 함은 師論과 같지마는, 臨床上으로는 이 痞症을 발견하기가 용이하지 않으므로, 왕왕 本方을 倒行逆施하여 誤治를 범하는 예가 古來로 적지 않다. 그런데 내가 고심 끝에 攄得한 바에 의하면, 本方은 師論에 너무 구애되지 말고, 안면이 마치 술에 취한 것처럼 충혈되고, 변비의 징후가 있는 陽虛로서 陰虛가 아님을 목적으로 하여 사용해야 할 것인 바, 단지 本方에만 국한하지 않고, 여기서 胚胎된 甘連大黃湯, 瀉心湯, 黃連解毒湯・丸에 있어서도 마찬가지이다.

1) 大黃黃連瀉心湯方

大黃 6.4
黃連 3.2

이것을 잘 細剉하여, 沸湯 5勺에 이를 담갔다가 잠시 후에 짜서 찌꺼기를 버리고 頓服한다.

2) 甘連大黃湯方

前方 중에
甘草 3.2를 加한다.

煎法과 용법은 전과 같다.

主治 本方은 大黃黃連瀉心湯과 大黃甘草湯을 合方한 뜻이므로, 大黃黃連瀉心湯證으로서 급박한 증상 및 大黃甘草湯證으로서 心煩하고 心下痞症이 있는 것을 治한다.

3) 선배의 論說·治驗

肘後徐玉一方(이는 大黃黃連瀉心湯이다)은 授乳 중에 瘰癧痛이 發하는 증상을 療한다.

聖惠一方(이는 大黃黃連瀉心湯이다)은 熱蒸이 내부에 있어서 宣散되지 않고 먼저 心腹이 脹滿하고 氣急하며, 그 후에 身面이 모두 황색을 띠는 증상을 治한다. 이를 內黃이라 名한다.

東洞 옹은,

大黃黃連瀉心湯은 心煩하고, 心下가 痞하여 이를 按하면 濡한 자를 治한다.

『黴瘡口訣』에,

京都 大坂 江戶 等地의 사람들은 신경을 많이 쓰므로 흔히 복부에 積癖이 있어서 諸病의 근원이 된다. 瘡毒에 각별히 그 害가 많다. 그 까닭은, 복부에 凝結이 생기면, 사지골절의 기맥이 불통하게 되므로 독기가 이에 따라서 凝定되어, 마침내 독기를 下하려고 하면 腹力은 소진되어도 독기는 소진되지 않는다. 그래서 혹은 狂症으로 되고, 鼓腸으로 되고, 勞欬로 되는 예가 적지 않다. 우매한 世醫들은 그 자세한 내력을 모르고, 갑자기 餘症이 생긴 줄 아니 딱하다. 이러한 증상은 첫째로 積氣를 治하는 方을 主로 하여 독기를 구축하면, 積氣가 治함에 따라서 독기도 다 下하게 되는 것이다.

我說. 이 說은 매독을 治하는 데는 本方을 主用해야 한다는 이치를 논한 것으로, 다대한 진리를 함축하는 것이니, 이를 평론한다면 신경을 많이 쓴다는 것은, 정신과로라는 뜻이며, 정신을 과로하면 급성뇌충혈을 초래하고, 자주 이를 반복하면 만성증으로 이행한다는 뜻이 내포되었다. 복부에 積癖이 있다는 것은 즉 心下痞를 말하며, 이러한 장애물이 복내에 가로놓이면 血流를 沮碍하여 頭部충혈과 함께 相合해서 다른 體部 특히 사지에 빈혈을 일으키므로 병독은 생리적 상태를 상실한 충혈부와 빈혈부에 固着하게 된다. 그러므로 本方을 써서 뇌충혈을 低降시키고, 心下痞를 제거함과 아울러 혈액의 분배를 균일하게 하면, 겸용한 驅梅藥이 비로소 활약해서 두 가지가 다 주효한다는 것을 說한 것이다.

이 병은 독이 胸膈의 상부에서 凝定되고, 혹은 項背 腦後 등에 惡腫을 發하여, 起伏이 無常하다. 혹은 耳聾, 目盲, 코에 濁涕가 流出되는 등 각종의 惡症을 나타낸다. 이들 증상의 初發時에는 대개 頭眩하고, 行步가 곤란하며, 臟腑胸膈에 逼迫하여 腹皮, 背部에 부착된다. 이는 원래, 복부에 癖塊가 있어서 발병할 때 氣火가 動하여 塊癖이 胸部로 上迫하는 것처럼 느낀다. 이러한 증상에는 복부의 상태가 아무리 엷고 힘 없이 보이더라도 大黃, 黃連을 써도 해롭지 않다. 塊癖이 下하여, 腹候가 점점 정상으로 회복되면 독기가 저절로 풀리는 것이다. 그렇지만, 복부의 허실은 분별이 매우 어려우므로 초심자가 목표로 삼기는 어렵다. 大法은, 대변이 2일에 한 번 있거나, 3일에 한 번 있거나 혹은 완전히 변비가 되면 上記한 약을 쓰더라도 해가 없는 것이다. 반면에 대변이 연하고, 혹은 2, 3일 변비하다가도 통할 때는 軟便일 경우는 苦寒之劑로써 攻下하기 어렵다고 봐야 한다. 用藥의 機變은 一心의 妙用에 달려 있으므로 攄得한 사람만이 아는 것이다. 서적에 쓰이고, 口舌로 남긴 것은 모두 糟粕에 불과하므로 이를 고정불변한 것이라고 생각한다면, 큰 실수를 범하게 된다.

我說. 頭眩하며 행보하기 곤란한 것은 뇌충혈의 所致인 바, 이 충혈은 상반신이 충혈된 一分症에 불과하므로 이치상 여타의 上體部에도 충혈이 있을 것이니, 이러한 두 가지 충혈에 기인하여, 耳聾·目盲하고 코에서 淸涕가 流出되는 증상을 일으킬 뿐만 아니라, 독이 胸膈에서 上部에 凝定되어 혹은 項背腦後 등에 惡腫을 發하여 起伏이 無常한 증상을 惹起하는 것이다. 그리고 이들 諸症이 매독균에 기인함은 물론이지만, 이러한 증상이 상반신에서 발생하는 所以는 복부에 積塊, 즉 心下痞가 있다가 氣火, 즉 정신을 과로하여 혈액을 상반신에 偏倚케 하고, 병독으로 하여금 該部에 고착케 하는 데 기인하는 것이므로 心下

痞를 제거하여, 血液循流를 平衡케 하는 本方을 쓰면 겸용하는 驅梅藥과 협동으로 작용하여 발본적 치유를 가능케 하는 것이다.

『漫游雜記』에,

한 부인이 매년 출산하였으나 하나도 키우지 못하여, 혹은 母胎에서 죽고, 혹은 출산 후에 사망하였다. 나에게 診治를 청하므로, 그 복부를 按하니 巨塊가 있어서 中脘이 築築然하였다. 곧 瀉心의 方劑를 투여하여 中을 寬解시키고, 매월 2차씩 7, 8의 수혈과 18, 9의 수혈에 50壯을 施灸하고, 房事를 엄격히 제지시켰으며, 낮에는 가사를 돕게 하였다. 이렇게 하기를 10일이 되자 하루는 臨産腹痛을 일으키고 별고 없이 출산하였는데, 다만 新産兒의 面色이 靑黃하며, 呱呱聲(아기의 첫울음 소리)을 發하지 않았다. 그래서 급히 大黃·甘草·黃連의 3味를 복용시키니, 야간에 黑便을 下하고, 面色이 赤變하면서 크게 啼聲을 發하고, 好男兒로 생육되었다.

我說. 瀉心의 方劑란, 本方 혹은 瀉心湯을 뜻하며, 大黃·甘草·黃連의 3味란 곧 甘連大黃湯을 말한다.

한 소녀가 매일 卒厥症을 일으켜 假死상태에 이르기를 하루에도 수십차 반복하였으며, 오곡을 섭취할 수 없었다. 의사를 12명이나 바꾸어 가면서 진찰하였으나 병증을 해명하는 의사가 없었다. 내가 이를 왕진하니, 환자의 맥이 沈遲하였고, 복부는 장막을 두른 것 같았고, 心下에도 痞結이 없었으며, 臍部의 좌우에도 癥結이 없었다. 나는 氣疾이라 단정하였다. 氣가 胸中에 沮格되어 있는 것이니, 병이 감퇴되면 病形이 복부에 나타날 것으로 보았다. 그래서 鷓胡菜湯을 투여하니 蟲을 10餘頭나 下하였다. 그리고 大黃黃連瀉心湯을 수일간 투여하였으며, 15節의 脊際에 15壯을 施灸하니, 다른 이상은 없었다. 그 이튿날 第16節에 壯數를 倍加해서 施灸하고, 또 그 익일에는 17節에 壯數를 3배로 施灸하였다. 이렇게 수일에 경과하니 卒厥症이 하루에 1, 2發하는데 그쳤다. 계속 瀉心湯을 투여하고, 脊際의 施灸를 第18節에 이르도록 수십일을 계속하여 全癒하였다.

我說. 卒厥假死란, 卒然히 四肢가 厥逆하여 인사불성에 빠지는 것이며, 氣疾이란 신경성 질환을 뜻한다. 그러므로 本方은 발작적 신경증을 治함을 알 수 있다.

한 데릴사위가 있었는데, 신혼 수개월 후부터 眩暈症을 發하여, 격일로 衄血하였으며, 咳嗽 潮熱을 發하였고, 그 맥이 弦數하였다. 가족들은 모두 腎勞라 하였는데, 내가 1診하고 이르기를 그 腹氣가 堅實한 것으로 보아, 결코 腎勞가 아니라고 하였다. 그 病因을 審問하니, 평소에 음주를 남달리 좋아했는데 근년래 장인의 제지로 음주를 끊었으므로 氣火의 欝蒸을 초래하였다. 그래서 大黃黃連瀉心湯을 30일간 투여하니 全癒하였다.

我說. 眩暈·衄血은 뇌충혈의 所致이며, 咳嗽나 潮熱은 호흡기의 염증에 기인한 것이다. 그런데 本方이 능히 이들 증상을 치료한 것으로 미루어 볼 때, 本方은 단지 충혈을 療할 뿐만 아니라, 消痰止血의 작용도 있다고 할 수 있다.

근래 매독환자는 대개 氣疾을 겸한다. 그러므로 처방에 療氣의 약을 겸용하지 않으면 독기가 凝結되어 不散한다.

我說. 이 說과 『黴瘡口訣』의 "京都·大阪·江戶 等地의 사람 운운"의 所論은 같은 뜻이므로 대조해 볼 것이다.

氣疾로서 痿躄症을 일으키는 자는 대개 陰이 먼저 消縮된다. 병이 癒하려 할 단계에 이르면 먼저 陰이 暢動한다.

我說. 소위 신경성 질환에 있어서 下肢運動痲痺 혹은 陰痿症을 發하는 所以는 상반신이 충혈된 결과, 하반신이 빈혈되기 때문이므로 本方, 瀉心湯, 黃連解毒湯을 撰用하여 血流를 平衡케 하면, 原因病인 신경증도 續發病인 下肢運動痲痺, 陰痿도 함께 치유되는 것이다.

한 남자가 下疳瘡을 앓았는데, 水銀을 복용하고 癒하였는 바, 그 후 3년 만에 골절이 까닭없이 동통하고 肢體가 때로 腫滿하였으며, 喜怒가 頻發하여 百事를 全廢하였다. 나에게 診治를 청하므로 이를 診하니, 心下가 鞕塞하고, 맥이 弦澁하였다. 案컨대, 驅毒을 너무 급하게 서둘러서 餘毒이 완전히 소진되지 않음으로써, 그 表部를 閉塞하고 神氣를 欝冒케 한 所致이다. 再造散 數十劑를 지어, 大黃黃連瀉心湯을 兼服시키니 서서히 회복되었다.

我說. 再造散 대신에 伯州散을 쓰는 것이 좋았을 것이다.

50세 이상의 偏枯症 患者로서 四肢가 여의치 않고, 언어가 蹇澁하며, 항상 流涎하고, 腹候가 堅實하며 대변이 秘結되는 자에게는 大黃黃連瀉心湯을 써야 한다. 蔘連湯을 쓰는 것도 좋은데, 蔘連湯을 써야만 할 증상이 難治症이다. 무릇 此證으로서 木偶人과 같은 機轉에 도달하면 癒한 것으로 봐야 하지 단연코 全癒하지 않는다.

我說. 반신불수증에 위의 2方의 證(瀉心湯證, 黃連解毒湯證〈이것이 도리어 많다〉)이 많은 것은, 永富의 說과 같지만, 이 2方의 효험이 없다고 해서 그것을 不治症으로 단정함은 너무나 속단이다.

『方輿輗』 甘連大黃湯條에,

初生兒가 출산되면 속히 이 탕을 투여하여 穢物을 吐下시켜야 한다. 舊法에는 朱砂蜜을 썼지마는 합당한 것이 아니다. 先哲이 이미 그 잘못을 지적하였다. 또한 甘草法, 黃連法이 있지마는, 이는 모두 藥勢가 單一하고 藥力이 부족하여 실효가 없다. 이제 甘連 2法을 合치고 다시 大黃을 加하여 1方으로 구성하면 그 약효가 鼎足에서 하나를 빼놓을 수 없듯이 완전하다. 이 方이 누구의 創製인지 알 수 없지만, 오늘날 만천하에서 初生兒에게 필요한 通劑로 되었다.

我說. 初生兒에게 本方證이 있을 경우에는 이를 써야 하지만, 그렇지 않을 경우에는 쓰지 말아야 한다.

『用方經權』 本方條에,

氣火가 逆上하여 心胸으로 上衝해서 구토오심하며(이는 水毒의 逆上에 기인한 半夏生薑의 오심구토와는 달리, 熱氣의 衝逆에 기인하는 것이다), 肩背가 동통하고(이 肩背疼痛은 葛根湯證의 肩背强急과는 달리, 柴胡의 頸項强과 같은 부위에서 혹은 强急하고, 혹은 동통하는 것이다), 頭旋 目眩하며(이는 뇌충혈의 所致이다), 舌焦口乾하는 자(이는 체내에 열기, 즉 충혈이나 염증이 있는 징후이다), 혹은 諸氣憤厥, 百思輻湊, 胸滿氣塞하며(이는 즉 心下痞이다), 神情이 不安하여 밤새도록 不寐하고, 묵묵히 面壁하여 獨語하는 모습이 鬼狀

을 보는 것과 같으며, 惴惴(췌췌 · 근심하고 두려워하는 것)하여 羞明 鬱陶(意氣가 꺾여 萎縮된 모양)하고, 사람을 避하는 潔癖氣習이 있고, 혹은 狂傲妄言하며, 自智自尊하고, 憂悲할 까닭도 없는데 큰일이나 난 듯이 發狂叫號하고, 刀刃에 엎드리며 우물에 투신하려는 자, 혹은 鼻衄 咯血하고, 혹은 하혈하는 것이 1년이 넘도록 낫지 않는 자, 혹은 卒倒口噤하여 인사불성하며, 湯水가 不下하고, 반신불수, 手足拘攣하며, 氣胸으로 上衝하여 痰涎이 壅盛하고, 眼戴(眼球가 上轉하는 것) 口喎하며, 眼面이 朱紅 같고, 맥이 弦 · 數하며, 심한 경우는 直視하여 눈을 깜박이지 않고, 鍼灸의 자극을 不覺하는 자(以上의 諸症은 주로 各部의 충혈 혹은 염증에 기인한다)에게 山脇東洋 씨는 本方을 써서 上記 諸症을 치료하고 他藥에 현혹되지 않았다. 氣疾 · 狂癎 · 偏枯 등에는 本方을 1개월, 2개월, 혹은 2, 3년 장복을 요한다. 선생이 本方을 쓰는 妙法이야말로 神通自在하다고 할 수 있다.

我說. 上記 諸症에 本方을 要하는 경우가 많음은 이 說과 같지만, 이를 單用하는 경우는 비교적 드물고, 他方과 병용해야 할 기회가 도리어 많다.

『痲疹一哈』에,

大久保要人이 나이는 20세 가량이었는데, 收疹 후에 衄血이 4, 5일이나 계속되고, 心下가 痞悶하며, 身熱이 不退하여, 大黃黃連瀉心湯을 투여하였더니, 설사를 몇 번 하고, 衄血이 멎은 다음, 兩眼이 微疼하여 黃昏時가 되면 雀目처럼 보이지를 않았다. 그대로 前劑를 14, 5일 계속 복용하니 諸症이 완전히 회복되었다.

我說. 外證이 轉變하더라도 腹證에 변화가 없는 한 계속 1方을 복용하는 것이 법칙이다. 衄血과 안질이 함께 치유된 所以가 바로 여기 있다.

『類聚方廣義』 本方條에,

本方에 甘草를 加하여 甘連大黃湯이라 칭하며, 小兒가 출산하면 곧 이를 투여하여 胸腹의 汚穢를 吐下시켜야 하며, 만약 혈색이 黯濁한 자에게는 다시 紅花를 加하며, 酷毒이 壅閉되어 吐下할 수 없는 자에게는 紫圓을 투여해야 한다. 驚風, 直視(視線이 不動한 것), 上竄(眼球가 上轉되는 것), 口噤搐搦하고 虛里部位가 跳動하는 자 및 疳疾, 胸滿, 心下痞, 不食 혹은 吐食하며 혹은 生米, 炭土 등을 嗜食하고 痞癖이 作痛하는 자, 또 鵝口瘡, 白爛,

重舌(舌下腺腫脹), 木舌(腫脹硬結되어 運動이 困難한 것), 弄舌(혀를 頻繁히 또한 無意味하게 운동하는 것)을 治하는 바, 모두 梔子 蘗皮를 加한다.

我說. 本方에 梔子 蘗皮를 加하는 것은 本方과 梔子蘗皮湯을 合方한 뜻이다.

疳眼症으로 雲翳가 생기며 혹은 눈에 赤脈이 縱橫하거나 혹은 白眼(흰자위)에 靑色을 나타내고, 羞明하여 日光을 두려워하는 자, 간질환자가 懦懦하여 뒷일을 걱정하고 꺼리는 일이 많으며, 每夜 不眠하고 膻中이 跳動하며, 心下痞로 急迫한 자는 모두 甘連大黃湯이 좋다.

『愛育茶譚』에,

사람의 一身은 상하를 음양으로 구분한다. 상체를 陽으로 보고, 하체를 陰으로 보는데 上陽이 下降하고 下陰이 上升할 때 그 형상은 地天이 泰安을 이루므로 安靖해진다.

我說. 상반신은 충혈되기 쉽고, 하반신은 빈혈되기 쉬우므로 이를 平衡케 하면 安靖해진다는 뜻이다.

上衝의 원인으로 되는 事項이 세 가지가 있는데, 그 1은,

江戶(東京)는 他地方에 비하여 항상 風雷가 많고, 陽氣가 盛하므로 大人이라 할지라도 逆上에 기인하는 병이 많으니, 하물며 小兒는 活潑萌生의 機가 過盛하므로 두뇌에 발병하는 예가 적지 않다.

그 2, 江戶는 母子 공히 欲食이 과도하게 厚美하므로 혈액이 粘稠해지고, 영양이 과도하며, 知覺이 지나치게 機敏하고, 혈액의 流利가 劇盛해진다. 그런데 운동의 기회가 부족하므로 자연히 氣血이 手足肢末로 순환하는 힘이 부족하여, 이것이 上部 두뇌로 過進하기 때문이다.

그 3, 江戶人은 苦와 樂이 함께 많으며, 喜怒의 感動이 심하여, 농업에 비하면 安逸한 경우가 적다. 그러므로 知覺이 妄動하여 氣血이 頭上으로 逆上하는 원인으로 된다. 이에 준하여 소아일지라도 安靜하지 않고, 腦內의 活機가 盛함을 幼兒들이 怜悧한 것으로 미루어 알 수 있다.

幼兒는 특히 혈액이 頭上으로 逼進하기 쉬우므로 두뇌에 血이 많이 留하게 된다. 이로 인해 急驚風(급성뇌막염)을 媒起하고 혹은 腦管의 張力이 감소되어 滯를 일으켜서 意識의 쇠약, 腦水病(腦水腫)을 發하고, 또한 이 頭部의 鬱滯가 遠隔된 臟器에 미치고, 胃腸으로 感傳되면 음식의 소화를 방해하여 靑便과 吐乳를 일으키고, 심한 경우는 搐搦을 發한다. 혹은 타부위의 영양이 이로 인해 奪取되어, 生長을 방해하게 된다. 흔히 늦게까지 걷지 못하는 아기가 있는데, 이에 기인하는 수가 많다.

我說. 以上의 桑田說은 旣述한 永富의 所論과 대략 같은 뜻인데, 더 구체적으로 언급한 것이다. 그리고 氏는 이들 諸症에 대한 治方을 揭示하지 않았지만, 그 대개는 大黃黃連瀉心湯, 甘連大黃湯, 瀉心湯, 黃連解毒湯의 主治이다. 修學者는 모름지기 이를 熟讀玩味하여 그 용도를 自得해야 한다.

4) 蔘連湯方

人蔘 · 黃連 각 2.0~4.0

이를 細剉하여 물 1合을 붓고 5勺으로 달여서 去滓하고 頓服한다.

本方은 朱丹溪의 創方이지만 其實 仲景의 大黃黃連瀉心湯方의 大黃을 人蔘으로 바꾼 것에 불과하므로 主治하는 바도 역시 피차가 서로 유사하다. 다만 차이점을 든다면 彼方證은 實證이므로 下해야 하는 반면 此方證은 虛證이므로 下해서는 안 되는 것이다. 그러므로 腹證上으로도, 彼證은 心下가 痞하고 이를 按하면 濡하고, 腹底에 저항이 있지마는, 此證에 있어서는 心下가 痞鞕하고, 腹內가 虛軟하며 抵抗이 없다는 차이가 있다.

5) 선배의 論說 · 治驗

『東門隨筆』에,

(상략)— 내가 17, 8세되던 무렵에 痰血症을 앓아서, 1년에 4, 5년차씩 찻잔으로 반 잔 가량을 토혈하였다. 發할 때는 冷汗出하고 無脈하였으며, 痰血로 인해 인후에서 哮喘하여 톱을 켜는 소리가 났다. 처음에는 生地黃, 藕汁(蓮根汁), 童便 등을 썼지만, 蔘連湯을 복용

하는 것만 못하였으므로 매번 人蔘을 써서 효과를 얻었다. -(중략)- 그 밖에 積氣가 있고 直視하는 病人에게는 人蔘을 쓰지 않고서는 고치기 어렵다.

我說. 止血作用은 人蔘 1味의 藥力이 아니고 黃連과의 協力에 의한 것이다.

『漫游雜記』에,

한 부인이 산후 8, 90일에 음식맛이 달지 않고, 肌膚가 瘦削無肉하였으며, 胸腹이 痞滿하고 때때로 雷鳴하면서 대변을 瀉下하기 쉬웠고, 맥이 沈微하였으며, 평소 주간에는 까닭없이 沈悲愁하였다. 몇몇 의사의 치료를 받았으나 낫지 않았다. 나에게 診治를 청하므로, 나는 蔘連湯을 투여하고 抵當丸을 겸용시켰으며, 脊際의 項門에서 腰眼에 이르기까지 매일 2穴씩 施灸하기를 무려 30여일 만에 회복되었다.

12세되는 남아가 뼈가 없는 것처럼 좌우가 足痿하였고, 언어가 蹇澁하였으며, 目脈이 붉고, 까닭없이 悲愁하였다. 數醫를 거쳤으나 낫지 않았으므로 나에게 診治를 청해 왔다. 내가 왕진을 하니, 그 맥이 滑數하였고, 腹位가 胸脇에 가까웠으며, 臍下가 空虛한 듯하였다. 患兒의 평소 상태를 審問하니 氣稟이 남달리 猛烈하고, 怒罵할 때는 안광이 炯爛하여 혈기가 용출하는 것 같다고 하였다. 案컨대 氣疾의 一種이며, 偏枯와 相類하는 것으로 다만, 老嫩과 다를 뿐이었다. 蔘連湯을 투여하고, 웅담 2分을 겸용시켜 14일간 치료하니, 병이 약간 輕해졌다. 계속해서 蔘連湯을 60여일간 복용하고 全癒하였다.

我說. 氣疾(神經症)과 偏枯(半身不遂)를 동일시하는 것은 잘못이므로 믿을 수 없다.

『叢桂亭醫事小言』에,

桂連湯(蔘連湯)은 諸氣疾로서 心을 衝하여, 直視 煩悶 혹은 吐血이 不止하는 자를 治한다.

『方輿輗』 木方條에,

蔘連湯 구토하면서 전혀 不食함을 噤口라 한다. 木方을 쓰되 濃煎하여, 종일 조금씩 마신다. 만약 토하면 다시 1貼을 복용한다. 咽下하면 곧 開한다.

噤口는 絶食을 말한다. 이는 裏熱이 극심한 증상으로서 참으로 난치병이다. 다른 방도가 없으므로 蔘連을 濃煎하여 조금씩 마시게 한다. 만약 토하면 다시 한 모금 마시게 한다.

咽下하면 10 中 1은 살 가망이 있다. 古醫流에서는 乾薑黃連黃芩人蔘湯, 三黃湯類를 썼는데, 一理가 있지마는 奏効하기는 어렵다. 噤口痢, 脈促한 자는 不日內에 수족이 厥冷하여 죽는 것이다. 此症에는 溫補, 淸凉이 모두 무효이다.

我說. 噤口痢라 할지라도 證에 따라서 고칠 수 있는 것이므로 반드시 이 說에 구애될 것은 없다.

急驚 直視 煩悶하는 자에게는 먼저 이 탕을 투여하고, 후에 對症方을 쓴다(此說 역시 구애될 것이 아니다).

-(중략)- 按컨대 이 탕을 漢人은 오직 噤口痢에만 썼지만, 널리 써서 急症을 救할 수 있음은 本邦의 경험이다.

『勿誤藥室方函口訣』 本方條에,

本方은 朱丹溪가 噤口痢를 治한다고 『入門』에 실려 있지만, 이제 運用해 본 결과, 諸氣疾, 直視 煩悶에 써서 유효하고, 또 吐血, 心下痞鞕에 써서 奇効를 나타낸다. 그러므로 卒病의 要藥으로서 藥籠 中에 반드시 이를 갖추어야 할 것이다. 이로서 듣지 않을 경우에는 熊蔘湯을 쓴다. 熊膽을 매 가정에 비축해야 함은 沈括의 筆談에 나타나 있다.

我說. 이 說은 옳은 것이니 믿어야 한다.

6) 黃連의 醫治効用

『藥徵』에,

黃連 心中의 煩悸를 主治하는 한편, 心下痞, 吐下, 腹中痛을 治한다.

이 說이 至論이라는 것은 이미 定評이 있는 바이며, 나도 역시 이에 찬동하지마는 語簡旨深하여, 初學者가 通曉하기는 용이하지 않으므로 이를 해설한다. 이 心中의 煩悸에는 두 가지 意義가 있다. 즉 그 하나는 심장부의 촉진시에 熱狀, 즉 충혈 혹은 염증의 징후가 있어서 疾速한 心悸動이 手裏에 반응된다는 뜻이며, 다른 하나는, 뇌의 충혈 혹은 염증에 기인한 정신불안이라는 뜻이다. 이와 같이 '心中煩悸'의 4字는 이 두 가지 意義의 대표적 術

語이지만, 현대에는 통하기 어려울 뿐더러, 本藥의 성능을 빠짐없이 함축하는 것이 아니므로 나는 위의 全文을 改竄하여, "黃連은 心臟部의 觸診에 의하여 충혈 혹은 염증의 상징 및 心悸動이 疾速한 情狀과 頭腔 內外의 臟器組織에 충혈 혹은 염증으로 인한 刺戟症狀이 있음을 주목적으로 하고, 心下痞, 吐下, 腹中痛, 출혈 등의 증후를 부목적으로 해서 써야 한다"고 하고 싶다. 또한 다음의 說을 참조하여 本藥의 용도를 확충해야 한다.

『本草綱目』에,

黃連(根)

氣味 苦味 寒性 무독하다.

主治 熱氣目痛, 眥傷泣出(泣은 소리 없이 눈물을 흘리는 것이므로 流涙와 同義이다)을 治하며, 눈을 밝게 하고, 腸澼의 腹痛 下痢·婦人의 陰中腫痛을 治한다 -하략-(本經).

五臟의 冷熱, 久下洩澼의 濃血(粘血便)을 主治하며, 消渴·大驚을 止하고, 水를 除하며 骨을 利하게 하고(本藥은 濕熱을 治하지만, 이뇨작용은 없다), 開胃(건위작용), 厚腸(收斂作用)의 効가 있으며, 膽을 益하게 하고(强神經作用), 口瘡을 療한다(別錄).

五勞七傷을 治하고, 益氣하며, 心腹痛, 驚悸煩躁를 멎게 하고, 心腸을 潤하게 하며, 肉을 生長케 하고, 지혈시키며(本藥의 지혈작용은 그 소염수렴작용의 귀결이다), 天行熱疾, 盜汗을 止하며, 아울러 瘡疥를 療한다(本藥이 以上의 諸症을 療하는 것은 모두 그 소염작용의 所致이다). -(중략)- 小兒疳氣를 治하고 살충의 効가 있다(大明).

鬱熱이 在中하여 煩躁하고, 惡心이 兀兀하여 토하려 하며, 心下가 痞滿함을 治한다(元素).

心病이 逆하여 盛한 것과 心積 伏梁(凝結物)을 主治한다(好古).

心竅의 惡血을 제거하고, 熱藥의 오용 혹은 과용으로(煩悶하는 증상을 治하며, 巴豆, 輕粉의 독을 解한다(時珍).

我說. 好古가 心積伏梁을 主治한다고 하였으며, 時珍이 心竅의 惡血을 제거한다고 말한 것으로 보아, 本藥이 뇌 및 심장에 대하여 소염지혈적으로 작용함을 알아야 한다.

發明 〈元素의 말〉 黃連은 寒性이며, 苦味이고, 氣味가 俱厚한다(중략). 그 용도에 6種이 있다. 1은 心臟火를 瀉하고, 2는 中焦의 濕熱을 去하며, 3은 諸瘡에 必用한다(諸瘡에 반드시 쓰는 것은 아니다). 4는 風濕을 除去한다(이 藥은 風濕을 去하는 효능이 없다). 5는 赤

眼急發을 治하고, 6은 中部에 血을 나타내는 것을 止한다(혈관계에 충혈 혹은 염증의 원인이 있어서 출혈하는 것은 中部이든 아니든간에 다 이 약을 能治한다).

〈成無己의 말〉 苦味는 心으로 들어가고, 寒性은 熱을 勝한다. 黃連, 大黃의 苦寒은 心下의 虛熱을 導出한다－(하략)－(黃連은 心下의 虛熱을 導出하는 일이 있지마는 大黃은 그렇지 않다).

〈震享의 말〉 黃連은 中焦의 濕熱을 제거하고, 心火를 瀉한다. －(중략)－ 胃口가 熱하여 噤口하는 자에게는 黃連 人蔘의 煎湯을 종일 마시게 한다. 만약 토하면 다시 한 모금을 억지로라도 마시게 하여, 咽下하면 곧 낫는다.

〈劉完素의 말〉 古方에서는 黃連을 最上의 治痢劑로 삼는다. －(중략)－ 諸苦寒藥은 대개 泄하는데, 오직 黃連만은 性冷하고 燥하므로 능히 火를 下降케 하고 濕을 제거하여 瀉痢를 멎게 한다. 그러므로 이질을 治하는 데는 이를 君藥으로 삼는다.

〈杲의 말〉 諸痛痒과 瘡瘍은 모두 心火에 속한다. 무릇 諸瘡에는 黃連, 當歸를 君藥으로 쓰는 것이 좋다. －(중략)－ 무릇 안질이 急發하여 赤腫해서 견딜 수 없는 者에게는 黃連, 當歸가 좋다(諸瘡과 안질에 이 2藥이 특효가 있는 것이 아니고, 이 2藥을 쓰는 경우가 비교적 많을 따름이다). 宿食이 소화되지 않고 心下가 痞滿하는 者에게는 마땅히 黃連, 枳實을 써야 한다.

『本草備要』에,

黃連 大苦 大寒하며, 心으로 들어가서 火를 瀉한다(王海藏說, 心實을 瀉하고, 脾를 瀉한다). 鎭肝, 凉血, 燥濕, 開鬱, 除煩, 解渴의 効가 있고, 肝膽을 益하게 하며, 腸胃를 厚하게 하고, 心瘀를 消하며, 腸澼瀉痢(便血을 澼이라 한다. 濕熱이 鬱하여 痢症이 되는데, 黃連은 治痢의 要藥이다), 痞滿(燥濕 開鬱의 効), 복통(淸火의 効) 心火伏梁(心積), 目痛眥傷, 癰瘡瘡疥, 酒毒胎毒을 治하며, 明目, 定驚, 除疳, 殺蛔(蛔는 甘을 得하면 動하고 苦를 得하면 伏한다)의 効가 있다. 虛寒病 患者에게는 사용을 금한다.

38. 瀉心湯에 관한 師論 註釋

> 心氣가 부족하고, 토혈 衄血하는 것은 瀉心湯으로 이를 主治한다.
>
> (心氣不足, 吐血, 衄血, 瀉心湯主之 -『金匱要略』)

(註) 不足이란 2字에 대해서는 諸說이 분분한데, 東洞 옹이 『類聚方』 本方條에서,

"按컨대, 不足은 『千金』에서 不定이라 썼으므로 이에 따른다"

고 論定하였으므로 역대 醫家들이 대개 이에 동조하는고로 나도 역시 이에 따라서, '不足'은 마땅히 '不定'으로 써야 할 것으로 믿는다. 왜냐하면, 만약 不定이라 하지 않고, 心氣不足이라 한다면, 이를 和해야 할 것이지 大黃劑로써 瀉下할 이치가 없기 때문이다. 그리고 心氣란 神氣, 즉 정신이란 뜻이며, 不定이란 변동이 無常하다는 뜻이므로 心氣不定이란, 정신불안을 말하며, 토혈, 衄血은 글자 그대로이며 全文의 뜻은 정신이 불안하고, 토혈 衄血하는 자는 本方이 主治한다는 뜻이다.

그렇다면, 어째서 本方이 정신이 불안하고 토혈, 衄血하는 자를 主治하는 것일까. 이는 매우 중요한 문제이므로 이를 詳說한다. 나의 경험에 의하면, 本方證이 있는 환자는 大黃黃連瀉心湯證의 경우처럼 心下痞하고, 이를 按하면 濡하며, 心悸動이 亢盛하고, 心尖部를 觸按하면 煩悸의 狀이 있으므로 혈압이 昇騰하기 때문에 맥이 數・疾狀을 나타내고, 이와 함께 피부점막 특히 顔面口脣에 충혈의 징후를 나타내고 신경이 과민하여, 왕왕 諸種의 출혈을 惹起하는 것이 常例이다. 이러한 사실에 비추어 고찰하건대, 그 心氣不定, 즉 신경과민이 되어 안면충혈을 일으키는 것은 뇌충혈 때문에 대뇌피질이 자극되는 필연적인 결과이며, 토혈 衄血 기타 제반출혈을 야기하는 것은, 혈압의 昇騰과 혈관계 지배하의 장기조직에 충혈 혹은 炎性機轉(本方證이 있는 환자에게는 항상 충혈 혹은 熱狀이 있으며, 또

한 자주 발열하여, 왕왕 출혈을 수반함으로써 이 機轉이 있음을 알 수 있다)이 있기 때문이다. 그러므로 仲景은 健胃 收斂 소염성이 있는 黃連 黃芩에 건위 소염유도작용이 있는 大黃을 배합한 本方을 쓴 것이다.

1) 瀉心湯方

大黃 4.8
黃芩 · 黃連 각 2.4

煎法과 용법은 同上(本方을 丸으로 하여 三黃丸 또는 三黃圓이라 한다)

2) 선배의 論說 · 治驗

『千金方』에,
巴郡의 太守 奏이, 三黃圓을 使用하여 남자의 五勞七傷, 消渴, 肌肉不生과 부인의 帶下, 手足寒熱을 治하였다.

我說. 五勞七傷은 後世醫의 妄語지만 결핵성 질환의 의미를 함유하는 것이며, 소갈은 당뇨병이다. 대하는 자궁출혈, 白帶下의 총칭이며, 手足寒熱은 手足煩熱의 誤記이다.

三黃湯은 下焦가 熱結하여 대변이 안 나오는 것을 治한다.

『千金翼』에,
三黃湯은 腹痛腸滿症이 卒急히 發하는 것을 主治하여 解散시킨다.

『外臺秘要』에,
集驗大黃散(本方을 말한다)은 黃疸 때문에 身體面目이 모두 發黃을 療한다.

『肘後百一方』에,
惡瘡이 30년이나 되어도 낫지 않는 자에게는 大黃, 黃芩, 黃連 각 3兩을 散으로 만들어,

瘡을 洗淨하고 1일 3회 撒粉하면 낫지 않는 것이 없다.

『醫林集要』에,

瀉心湯은 咳逆症과 대변이 軟利한 자를 治한다.

『和劑局方』에,

三黃圓은 남녀의 三焦積熱로서, 上焦에 열이 있어서 眼目을 攻衝하여 腫赤하고 頭項이 腫痛하며, 口舌에 生瘡하는 증상을 治하고, 中焦에 열이 있어서 心膈이 煩躁하고, 음식이 不美한 증상을 治하며, 下焦에 열이 있어서 소변이 赤澁하고, 대변이 秘結하는 증상을 治하고, 오장이 俱熱하여 癰癤瘡痍를 發하는 증상을 治한다. 그리고 五般痔疾, 糞門腫痛 혹은 鮮血을 下하는 증상을 治한다. −(중략)− 小兒의 積熱에도 역시 이를 복용하는 것이 좋다.

我說. 이상의 諸症은 모두 炎性 充血의 所致이므로 本方이 능히 이들을 治하는 것이다. 그리고 本方證의 출혈은 이 說과 같이 항상 鮮赤色이며, 瘀血性 出血의 경우처럼 暗紫黑色을 띠지 않는 것으로 분별이 된다.

『三因方』에,

三黃圓은 骨實極熱, 耳鳴, 面色이 焦枯한 것, 隱曲하여 방광이 不通하는 것, 牙齒腦髓의 고통, 手足酸疼 大小便閉를 治한다.

我說. 骨實極熱, 隱曲하여 방광이 불통하다는 것은 옛날의 病理說이므로 意義가 불분명하지만, 기타는 炎性機轉에 기인함을 察知할 수 있다.

『聖濟總錄』에,

金花丸(本方의 丸方이다), 急勞, 煩躁羸瘦, 面色萎黃, 頭痛眼澀하고, 多困少力한 자에게는 3味를 等量作末하여 煉蜜로써 和丸해서 복용한다.

『衛生寶鑑補遺』에,

煩躁發熱, 胸中煩悶하고 혹은 이미 汗解를 거쳐 內耗하며, 胸中이 煩滿하되 그 證이 不

虛不實하면 活人三黃瀉心湯(本方을 말한다)을 쓴다.

『古今醫統』에,

三黃丸은 遺精하며, 熱이 있는 자를 治한다.

『名醫方考』에,

三黃瀉心湯은 心膈實熱, 狂躁面赤한 자를 治한다.

『活人書』에,

三黃湯은 부인의 傷寒 6, 7일경에 胃 中에 燥屎가 있어서 대변이 難하며, 煩躁하고 譫語面赤하며, 毒氣가 閉塞되어 流通하지 못하는 것을 治한다.

『幼科發輝』에,

三黃瀉心丸(本方의 丸方이다)을 일명 三黃五色丸이라고도 하며, 諸驚熱을 利한다.

『痘證寶筏』에,

痘瘡에는 胃實聲啞하는 경우가 있는데, 반드시 口渴 熱盛하여 대변이 秘結되고, 瘡이 起發하지 않는 증상에 三黃湯이 좋다. 또 대변이 閉結되고 脹悶하며 痘發이 고르지 않고, 起脹하지 않으며, 形色이 赤紫色인 경우에는 三黃湯을 써서 이를 通利시키면, 起脹이 용이해지고, 색깔이 순조롭게 된다.

『保赤全書』에,

三黃丸은 痲疹 後의 赤白痢로 裏急後重하고 身實함을 治한다.

『松原家藏方』에,

瀉心湯은 졸도하여 인사불성하고, 心下가 痞堅하며, 痰喘急迫한 자를 治한다.

瀉心湯은 卒倒 瘈瘲 口噤하고 인사불성하며, 수족이 逆冷하고, 맥이 沈遲한 자, 혹은 狂癎 癲癎 癡癎 等을 主治한다.

『芳翁醫談』에,

무릇 간질에 數百千證이 있을지라도 이를 治하는 데는 三黃瀉心湯(本方의 별명이다)보다 나은 것이 없다. 안검이 이완되어 자주 깜박거리며, 호흡이 促迫하여 괴로워하는 等症에 이를 쓰면 효과가 가장 잘 나타난다. 이를 장복하고자 하면 환을 만들어 투여하는 것이 좋다. 그러나 그 효력은 약간 완만하다.

癎疾의 衝突症(卒然히 衝膈하는 것으로 衝心症과 사이비한 것)이 심하여, 異證을 나타내는 자는 辰砂丸이 좋다. 自汗이 심한 것도 역시 衝突症에 기인한 것인데 三黃瀉心湯이 좋다. 심한 자에게는 加牡蠣湯으로 主治한다.

江州 多羅尾先候가 失精症을 수년간 앓았는데, 다른 사람과 並坐하여 스스로 漏泄되는 것을 모를 정도이었다. 諸醫들이 정성을 다하였으나 낫지 않았으므로 멀리 있는 선생을 초청하였다. 선생이 당도하여 막 진찰을 하려고 하니, 환자가 묻기를, 나의 병을 고칠 수 있느냐고 하였다. 고칠 수 있다고 대답하니 환자는 一指를 屈하고는 이어서 또 처음 물음을 되풀이하였다. 선생이 역시 고칠 수 있다고 하니 또 一指를 屈하고, 이렇게 문답을 반복하여 十指를 屈하자, 환자는 劒을 안고 退去하였다. 그래서 선생은 이것이 간질임을 알고, 三黃瀉心湯을 썼더니 마침내 全治하였다. 환자는 매우 기뻐하여 이를 3년간 복용하였고, 선생에게 醫事를 배웠다.

候의 夫人이 일찍이 哮喘症을 앓았는데, 夫人은 평소에 多忘症이 있어서 선생의 진찰을 꺼렸다. 역시 그 증상이 간질임을 알고, 同方을 5년간이나 복용하고 全治하였다. 그런데 이제 候가 또 발병하여 간질을 앓게 되어, 근래 吐血이 오래도록 멎지 않았다. 스스로 三黃加地黃湯(本方에 地黃을 加한 것이다)을 지어 복용하였으나 낫지 않았으므로 나중에 나를 불렀다. 내가 왕진하고, 이르기를 "이 方은 참으로 적합한 것이오. 병에 어찌 他邪가 있겠소? 단, 地黃을 去하고 芒硝를 加하면 더욱 좋을 것이오. 그러나 方略이 있는 것이오" 하였다. 作劑를 요청하므로 芩連 각 6分, 大黃 1錢 2分, 芒硝 1錢을 1劑로 하여, 水 1合 半과 童便[1] 半 合을 붓고 달여서 하루에 2, 3劑를 복용시키니 3일 만에 全治되었다.

我說. 적합한 方劑를 처방하더라도 藥量이 適宜하지 않으면 奏効를 期하기 어렵다. 이

1) 古來로 지혈약으로서 童便, 즉 男乳兒의 소변을 썼지만, 그 불결함을 사람들이 嫌忌하므로 나는 아직 이를 시험해 본 일이 없고, 또 그 필요를 느낀 적이 없다.

는 修學者들이 가장 留意할 바이며, 유독 本方에만 국한되는 것이 아니다.

발광증에는 三黃瀉心湯보다 나은 것이 없으며, 瀑布泉을 겸용하면 妙効가 있다(하략).

小兒驚搐症에는 대개 三黃瀉心湯이 좋다. 만약 表證이 있는 자는 葛根湯이, 痘瘡에는 甘連湯[2]이 좋다.

我說. 이 증상에는 小柴胡湯, 小柴胡加石膏湯이 좋은 경우가 도리어 많으므로 주의를 요한다.

한 남자가 齒齦出血症을 앓았는데, 매일 아침에 기상하면 곧 출혈하고, 잠시 후에 멎었다. 午睡를 해도 깨면 반드시 출혈이 되고, 달리 檢校할 만한 證은 없었다. 단, 舌上이 약간 갈색이었고, 勞思하면 더욱 심하다고 하였다. 백방으로 치료하였으나 寸効도 없이 1년여를 지나서, 마침내 나에게 診治를 청하였다. 내가 이르기를, "이것은 간질이오. 瀉下를 두려워하지 않으면 고칠 수 있소" 하였다. 이윽고 三黃加芒硝湯을 30일 가량 복용시켜서 全治하였다.

『建珠錄』에,

京師烏街의 상인 泉屋伊兵衛가 나이는 20여세로서, 積年토록 吐血症을 앓았는데, 每旬에 반드시 一動하였다. 丙午年 가을에는 大吐하고, 토한 다음 氣息이 頓絶하였다. 衆醫를 초청하여 救하려 했으나 모두 속수무책이었다. 그래서 가족들은 둘러앉아 울면서 葬事를 의논하고 있었는데, 때마침 선생이 당도하여 이를 진찰하니, 아직 생명이 지속되고 있는 것 같았다. 그래서 솜(綿)을 콧속에 대니 蠕動하였다. 또 복부를 按하니 微動하였다. 아직 氣가 소진되지 않은 것으로 보고, 三黃瀉心湯을 지어서 복용시켰다(貼當 重量 15錢). 잠시 후에 腹中이 雷鳴하고 下利를 數十行하더니 깨어났다. 치료한 지 20일 정도로서 완전히 회복되었다. 그 후 10여년이 지났으나 재발하지 않았다.

我說. 洋醫가, 이 증상에 캄퍼주사를 놓았더라면 효과가 어떠했겠는지를 생각하면서 새

---

2) 甘連湯은 甘連大黃湯의 誤記인 듯하다.

삼 한방요법의 우수성을 절감하게 된다.

『漫游雜記』에,

長門府의 한 남자가 下疳症을 앓았는데, 치료가 순조롭지 못하여, 나은 것 같기도 하고, 낫지 않은 것 같기도 하여, 荏苒하기 수개월을 지난 가을에 온천욕을 20일 가량 하였더니, 毒氣가 大發하여 골절이 찌르는 것 같았고, 전신이 腫脹하여 기동할 수 없었다. 황급히 귀가하여 10餘旬을 지나는 동안 세 의사의 손을 거쳤으나 낫지 않았다. 그 형이 赤關으로 移居하여 나에게 치료를 의뢰하였다. 그래서 般便으로 떠나서 왕진을 하니, 환자는 一室에 百餘日間을 들어앉아 두문불출하고, 脈數氣促하였으며, 每夜 不眠하여 안광이 형연하고, 항상 悲愁에 잠겨 있었으며, 亂髮하고 面腫潰爛하여 마치 桃花가 새로 핀 것 같았다. 복부를 診하니 膿汁이 손에 묻을 정도였다. 곧 再造散 60錢, 三黃湯 20첩을 지어 투여하고, 이르기를 10일간에 다 복용하도록 하였다. 10일 후에 사람이 와서 약을 청하면서 말하기를 穢物을 6, 7行이나 瀉下했다고 한다. 10일을 지나서 다시 왕진하니 病形이 이 절반은 退하고, 寤寐가 서서히 안정되었다. 나에게 말하기를, "7월 16일이 망부의 大祥忌日인데, 거리가 그다지 멀지 않으니 供養事를 몸소 할 수 있게 된다면 다행이겠습니다. 어떻게 速治하는 術이 없겠습니까" 하였다. 나는 가능하다고 대답하여, 五寶丹[3]을 지어 2劑를 如法服用시키니 과연 癒하였다. 그래서 제사를 치르고, 손님을 접대하는 등 대사를 빠짐없이 마치고 돌아와서 나를 찾아 매우 기뻐하였다. 나는 이르기를, "그대는 크게 기뻐할 것이 못되오. 五寶丹은 독을 散하되, 소진시키지 못하는 것이니, 지금 나은 것은 완치가 아니고 독이 散했을 뿐이며, 아직 전신에 독이 많으므로 불일내에 재발할 것이오" 하였다. 그는 내 말을 믿지 않고 그냥 修養한다고 하더니 30일 후에 과연 재발하였다. 그래서 급히 前方을 가을부터 겨울에 걸쳐 連服하여 春夏를 맞이하도록 장복하여 겨우 平復되었다. 그러나 瘡根의 堅凝이 아직 散하지 않았으므로 여독이 아직 소진되지 않은 것이라고 일러서 前方을 더 계속해서 복용토록 하였다. 그래서 1년 이상 20여개월을 복약하고 全治하였다. 黴毒의 浸潤을 급속히 제거할 수 없음이 이와 같다.

한 歌姬가 腫毒을 앓았는데, 左肘가 만두처럼 腫起하고, 전신에 無肉하며, 脈數氣急하고 咳嗽潮熱을 發하여, 마치 傳屍(肺結核)와 같았다. 그 病狀을 審問하니, 근년에 골절이 동통

---

3) 五寶丹은 眞珠를 主藥으로 하는 方이지만, 나는 아직 경험한 바 없다.

하고, 腰背가 냉하며, 월경이 없다고 하였다. 필경 이는 濕毒이 經脈을 壅閉하고, 乾血이 中을 攻한 所致라고 보아, 濕漆丸 1錢을 10여일 투여하였다. 그랬더니 大便에 臭穢物을 下하고, 偏身에 赤疹을 發하며, 음문이 돌출하여 痒痛을 견딜 수 없었다. 그러나 脈數氣急症은 반감되었다. 그래서 瀉心湯을 지어 濕漆丸과 30일을 並進케 하였더니, 肌膚에 生肉함을 느끼게 되고, 咳嗽漸熱이 서서히 감퇴하여 약 2개월 만에 癒하였다.

我說. 濕漆丸은 生漆, 大黃의 2味로써 구성되어 驅瘀血的 살충살균제이지만, 그 작용이 준열하므로 나는 起癈丸을 이에 대용한다.

『古方便覽』 本方條에,

한 남자가 나이는 30여세로서, 열병을 30일 가량 앓았는데, 背部의 오한이 특히 심하고, 피부가 燥熱하였으며, 음식을 取할 수 없었다. 내가 진찰하니, 腹內가 滿하고, 오직 心下가 팽만하였지만, 이를 按해도 痞(痞는 痞鞕의 誤記이다)하지 않았다. 本方을 투여하여 땀을 많이 내고서 諸症이 頓退하고 15, 6일 만에 全癒했다.

『方輿輗』에,

瀉心湯은 子癎症이 발작하면 日弔口噤하고, 痰涎이 壅盛하며, 昏暈不省하다가 때로는 각성하고 때때로 발작하는 자를 治한다.

子癎은 孕婦가 갑자기 癎症을 發하는 것이다. 治方은 瀉心湯이 좋으며, 혹은 蔘連湯, 熊膽汁을 섞어서 복용시켜 大勢가 꺾이면 증상을 보아 轉方하는 것도 可하다. 이 병에는 從來 世醫들이 통례로 羚羊角散[4]을 썼지만 瀉心湯의 單捷한 효험에 미치지 못한다.

경혈이 口鼻로 錯出함을 逆經[5]이라 칭하며, 또 錯經이라고도 한다. 先哲의 說에 따르면, 이는 "火가 血을 載하여 上하는 것(火載血上也)"이라 하였는데, 과연 그렇다. 龔雲林[6]은 四物湯에 生地黃을 쓰고, 大黃, 童便을 가한 治驗을 『萬病回春』에 게재하였는데, 매우 이치 있는 方이다. 왕년에 어느 주점의 下婢가 이 질환을 앓았는데, 처음에는 吐衄하고, 후에는 眼耳, 十指頭에서 모두 출혈이 되며, 형체가 痲木되고 수족이 强直해졌다. 瀉心湯을

4) 羚羊角散은 後世方이다.

5) 逆經은 月經障碍 代償性 出血이다.

6) 龔雲林은 『萬病回春』의 著者이다.

투여한 지 10일 이내에 출혈이 멎었다. 이어서 回生湯을 투여하여 調理하고 회복되었는 바, 이는 錯經症 중에서도 最劇症에 속한다.

我說. 回生湯은 當歸, 芎藭, 大黃, 黃連, 桂枝, 白朮, 芍藥, 黃芩, 茯苓, 地黃, 甘草, 人參, 木香, 丁香, 莪蓬의 15味로써 구성되는 方이지만, 當歸芍藥散·苓桂朮甘湯·瀉心湯의 3方을 合方한 方意와 같은 것이므로 이 3方을 合用하거나 또는 前 2方을 합하고, 後의 1方(그 丸方)을 겸용하면 족한 것이지, 특별히 回生湯을 쓸 필요는 없다.

瀉心湯, -(중략)- 이 方은 단지 토혈 衄血뿐만 아니라, 하혈, 뇨혈, 齒衄, 舌衄 耳衄 등 신체 九竅의 출혈을 고치지 못하는 것이 없다. 참으로 治血의 玉液金丹이다.

瀉心湯은, 墜打損傷하여 昏眩 인사불성하고, 또 출혈이 그치지 않는 자에게 매우 좋다. -(중략)- 金瘡에는 오직 이 탕을 쓰는 것이 좋다.

墜打라 하여 高處에서 추락하거나 혹은 물체에 부딪치고, 압박되는 등으로 신체가 손상할 때는 氣逆하여 昏眩하는 것이다. 이 증상에는 우선 급히 瀉心湯을 투여하는 것이 妙効가 있다. 출혈이 멎지 않는 자에게는 더욱 좋다.

我說. 이 증상에는 桃核承氣湯을 처방해야 할 경우가 있음을 알아야 한다.

『腹證奇覽』에,

三黃瀉心湯은 心氣不定하고 心下가 痞하는 것을 治한다. 不定이란, 心中이 安定되지 않고, 설레이며 가슴이 메고 跳動하는 것처럼 느껴지지만, 손으로 按하면 그다지 跳動하지 않는 것인데, 이는 血氣의 열로 인한 것이다. 그러므로 토혈, 衄血 等證을 나타내는 것이며, 혹은 痔疾, 하혈, 便血 等證을 나타내는 수도 있고, 혹은 광란증을 나타내는 수도 있다. 이들은 心氣不定에 기인한다. 혹은 혈기가 上衝하여 眼目이 붉고, 翳膜이 생기며, 혹은 頭項腫熱, 口舌의 熱瘡, 疔癤의 熱疼, 氣疾積聚의 心悸驚煩, 산후의 血崩, 변비, 脈數, 心下痞鞕(痞鞕은 痞의 誤記이다), 衝逆面赤, 혹은 小兒의 丹毒積熱, 일체의 血熱, 血氣의 上逆으로 인한 心煩心悸症, 天行下利膿血(天行은 流行性 傳染性이라는 뜻) 등 요컨대 心下痞, 心中煩悸하여 不定한 것을 腹證의 준거로 삼아 이를 고찰해 써야 한다. 證에, 心氣不定, 吐血衄血하는 것은 瀉心湯으로 이를 主治한다고 하였다.

『金匱』에서 不定을 不足으로 쓴 것은 잘못이다. 그래서 『千金』方에 따른다. 瀉心은 心中

의 血熱을 瀉한다는 뜻이다. 心은 血이 注入되는 곳이며, 血은 陽氣를 얻어서 전신으로 순환한다. 陽氣가 有餘할 때는 血이 上逆하여 湧出해서 토혈, 衄血을 일으키게 된다. 그럼으로써 心氣가 搖搖不定하여, 항상 설레이고 跳動하는 것 같고, 불안정하여 혹은 驚悸憂慘하고 심한 경우는 발광하는데, 이를 心氣不定이라 한다.

我說. 이 說의 '心' 字에는 뇌수와 심장의 二義가 있음을 看取할 수 있다. 그렇다면, 그 所在, 구조, 기능을 달리하는 二臟을 混同立論함이 극히 불합리한 것 같지만, 심사숙려할 때 그렇지 않음을 알 수 있다. 만약 心力이 強盛하여 悸動이 疾速해지면, 동맥계의 혈량이 異常 증가됨으로써 전신에 충혈을 초래한다. 그런데 이 때 타 장기조직에 비하여 혈관이 가장 풍부하고, 그 구경이 큰 뇌수는 타 부위에 비하여 충혈의 정도가 심대해질 것이고, 충혈이 심한 뇌수는 충혈도가 약한 부위에 비하여 이에 자극을 받는 일도 심해지는 것이 당연한 이치이므로 타 臟器에 앞서서 또한 강하게 그 기능장애를 발할 것이 명백하다. 하물며 뇌수는 타 부위에 비하여 그 감수성이 극히 예민함을 감안하면 너무나 당연한 귀결이다. 이것이 심장과 뇌수의 양자관계가 밀접하고 불가분한 所以이다. 비록 兩者를 혼동하더라도 사실상에 있어서는 不可한 것이 아니기 때문이다. 斯道를 修學하는 人士는 모름지기 이러한 관찰법에 따라서 文字의 表面에 牢執되지 말고, 그 眞相의 所在를 探硏해야 한다.

『用方經驗』에,

瀉心湯, -(중략)- 按컨대 토혈, 衄血, 하혈 및 氣逆血暈 혹은 發狂 혹은 癎癖症은 이것이 的治한다. 능히 心氣를 鎭定시키고, 心脈을 다스리는 方劑이다(鎭心氣理血脈之劑의 8字는 실로 本方의 眼目이다). 그러므로 上記한 症狀 外에 心下의 鬱熱이 上衝하여 眼目에 이르러 血膜이 攀睛하고, 혹은 胃火上逆, 口臭, 舌衄牙疳, 齒痔症을 發하는 데는 羌活, 石膏를 加하면 더욱 妙効가 있다. 此證은 大黃黃連瀉心湯과 大同하므로 相互 참조할 것.

我說. 石膏를 가하면 足하므로 羌活을 가할 필요는 없다.

『餐英館治療雜話』 本方訣에,

本方은 心下가 痞하고 대변이 秘하며, 上氣함을 목적으로 한다. 아울러 일체의 上焦蓄熱 혹은 口舌에 生瘡하거나 혹은 逆上하여 眼目이 붉은 者는 모두 大便秘를 목적으로 해야 한다. 또한 痔疾과 항문의 腫痛으로 선혈을 下하는 者에게 반드시 유효하다고 『局方』에 나타나 있는데, 선혈의 '鮮' 字가 眼目이다. 선혈이란 진홍색의 血이다. 모든 血症에서 色이 黯淡한 것은 寒症이고, 선혈은 熱症이다. 토혈증에 世醫들이 本方을 쓰는 것은 알지마는 하혈증에 쓰는 것을 모른다. 또한 謙齊의 訣에서 辛熱厚味를 過食하여 足脛이 동통하는 데 유효하다고 하였다. 알지 못하면 쓰지 못한다.

『類聚方廣義』 本方條에,

중풍졸도하여 인사불성하고, 身熱하며, 牙關이 緊急하고, 맥이 洪大하거나 혹은 鼾睡大息(코를 골며 숨을 크게 쉬는 것)하고, 頻繁히 欠伸(하품)하는 자 및 省後偏枯, 癱瘓不遂, 緘默不語 혹은 구안와사, 言語蹇澁, 流涎泣笑 혹은 神思恍惚하여 機轉이 木偶人과 같은 경우에 本方이 좋다.

宿醒을 解하는 데 매우 묘하다.

주객이 猜熱下血하는 자, 腸痔로 腫痛下血하는 자, 痘瘡으로 열기가 熾盛하여 7孔으로 출혈하는 자, 産前後에 血暈猜冒하며 혹은 狂症과 같이 되는 자, 안목이 焮痛하고 赤脈이 怒張하며, 面熱로 醉한 것처럼 되는 자, 齲齒의 동통, 齒縫出血, 口舌腐爛, 脣風, 走馬疳, 喉痺의 焮熱腫痛症, 重舌, 痰胞로 언어불능한 자(이 2症은 鈹針으로 橫割하여 惡血을 제거하고 痰液을 배출케 하는 것이 좋다), 癰疔의 內攻으로 胸膈이 寃熱하고 心氣가 황홀한 자, 癰疽의 內攻으로 胸膈이 寃熱하고 심기가 황홀한 자, 발광하여 안광이 형형하고 倨傲(거만하다는 뜻)妄語하며, 晝夜不眠하는 자 등 이상의 諸症으로서 心下痞, 心中煩悸의 증상이 있는 경우에는 瀉心湯을 쓰면 그 효험이 如響하다.

『方伎雜誌』에,

수년 전에 京師의 町長 笹屋利助 씨가 年例에 따라 幕府에 세배를 드리기 위해 江戶로 向發하던 도중에 하혈하였는데, 着府 후에 더욱 증상이 심하였다. 조속히 진찰하였던 바, 전신과 면색이 청백하고, 爪甲도 백색이며, 舌에도 혈색이 없이 건조하였고, 맥은 沈弱하였으며, 흉부의 動悸가 亢進되고, 호흡이 곤란하며, 음식이 不進하고, 대변을 주야간에 자주 보았는데, 檢便하니 모두 血이었고, 그 속에 血塊 數個가 섞여 있었다. 이러한 증상이 매일 계속되는데, 엄동으로 한기가 심상치 않았으며, 바람이 세고, 大炎 後인지라 여관시설도 불충분하였으므로 추위를 견딜 수 없는 형편이었다. 혈기가 脫耗되었으므로 신체수족이 모두 얼어붙는 듯하였다. 나는 瀉心湯과 四逆加人蔘湯을 3貼씩 交代로 服用시키고, 京師로 사람을 急派하여 가족들에게 환자의 상태를 알려 주었더니, 그쪽에서도 대단히 놀라서 친족 3명이 당도하여 환자의 용태를 보고 驚愕하였다. 복약 후 조금씩 출혈이 감소되고 신체수족이 溫해졌다. 봄철이 되자 지혈이 되고, 증상이 많이 호전되었으나, 다만 虛熱과 같은 상태로서 전신과 수족에 蒸熱이 있었다. 그래서 柴物湯으로 轉方하여 通計 30여일만에 회복되어 京師로 돌아갔다. 이 사람은 60여세의 노인으로서, 나이로 보나 脫血의 증상으로 보나 고치기 어려운데다가 嚴寒의 계절이어서 不治證으로 생각하고, 친족들에게도 비밀리에 危證임을 통고하였는데, 全治하게 된 것은 다행한 일이었다. 필경은 환자가 태연하고 침착하게 복약하였기 때문에 나은 것이리라 비록 이러한 重篤疾患이 아닐지라도 올바른 치료를 일관성 있게 계속하지 않고, 의사를 바꾸어 가면서 치료와 복약을 자주 변경하게 되면, 도리어 죽음을 재촉하게 되는 수가 있음을 명심해야 한다.

我說. 柴物湯은 柴胡四物湯을 말하며, 그것이 變則的 方劑임을 旣述하였다. 사용불가이다.

3) 黃芩의 醫治効用

『藥徵』에,

黃芩 心下痞를 主治하는 한편, 胸脇滿, 구토, 下利를 治한다.

이 說은 옳지마는, "충혈 혹은 炎性機轉에 기인하는"이란 字句를 冠하지 않으면 완벽하다고 할 수 없다. 왜냐하면, 心下痞는 충혈 혹은 炎性機轉에 기인하는 경우가 있고, 氣逆으로 인한 경우가 있으며, 停水에 기인하는 경우가 있어서 그 원인이 단일하지 않으므로, 위의 全文을 "黃芩은 충혈 혹은 炎性機轉에 기인하는 心下痞를 주목적으로 하고, 胸脇滿, 구토, 下利 등을 부목적으로 하여 써야 한다"고 改作해야 할 것이며, 다음의 說도 역시 마찬가지로 本藥의 응용에 있어서 부목적이 되는 것이다.

『本草綱目』에,

黃芩 (根)

氣味 苦味 平性이며 無毒하다.

主治 諸熱黃疸, 腸澼洩痢, －(중략)－ 惡瘡疽蝕, 火瘡을 治한다(『本經』).

痰熱, 胃中熱, 小腹絞痛을 療하고, 消穀(消化促進)하며, -(중략)- 여자의 血閉, 淋露, 하혈을 主治하고 小兒腹痛을 治한다(『別錄』).

熱毒骨蒸의 寒熱往來, 腸胃不利를 治하며, -(중략)-, 五淋을 治하고 -(중략)-, 關節煩悶을 제거하고 熱渴을 解한다(本藥의 治熱渴作用은 微弱하다(『甄權』).

氣를 下하며, 天行熱疾, 疔瘡을 主治하고 농을 배출하며, 乳癰, 發背를 治한다(『大略』).

肺中의 濕熱을 治하며, 肺火의 上逆을 瀉하고, 上熱로 인한 目中腫赤과 어혈의 壅盛(이 어혈은 진짜 어혈이 아니고 충혈 혹은 炎性充血이란 뜻으로 봐야 한다), 上部의 積血을 療하며, -(중략)- 胎를 안정시킨다. -(下略)- (元素)

風熱, 濕熱의 두통, 奔豚의 熱痛, 火咳肺疼, 喉腥, 諸 失血(이 실혈은 출혈을 뜻한다)을 治한다(時珍).

發明 〈元素의 말〉 黃芩의 용도에 9종이 있다. 1은 肺熱을 瀉하고, 2는 上焦와 피부의 風熱, 風濕을 治하며, 3은 諸熱을 제거한다(諸熱 위에 少陽病이란 3字를 冠해야 한다). 4는 胸中의 氣를 利하며, 5는 痰膈을 消하고, 6은 脾經의 諸濕을 除한다(痰膈을 消하고, 脾經의 諸濕을 除한다는 것은, 호흡기 및 소화기의 濕熱을 除한다는 뜻이다). 7은 夏月須用이요, 8은 부인의 산후에 陰을 養하고 陽을 退하며, 9는 胎를 안정케 한다(陰을 養하고 陽을 退한다는 것은 熱을 제거한다는 뜻이며, 本藥이 胎를 안정케 하는 것은, 모체에 염증이 있어서 유산의 우려가 있을 때, 本藥을 쓰면 이 염증이 제거되므로 安胎가 되는 것이다). 酒炒해서 쓰면 上行하여 上部의 積血을 主治하는 바(비록 酒炒하지 않더라도 능히 上部의 積血을 主治한다), 이것이 아니고서는 제거할 수 없다. 下痢膿血과 腹痛後重하고, 身熱이 오래도록 가시지 않는 자에게는 芍藥, 甘草와 同用한다(本藥과 芍藥, 甘草를 同用함은 黃芩湯의 方意인데, 다만 大棗가 없을 따름이다). 무릇 諸瘡痛이 견딜 수 없이 심한 증상에는 芩連苦寒之劑가 좋다(諸瘡熱痛 云云이라고 쓰지 않으면 黃芩, 黃連의 主治가 되지 않는다).

39. 附子瀉心湯에 관한 師論 註釋

> 心下가 痞하면서도 도리어 오한, 汗出하는 자는 附子瀉心湯으로 이를 主治한다.
>
> (心下痞, 而腹惡寒, 汗出者, 附子瀉心湯主之 –『傷寒論』)

(註) 心下痞를 나타내는 瀉心湯證은 陽實證이므로 發熱하는 수는 있지만, 오한을 發하는 일은 없을 터인데, 이제 心下가 痞함에도 불구하고, 惡寒汗出하므로 도리어(復)라는 字를 加하여 瀉心湯證에 反한다는 뜻을 암시한 것이다. 그리고 이 오한과 汗出은 表候가 아니고, 陰虛證의 징후이므로 瀉心湯으로서 心下痞를 治하고, 附子로써 오한과 汗出을 治하는 것이다.

1) 附子瀉心湯方

大黃 4.0
黃連・黃芩・附子 각 2.0

이것을 각각 따로 細剉하여, 沸湯 60.0 內에 大黃, 黃連, 黃芩의 3味를 잠시 浸漬했다가 짜서 찌꺼기를 버리고, 따로 물 60.0으로 附子를 달여서 20.0을 取하여 前記 藥液과 혼합해서 이를 頓服한다.

2) 선배의 論說

『芳翁醫談』에,

中風卒到하는 자는 가장 난치이다. 附子瀉心湯을 투여하여 간혹 奏効하지마는 대개는 死한다.

我說. 이는 뇌출혈의 陰陽虛實이 相半되는 것을 논한 것이다. 그 陽實證인 경우와 혼동해서는 안 된다.

『方輿輗』 本方條에,

瀉心湯證으로서 다만 欲寐하고, 심지어 식사 중이나 복약 중에도 앉아서 조는 경우가 있으며, 또 손끝이 微冷한 等症에 역시 本方이 좋다.

『類聚方廣義』 本方條에,

노인이 停食(食滯)으로 昏悶暈倒, 인사불성하고, 心下가 膨滿하며, 사지가 厥冷하고 안면에 혈색이 없으며, 冷汗이 나고, 맥이 伏狀으로 마치 끊어진 것 같으며, 그 상태가 중풍과 髣髴한 증상을 食鬱, 食厥이라 칭하며, 附子瀉心湯이 좋다.

40. 梔子豉湯에 관한 師論 註釋

發汗 吐下한 후에 虛煩하여 잠잘 수 없고, 만약 심한 경우는 반드시 反覆顚倒하며, 心中이 懊憹한다. 梔子豉湯으로 이를 主治한다. 만약 少氣한 경우는 梔子甘草豉湯으로 이를 主治한다. 만약 嘔하는 경우는 梔子生薑豉湯으로 이를 主治한다.

(發汗吐下後, 虛煩不得眠, 若劇者, 必反覆顚倒, 心中懊憹. 梔子豉湯主之. 若少氣者, 梔子甘草豉湯主之. 若嘔者, 梔子生薑豉湯主之－『傷寒論』)

(註) 本條는 發汗 吐下한 후에 虛煩하여 잠잘 수 없는 증상은 梔子豉湯으로 이를 主治하고, 발한 吐下한 후에 虛煩하여 잠잘 수 없으며 만약 심한 경우는 반드시 反覆顚倒하며 心中이 懊憹한 증상은 梔子豉湯으로 이를 主治한다고, 二段落으로 나누어 해석해야 할 것이다. 그리고 虛煩하여 잠잘 수 없음은 發汗吐下로 인하여 諸毒이 모두 驅逐되었지만, 熱毒이 遺殘하여 대뇌피질을 자극하기 때문이며, 이미 汗吐下를 거쳤으므로 腹內가 공허하고 병독의 阻滯가 없다는 것과 不眠煩悶한 虛狀이 있음을 가리키기 위해 虛煩이란 2字를 加한 것이다. 또 反覆顚倒란 전전반측한다는 뜻이며, 불면이 심하여 마침내 이렇게 되는 것이다. 心中懊憹이란『類聚方廣義』에서

成無己의 말, 俗稱骨突이라 하는 것이다. 대개 心中의 憒悶狀이 형언할 수 없는 상태를 뜻한다.

劉完素의 말, 煩心熱躁하고 煩悶亂不寧한 것이다.

라고 說하였는 바, 이를 현대적으로 환언하면 炎性充血로 인한 腦刺戟症狀 중의 극렬한 것으로서 불면을 말하는 것이며, 反覆顚倒하는 것도 모두 이에 기인하다.

> 발한하거나 혹은 下하여, 煩熱이 胸中을 窒塞하는 경우는 梔子豉湯으로 이를 主治한다.
>
> (發汗若下之, 而煩熱胸中窒者, 梔子豉湯主之－『傷寒論』)

(註) 窒이란, 『腹證奇覽』에서 "窒은 공간이 차서 물체를 받아들이지 못한다는 뜻이며, 음식물 등으로 阻塞됨을 느끼는 것이다. 이는 또한 열이 心胸에 欝結된 所致이다"라고 述하였는 바, 즉 食道狹窄의 자각이 있는 것이며, 열독으로 인해 식도점막이 건조되어 음식물이 滑利하지 않기 때문이다. 그러므로 酒客의 嚥下困難 등은 本方 및 類方의 主治에 속하는 것으로 알아야 한다.

> 傷寒 5, 6일 만에 大下한 후에도 身熱이 제거되지 않고, 心中이 結痛하는 것은 아직 풀리려 하지 않는 증상이다. 梔子豉湯으로 이를 主治한다.
>
> (傷寒 五, 六日, 大下之後, 身熱不去, 心中結痛者, 未欲解也 梔子豉湯主之－『傷寒論』)

(註) 心中結痛이란, 心臟部의 一處가 疼痛함을 말한다. 詳解는 桂枝生薑枳實湯條에 있다.

> 무릇 梔子豉湯을 복용함에 있어서 病人이 오래 微溏하는 자에게는 이를 與服시켜서는 안 된다.
>
> (凡用梔子豉湯, 病人舊微溏者, 不可與服之－『傷寒論』)

(註) 舊, 즉 오래도록 微溏(微下利)하는 것은 陰虛證으로서 溫熱藥을 써야 할 것이므로 冷藥인 本方을 써서는 안된다는 뜻이다.

陽明病으로 脈이 浮·緊하고, 咽燥口苦하며, 腹滿하여 喘하고, 發熱汗出하며 오한하지 않고, 도리어 오열하며, 身重하고, 만약 발한하면 躁하여 心憒憒(心亂)하며, 도리어 讝語한다. 만약 燒鍼을 加하면 반드시 怵惕하고 煩躁하여 잠을 잘 수 없다. 만약 이를 下하면 胃中이 空虛하고 客氣가 膈을 動한다. 心中이 懊憹하고, 舌上에 苔가 있는 자는 梔子豉湯으로 이를 主治한다. 만약 渴하여 飮水하고자 하며, 口乾舌燥한 자는 白虎加人蔘湯으로 이를 主治한다. 만약 脈이 浮하고 發熱하며, 渴하여 飮水하고자 하며, 소변이 不利한 자는 猪苓湯으로 이를 主治한다.

(陽明病, 脈浮而緊, 咽燥口苦, 腹滿而喘, 發熱汗出, 不惡寒, 反惡熱, 身重, 若發汗則躁, 心憒憒, 反讝語. 若加燒鍼, 必怵惕, 躁不得眠. 若下之, 則胃中空虛, 客氣動膈, 心中懊憹, 舌上苔者, 梔子豉湯主之. 若渴欲飮水, 口乾舌燥者, 白虎加人蔘湯主之. 若脈浮發熱, 渴欲飮水, 小便不利者, 猪苓湯主之－『傷寒論』)

(註) 尾臺 씨의 말.

이 章은 4단락으로 구분된다. 그 治法을 擬하면, '陽明'에서 '身重'까지는 白虎湯證이고, '만약 發汗' 이하에는 大承氣湯을 써야 한다. "만약 燒鍼을 加하면" 이하는 桂枝甘草龍骨牡蠣湯을 투여해야 한다. "만약 이를 下하면" 이하는 梔子豉湯證이다. "만약 渴하여 飮水하고자 하며" 이하는 위의 글에 속하지 않는 것으로 아마도 착오인 듯하다.

山田[1](正珍) 씨의 말.

원문의 陽明病에서 身重까지의 27자는, 熱結이 裏部에 있어서 燥屎[2]가 없는 證으로서, 三陽合病條(제3권 白虎湯條 참조)와 같다. 마땅히 白虎湯을 투여하여 그 열을 좌절시켜야 한다. 만약 맥이 浮함을 보고, 表邪가 아직 解하지 않은 것으로 간주하여 발한시키면, 진액이 越出하여 대변이 鞕해지고, 환자로 하여금 煩躁心亂케 하여, 도리어 譫語를 發하게 한다. 이는 承氣證이다. 여기서 도리어라 한 것은 그 發汗이 헛된 것으로 무익할 뿐만 아니라 도리어 이를 악화시키기 때문이다. 만약 溫鍼을 加하면 火逆을 이루어 怵惕하고 煩

1) 山田 씨의 說은 第3卷 陽明病篇과 대조하지 않으면 全解하기 어려울 것이다.

2) 燥屎는 燥結된 대변이다.

躁하며 不得眠한다. 所謂 太陽病의 傷寒에 溫鍼을 加하면 반드시 驚한다는 것이 바로 이에 해당한다. 이는 桂枝去芍藥加蜀漆龍骨牡蠣湯, 桂枝甘草龍骨牡蠣湯의 證이다(이상은 良說이지만 이하는 謬論이 섞여 있으므로 取捨를 要한다). 그 腹滿 汗出하고 惡熱하는 것을 보고, 燥屎가 있는 것으로 간주하여, 이를 下하면 胃中이 空虛해지고, 客氣가 膈을 動하고, 환자의 心下를 痞鞕케 한다. 그렇게 되는 所以는 本來 燥屎가 없었기 때문이다. 이는 甘草瀉心湯證이다(함부로 心下痞鞕이라 하고, 甘草瀉心湯證이라 함은 잘못이다). ―(중략)― 또 按컨대 梔子・猪苓의 2證은 陽明病이 아닌데 冒頭에 陽明病이라 한 것은, 舌苔・口渴로써 모두 陽明部位의 證으로 認定한 것이다.

上記 2說에 瑕瑾이 없지 않지만 이로써 本條의 大意를 살피는 데는 足하다. 그리고, 胃中이 空虛해지는 것은 白虎湯證을 大承氣湯으로 誤下한 결과이며, 客氣는 正氣에 반하는 邪氣를 뜻하고, 膈은 胸膈을 뜻한다. 客氣가 膈을 動한다는 것은, 邪氣가 胸膈을 攪亂한다는 말인데, 心中이 懊憹하고, 舌上에 苔가 있는 점으로 미루어 볼 때 이 邪氣는 熱氣임이 분명하므로 本方이 主治한다는 뜻이다.

> 陽明病으로 이를 下하여, 외부에 열이 있고, 수족이 溫하며, 結胸되지 않고, 心中이 懊憹하며, 饑해도 不能食하고, 다만 頭部에만 汗出하는 자는 梔子豉湯으로 이를 主治한다.
>
> (陽明病, 下之, 其外有熱, 手足溫, 不結胸, 心中懊憹, 饑不能食, 但頭汗出者, 梔子豉湯主之 ―『傷寒論』)

(註) 結胸이 되면 마땅히 心下가 鞕滿해야 할 것인데, 本方證은 胃中이 空虛한 것이 상례이므로 '結胸되지 않고'라 하여 大陷胸湯證과의 분별을 암시한 것이다. '饑해도 不能食' 하는 것은 胸中의 窒塞에 起因되며, "다만 頭部에만 汗出함"은 頭腔內外의 熱氣가 他部에 비하여 심하기 때문이다.

下利 후에 다시 煩하고, 이를 按하여 心下가 濡한 자는 虛煩이다. 梔子豉湯으로 이를 主治한다.

(下利後更煩, 按之, 心下濡者, 爲虛煩, 梔子豉湯主之－『傷寒論』)

(註) 앞의 諸條는 주로 舌 및 外證에 관하여 논한 것이지만, 本條는 오로지 腹證을 述한 것으로서 下利 후에 煩悶이 일단, 제거되었다가 다시 재발하는 병자의 心下部를 촉진하여 腹底에 이르기까지 연속한 자는 實證의 煩悶이 아니고, 虛證의 煩悶이므로 本方으로써 治한다는 뜻이다. 이로써 胃中空虛 및 虛煩의 意義를 알 수 있으며, 또한 이로써 一般虛實의 감별에 응용할 수 있다.

1) 梔子豉湯方

梔子 3.2
香豉 8.0

이를 각각 細剉하여, 물 200.0으로 梔子를 달여서 150.0으로 하고 去滓하여 香豉를 넣어 再煎하여 100.0으로 졸여서 去滓하고 頓服한다.

2) 선배의 論說·治驗

『千金方』 本方條에,

소년이 房事過多하여 短氣함을 治한다.

『聖濟總錄』에,

豉梔湯(本方을 말한다)은 蝦蟇黃(黃疸의 일종)으로 舌上에 靑脈이 생기고 주야로 不睡하는 것을 治한다.

『肘後百一方』 本方條에,

霍亂吐下 後에 心腹이 脹滿함을 治한다.

我說. 心腹脹滿이라 하지마는, 이는 아마도 腹內가 中空하여 소위 虛滿에 속하는 것이리라.

『名醫類案』에,

江應宿 都事靳相主의 治驗例로서, 그는 傷寒病을 앓은 지 10여일 만에 身熱하면서 無汗하고, 怫鬱하여 누울 수가 없었다. 躁하지도 않고, 煩하지도 않고, 寒하지도 않고, 痛하지도 않았는데, 가끔 탄식과 같은 一聲을 發하였다. 醫者가 무슨 證인지 알지 못하여 나에게 診治를 청하였다. 나는 懊憹怫鬱證으로 진단하고, 梔子豉湯 1劑를 투여하였더니 10 중 2, 3은 감퇴하였다. 다시 大柴胡湯을 써서 燥屎를 下하고, 怫鬱症이 除去되어 安臥하였다. 數日을 調理하고 나았다.

『小兒藥證直訣』에,

梔子飮子(本方을 말한다)는 소아가 蓄熱이 在中하여 身熱狂躁하며, 昏迷不食함을 治한다.

『腹證奇覽』 本方條에, 松川世德 씨의 治驗例를 揭載하여 이르기를,

邑民 金五郎의 처가 나이는 25세인데, 하혈이 수일간 지속되고, 신체가 倦怠하며, 心煩微熱하였는데 복약의 효험이 없었다. 내가 本方 2첩을 투여하니 하혈이 半減되어 부인이 기뻐하면서 다시 약을 청하였다. 前方 數貼을 복용하고 全癒하였다.

岳母某君이 넘어져서 허리를 다친 이래 하혈하면서 小腹이 微痛하였다. 복약의 효가 없다 하므로, 나는 이 病을 轉仆驚惕에 기인한 所致로 보고, 本方 數貼을 복용시키니 全癒하였다.

川洞의 老妃가 나이는 70여세인데, 鼻衄이 과다하여 止衄을 위한 諸方을 썼으나 무효였다. 내가 그 증상을 물으니 심한 虛煩狀이었다. 그래서 本方이 지어 투여하였다. 4, 5일 후에 來謝하여 이르기를, 良方을 복용하여 곧 나았다고 하였다.

柳田長助 씨는 80여세인데, 하루는 鼻衄이 과다하고, 鬱冒恍惚하였다. 그래서 本方을 투여하였더니 癒하였다.

『類聚方廣義』本方條에,

本方은 梔子, 香豉의 2味뿐이지만, 적응증에 施與하면 그 약효가 如響하다. 친히 이를 환자에게 시험해 보지 않고서 어찌 그 효험을 알 수 있겠는가.

41. 梔子甘草豉湯에 관한 師論 註釋

발한 吐下한 후에 虛煩하여 잠잘 수 없고, 만약 심한 경우는 반드시 反覆轉倒하며, 心中이 懊憹한다. 梔子豉湯으로 이를 主治한다. 만약 少氣한 경우는 梔子甘草豉湯으로 이를 主治한다. 만약 嘔하는 경우는 梔子生薑豉湯으로 이를 主治한다.

(發汗吐下後, 虛煩不得眠, 若劇者, 必反覆顚倒, 心中懊憹. 梔子豉湯主之. 若少氣者, 梔子甘草豉湯主之. 若嘔者, 梔子生薑豉湯主之－『傷寒論』)

(註) 少氣란, 淺表性 呼吸이란 뜻이지만 急迫症狀이므로 이를 완화시키기 위해 새로이 甘草를 가한 것이다.

1) 梔子甘草豉湯方

梔子·甘草 각 3.2
香豉 8.0

煎法과 용법은 梔子豉湯과 같다.

2) 선배의 治驗

『千金方』 本方條에,

梔子豉湯은 宿飯 陳臭肉 및 羮宿菜을 섭식하여 發하는 증상을 治한다.

松川世德 씨의 本方 治驗例에,

伴藏의 처가 산후에 하혈이 과다하여, 홀연히 脣舌의 색깔이 희고, 氣가 함몰하여 잠자는 것 같았으며, 맥이 유무를 가리기 어려울 정도로 빈사상태에 빠졌다. 그래서 川芎 苦酒로써 本方(梔子豉湯을 가리킨다)加甘草를 짓게 하여 이를 투여해서 半時 가량에 5, 6첩을 복용케 하니, 大寐에서 깬 것과 같이 나았다.

我說. 苦酒는 食醋이다. 川芎苦酒로써 本方加甘草를 짓게 한다는 것은 川芎을 本方에 加하고, 식초와 물로써 煎出한다는 뜻이다.

42. 梔子生薑豉湯에 관한 師論 註釋

발한 吐下한 후에 虛煩하여 잠잘 수 없고, 만약 심한 경우는 반드시 反覆轉倒하며, 心中이 懊憹한다. 梔子豉湯으로 主治한다. 만약 少氣한 경우는 梔子甘草豉湯으로 이를 主治한다. 만약 嘔하는 경우는 梔子生薑豉湯으로 이를 主治한다. (發汗吐下後, 虛煩不得眠, 若劇者, 必反覆顚倒, 心中懊憹. 梔子豉湯主之. 若少氣者. 梔子甘草豉湯主之, 若嘔者, 梔子生薑豉湯主之 -『傷寒論』)

(註) 梔子豉湯證으로서 嘔하기 때문에 方中에 새로이 生薑을 가한 것이다.

1) 梔子生薑豉湯方

梔子 2.4
香豉 · 生薑 각 6.0

煎法과 용법은 同前.

2) 선배의 治驗

松川世德 씨의 本方 治驗例에,

松川村, 兵藏이란 사람이 수개월간 便血症을 앓다가 복약 후에 漸癒하였으나, 신체에 色澤이 없고, 안면과 兩脚이 浮腫하였으며, 心中이 煩悸하고, 약간 두통하였으며, 때때로 嘔하고, 寸口脈이 微하였다. 그래서 本方加生薑을 투여하여 癒하였다.

43. 枳實梔子豉湯에 관한 師論 註釋

大病이 差한 후에 勞復되는 자는 枳實梔子豉湯으로 이를 主治한다. 만약 宿食이 있는 자는 大黃 博碁子大 만한 것을 5, 6枚 加하여 이를 복용하면 癒한다.

(大病差後, 勞復者, 枳實梔子豉湯主之 若有宿食者 加大黃如博碁子大 五六枚 服之則愈 -『傷寒論』)

(註) 差란 병이 太半은 나아도 아직 건강체로 회복되지 않았음을 뜻하며, 勞復이란 각종의 불섭생으로 인해 병증이 재발함을 뜻하는 바, 本條의 勞復은 주로 음식의 부적합에 기인하는 것인데, 이를 治하는 데 本方을 쓰는 所以는 병자가 만약 음식 등의 攝養을 게을리했을 때는 아직 완전히 정상상태로 회복되지 않은 소화관을 자극하여 發炎시킬 뿐만 아니라, 胃部가 停滯膨滿한 自他覺을 일으키므로 梔子豉湯을 써서 염증을 治하고, 苦味健胃解凝藥(약간 완화작용이 있다)인 枳實로써 胃部의 停滯膨滿感을 治하는 것이다. 그러므로 腹證上으로는 梔子豉湯證 外에 心下部의 膨滿을 촉진할 수 있을 것이다. 이것이 바로 東洞 옹이 本方을 梔子豉湯證으로서 胸滿한 자를 治한다고 定義한 所以이다.

1) 枳實梔子豉湯方

枳實 2.4
梔子 1.6
香豉 6.0

이를 각각 별도로 細剉하여, 먼저 醋 2勺, 水 2合을 空煮하여 1合 2勺으로 졸여서 枳實,

梔子를 넣고 5勺으로 달여서 去滓한 다음, 豉를 넣고, 5, 6沸하여 頓服한다.

2) 선배의 論說

『傷寒蘊要』에,

枳實梔子豉湯은 食復 勞復으로 身熱하고, 心下가 痞悶함을 治한다. 만약 宿食이 不下하고 대변이 秘實하며, 脈中이 유력한 자에게는 大黃을 加한다.

『內外傷辨惑論』 本方條에,

膏粱厚味를 과다하게 섭식하여 煩熱悶亂하는 자는 역시 本房을 복용하는 것이 좋다.

『類聚方廣義』 本方條에,

무릇 大病이 新差하여, 血氣가 아직 회복되지 않았을 때, 勞動과 음식이 과도하면, 혹은 心胸滿悶을 일으키고, 혹은 煩熱을 일으킨다. 本方을 투여하여 將養케 하면 癒한다. 만약 대변이 불통하고, 宿食이 있는 者는 枳實梔子大黃豉湯이 좋다.

44. 枳實梔子大黃豉湯에 관한 師論 註釋

大病이 差한 후에 勞復되는 자는 枳實梔子豉湯으로 이를 主治한다. 만약 宿食이 있는 자는 大黃 博碁子大 만한 것을 5, 6枚 加하여 이를 복용하면 癒한다.

(大病差後, 勞復者, 枳實梔子豉湯主之. 若有宿食者, 加大黃如博碁子大, 五六枚, 服之則愈 -『傷寒論』)

(註) 前方의 證으로서 만약 不消化物이 위장 내에 정체된 자에게는 前方에 大黃의 博碁子大 만한 것 5, 6個를 加用하면 治한다는 뜻이다. 그리고 博碁子大란『千金方』에 "博碁子大는 長 2寸, 方 1寸이다"라고 하였는데, 이는 중국 고대의 度器에 의한 것이므로 그 뜻이 아직 불분명한데, 東洞 옹은 博碁子大 5, 6枚를 6分으로 보기 때문에 이를 g量으로 환산하면 2.4로 된다. 이로써 그 뜻을 추측해야 한다.

前方證은 梔子豉湯證 외에 약간의 胃部停滯膨滿의 自他覺症이 있는 데 불과한 것이므로 梔子豉湯에 枳實을 가해서 대응한 것이지만, 本方證은 이 밖에 不消化物이 停滯된 것으로서 枳實 獨力으로는 어찌할 수 없는 것이므로 다시 大黃을 加하여 구제하게 되는 것이다. 그러므로 腹證上으로는 胃部에 停滯膨滿의 自他覺症이 있는 데 그치지 않고, 그 부위를 按하면, 비교적 緊滿하여 腹內에 충실한 감이 있어서 다소의 저항을 느끼고 대개 변비를 수반하는 것이다. 이것이 바로 東洞 옹이 本方을 枳實梔子豉湯證으로서 대변이 閉結되는 자를 治한다고 정의한 所以이다.

酒黃疸로서 心中이 懊憹하고, 혹은 熱痛하는 것은 枳實梔子大黃豉湯으로 이를 主治한다.

(酒黃疸, 心中懊憹, 或熱痛, 枳實梔子大黃豉湯主之－『金匱要略』)

(註) 酒黃疸이란, 酒客의 黃疸을 뜻하며, 熱痛이란, 肝臟 혹은 膽囊部에 열이 있어서 동통함을 뜻하는 것이지만, 나의 경험에 의하면, 本方證의 黃疸은 간장 혹은 膽囊部가 腫脹硬結하여 自他覺的으로 동통이 있고, 혹은 懊憹 혹은 熱痛하는 것이므로 이런 腹證이 있을 경우에는 주객이든 아니든간에 모두 本方을 써야 하며, 大小柴胡湯과 合用해야 할 기회가 많다.

1) 枳實梔子大黃豉湯方

梔子 5.0
大黃 2.2
枳實 7.0
香豉 29.0

煎法・용법은 小柴胡湯과 같음.

45. 梔子蘗皮湯에 관한 師論 註釋

傷寒으로 身黃 발열하는 자는 梔子蘗皮湯으로 이를 主治한다.

(傷寒, 身黃, 發熱者, 梔子蘗皮湯主之－『傷寒論』)

(註) 傷寒病(장티푸스)의 경과 중에 황달을 일으켜 발열하는 것은 本方이 主治한다는 뜻이며, 前方과 다른 점은 前方에는 方中에 枳實, 大黃이 있으므로 前記 腹證을 나타내지만, 本方에는 熱毒黃疸을 治하는 梔子, 蘗皮 외에 완화약인 甘草가 있는 데 불과하므로 腹診上으로는 하등의 徵知할 만한 것이 없다. 이것이 바로 東洞 옹이 本方을 定義하여 身黃 발열 心煩하는 자를 治한다고 말한 所以이다.

1) 梔子蘗皮湯方

梔子 14.5
甘草 6.0
黃蘗 12.0

煎法・용법은 同前.

2) 선배의 論說

『方輿輗』本方條에,

여기서 발열이라 함은, 蒸蒸하는 발열이지, 翕翕하는 발열이 아니다. 이는 오로지 해열

함으로써 治하는 것이다.

我說. 이 설은 옳다. 이에 따를 것이다.

『類聚方廣義』 本方條에,

안구가 黃赤하고 열통이 심한 증상은 씻으면 유효하다. 또 胞瞼이 糜爛痒痛한 증상과 痘瘡으로서 落痂 이후에 아직 눈을 뜰 수 없는 증상에는 枯礬을 소량 加하여 씻으면 모두 妙効가 있다.

3) 梔子의 醫治効用

『藥徵』에,

梔子는 心煩을 主治하는 한편 發黃을 治한다.

이 說이 전적으로 不可한 것은 아니지만, 心煩의 원인이 극히 多端하여 單一한 것이 아닌데, 이 1藥으로써 多種原因性 心煩을 主治한다고 한 것은 타당치 못하므로 이 논설을 마땅히 다음과 같이 정정해야 할 것이다. 즉, "梔子는 충혈 혹은 炎性機轉에 의한 劇性心煩을 主治하는 한편 發黃, 출혈 등을 治한다"고. 이렇게 논한다면 本藥의 작용이 黃連과 다를 바 없는 것 같지만, 여기에는 上記한 治効 외에 이뇨의 特能이 있으므로 피차를 감별하는 데 어렵지 않다. 또한 다음의 說을 참고할 것.

『本草綱目』에,

梔子

氣味 苦味, 寒性이며 無毒하다.

主治 -(상략)- 胃中의 熱氣, 面赤(이는 안면충혈에 기인한다), 酒皰皻鼻(이는 酒皻鼻이다), 白癩, 赤癩, 瘡瘍을 療한다(本經).

目赤熱痛, 胸心大小腸의 大熱, 心中煩悶을 療한다(別錄).

熱毒風을 제거하고, 時疾의 열을 除하며, 5種의 黃病(黃疸)을 解하고, 五淋(방광요도질환을 種別한 것)을 利하며, 소변을 通利하고, 消渴을 解하며, 눈을 밝게 하고, -(하략)(甄權).

瘖瘂, 紫癜風을 主治한다(孟詵).

心煩 懊憹하여 不得眠하고 臍下에 血滯하여 소변이 不利함을 治한다(元素). 三焦의 火를 瀉하고, 胃脘의 血을 淸하게 하며, 熱厥, 心痛을 治하고 熱欝을 解하며, 結氣를 循行시킨다(震亨).

吐血, 衄血, 血痢, 下血, 血淋, 損傷瘀血 및 傷寒의 勞復, 熱厥頭痛, 疝氣, 湯火傷을 治한다(時珍).

發明 〈元素 씨의 말〉 梔子는 -(중략)- 능히 肺中의 火邪를 瀉하는 바, 그 용도에 4種이 있다. 1은 心經의 客熱을 治하고, 2는 煩躁를 除하며, 3은 上焦의 虛熱을 제거하고, 4는 風(이 風은 癩이다)을 治한다.

〈震亨 씨의 말〉 梔子는 三焦의 火 및 痞塊 중의 火邪를 瀉하고, 胃脘의 血을 淸하게 하는 것이 가장 長技이며, 그 性이 屈曲下降하여 火를 降下시켜 소변 중으로 泄去한다.

『本草備要』에,

梔子 苦寒 -(중략)- 심폐의 邪熱을 瀉하여 이를 屈曲下降시켜 소변으로 泄出한다. 그럼으로써 三焦의 欝火를 解하게 하고, 熱厥心痛을 平安케 하며, 吐衄 血淋 血痢病을 멎게 하고, 心煩, 懊憹, 不眠, 五黃, 五淋, 亡血, 津枯, 口渴, 目赤, 紫癜, 白癩, 疱皶, 瘡瘍을 治한다.

4) 香豉의 醫治効用

『金匱要略』에,

六畜鳥獸의 肝中毒을 治하는 方이다.
豆豉를 水浸하여 汁을 짜서 數升을 복용하면 癒한다.

『本草綱目』에,

淡豆豉

氣味 苦味, 寒性이며 무독하다.

主治 傷寒의 頭痛寒熱, 瘴氣의 惡毒, 煩躁滿悶을 治하여 -(중략)- 六畜胎子의 諸毒을 殺한다(別錄).

時疾熱病을 治하고, 발한의 効가 있으며, 熬末은 능히 盜汗을 멎게 하며 除煩의 効가 있다. 生搗하여 丸으로 만들어 복용하면 寒熱風으로 인한 胸中瘡의 발생을 治하고, 煮服하면

血痢腹痛을 治하고 硏末로 하여 陰莖瘡이 생겼을 때 塗擦한다(藥性).

瘧疾骨蒸과 毒藥中毒, 蠱氣犬咬를 治한다(大明).

氣를 下하고, 調中하며, 傷寒溫毒의 發斑, 嘔逆症을 治한다(時珍).

『本草備要』에,

淡豆豉 苦味는 肺를 泄하고, 寒性은 熱을 勝하며, 발한, 解肌, 調中, 下氣의 効가 있고, 傷寒의 두통, 煩躁滿悶, 懊憹不眠, 發斑嘔逆, 血痢溫瘧을 治한다.

『藥徵』에,

香豉 心中懊憹을 主治하는 한편 心中結痛 및 心中이 滿하여 煩한 증상을 治한다.

『氣血水藥徵』에,

香豉 腫膿의 水를 治한다.

이상의 諸說이 가르치는 바에 의하면, 本藥은 소염해열성 해독약으로서 뇌, 심장에 작용하는 特能이 있는 것 같다.

5) 黃蘗의 醫治効用

本藥은 消炎性 收斂藥임을 다음의 說에 의해 알 수 있다.

『本草綱目』에,

蘗木(一名 黃蘗)

氣味 苦味, 寒性이며 무독하다.

主治 五臟腸胃 中의 結熱, 黃疸腸痔, 洩痢, 여자의 漏下赤白, 陰傷蝕瘡을 멎게 한다(本經).

(상략)－皮膚熱(赤起), 目熱赤痛, 口瘡을 療한다 －(하략)(別錄).

熱瘡皰起 －(중략)－ 血痢, 소갈을 止한다. －(하략)(藏器).

(상략)－ 莖上의 瘡으로 傳하여, 鷄鴨의 肝片과 같은 하혈을 治한다(甄權).

(상략)－ 鼻衄, 腸風下血, 後急熱腫痛을 治한다(大明).

46. 梔子乾薑湯에 관한 師論 註釋

> 傷寒에, 醫者가 환약으로써 大下하여 身熱이 去하지 않고, 微煩하는 자는 梔子乾薑湯으로 이를 主治한다.
>
> (傷寒, 醫以丸藥大下之, 身熱不去, 微煩者, 梔子乾薑湯主之－『傷寒論』)

(註) 本條는 字義와 같으므로 특히 주석을 붙일 필요가 없지마는, 여기서 말한 微煩은 梔子豉湯證의 虛煩이 純熱에 기인하는 것과는 달리, 음양이 교차된 所致이므로, 열을 治하는 梔子에 寒을 治하는 乾薑을 배합한 本方으로써 이에 응하는 것이다.

1) 梔子乾薑湯方

梔子·乾薑 각 18.0

煎法·용법은 同前.

2) 선배의 論說

『揚氏家藏方』에,

二氣散(本方을 말한다)은, 陰陽痞結로 咽膈이 噎塞(열색)되어 梅核과 같이 음식을 妨碍하여 오래 낫지 않고 膈胃證을 이루는 증상을 治한다.

我說. 揚씨가 本方을 食道狹窄에 轉用한 것은 梔子豉湯이 胸中窒塞을 治한다는 師論과

乾薑의 오심구토를 治하는 데 착안한 것 같다.

『聖惠方』에,

赤白痢를 治하는 바, 日數의 老少를 不問한다. 乾薑散方(이 方은 本方에 薤白 七莖, 豉半合을 加한 것이다).

『成績錄』에,

己未年 가을에 疫痢가 유행하였는데, 그 證은 대개 相似하였다. 胸滿煩躁하고, 身熱이 특히 심하며, 頭汗이 물 흐르듯 하였고, 腹痛下痢하며, 색깔이 塵煤와 같고, 下痢의 行數가 無度하였는데, 의사들이 치료하여도 거의가 사망하였다. 선생이 桃仁承氣湯, 梔子乾薑湯을 取하여 교차로 복용시키니 낫지 않는 자가 없었다.

47. 黃連解毒湯 및 丸方(이 丸方을 黃解丸이라 약칭한다)

黃連・黃芩・梔子 각 1.0
大黃 2.0

이것을 細剉하여 瀉心湯法과 같이 煎服하고, 또는 환으로 만들어 1일 3회로 分服한다. 단, 煎劑로 쓸 때는 이를 適宜 증량해야 한다.

本方은 『外臺秘要』에서 大黃湯이라 칭하는 것이며, 그 저자인 唐의 王燾 씨의 創方이지만, 필경 仲景의 瀉心湯에 梔子豉湯去香豉를 합한 것이므로 瀉心湯의 主治는 곧 本方의 主治가 되고, 梔子豉湯主治의 一半도 역시 本方의 主治가 된다. 이 점이 本方의 응용범위가 광대한 所以이므로 나는 대체로 상기 2方과 大黃黃連瀉心湯을 쓰지 않고 항상 本方만을 운용한다.

48. 第二黃連解毒湯 및 丸方

(이는 後世醫의 소위 黃連解毒湯 및 丸方이지만 前者와 혼동할 우려가 있으므로 새로이 이렇게 명명하였다)

黃連・黃芩・梔子・黃蘗 각 1.0

煎法과 同法은 同前.

本方은 본래 黃連解毒湯이라 칭하였으며, 이것이 역시 王燾 씨의 創方이지만, 其實 瀉心湯 중의 大黃을 去하고, 梔子蘗皮湯 중의 甘草를 除하여 合方한 것에 불과하므로 本方의 方意와 方用은 곧 瀉心湯去大黃 및 梔子蘗皮湯去甘草에서 구해야 할 것이며, 前方과 다른 점은, 大黃의 유무여하에 있고, 黃蘗의 存否와는 무관하므로(黃蘗의 存否가 조금도 관계가 없는 것은 아니지만, 이 약물은 피차 2方에 공통하는 梔子가 있어 대동소이하므로 잠시 이를 제외하더라도 무효하다), 大黃을 함유하는 前方은 實證을 治하고, 이를 함유하지 않은 本方은 虛證을 治하는 것이다.

1) 선배의 論說・治驗

以下의 論說・治驗은 主로 第二黃連解毒湯에 관한 것이지만, 旣述한 바와 같이 本方과 前方은 오직 허실의 차이가 있는데 불과하므로 다음의 論說・治驗은 역시 前方에도 적용된다는 것을 알아야 한다.

『外臺秘要』에,

前軍督, 劉車라는 사람이 時疫에 걸려서 3일 만에 汗解되었는데, 음주를 함으로써 재발 악화되어, 苦煩悶하고, 乾嘔口燥하며, 呻吟錯語하고, 누울 수가 없었다. 내가 생각하여 다음의 方을 만들었다.

黃連 黃芩 黃蘗 梔子

위의 四味를 물 6升으로 달여서 2升을 취하여 둘로 나누어 복용시켰다. 1服하고 目明해졌으며, 再服하고 粥食을 할 수 있게 되었다. 이렇게 해서 漸癒하였다. 나는 이로써 風(中風)의 火, 熱盛, 煩嘔, 呻吟錯語, 不得眠을 療하여 모두 奏効하였다. 諸人에게 전하여 이를 사용케 하였던 바 역시 유효하였다. 이는 곧 熱毒을 解하고, 酷熱을 除하는 것이며, 비단 음주로 인한 增劇者에게만 쓰는 것이 아니다. 탕은 5일 이내에 쓰면 신효하다.

『儒門事親』에,

무릇 남녀의 객혈, 衄血, 嗽血, 咳膿血은 三黃丸, 黃連解毒湯, 凉膈散[1]에 桔梗, 當歸를 加하여 복용할 것.

我說. 膿血이 있으면 桔梗을 加하는 것이 좋지만, 當歸는 漫然히 加해서는 안 된다.

『方輿輗』에,

張子和가 이르기를, 무릇 부인이 나이 50세 이상이 되어 경혈이 暴下하는 者는(부인의 경혈은 49세로 끝나는 것인데, 49세 이상이 되어 暴下하는 것) 『內經』에 이르기를, 火(충혈 혹은 염증이라는 뜻)는 暴速을 主掌한다고 하였는 바, 역시 暴喜, 暴怒, 憂結, 驚恐으로 인한 所致이다. 잘못하여 냉병으로 알고 이를 다스려서는 안 된다. 만약 峻熱한 약을 써서 下하면 死한다. 다만 黃連解毒湯을 써서 上熱을 淸하게 해야 한다. 운운.

부인이 49세 이상이 되어 血下하는 것은 『素問』에서 이른바, 血은 火를 載하여 行한다(血載火而行)고 說한 것에 해당한다. 그 暴下는 이른바, 火는 暴速을 主掌한다(火主暴速)고 말한 것에 기인한다. 張子和가 이를 治하는 데 黃連解毒湯을 쓰고 1味의 血藥도 섞지 않은 뜻은 火勢를 撲滅하면 血이 스스로 止한다는 이치에 연유한다. 張子和의 治法을, 世人이 혹은 이를 貶論하지만, 그의 所爲는 모두 確見이 있는 것으로, 今人들이 脈證을 詳審하

---

1) 凉膈散은 後世方인 바, 調胃承氣湯과 瀉心湯을 合方한 것과 大差가 없다.

지 않고, 경솔하게 芎歸膠艾湯, 黃土湯, 柏葉湯類를 쓰는 따위와 동일하게 논할 수 없는 것이다. 또 暴喜, 暴怒, 憂結, 驚恐이란 바로 근세에서 일컫는 간질이다. 癎은 즉 火證이다. 古人이 癎을 治하는 데는 火에서 求하라(治癎求火)고 한 말이 어느 서적에 기록되었는데, 이는 재미있는 말이다. 이제 부인의 간질환자를 볼 때, 경혈이 혼란된 자가 과연 많다. 小嶋屋淸兵衛의 母堂이 나이 60세를 넘어서 월경이 下하여 멎지 않고, 게다가 때때로 하혈하였다. 이 사람은 평소에 小事에도 憂恚하고, 맥이 弦數하였다. 그래서 三黃瀉心湯을 투여하였더니 그 병이 태반은 癒하였다. 그후 黃芩湯을 써서 月餘間을 조리하니 餘熖이 全消되고 회복되었다. 黃芩湯을 血證에 쓰는 것은 우리들이 자주 시험하는 바이며, 그 근원은 李挺의 工案에서 나온 것이다.

我說. 이 증상에는 桂枝茯苓丸, 桃核承氣湯, 當歸芍藥散, 芎歸膠艾湯을 選用하고, 黃連解毒湯(丸)은 第二黃連解毒湯(丸)을 겸용해야 할 경우가 가장 많고, 本方을 單用할 기회는 극히 드물다.

或溫淸飮(明의 龔廷賢의 『萬病回春』)은, 부인의 經脈이 不住하여, 혹은 豆汁과 같고 五色이 相雜하며, 面色이 痿黃하고, 臍腹이 刺痛하며, 寒熱이 왕래하고, 崩漏가 不止함을 治한다.

當歸 芍藥 熟地黃 川芎 黃連 黃芩 黃柏(黃蘗) 梔子 각 1錢 半

이를 剉切하여 1劑로 해서 水煎하여 空心에 복용한다.

龔廷賢이 이르기를, 崩漏에는 新久虛實의 차이가 있다. 초기증상으로서 實熱에 속하는 것은 해독(第二黃連解毒湯을 가리킴)이 좋고, 약간 오래 되어 虛熱에 속하는 것은 養血 淸火하는 것이 좋다고 하였다. 이 條와 앞에서 인용한 張子和의 黃連解毒에 관한 論을 참조할 것이다. 案컨대, 張子和는 新病으로서 盛한 증상을 논하였고, 龔廷賢은 久病으로서 衰한 증상을 說한 것으로서 각기 일리가 있다.

我說. 溫淸飮은 四物湯과 第二黃連解毒湯을 合方한 것이지만, 旣逆한 바와 같이, 四物湯은 當歸芍藥散(혹은 加地黃)만 같지 못하므로 溫淸飮을 쓰는 것은 변측이며, 當歸芍藥散

(혹은 加地黃)에 第二黃連解毒湯(丸)을 合用하거나 혹은 겸용하는 것이 正則이다.

犀角消毒飮(중략)

이 方은 丹毒의 경증을 治한다. 만약 壯熱狂躁하고 睡臥不安한 경우에는 黃連解毒湯이 아니고서는 구할 수 없다.

黃連解毒湯

(상략)— 이는 壯熱狂躁하고 睡臥不安한 증상에 적당한 方이다. 大津, 上本 씨의 처가 전신에 十數個의 疔이 發하였는데, 諸醫들이 약을 쓰고, 혹은 放血하였으나 熱毒이 더욱 심해졌다. 그래서 가마를 타고 京師로 와서 診治를 청하였다. 내가 그 脈動의 數이 심하고 心煩함을 보고서 곧 黃連解毒湯을 투여했더니, 4, 5첩 만에 약간 안정되고, 2旬을 지나지 않아서 全癒하였다. 무릇 제반 毒瘡으로 心中이 煩悶해지는 자는 노소를 불구하고 此方을 쓰는 것이 좋다. 藥味가 簡粹하고, 功驗이 卓絶하니 실로 軒岐千古의 聖劑이다.

黃連解毒湯, 脣燥 舌赤하며, 혹은 發斑하고, 疔을 이루어 熱毒이 酷烈한 자를 治한다.

이 方은 대개 독이 心胸間으로 逼迫하여 煩悶하는 자를 治한다. 그러므로 痘毒이 內攻하여 心胸을 공격하는 증상에 쓰는데 증에 따라서 泊夫藍(香紅花의 별명이다)을 加한다. 또 熱劇者는 丹毒을 겸하는 수가 있고 蟣을 發하는 수가 있는데, 모두 이를 써야 한다. 단, 蟣을 發하는 데 蛔蟲이 있는 증상은 이 方이 治하는 바가 아니다. 또 大黃을 加하는 것이 좋다. 이는 독이 上攻하여 心을 衝擊하고 心下에서 胸中에 걸쳐 動氣가 있으면 大黃黃連瀉心湯의 方意가 되는데 효용은 이 方이 낫다.

我說. 이 方에 大黃을 加하면 大黃黃連瀉心湯이라기보다 오히려 瀉心湯의 方意이다.

黃連解毒湯, 酒皶鼻로서 심한 경우는 兩顴까지 紫色을 띠고, 혹은 鼻部가 長大해지는 경우도 있다. 이 方에 大黃을 加해서 써야 한다.

黃連解毒湯, 性交로 손상되어 陽物이 痒痛하며 堅硬하고, 紫色을 띠며, 疙瘩(흘답)이 漸生하고, 점차 腐爛되어, 血水가 淋漓하여 불시에 興擧되는 것을 治한다.

梅毒諸症으로 熱이 열화 같은 증상에는 이 方을 써서 열을 解하는 것이 좋다.

『生生堂治驗』에,

한 남자가 매독에 걸려서 처음에 輕粉을 많이 복용하였으나 효과가 없고, 그후 오직 氣가 上焰하여, 매우 頭重하고, 때때로 昏冒하여, 행보할 수 없었으며, 耳蟬鳴하고, 舌強하여 언어불능이었으며, 이로 인해 정신이 산란하고, 대변이 혹은 秘하고 혹은 自利하였다. 선생이 진찰하니 맥이 緊數하고, 복부가 拘急하였다. 이는 輕粉의 禍일 것이다. 무릇 輕粉이 매독에 神藥이라고 하지만, 이로 말미암아 생명을 그르치는 자를 셀 수 없다. 이는 다름 아니라, 그 劑의 過不及에 기인하는 것이라 하였다. 그래서 黃連解毒湯을 복용시키고 江秋散(불분명하다)을 겸용하여 粉毒을 제거하였다.

間街五條의 북쪽, 大阪屋德兵衛의 처가 나이는 26세였는데, 월경이 불순하고, 朝食하면 暮吐하며 暮食하면 朝吐하였다. 醫者가 翻胃症으로 보고 치료하였으나 촌효도 없었다. 안면은 焰焰하였고, 맥은 沈實하며, 心下에서 小腹에 이르기까지 拘攣하여 按하면 모두 동통하였다. 선생이 이르기를, 1方이 있으니 그것으로 治할 수 있다고 하면서 黃連解毒湯 3첩을 투여하였다. 前症이 현저하게 差愈한 후, 수일 만에 卒然히 복통하면서 크게 瀉下하고는 월경이 순조롭게 되고, 3旬 만에 회복하였다.

『勿誤藥室寶函口訣』黃連解毒湯條에,

이 方은 胸中의 熱邪를 淸解하는 聖劑이며, 一名 倉公의 火劑라 한다. 그 목적은 梔子豉湯證으로서 熱勢가 심한 자에게 쓴다. 苦味를 감내하지 못하는 자에게는 泡劑로서 투여한다. 大熱이 있어서 下利洞泄하는 자, 혹은 痧病 등의 熱毒이 깊고 洞下하는 자를 治한다. 또 狗·猫·鼠 등의 독을 解하며 또 喜笑를 그치지 못하는 자를 治하는 바, 이것 역시 心中이 懊憹한 所致이다. 可씨는 이 方의 폐단을 痛論하지마는 其實 그 妙用을 모르는 자이다. 또한 주독을 解하는 데 묘하다. 外臺의 글을 숙독해야 한다. 外臺에는 黃蘗을 去하고 大黃을 加하여 大黃湯이라 명하였다. 吉益東洞은 그 方을 썼는데, 證에 따라서 가감해야 한다.

我說. 本方이 주독에 유효함은 그 소염이뇨작용에 의한 것이다. 狗猫鼠에 있어서도 역시 그러하다.

49. 酸棗仁湯에 관한 師論 註釋

虛勞, 虛煩하여 睡眠할 수 없는 증상은 酸棗仁湯으로 이를 主治한다.

(虛勞, 虛煩不得眠, 酸棗仁湯主之 -『金匱要略』)

(註) 仲景이 冒頭에 虛勞라고 칭한 바와 같이, 本方證이 있는 병자는 일견해서 빈혈허약한 狀貌가 있는 것이며, 虛煩하여 睡眠할 수 없다는 것은 梔子豉湯證과 유사하지만, 그것처럼 열 및 舌苔가 없고, 腹證 역시 그와 흡사하지만, 方中에 茯苓이 있음으로써 心尖心下에 虛悸가 있고, 신경증상이 많은데, 그것처럼 충혈 및 炎性機轉이 없으니 이것이 2者의 차이점이다.

1) 酸棗仁湯方

酸棗仁 29.0
甘草 1.2
知母 · 茯苓 · 芎藭 각 2.5

煎法 · 용법은 小柴胡湯과 같음.

2) 선배의 論說

『方機』의 本方 主治에,

煩하여 睡眠할 수 없는 자, 煩躁하며 수면에서 깨지 못하는 자를 治한다.

『方輿輗』에,

酸棗仁湯은 虛勞 煩悸하여 수면할 수 없음을 治한다(煩悸를 원래 『金匱』에는 虛煩이라고 썼는데, 이제 『千金方』에 따라서 煩悸로 고쳤다).

煩悸의 2字는 不寐의 病源을 잘 貫徹하였다. 修學者는 이를 명심할 것이다. 虛勞의 2字는 경시해도 좋다.

我說. 虛勞라는 字도 경시해서는 안 된다.

『類聚方廣義』 本方條에,

諸病이 오래도록 낫지 않고, 尫羸困憊하며, 身熱寢汗하고, 口乾喘嗽하며, 대변을 溏泄하고, 소변이 澀하며, 음식이 無味한 자는 이 方이 좋다. 證에 따라서 黃耆, 麥門冬, 乾薑, 附子 등을 選加한다.

健忘, 驚悸, 怔忡의 3症은 이 方이 좋은 경우가 있다. 證에 따라서 黃連, 辰砂를 選加한다.

我說. 이들 증상에 本方證이 많음은 나도 경험한 바이지만 辰砂를 加할 필요성을 보지 못하였다.

脫血이 과다하여 심신이 황홀하며, 眩暈不寐하고, 煩熱, 盜汗, 浮腫을 나타내는 자는 이 方에 當歸芍藥散을 합하는 것이 좋다.

我說. 本方證이 있는 병자 중에 왕왕 眩暈症을 主訴하는 자가 있으니 주의를 요한다. 尾臺 씨는 煩熱이라 했지만 고열이 아니므로 오해하지 말아야 한다.

東洞 선생이, 한 환자가 昏昏하여 不醒하고 死狀과 같은 상태가 5, 6일이나 지속된 자를 治함에 있어서 이 方을 써서 속효가 있었다. 可謂 圓機活法이라 할 것이다.

『勿誤藥室方函口訣』 本方條에,

이 方은 心氣를 和潤케 하여 安眠시키는 방책이다. 같은 不得眠症에 3策이 있다. 만약

心下 肝膽의 부위에 停飮이 있어서 이로 인해 動悸하여 不得眠하는 것은 溫膽湯證이다(이는 溫膽湯證이 아니고 大小柴胡 혹은 柴胡薑桂湯證이다). 만약 胃中이 허하여, 客氣가 膈을 動해서 不得眠하는 것은 甘草瀉心湯證이다(비단 甘草瀉心湯證일 뿐만 아니라, 梔子豉湯等證도 드물지 않다). 만약 혈기가 虛燥하고, 心火가 亢進하여 不得眠하는 것은 이 方의 主治이다. 濟生의 歸脾湯은 이 方에서 胚胎한 것이다. 또 『千金方』과 같이 酸棗仁湯에 石膏를 配伍한 것은 이 方證으로서 餘熱이 있는 자에게 써야 한다.

我說. 不眠의 원인이 극히 多端하므로 미리 方劑를 정할 수 없다.

3) 酸棗仁의 醫治効用

本藥은 收斂性 神經强壯藥이므로 불면이든 多眠이든 무엇이든간에 적어도 신경증으로서 虛證에 속하며 收斂을 요하는 것이라면 모두 이를 主治한다. 旣述한 내용과 다음의 諸說을 보아 이 意義를 알아야 한다.

『本草備要』에,

酸棗仁 甘酸味이고, 潤하며, 오로지 肝膽(精神이란 뜻)을 補한다. 炒熟하면 酸溫하고 향기가 나며, 능히 脾를 醒한다(健胃를 뜻함). 陰氣를 도와서 근골을 堅하게 하고, 煩渴을 除하며, 斂汗 寧心의 効가 있고, 膽虛不眠과 酸痺久瀉를 療한다. 生用하면 酸平하여 膽熱好眠을 療한다.

『藥徵』에,

酸棗仁 胸膈이 煩躁하여 수면할 수 없는 증상을 主治한다.

時珍의 말. 熟用하면 不得眠하고 生用하면 好眠한다는 것은 잘못이다. 眠·불면은 生·熟과 무관한 것이다. 즉 胸膈이 煩躁하여 혹은 好眠하고, 혹은 불면하는 자가 酸棗仁을 복용하면 정상으로 회복된다. 그렇다면 酸棗仁이 主治하는 바는 好眠과 불면이 아님을 알 수 있다.

我說. 本藥은 生·熟에 따라서 그 작용이 달라지는 것이 아니라는 것은 東洞 옹의 말과 같다. 그러나 胸膈이 煩躁하여 不得眠하는 증상을 主治한다는 것은 잘못이다. 왜냐하면, 胸膈은 眠·불면을 좌우할 수 있는 器關이 아닐 뿐만 아니라, 煩躁의 원인이 多端하므로 本藥이 이를 主治한다고 할 수 없기 때문이다.

50. 黃芩湯 및 黃芩加半夏生薑湯에 관한 師論 註釋

> 太陽과 少陽의 合病으로 自下利하는 자에게는 黃芩湯을 투여한다. 만약 嘔하는 者는 黃芩加半夏生薑湯으로 이를 主治한다.
>
> (太陽與少陽合病 自下利者 與黃芩湯 若嘔者 黃芩加半夏生薑湯主之－『傷寒論』)

(註) 太陽과 少陽의 合病이란, 太陽病인 頭項強痛하고 오한(발열의 뜻이 포함되었다)하는 증상과, 少陽病인 口苦·咽乾·目眩이 併發한다는 뜻이며, 自下利란 藥力에 의하지 않고 자연히 下利한다는 뜻이다. 本條의 前半은 頭項強痛하고, 오한발열하며, 口苦, 咽乾, 目眩하고, 자연적으로 下利하는 자에게는 黃芩湯을 투여해야 한다는 뜻이고, 後半은 만약 이들 증상이 있는 데다가 오심구토증이 있는 자는 黃芩加半夏生薑湯이 主治한다는 뜻이다. 그렇지만 이 師論은, 다만 本方의 外證을 述한 데 불과하며, 아직 腹證에 대해서는 언급하지 않았으므로 東洞 옹은 黃芩이 心下痞를 治하고, 芍藥, 大棗, 甘草가 腹直筋의 攣急을 治하는 사실에 착안하여 前方을,

"下利하며 복부가 拘急하고 心下가 痞하는 자를 治한다"고 정의하였고, 後方을,

"黃芩湯證으로서 嘔逆하는 者를 治한다"고 定論하였다. 이 설이 옳으므로 이에 따라서, 비록 外證이 모두 구비되지 않았을지라도 이 腹證이 있는 한 이 2方을 투여해야 한다.

이 2方 특히 後方과 小柴胡加芍藥湯은 그 主治하는 바가 매우 相似하지만, 차이점으로는 이 2方에 있어서는 黃芩이 다량이므로 心下痞가 현저하며, 오한발열하고(이 오한발열은 진짜 表證이 아니므로 맥에 浮數의 징후가 없다), 大棗, 芍藥, 甘草의 양이 역시 많으므로 그에 따라서 腹直筋의 攣急이 심하지만, 小柴胡加芍藥湯에 있어서는 이들 약물이 소량으로 心下痞, 腹直筋攣急은 미약하지만, 柴胡의 양이 많으므로 胸脇苦滿하고 往來寒熱하는

것이다.

> 乾嘔하며 下利하는 자는 黃芩加半夏生薑湯으로 이를 主治한다.
>
> (乾嘔而下利者 黃芩加半夏生薑湯主之－『金匱要略』)

(註) 前條와 다른 것은 嘔와 乾嘔의 차이가 있을 뿐인데, 乾嘔란 속칭 헛구역질을 말하는 것이며, 『傷寒雜病辨證』에서는 다음과 같이 說하였다.

乾은 空이다. 乾嘔란 空嘔로서 물체가 없는 것이다. 『巢源』에서 말하기를 乾嘔는 胃氣가 逆하기 때문이다. 다만 구토하고자 하면서 토출되는 것이 없다. 그러므로 이를 乾嘔라 한다고 하였다. 成無己는 이르기를, 嘔는 소리가 있는 것이고 吐는 물체를 토출하는 것이다. 그러므로 乾嘔는 있지만, 乾吐는 없다. 그러므로 嘔에 있어서는 食穀하면 欲嘔한다고 말하고, 吐에 있어서는 음식이 入口하면 곧 토한다고 하였다. 즉 구토에 輕重이 있음을 알아야 한다. 이 2說을 倂考하면 그 意義가 뚜렷해진다. 대개 嘔와 吐를 비교하면, 吐는 嘔보다 輕하고, 吐와 乾嘔를 비교하면, 乾嘔는 吐보다 輕하다. 그렇지만, 3者는 역시 각기 輕重이 있어서 일률적으로 규정할 수 없는 것이다.

1) 黃芩湯方

黃芩・大棗 각 11.0
甘草・芍藥 각 7.0

前法・용법은 同前.

2) 黃芩加半夏生薑湯方

黃芩・大棗・生薑 각 5.5
甘草・芍藥 각 3.5

半夏 11.0

前法·용법은 同前.

3) 선배의 論說

『傷寒六書』에,

黃芩湯은 발열 口乾하고, 鼻燥하면서 能食하는 자를 治한다.

『拔萃方』에,

芍藥黃芩(黃芩湯을 말한다)은 泄利腹痛 혹은 裏急後重하고, 身熱이 오래도록 癒하지 않으며, 맥이 洪疾하고, 膿血粘稠한 변을 下痢하는 증상을 治한다.

『醫方集解』에,

黃芩加半夏生薑湯은, 膽腑咳를 發하여(少陽病咳를 發한다는 뜻이다) 膽汁과 같은 苦水를 嘔하는 증상을 治한다.

『證治要訣』에,

黃芩加半夏生薑湯은 太陽과 少陽의 合病으로 두통 요통, 往來寒熱(往來寒熱이라 함은 잘못이다), 胸脇疼痛 및 嘔하는 것을 治한다.

『類聚方廣義』 本方條에,

이질, 발열복통, 心下痞, 裏急後重, 便膿血을 治하는 데는 大黃을 加한다. 만약 嘔하는 자에게는 黃金加半夏生薑湯 中에 大黃을 加한다.

我說. 이질이란, 대장카타르, 赤痢의 총칭이며, 膿血이란 점혈변을 말한다. 그리고 이들 병증에 裏急後重함은 腸內의 독물을 驅逐하려는 자연의 묘기로서 그 힘이 미치지 못하는 징후이므로, 이 증상이 있을 때는 점혈변의 유무에 불구하고, 大黃을 加用함으로써 妙機를 보조해야 한다. 또한 점액변 혹은 점혈변이 있음은, 세균독소의 자극에 의해 腸 粘膜이 發

炎하여 炎性産物이 정체되면 炎性機轉의 진전에 의해 점막혈관이 破潰된 징후이므로, 역시 마찬가지로 大黃을 加用하여, 消炎策을 강구함과 동시에 이들 독물을 蕩滌해야 한다. 그러므로 裏急後重이 이미 消散되고, 점혈점액변이 없어지면 특별한 사정이 없는 한 속히 大黃을 제거해야 한다.

『勿誤藥室方函口訣』黃芩湯條에,

이 方은 少陽部位 下痢의 神方이다. 後世의 芍藥湯 따위와 동일하게 논할 바가 아니다. 단, 같은 下利일지라도 柴胡는 往來寒熱을 主治하고, 이 方은 복통을 主治한다. 그러므로 이 증상에 嘔氣가 있으면 柴胡를 쓰지 않고 後方(黃芩加半夏生薑湯을 가리킨다)을 쓴다.

51. 六物黃芩湯에 관한 師論 註釋

> 外臺黃芩湯은 乾嘔下利를 治한다.
>
> (外臺黃芩湯, 治乾嘔下利－『金匱要略』)

(註) 外臺가 黃芩湯이라 칭하는 것은, 앞의 黃芩湯과 혼동되기 쉬우므로 包容藥物이 6品으로 구성됨으로써 六物黃芩湯이라 名한 것이다. 本方의 '乾嘔下利'와 黃芩加半夏生薑湯의 "乾嘔하며 利하는 자를 治한다"는 것은 大義上 거의 차별이 없으므로 東洞 옹은 同方을 "心下痞鞕, 乾嘔下利, 上衝하는 자를 治한다"고 定義하였고, 黃芩加半夏生薑湯은 "黃芩湯證으로서 嘔逆하는 것을 治한다"고 論定하여 그 차별을 분명히 했다. 그렇지만, 이는 그 大別에 불과하므로 이를 평론한다면, 彼證은 純陽證으로서 腹直筋이 攣急하지만, 本方證은 음양이 相半하며(方中에 人蔘, 乾薑이 있으므로 陰證을 띠는 것이다), 芍藥, 甘草가 없으므로 腹直筋의 攣急은 輕微하고, 人蔘이 있으므로 心下痞鞕이 있고 桂枝를 함유하므로 上衝의 징후가 있으며, 일반적으로 虛狀을 나타내는 것으로써 이를 분별하기가 어렵지 않다.

1) 六物黃芩湯方

黃芩・人蔘・乾薑・大棗 각 5.5
桂枝 1.8
半夏 11.0

2) 선배의 論說·治驗

『成績錄』에,

한 남자가 이질에 걸려 하루에 20餘 行을 해도 스스로 利함을 모르고(裏急後重을 想見할 것), 腹痛乾嘔하며, 飮食不能하고, 胸中煩, 心下痞鞕, 身熱微渴, 口苦脣乾하며, 舌上에는 苔가 없고 맥이 微數하고(舌上無苔, 脈微數은 陰虛證인 징후이다), 起臥不能하여, 醫者가 困極으로 간주하였다. 선생이 이에 六物黃芩湯을 투여하여 癒하였다.

『類聚方廣義』 本方條에,

久痢, 疝痢, 乾嘔가 멎지 않는 자는 간혹 이 方이 좋은 경우가 있다.

『勿誤藥室方函口訣』 本方條에,

이 方은 黃芩湯(黃芩加半夏生薑湯이라 써야 할 것이다)과 桂枝人蔘湯의 중간에 위치하여 上熱下寒의 下利에 쓰면 유효하다. 또한 黃芩湯은 복통을 主治하며(반드시 복통을 主治하는 것은 아니다), 이 方은 乾嘔를 主治하고, 桂枝人蔘湯은 복통, 無嘔하며 表熱이 있어서 虛寒에 속하는 것을 主治한다. 案컨대, 이 方은 半夏瀉心湯과 유사하며, 下利를 治하는 효과가 가장 빠르다.

52. 三物黃芩湯에 관한 師論 註釋

부인이 草蓐에 있으면서 스스로 發露하여 風을 얻어서, 사지가 괴롭고 煩熱하며 두통하는 자에게는 小柴胡湯을 투여한다. 단 煩熱하는 자는 三物黃芩湯으로 이를 主治한다.

(婦人在草蓐, 自發露得風, 四肢苦煩熱, 頭痛者, 與小柴胡湯. 但煩熱者, 三物黃芩湯主之－『金匱要略』)

(註) 『金匱』에는 '但煩者'라고 썼지만, 이제 『千金方』에 따라서 '但煩熱者'라고 썼다. 尾臺 씨가 이르기를,

"小柴胡湯은 四肢煩熱하고 頭痛惡風하며, 嘔하여 不欲食하는 等症이 있는 자를 治하고, 이 方은 外症이 이미 풀리고, 단지 사지의 煩熱이 심하고, 혹은 心胸苦煩하는 자를 治하니 이를 分辨認識해야 한다"라고 하였으니, 이로써 本條의 뜻을 해석할 수 있다.

1) 三物黃芩湯方

黃芩·苦蔘 각 8.5
乾地黃 17.0

煎法·용법은 前과 같다. 대개 蟲을 吐下한다.

2) 선배의 論說 · 治驗

『千金方』에,

苦蔘湯(本方을 말한다)은, 天行熱病이 5, 6일 이상 계속되는 자를 治한다.

外臺에 肘後가 땅기고, 傷寒病이 汗出하고도 낫지 않으며, 3, 4일 만에 胸中이 惡心하는 증상을 치료함에 있어서 토하게 하고자 할 때 쓰는 方이다.

『方機』 本方의 主治에,

四肢가 煩熱하는 자를 治한다(黃連解毒散을 兼用함).

『類聚方辨』에,

三物黃芩湯은 血脫하여 裏部에 滿熱되는 자를 治한다. 四肢가 괴롭고 煩熱한다는 것은, 裏部에 滿熱이 있음을 가리키는 것이다. 煩熱은 虛熱로서 實熱이 아니기 때문에 사지를 攻하는 것이다. 만약 두통하는 자는 邪氣가 外襲하여 煩熱을 일으킨다. 그러므로 두통을 일으키는 것이며 煩熱을 위주로 하지는 않는다. 따라서 小柴胡湯으로써 外襲의 邪氣를 驅逐하면 煩熱이 저절로 낫는 것이다. 자연히 煩熱하는 자는 이 方으로 主治한다.

『成績錄』에,

한 농부가 나이는 20여세인데, 胸中이 煩悶하고, 복부를 按하면 空洞無物하고, 神氣가 滿滿하여 회비가 無常하였으며, 수족이 煩熱하고, 汗出이 기름 같으며, 입이 건조하고, 대변이 秘結하며, 아침에는 소변이 탁한데, 야간에는 諸證이 모두 평온하였다. 선생이 이를 진찰하고, 三物黃芩湯을 투여하면서 黃連解毒散을 겸용시켜 癒하였다.

我說. 복부를 按하여 空洞無物한 것은 즉 本方의 腹狀이다.

『類聚方廣義』 本方條에,

骨蒸勞熱, 久咳, 男女諸血證으로 사지의 煩熱이 심하고, 口舌이 乾個하며 心氣가 滿塞한 자를 治한다.

我說. 乾個의 2字가 地黃의 舌狀을 잘 표시하였으므로 玩味할 것이다.

夏節에 이를 때마다 매년 手掌足心의 煩熱을 견디기 어렵고 야간에 더욱 심하여 수면할 수 없는 자를 治한다.

諸 失血 後에 신체가 煩熱倦怠하고, 手掌足下에 열이 더욱 심하며, 脣舌이 건조하는 자를 治한다.

『勿誤藥室方函口訣』 本方條에,

이 方은 蓐勞에만 한하지 않고, 婦人血症의 두통에 奇効가 있다. 또한 乾血勞(陳久瘀血로 因한 肺結核이다)에도 쓴다. 모두 두통 煩熱이 목적이다. 이 증상을 속칭 疳勞라 하며, 여자에게 있어서 17, 8세경에 이런 증상이 많은데, 반드시 이 方을 써야 한다. 한 老醫가 전하기를, 手掌이 煩熱하고 赤紋이 있는 것은 瘀血의 징후이다. 乾血勞에 이 징후가 있고, 다른 징후가 없는 자를 이 方의 的治로 삼는다고 하였으니 參考가 된다. 무릇 부인의 血熱이 解하지 않고, 諸藥이 듣지 않는 자를 治한다.

我說. 本方證으로서 만약 頭痛煩熱이 있으면 小柴胡湯證과 다름이 없는 것 같지만, 이 證은 煩熱이 主證이고, 두통이 客證인데, 小柴胡湯證은 胸脇苦滿이 主證이고, 두통 煩熱이 客證이라는 점을 고려해서 판별해야 한다.

『橘窓書影』에,

일본橋通 四丁目, 家主卯助의 처가 산후에 煩熱을 發하고, 두통이 如破하며, 음식이 不進하여, 나날이 虛羸하였다. 醫者들은 蓐勞라 하고 치료를 사양하였다. 내가 金匱三物黃芩湯을 투여하여 4, 5일간 복용시키니, 煩熱이 크게 감퇴되고, 두통이 멎은 듯하였다. 그러면서 惡露가 再下하고, 요통이 심해 허리가 부러지는 듯하였다. 小柴胡湯合四物湯을 투여하고 鹿角霜을 兼服시켜 全癒하였다.

我說. 나는 血熱을 治하는 데, 竹皮大丸料, 三物黃芩湯을 써서 누차 奇効를 보았다. 竹皮大丸의 治驗例는 이미 발표하였으므로 생략한다. 왕년에 친구 尾臺榕堂의 딸이, 寒熱症이 오래 풀리지 않고 마침내 勞狀을 이루어 諸藥이 무효이었다. 부모들이 매우 걱정하여 나에게 診治를 청했다. 나는 血熱의 징후가 있음을 보고 三物黃芩湯을 처방했는데, 이를 수일간 복용하고 열이 漸解하였으며, 후에 當歸建中湯을 복용하여 全治되었다. 그 후 血熱을 發하면 스스로 이 方을 지어서 복용한다고 하였다.

3) 苦蔘의 醫治効用

『本草備要』에,

苦蔘 苦味는 濕을 燥하고, 寒性은 熱에 勝한다. －(중략)－ 溫病血痢, 陽風溺赤, 黃疸, 주독, 熱生風, 濕生蟲을 治한다. 또 능히 風을 祛하고, 水를 逐하며, 蟲을 殺하고 大風疥癩를 治한다. 그렇지만, 大苦寒한 것이므로 肝腎이 虛하고 熱이 없는 者는 복용을 금한다.

이 說에 의하여 고찰하건대, 本藥은 유력한 해열약으로서 살충살균작용을 겸유하는 것 같다.

53. 炙甘草湯에 관한 師論 註釋

傷寒으로, 맥이 結代하고 心動悸하는 것은 炙甘草湯으로 이를 主治한다.

(傷寒, 脈結代, 心動悸, 炙甘草湯主之－『傷寒論』)

(註) 脈結代란, 結脈에 代脈을 겸한다는 뜻이고, 心動悸란 字義와 같이 심계항진을 뜻하는 바, 心悸動은 맥의 원천이므로 心에도 역시 結代의 현상이 있어야 할 이치인데, 仲景이 이에 언급하지 않은 것은 당시에 청진법이 아직 미비하였으므로 그 운동상태를 詳知할 방법이 없었기 때문이리라. 이와 같이 本方證은 심계항진하는 것이지만, 瀉心湯證의 경우처럼 혈압이 昇騰하지 않을 뿐만 아니라 도리어 低降을 초래하고, 脈結代를 나타내는 것이므로, 本方을 써서 혈압을 높이고, 또한 脈狀을 회복시키는 것이다. 이것이 本方을 일명 復脈湯이라 일컫는 所致이다. 이를 瀉心湯의 명칭과 대조하면 허실의 차를 스스로 알 수 있을 것이다.

千金翼炙甘草湯(일명 復脈湯)은, 虛勞不足하여 汗出하고 悶하며, 맥이 結하고 心悸함을 治한다. 행동이 如常한 것은 100일 이내에 危殆해지고, 급한 것은 11일 만에 死한다.

(千金翼炙甘草炙(一云復脈湯), 治虛勞不足, 汗出而悶, 脈結心悸. 行動如常, 不出百日, 危急者十一日死－『金匱要略』)

(註) 『金匱』에는 '悸' 字 위에 '心' 字가 없지만 이제 『千金翼』에 좇아서 이를 加하였다.

그리고 仲景이 虛勞不足이라고 冒頭에 冠한 것은, 이 4字로써 "汗出而悶 脈結, 心悸의 虛證"을 가리키기 위해서이고, 行動如常 운운한 것은, 이 虛證이 있을 때는 동작이 평상과 같더라도 복약을 하지 않으면, 百日을 넘기지 못하여 생명이 위태롭게 되고, 그 證이 위급하여 동작불능인 경우는 11일 만에 사망한다는 뜻이다.

> 外臺炙甘草湯은, 肺痿로서 涎唾가 많고, 心中이 溫溫液液한 자를 治한다.
>
> (外臺炙甘草湯, 治肺痿涎唾多, 心中溫溫液液者－『金匱要略』)

(註) 肺痿는 폐결핵, 涎은 咯痰의 희박한 것, 唾는 咯痰의 농후한 것, 溫溫液液은 惡心이 심한 것이다. 여기서, 脈結, 心悸를 말하지 않은 것은 이를 생략한 것일 따름이다.

1) 炙甘草湯方

甘草 3.5
生薑 · 桂枝 · 大棗 각 2.5
人蔘 · 阿膠 각 1.8
生地黃 12.0
麥門冬 8.5
麻子仁 5.5

이를 細剉하여, 술 1合 8勺, 물 1合을 붓고 1合으로 졸여서 찌꺼기를 버리고 阿膠를 넣어 용해시켜 1일 3회로 나누어 溫 혹은 冷服한다(단, 술 대신 물을 써도 좋다).

2) 腹 證

本方은 桂枝去芍藥湯에서 유래한 것이므로 腹狀 역시 그와 유사하지만 이는 地黃이 主藥이므로 臍下不仁, 煩熱의 증상이 있고, 또한 心尖 및 복부 대동맥의 悸動이 항진되는 점이 그것과 다르다.

3) 선배의 論說 · 治驗

『衛生寶鑑』에,

至元庚辰年 6월 중에 許伯威가 50여세였는데, 본래 中氣가 약한데다가 傷寒病에 걸려서 8, 9일이 되었다. 醫者가 그 열이 심한 것을 보고, 涼劑로써 이를 攻下하고, 또 梨 3, 4개를 먹고 비위를 손상하여, 사지가 냉하고, 때로 昏憒하였다. 나에게 診治를 청하므로 이를 진찰하니, 맥이 動하다가 중지하고 잠시 후에 自還하는 結脈이었다. 또한 心動悸하고 吃噫(吃逆)이 계속되고, 面色이 靑黃하며, 정신이 감소되어 눈을 뜨려고 하지 않고, 踡臥(웅크리고 눕는 것)하여 대화를 싫어하였다. 내가 炙甘草湯으로 이를 치료했는데, 生地黃을 감한 이유는 陽氣를 손상할 우려가 있었기 때문이다. 1兩을 剉切하여 복용시켰더니 효과가 없어서 다시 藥鋪에서 氣味가 厚한 것을 選嘗하여 再煎해서 복용시키니 그 병이 반감되고, 再服시켜 癒하였다.

『方輿輗』 本方條에,

이는 仲景이 傷寒病의 맥이 結代하고 心動悸함을 治한 聖方이다. 孫眞人은 이를 써서 虛勞를 治하였고, 王刺史는 이를 써서 肺痿를 治하였다. 무릇 仲景의 諸方은 變通함이 이와 같다. 대저 變通이 如此하다고 말하지만, 이 方의 妙는 脈結代에 있는 것이다. 그러므로 一名 復脈湯이라 한다. 무슨 병이든 脈結代하는 증상에는 먼저 이 方을 써야 한다. 이를 자세히 설명한다면, 來脈이 緩하고, 때로 一止했다가 다시 來하는 것이 結脈이다. 結은 止했다가 다시 還至하여 맥박의 수가 줄지 않고, 단지 약간 머뭇거릴 뿐이다. 代는 止하여 돌아오지 않고, 끊어졌다가 다시 動한다. 이것이 끊어지고 저것이 대신 來한다는 뜻이다. 兩者가 흡사하면서도 약간 다르다. 그러나 治方은 오직 이 一方으로 可하다. 그러므로 結代라고 連稱한 것이다. 이 脈狀이 大病에 나타나면 매우 위험한 것이다. 또 平人(건강인)으로서 가끔 이런 脈狀을 나타내는 사람이 있는데 이는 무해한 것으로 복약할 필요도 없다. 古人의 말에도 "有病時에 이를 나타내는 것은 난치이지만, 만약 氣逆으로 인해 이렇게 되는 것은 우려할 바 없다"고 한 것은 틀림없는 말이다. 이 탕을 『金匱』에서 千金翼이라 冠하였는데, 이제 翼을 閱하니, 復脈湯이라 표기하고 註에 仲景炙甘草湯이라 하였다. 대개 후세에서 血氣를 조화시키고, 虛勞不足을 보하는 諸方은 거의가 이 方에서 유래한 것 같다. 金匱炙甘草湯方下의 '行動如常' 이하의 數句는 說者가 삭제하였다. 아무래도 正文 같지 않지만, 徐大椿의 說에 일리가 있다. 이르기를, "무릇 맥에 結悸를 나타내는 자는 비록 행동이 如常할지라도 不出百日하여 必死한다. 만약 다시 위급하여 행동불능하면 10일을 지나서 必死한다"고 하였는 바, 극히 명료하다. 종전에 해석한 것은 대개가 잘못이다.

我說. 脈結代하고 心動悸하는 것은 陰陽虛實의 구별이 있다. 그러므로 陽虛證임을 확인하지 않고 本方을 妄用해서는 안 된다. 나는 가끔 桃核承氣湯을 써서, 이런 증상을 治하였다. 주의를 요한다.

『靜儉堂治驗』에,

日本橋新石街 木屋惣吉의 妻가 心中이 動悸하고, 胸下가 痞鞕하며, 臍上에 動悸가 있고, 失音 耳聾하며 대변을 5, 6일이나 보지 못하고, 때로는 頭眩하며, 맥이 沈細하고 음식이 不進하였다. -(중략)- 諸症이 약간 快하였으나 오직 음성이 發하지 않고 悸動이 멎지 않기를 19일이나 지속하였으므로, 약제를 바꾸어 炙甘草湯을 7, 8일간 쓰니 動悸가 멎고, 음성이 열려서 정상으로 회복할 수 있었다.

『餐英館治療雜話』本方訣에,

癇症을 治하는 데 이 方으로 이를 主治한다. 노인, 虛人, 진액이 고갈되고, 대변이 秘結된 자는 이 탕으로 主治한다.

虛勞症으로 動履가 如常한데, 맥이 극히 虛數하고 또 細하여 有無를 가리기 어려운 것은, 소위 '脈病人不病'이라는 것으로, 보통사람의 눈으로는 죽지 않을 것으로 보이지만, 필경은 죽게 된다. 혹은 寒熱을 發하고, 혹은 해수 自汗 盜汗을 發하며, 胸中痞悶 혹은 眩暈 耳聾하고, 夢中에 獨語하며, 각종 異證을 나타내고, 腹中의 心下에서 小腹兩脇, 복부 전면에 걸쳐 悸動이 强하고, 巨里部位의 悸動도 높이며, 복부의 悸動이 강할 때는 어깨까지 움직이는 증상을 만나면, 모든 顯症에 惑되지 말고 오직 맥과 動悸가 표준이 된다.

『類聚方廣義』本方條에,

骨蒸勞嗽, 擡肩喘息, 多夢不寐, 自汗盜汗, 痰中血絲, 寒熱이 交發하고, 兩頰이 紅赤하며, 巨里의 動悸가 심하고, 惡心憒憒하여 토하고자 하는 자는 이 方이 좋다. 만약 下利하는 자

는 麻子仁을 去하고, 乾薑을 加하여 水煮하는 것이 좋다.

我說. 下利症에 麻子仁을 去하는 것은 좋지만, 乾薑을 加하는 것은 잘못이다. 왜냐하면 本方證은 陽虛證으로서 陰虛證이 아니므로 大熱한 乾薑을 쓰는 것은 모순이기 때문이다. 그러므로 나는 乾薑 대신 芍藥을 쓴다.

『勿誤藥室方函口訣』 本方條에,

이 方은 心動悸를 목적으로 한다. 무릇 심장의 血이 부족할 때는 기관이 動搖하여 悸를 이루고(기관 운운한 것은 해부, 생리, 병리를 모르기 때문에 잘못 표기한 것이다), 그리하여 심장의 血이 動血脈(동맥을 말한다)에 도달할 수 없어서, 가끔 間歇한다. 그러므로 맥이 結代하는 것이다. 이 方은 심장의 血을 滋養하여 脈路를 潤流케 한다. 이로써 動悸를 治할 뿐만 아니라, 人迎 부근의 혈맥이 凝滯되어 氣急促迫하는 자에게 유효하다(人迎 부근 운운은 鎖骨上窩에 있어서의 動脈瘤이다). 이는 數年의 경험이다. 또한 肺痿症으로 少氣하며 胸動이 심한 者에게 써서 일시 유효하다. 龍野의 秋山玄端은 이 方에 桔梗을 加하여 肺痿의 主方으로 삼았는 바 추측컨대 『金匱』에 의거한 것이리라.

『橘窓書影』에,

壁匠宗助의 처가 診治를 청해 왔는데 그 증상은, 소갈증이 數日이나 지속되었는 바, 한 醫者가 胃熱로 진단하고 누차 이를 攻下하여, 소갈은 멎었으나, 舌上이 赤爛하여, 齒齦까지 糜爛해서 음식이 不能하고 맥이 虛數하며, 濁唾에 腥臭가 있었다. 나는 肺痿의 一證으로 보고, 炙甘草加桔梗湯을 투여하였더니 병이 漸愈하였다.

我說. 口舌의 糜爛을 治한 것은 主로 地黃의 작용이었다.

後藤吉次郎의 모친이 나이는 40여세인데, 傷寒病을 앓은 뒤에 心中動悸가 심하고, 때때로 인후로 上迫하여 少氣하고, 인후의 外肉이 肉瘤처럼 壅腫하며, 맥이 虛數하고, 신체가 羸瘦하여 枯柴와 같았으며, 腹內가 虛軟하여 背部와 相接될 정도이며, 음식이 不進하였다. 그 부친이 의원 上月元琇를 나에 보내어 治方을 의논하러 왔다. 나는 炙甘草湯加桔梗을 제외하고는 適方이 없다고 하였다. 元琇는 크게 탄복하고, 이 方을 連服시키니 數旬 만에

動悸가 漸安되고, 肌肉이 두드러지게 生하였으며, 咽喉壅腫은 자연히 減却되어 氣息이 寬快해져서 閑步를 할 수 있게 되었다. 그 후 몸이 더욱 無恙해졌다는 기별이 왔다.

按컨대 이 方의 組成이 묘하므로 奇効가 있다. 그러므로 虛證에 열이 있고 草臥하는 열병에 쓰는 경우가 있다. 그 까닭은 甘草·桂枝가 陽氣를 도와서 원기를 보하고, 生地黃·麻子仁·人蔘·麥門冬·阿膠는 燥를 潤하게 한다는 점에 유의하여 사용하면 仲景이 언급하지 않은 증상에도 효과가 있을 것이다. 이 方意는 凉하면서 원기를 보한다. 그러므로 溫補가 아니고, 平補와 冷補의 중간에 해당하는 약이며, 溫補의 燥氣가 治療에 妨害가 되는 증상에 좋다. 또 陽氣가 虛하고 火가 있는 증상에도 좋다. 또한 上焦의 元氣를 補하는 것이다. 世人이 補心의 뜻을 모르는 것이 애석하다.

4) 麻子仁의 醫治効用

本藥은 植物性 脂肪油를 함유하고 있으므로, 粘滑性 緩下藥인 동시에 緩弱한 소염작용을 겸유한다. 다음의 說에 의하여 이 뜻을 알아야 한다.

『本草綱目』에,

麻仁

氣味 甘味, 平性이며 무독하다.
主治 五臟을 潤하게 하고, 大腸을 通利시키며, 風熱結燥, 熱淋을 治한다(士良).
(상략)－ 乳汁을 통하게 하고, 난산을 催生한다(日華).
(상략)－ 폐를 潤하게 한다. －(하략)－(孟詵).

『本草備要』에,

大麻仁 甘, 平, 滑하여 脾胃大腸을 通利하는 약이며, 脾를 緩하게 하고, 燥를 潤하게 하며, 陽明病으로 胃熱, 汗多하고 便難함을 治한다.

54. 麥門冬湯에 관한 師論 註釋

大逆上氣하고, 咽喉不利한 데 逆을 止하고 氣를 下하는 것이다. 麥門冬湯으로 이를 主治한다.

(大逆上氣 咽喉不利 止逆下氣者 麥門冬湯主之－『金匱要略』)

(註) 『外臺』에는 '者' 字가 없는데 그것이 옳으므로 '者'를 빼야 한다. 또 大逆上氣, 咽喉不利함은 麥門冬湯이 이를 主治하여 逆을 止하고 氣를 下한다고 간주하여 해석해야 할 것이다. 그리고, 大逆이란 크게 逆上한다는 뜻이고, 上氣란 이 경우에 있어서는 濕熱上衝이란 뜻인데, 『傷寒雜病辨證』에서,

上氣란, 麥門冬湯의 大逆上氣, 咽喉不利와 같은 것이다. 그러므로 古書에는 왕왕 해수와 上氣를 결부시켜서 말한다. 『周禮天官疾醫職』에서는 '嗽上氣'라 하였다. 『鄭注』에서는 疾氣는 逆喘이라 하였다.
『素問』 五藏生成篇에서 말한 咳嗽上氣와 張씨가 말한 上氣는 천식이다.

라고 述한 바와 같이 上氣에는 천식(지금의 천식발작이 아니다)이란 뜻도 포함된 것으로 본다. 또 咽喉不利란 인후의 內部가 豁利하지 않다는 뜻이며, 그 원인은 인후점막이 枯燥하고, 痰氣가 있기 때문이다. 그러므로 全文의 뜻은 크게 濕熱이 上逆하여 痰喘을 수반하고, 인후 內가 豁利하지 않는 경우에 本方을 쓰면 이들을 滋潤鎭降시키므로 치유된다는 말이다.

병후에 勞復으로 발열하는 자는 麥門冬湯으로 이를 主治한다.

(病後勞復, 發熱者, 麥門冬湯主之-『玉函經』)

(註) 병후란 열병 후라는 뜻이며, 勞復이란, 不攝生으로 인한 재발이란 뜻이다. 全文은 열병이 태반은 差癒하였으나, 아직 완전히 회복되지 않았을 때, 불섭생을 감행하여 다시 발열하는 증상은 本方으로 主治한다는 뜻이다. 그렇지만 本方은 該證의 특효약이 아니므로 陽虛하면서 大逆上氣하고, 咽喉不利한 傾向이 있으며, 피부점막이 枯槁한 증상을 나타내는 경우가 아니라면 妄用해서는 안 된다.

1) 麥門冬湯方

麥門冬 20.5
半夏 10.0
人參 · 甘草 각 2.0
粳米 5.0
大棗 2.5

이를 細剉하여 물 2合을 붓고 1合으로 달여서 去滓하고, 1일 3회로 나누어 冷服한다.

2) 선배의 論說 · 治驗

『肘後百一方』 本方條에,

肺痿症으로 咳唾涎沫이 멎지 않고, 咽燥하여 渴하는 증상을 治한다.

我說. 나는 폐결핵으로 枯瘦하여 피골이 상접하고, 해수가 빈발하며, 喀痰이 인후에 粘着되어 喀出하기 어렵고, 호흡이 淺表하며, 心力이 減衰되고, 발열, 不食, 微渴 等症이 있는 자에게 本方을 써서 奇効를 얻은 일이 자주 있었지만, 아직 완치시킨 일은 없었으니, 葛洪씨의 所說은 아마도 그 일시적 효과에 대하여 말한 것으로 본다.

『松原家藏方』에,

麥門冬湯은 諸黃胖症으로 맥이 弦大하고, 氣逆하여 胸滿하고, 心下가 鞕하며, 身色이 淡黃하여 행동하면 곧 氣急해지고, 혹은 爪甲이 枯黃하며 불룩해지는 증상을 治한다.

我說. 黃胖病은 일종의 빈혈증인데, 나는 아직 이 說의 옳고 그름을 가리지 못하였다.

麥門冬加地黃連石湯은 咳血이 不止하는 자를 治한다.

我說. 이는 本方에 地黃, 黃連, 石膏를 加한 것인 바, 咯血을 治함으로 부인할 수 없다.

麥門冬加石膏湯은 중풍으로 맥이 洪大하고, 上逆有熱하며, 소변이 적고 반신불수한 자를 治한다.

麥門冬湯은 咳嗽大逆上氣하고, 咽喉不利하며, 痰聲不濕한 자를 治한다.

我說. 痰聲不濕이라는 字句에 주목할 것.

麥門冬湯은 虛勞咳逆, 手足煩熱, 羸瘦骨立하는 자, 혹은 咳血 衄血하는 자를 治한다.

『芳翁醫談』에,

偏枯中風, 言語蹇澁한 자에게는 마땅히 麥門冬加石膏湯을 투여하여야 한다. 이는 본래, 大逆上氣하고, 咽喉不利한다는 師論에 의거한 것으로 仲景의 治法에 따르는 醫家에서 常法으로 삼는 것이다.

我說. 뇌일혈이라 할지라도 本方證이 있을 때는 이를 투여해도 좋다. 그러나 常法으로 삼는다는 것은 극히 잘못된 주장이므로 따를 수 없다.

간질환자로서 혀가 焦枯하거나 혹은 수일간 水漬한 것처럼 白色인 자에게는 黃連·石膏 2味를 主用하는 것이 좋다. 외부에는 이를 분말로 하여 바르고, 내부에는 이를 麥門冬湯類

에 加味하여 복용한다.

虛勞症으로서 多汗, 寒熱, 咳嗽의 諸證이 갖추어진 者, -(중략)- 해수가 심한 자는 麥門冬湯이 좋다. 여기에는 반드시 起廢丸을 겸한다. 무릇 이 환은 남녀에게 皆用한다.

我說. 起廢丸證이 있으면 이를 써야 하지만, 그렇지 않을 경우에는 쓰지 말 것이다.

福井 씨는 매우 方劑術에 능한 사람이었다. 南都人, 松部某가 瘵疾에 걸려서, 福井 씨에게 투약을 청하였더니, 福井 씨는 麥門冬湯加黃芩拙粉을 투여하였다. 病家에서는 매일 사람을 보내서 약을 청하면서 환자의 증상을 상세히 고하여 藥味를 가감할 것을 원했으나 福井 씨는 시종 同藥을 2년간이나 투여하여 한 번도 약을 바꾸지 않았다. 그래서 환자는 마침내 사망하였다.

한 부인이 3년간이나 下利가 계속되어 면색이 痿黃하고, 眼胞가 腫重하며, 舌上이 糙澁하여 淡白灰色하다가 때로는 如常하고, 크게 羸脫하지도 않으면서 臥床하였다. 그런데 遠行하고자 하면, 中路에서 畏懼하여 眩暈을 發할 것 같아서 반드시 귀가하여 뜻을 이루지 못한다고 하였다. 이는 其實 간질이었다. 그래서 麥門冬加石湯을 20일 가량 투여하니 下利가 멎었으며, 다시 20일 가량 복용하고 완전히 정상으로 회복되었다.

『方輿輗』 本方條에,

大逆上氣와 咽喉不利症에 止逆 下氣함이 이 탕의 本旨이지만, 이를 勞熱咳嗽의 主方으로 삼아도 좋다. 沈明宗은 『金匱』의 註에서 이르기를, "나는 그윽히 擬하여 肺痿의 主方으로 삼는다" 하였고, 葛洪의 『肘後百一方』에서는, "肺痿의 咳唾涎沫이 不止하고 咽燥하며 渴함을 治한다"고 하였으며, 『聖濟』에서는 "人蔘이 없고, 竹葉, 生薑이 있어서, 虛勞煩熱하고 口乾舌燥하여 飮水하고자 하는 증상을 治한다"고 하였으니, 이들을 참고할 것이다.

『餐英館治疾雜話』 本方條에,

『醫宗金鑑』에서 大逆의 '大' 字는 '火' 字의 誤記라 하였는데, '火' 字가 옳은 것 같다. 이는 外感證인 경우는 이미 汗下를 거친 지병인 痰促類, 그 밖에 일체의 잡병을 거쳐 진액이 枯燥되어, 虛火가 痰을 挾하여 上炎해서 인후가 不利하고, 痰이 적으면서 有聲함을 표적으로 한다. 때로 面赤을 나타내는 증상에 더욱 좋다. 麥門冬·人蔘·大棗로써 胃 中의 眞陰을 배양하여, 虛火의 逆을 진정시키고, 半夏는 痰을 蕩滌하고 氣를 下한다. 그래서 陰水가 生하면, 火邪가 저절로 上奔하지 않게 된다. 참으로 仲景 通天의 手段이다. 그러므로 喩嘉言 선생은 말하기를, 麥門冬은 治木의 良方이라 하였다. 두통이라 하면 川芎·蔓荊類를 必用하고, 해수라 하면 五味·桑白類를 必用하는 것은 庸醫들의 所爲이다. 그 근원을 治해야 함을 깊이 깨달아야 한다. 沈宗明이 이르기를 "나는 그윽히 擬하여 肺痿의 主方으로 삼는다"고 말하였다. 과연 痿證에 유효한 것이다. 노인, 虛人에게 이 方의 적응증이 많다.

我說. 이 說은 上氣, 咽喉不利를 昭詳하였으므로 熟讀을 요한다.

『蕉窓雜話』에,

丹波龜山의 하인인 松平某라는 사람이 그 주인을 따라서 東都에 머물렀을 때, 공무의 틈을 타서 酒肉을 포식하고, 게다가 野猪肉을 取食한 후에 大衄血을 發하였다. 40명 가량의 醫者에게 진찰을 받았으나 낫지 않았는데, 3일을 지나서야 調藥으로 衄血이 멎었다. 그런데 그 후부터 左側頭痛이 如裂하여 주야로 고뇌에 견딜 수 없었으므로 東都를 떠나서 귀가하여 나에게 診治를 구하였다. 내가 환자를 보니, 안면이 충혈하여 마치 大棗의 赤色과 같았다. 東都의 醫治狀況을 물어보니 모두가 血虛症이라 하여 地黃類의 滋潤劑만을 썼다고 한다. 나는 이를 능히 고칠 수 있다고 말하고, 大劑麥門冬湯加黃連石膏를 썼더니 10일을 넘지 않고 頓癒하였다. 이는 諸醫들이 모두 血症이라는 점에 현혹되었기 때문에 上記와 같은 誤治를 범한 것이다. 필경은 厚味로써 邪火가 欝積된 증상이었다.

『類聚方廣義』 本方條에,

소갈증으로 身熱하고 喘하면서 咽喉不利한 자를 治하는 데는 天瓜粉을 加하고, 대변이 燥結하며, 복부가 微滿한 者에게는 調胃承氣湯을 겸용한다.

久咳勞嗽症으로 喘滿短氣하고 인후가 不利하여, 때로 오심구토하는 자를 治한다. 『肘後方』에 이르기를 "肺痿症으로 咳唾涎沫이 不止하고 咽燥하여 渴한 증상을 治한다"고 하였다. 按컨대, 生薑甘草湯證도 역시 그러한데, 이를 병자에게 실험한 바, 이 方이 효험이 낫다.

『勿誤藥室方函口訣』 本方條에,

이 方은 『肘後』에서 말한 바와 같이, "肺痿症으로서 咳唾涎沫이 不止하고, 咽燥하며 渴

하는 자에게 씀"이 的治이다. 『金匱』에는 '大逆上氣'라고만 하여 漫然하지마는, 肺痿든, 頓嗽든, 勞嗽든, 姙娠咳逆이든 간에 大逆上氣症이 있는 경우에 쓰면 大効가 있다. 그러므로 '大逆上氣'란 4字는 簡古하면서 深旨가 있는 것이다. 소아의 久咳에는 이 方에 石膏를 加하면 妙驗이 있다. 대저 咳血症에는 이 方에 石膏를 加하는 것이 선배의 경험이지만, 肺痿로 변하려는 증상에 石膏를 오래 쓰면, 不食하게 되고 맥이 減하므로 千金麥門冬湯類의 方意로서 地黃·阿膠·黃連을 加用하면, 알맞게 奏効한다. 또한 聖惠五味子散의 方意로서 五味·桑白皮를 加하면 咳逆症이 심한 자에게 유효하다. 또 노인의 진액이 枯稿하여 음식도 목에 메는 膈症과 유사한 증상에 쓴다. 또한 大病 후에 복약을 싫어하고 인후에 喘氣가 있어서 竹葉石膏湯證과 같으면서 虛煩症이 없는 자에게 쓴다. 모두 咽喉不利의 餘旨에 따른 것이다.

『橘窓書影』에,

田所街의 家主市兵衛의 딸이 나이는 23, 4세였는데, 산후에 外感症에 걸려서 인후가 腫塞하고, 痰喘壅盛하며, 口中에 臭氣가 심하였으며, 절식한 지 수일이 되고, 수족이 微冷하며, 맥이 무력하고 피로가 극심하였다. 내가 麥門冬湯加桔梗을 지어 서서히 嚥下시키고 또 驅風解毒加桔硬石膏[1]를 달여서 식혀 가지고 일주야간 含嗽시키니, 비로소 인후가 分利되고, 소량의 粥飮을 嚥下할 수 있게 되었다. 그 후 2, 3일 지나서 發熱煩渴하며, 咳嗽를 發하고, 脈이 虛數한 外感症狀을 나타냈으므로 竹葉石膏湯加桔梗杏仁을 투여하여 癒하였다.

上野國 新田郡 木岐宿의 中嶋廣吉이라는 사람이 매독에 걸려 수년간 낫지 않고, 인후가 糜爛하며 聲音이 嗄嘶(애시: 목이 쉬는 것) 不出하고 虛羸하여 피골이 상접하였다. 都下로 와서 諸醫의 약을 썼으나 寸効도 없었다. 내가 麥門冬湯加桔梗山豆根[2]을 투여하고 結毒紫金丹[3]을 겸용시키니 수일 만에 聲音이 朗亮해지고 인후가 회복되어 기뻐하면서 귀향하였다.

---

1) 특별히 驅風解毒湯을 쓸 필요가 없다.

2) 山豆根을 加味할 필요는 없다.

3) 結毒紫金丹은 驅梅劑이지만, 특별히 이를 요하는 것이 아니다.

55. 竹葉石膏湯에 관한 師論 註釋

> 傷寒이 解한 다음, 虛羸少氣하고, 氣逆하여 吐하려고 하는 자는 竹葉石膏湯으로 이를 主治한다.
>
> (傷寒解後, 虛羸少氣, 氣逆欲吐者, 竹葉石膏湯主之－『傷寒論』)

(註) 汪씨의 말.

傷寒病은 本來 熱病으로서 熱邪가 損耗되므로 정액이 鎖鑠되고 元氣가 虧損된다. 그러므로 환자는 반드시 虛羸少氣하게 된다. 氣逆하여 吐하려고 하는 것은, 氣虛하여 음식물을 소화할 수 없어서, 흉중에 停蓄되므로 上逆하여 토하려고 하는 것이다. 竹葉石膏湯을 투여하여, 胃氣를 조화시키고 熱逆을 散하는 것이다.

錢씨의 말.

仲景은 脈象을 언급하지 않았지만, 그 맥을 진찰하면 虛數하고, 渴하는 者는 마땅히 竹葉石膏湯으로 이를 主治해야 한다. 虛寒한 者는 따로이 처방해야 한다.

丹羽元堅 씨의 말.

竹葉은 性寒하여 煩熱을 止하고, 石膏는 陽明으로 들어가서 胃熱을 맑게 하고, 半夏는 飮을 除蠲하여 구토를 멎게 하며, 人蔘은 병후의 虛를 보함이 麥門冬과 같으며, 胃中의 진액을 大添한다. 또한 寒凉이 胃를 損傷할 우려가 있으므로 甘草를 써서 이를 和한다. 그리고 또 粳米로써 胃氣를 돕는 것이다.

이상의 諸說을 참고하면, 本條의 意義를 대략 알 수 있지만, 나의 경험에 의하면 本方證이 있는 환자는 대체로 肉脫羸瘦하여 疲勞困憊한 증상이 있으며, 맥은 대개가 虛數하고 무력하며, 피부 및 口脣 구강점막은 枯燥하고 대개는 舌에 건조한 백태가 있으며, 煩渴을 호소하고, 호흡이 淺表하면서 자주 喘咳를 수반하고 복부는 陷凹되어 심한 경우는 舟底狀과 같고, 식욕이 부진하고 오심하는 것이 상례이다. 그렇지만 원래가 陽虛證이지 陰虛證이 아니므로 熱狀이 있되 寒狀이 없고, 呼氣 기타의 배설물에 다소의 熱臭가 있다. 尿는 濃稠하고 赤濁하여 內熱의 정상을 徵知할 수 있는 것이다.

1) 竹葉石膏湯方

竹葉[1] 3.5
石膏 20.0～100.0
半夏 5.0
人蔘 2.5
甘草 2.0
粳米 8.5
麥門冬 11.0

이를 細剉하여 물 3合을 붓고 1合으로 달여서 去滓하고 1일 3회로 나누어 冷服한다.

2) 선배의 論說 · 治驗

『外臺秘要』에,

文仲竹葉湯(本方을 말한다)은 유행병으로 表裏가 虛煩하여 攻할 수 없는 자를 治한다.

『和劑局方』에,

竹葉石膏湯은 傷寒時氣病으로 表裏가 俱虛하고, 전신에 발열하며, 心胸이 煩悶하고, 혹은 땀을 내고 이미 풀렸는데, 내부에 진액이 없고 虛羸少氣하며, 흉중이 煩滿하고 氣逆欲吐하는 자를 治한다. 그리고 諸虛煩熱에는 모두 이를 복용하는 것이 좋다. 諸虛煩熱은 傷

1) 신선한 竹葉은 求하기 어려우므로 나는 竹茹로써 이에 대용한다.

寒과 相似한데, 다만 오한하지 않고, 몸이 동통하지 않으며, 두통이 없고, 맥이 緊數하지 않으므로 汗下해서는 안 된다. 이 약을 복용하는 것이 좋다.

『傷寒六書』에,

動氣가 우측에 있는 증상은 이를 下하며, 진액이 涸竭되고, 咽乾鼻燥하며 頭眩心悸하는 자는 竹葉石膏湯이 좋다.

『總病論』에,

竹葉湯(本方을 말함)은, 虛煩病을 治하며, 겸하여 中暍,[2] 渴, 吐逆하여 맥이 滑數한 자를 治한다.

『直指方』에,

竹葉石膏湯은 伏暑[3]로 內熱이 熾盛하여 煩躁大渴한 것을 治한다.

『傷寒選錄』에,

竹葉湯(本方을 말함)은, 陽明病으로 汗多하고 渴하며, 또는 衄血하고 渴하여 飮水하고자 하며, 물을 마시면 即差하고 후에 다시 渴하는 증상에 쓴다(하략).

『張氏醫通』에,

脣靑에 두 가지가 있다. 만약 脣과 爪甲이 俱靑하고, 煩渴引飮하는 자는 열이 厥陰에 伏한 것으로 竹葉石膏湯을 쓴다. 만약 脣靑하고 厥冷하여, 畏寒하고 振振하면서 쓰러지려고 하는 자는 寒이 少陰을 침범한 것으로 眞武湯을 쓴다. 하절에 感冒, 吐瀉霍亂으로 심한 경우 수족이 厥逆하고 少氣하며, 脣·面·爪甲이 모두 靑色을 띠고, 六脈이 俱伏하며, 酸穢物을 토출하고, 臭惡物을 瀉下하며, 소변이 黃赤한 자는 火가 厥陰에 伏한 것이다. 이는 熱極似陰의 징후이니 급히 地漿으로써 竹葉石膏湯을 煎用해야 한다. 寒症으로 잘못 알고 誤治하면 반드시 死한다.

---

2) 中暍은 일사병이다.

3) 伏暑는 일사병이다.

我說. 地漿으로 煎湯할 필요는 없다.

『傷寒諸論』에,

太陽證을 下하여 두통이 아직 제거되지 않고, 脣寒面靑하며 指頭가 微厥하고, 다시 발열하는 자는 表邪가 陰分으로 內陷한 것이다. 두통발열할지라도 表藥을 쓰지 말고, 竹葉石膏湯을 써야 한다. 차후에 虛煩하여 수면할 수 없는 자도 竹葉石膏湯을 쓴다.

我說. 이 증상은 眞熱假寒, 즉 熱厥症의 경미한 것이지, 表邪가 陰의 분야로 內陷한 것이 아니며, 또한 虛煩하여 수면할 수 없음은 梔子豉湯證과 흡사하지만, 病情이 같지 않으므로 주의를 요한다.

『傷寒論述義』에,

차후의 竹葉石膏湯證과 같은 증상은 병후에 胃液이 회복되지 않고, 虛熱이 上逆한 것이다. 이런 증상은 誤汗 誤下 후에 흔히 나타나는 것이다.

『類聚方廣義』 本方條에,

傷寒病의 餘熱이 不退하고 煩冤咳嗽하며, 渴하고, 心下가 痞鞕하며, 혹은 嘔하고, 혹은 噦하는 자를 治한다. 麻疹, 痘瘡에도 역시 마찬가지이다.
骨蒸勞熱로 咳嗽上氣하며, 衄血 수면할 수 없는 자를 治한다.

我說. 本方이 폐결핵에 유효함은 尾臺 씨의 말과 같지마는, 그 효험은 대개 일시적인 것에 불과하다.

소갈증으로 貪飮이 不止하고, 口舌이 乾燥하며, 身熱 不食하고, 多夢寢汗하며, 신체가 枯槁한 자를 治한다. 만약 대변이 불통하고 복부가 微滿하며, 舌上에 黑苔가 끼는 자에게는 調胃承氣湯을 겸용한다.

我說. 枯槁의 2字가 本方證을 잘 표현하였으니 熟慮할 것이다.

『勿誤藥室方函口訣』本方條에,

이 方은 麥門冬湯證보다 한층 熱候가 있고, 煩悶少氣하며 혹은 嘔渴 해수하는 자를 治한다. 같은 石劑이지만 이 方과 竹皮大丸은 上焦를 專治하고, 白虎湯은 中焦를 專治하며, 麻杏甘石과 越婢加半夏는 肺部에 관계하고 大青龍은 특히 表熱을 專治하므로 그 方을 참조하여 구별해야 한다. 또한 張路玉의 경험으로는 병후에 虛渴하고 소변이 붉은 자에게 좋다고 한다(하략).

『治瘟編』에,

吳服町의 한 부인이 發熱微惡寒하고, 心下苦悶하며, 下利嘔逆하고, 舌上에 백태가 끼며, 臍上에 動悸가 높고, 脈이 弦緊하였다. 大柴胡湯을 투여하자 下利가 약간 멎고, 嘔逆症이 더욱 심해졌으며, 흉복부에 열이 熾盛하고 煩渴하여 飮水하고자 하며, 사지가 微冷하고, 맥이 沈緊하였다. 竹葉石膏湯을 7劑 服用시켜서 全癒하였다.

廣路街의 席工爲吉이 나이는 12세였는데, 하루에 설사를 2, 3行할 정도로 거의 고통이 없어서 出遊를 하였는데, 하루는 심한 洞泄을 6行이나 하고, 眼部가 함몰되고 鼻尖하며, 신열이 熾盛하고, 心何苦悶, 嘔逆하며 설상에 백태가 끼고 渴하여 飮水하고자 하며, 맥이 沈緊하였다. 竹葉石膏湯을 투여하니 5일 만에 癒하였다.

『橘窓書影』에,

箕輪龜山邸 中川左右衛門의 弟氏가 나이는 20여세였는데, 暑疫을 앓아서 수십일이 되도록 풀리지 않고 虛羸하며, 맥이 細數하고, 舌上에는 태가 없으면서 건조하여 냉수를 즐기고, 수일을 절식하여 煩冤이 극심하였다. 내가 竹葉石膏湯을 투여하니 복용한 지 2, 3일 만에 煩渴이 풀리고, 음식을 약간 취할 수 있게 되었다. 그 후에도 數脈은 풀리지 않고, 기혈이 枯燥하며 대변이 難하였으므로 蔘胡芍藥湯을 투여하였더니 서서히 회복되어 危篤을 면하였다.

田村玄泉은, "다른 醫者가 蔘胡芍藥湯을 써서 열이 解하지 않고, 소변 색이 특히 붉은 자에게 竹葉石膏湯을 써서 10 중 8, 9는 奏効하였다"고 했는데, 나는 이 說과 상반되게 쓴다. 按컨대 병후에 虛渴하고 소변이 붉은 자에게 竹石을 쓰는 것은 張路玉의 說에 나타난 것으로 玄泉의 創見이 아니다.

我說. 柴胡去半夏加括蔞湯加麥門冬地黃에 枳實芍藥散을 合用하면 蔘胡芍藥湯을 쓸 필요가 없다.

御廣式 店員 今井左右橘女가 外感病 후에 寒熱이 수일이 되도록 풀리지 않고, 咳嗽吐痰하며, 不食하여 점점 虛羸해져서 거의 勞狀을 이루었다. 柴胡劑 수백 첩을 복용해도 효험이 없었다. 내가 진찰하고, "이는 暑邪가 內伏하여 풀리지 못한 것이다. 마땅히 伏暑에 대한 대책을 강구해야 한다"고 말하여 竹葉石膏湯加杏仁을 투여하였더니, 5, 6일 만에 열이 크게 풀리고, 해수도 따라서 止하였으며, 식사를 할 수 있게 되었다. 후에 人蔘當歸散[4]을 투여하여 虛羸症이 회복되었다.

한 老醫가 이르기를, 溝口老侯의 侍女가 나이는 30여세였는데, 晩春에 微邪에 感觸되어 학질과 같이 발작하면서 晩夏에 이르도록 풀리지 않아서 3, 4명의 醫者에게 교대로 치료를 받아도 낫지 않았다. 그런데, 하루는 心下로 逼迫하여 기절할 듯하였다. 나는 경험이 있었으므로 竹葉石膏湯을 투여하였더니 10여일 만에 寒熱이 去하고, 食進하며 盜汗 역시 감퇴하였다. 이는 전적으로 心下에 水氣가 있는 증상으로 下利하지 않고 이런 증상을 발하는 것이다. 그 밖에, 胸膈에 水氣가 있어서 吐水하는 증상도 있고 眩暈하는 증상도 있으며 動悸하는 증상도 있다. 모두 小半夏加茯苓石膏湯, 半夏瀉心加石膏湯이 잘 奏効한다고 하였다. 이 說에 일리가 있는 것 같고, 나의 竹葉石膏湯의 治驗과 매우 유사한 점이 있으므로 附記한다.

幕府의 鍼醫 吉田季貞의 처가 나이는 30세였는데, 傷寒病이 數月이 되도록 解熱되지 않고, 맥이 虛數하며, 舌上에 黃苔가 끼었다. 식욕이 없고, 해수가 심하며, 痰喘壅盛하였다. 姬路加藤善庵이 이를 치료하였으나 무효이었다. 내가 竹葉石膏湯을 2, 3일 투여하니 열이 약간 풀리고, 舌上이 滋潤해졌으며, 소변색이 감퇴되었다. 그래서 竹茹溫膽湯[5]을 투여하니, 痰이 消退되고, 해수가 편안해졌으며, 식욕이 크게 진행되어 불일간에 全快하였다(하략).

3) 竹茹 및 竹葉의 醫治効用

『本草備要』에,

---

4) 人蔘當歸散은 불필요하다.

5) 竹茹溫膽湯은 불필요하다.

竹茹 甘味, 微寒性이며, 胃土의 欝을 開하고, 肺金의 燥를 淸하게 하며, 凉血, 除熱하고, 上焦의 煩熱, 溫氣寒熱, 噎膈嘔啘(胃熱) 驚癎肺痿, 吐血衄血, 崩中症을 治하며 安胎의 効가 있다.

竹葉 辛淡하고 甘寒하다. 凉心, 緩脾, 消痰 止渴하고, 上焦의 風邪煩熱, 咳逆喘息, 嘔噦吐血 中風失音, 小兒驚癎을 除한다.

이 說에 의하면, 竹茹・竹葉은 함께 淸凉藥이며, 겸하여 鎭咳鎭嘔 지혈작용이 있다고 할 수 있다.

4) 麥門冬의 醫治効用

本藥은 粘滑性 消炎藥인 동시에 진해, 강심, 강장, 이뇨약이다. 다음의 說에 의해 이를 알 수 있다.

『本草綱目』에,

麥門冬 (根)

氣味 甘味 平性이고 無毒하다.

主治 (상략)－ 脈絶, 羸瘦短氣를 治한다. －(하략)(本經).

(상략)－虛勞客熱, 口乾燥渴을 療하고, 구토를 止하며, 痿蹶을 癒하고, 陰을 强하게 하며, 益精, 消穀, 保中의 効가 있고, 肺氣를 안정시키며, 오장을 편안케 하여 사람을 肥健하게 하고, 안색을 美하게 하며, 有子케 한다(別錄).

心熱을 去하고, 煩熱, 寒熱, 體勞를 멎게 하며, 痰飮을 下한다(藏器).

(상략)－ 安魂, 定魄, 止嗽의 効가 있으며, 肺痿吐膿, 時疾의 熱狂, 두통을 安定케 한다(大明).

熱毒의 大水, 面目肢節의 浮腫을 治하고 水를 下하며, 泄精을 主治한다(甄權).

肺 中의 伏火를 治하고, 心氣不足을 補하며, 血의 妄行 및 經水의 枯竭, 乳汁不下를 主治한다(元素).

發明 宗奭의 말. 麥門冬은 肺熱을 治하는 효력이 많다. 그 味가 苦하므로 오로지 泄할 뿐 收하지 않는다. 寒이 많은 사람은 복용을 금한다. 심폐의 허열 및 허로를 治한다. 地黃, 阿膠, 麻仁과 같이 潤經, 益血, 復脈, 通心之劑로 쓴다(하략).

元素의 말. 麥門冬은 肺 中의 伏火, 脈氣가 끊어지려는 자를 治한다.

時珍의 말. 按컨대 趙繼宗의 『儒醫精要』에서 말하기를, 麥門冬은 地黃을 使藥으로 하여 이를 복용하면 두발을 不白케 하고, 髓를 補하며, 腎氣를 통하게 하고, 喘促을 안정시키며, 사람의 肌體를 滑澤케 하고 신체의 일체 惡氣, 不潔한 질병을 除한다고 하였다.

『本草備要』에,

麥門冬 甘微苦하며, 寒性이다. 淸心 潤肺하며(이는 本藥의 粘滑作用이다), 强陰 益精하고(이는 本藥의 강장작용이다), 除煩 瀉熱하며(이는 本藥의 소염작용이다), 消痰 止嗽하고(이는 本藥의 소염진해작용이다), 生津 行水한다(이는 本藥이 조직의 枯燥를 粘滑케 하므로 저절로 이뇨가 되는 것이다). 구토, 痿蹷, 虛勞客熱, 脈絶短氣(이들 諸症을 治함은 本藥에 소염, 粘滑, 강심, 강장작용이 있기 때문이다), 肺痿吐膿(이를 治함은 本藥에 소염, 진해작용이 있기 때문이다), 血熱妄行(이를 治함은 本藥의 소염작용이다), 經枯乳閉(이들은 조직의 枯燥에 기인하므로 本藥을 써서 이를 粘滑케 하면 저절로 통하게 되는 것이다) 등을 治한다.

56. 小半夏湯에 관한 師論 註釋

黃疸病으로 소변색이 변하지 않고, 自利하려고 하며, 腹滿하고 喘하는 것은, 열을 除하지 말아야 한다. 열을 除하면 반드시 噦한다. 噦하는 자는 小半夏湯으로 이를 主治한다.

(黃疸病小便色不變, 欲自利, 腹滿而喘, 不可除熱. 除熱必噦, 噦者小半夏湯主之－『金匱要略』)

(註) 『聖惠方』에서 欲自利하면서 利하지 않다고 쓴 것은 옳은 것 같으므로, 이에 따라서 해석하기로 한다. 황달병으로 腹滿하고 喘하는 것은, 大承氣湯證과 흡사하지만, 만약 그 證이라면 尿色이 반드시 赤濁해야 할 터인데, 이제 尿色에 변화가 없고, 自利의 경향이 있으면서도 尿利가 불충분한 것으로 보아 大承氣湯證이 아님이 분명하므로 이 方을 써서, 열을 瀉下해서는 안 된다. 그런데 만약, 잘못하여 承氣湯을 써서 열을 제거한다면, 반드시 噦하게 되는 것이며, 이렇게 해서 噦하는 자는 즉 本方으로 主治한다는 뜻이다. 이와 같이 本方이 관여하는 바는 尿色不變, 尿利減少, 噦의 3症이므로 本方은 유독 황달병뿐만 아니라, 모든 병증에 그 噦 즉 吃逆함을 주목적으로 하고, 尿色不變, 尿利減少를 부목적으로 써야 한다.

諸 嘔吐로 穀을 下하지 못하는 자는 小半夏湯으로 이를 主治한다.

(諸嘔吐, 穀不得下者, 小半夏湯主之－『金匱要略』)

(註) '穀' 字는 음식물을 뜻하는 것으로 곡물에 한하는 뜻이 아니다. 그런데, 仲景이 특히 이 字를 선택한 것은 五苓散의 水逆證과 구별하는 것을 가르치기 위함이다.

1) 小半夏湯方

半夏 9.6
生薑 6.4

이를 細剉하여 물 1合 5勺을 붓고 5勺으로 달여서 去滓 放冷하여 미량씩 頻服한다.

2) 선배의 論說

『楊氏家藏方』에,

水玉湯(本方을 말함)을 眉稜骨痛으로 견딜 수 없는 증상을 治한다. 이는 痰厥(水毒上逆)이다.

我說. 漢方 鎭痛療法이 원인적인 요법임을 알 수 있다.

『聖濟總錄』에,

小半夏湯은 곽란으로 涎沫을 구토하는데, 醫者가 도리어 攻下하여 心下痞[1]를 일으킨 것을 治한다.

『保赤全書』에,

半夏生薑湯(本方을 말함)은 小兒痘瘡, 噎氣症[2]을 治한다.

東洞 옹은,

小半夏湯은 토하면서 渴하지 않는 者를 治한다.

---

1) 이 心下痞는 胃內가 水滿한 所致이다.

2) 噎氣(열기)는 목이 잠기는 喉閉이다.

我說. 本方證에는 渴하는 일이 없으므로 그렇게 말한 것이다.

『類聚方廣義』 本方條에,

諸病으로 구토가 심하고, 혹은 병자가 탕약을 싫어하며 구토오심 때문에 對症方을 복용할 수 없는 자에게는 모두 이 方을 겸용하는 것이 좋다.

我說. 이들 諸症에는 먼저 本方, 小半夏加茯苓湯, 生薑半夏湯, 半夏厚朴湯, 乾薑半夏人蔘丸 등을 撰用하여 鎭嘔시킨 다음에 對症方을 쓰는 것이 좋다.

이 方은 구토의 主藥이지만, 만약 구토하고 渴하여, 飮水하고는 또 구토하는 嘔渴이 俱甚한 증상은 이 方의 主治가 아니다. 小半夏加茯苓湯, 五苓散, 茯苓澤瀉湯을 撰用해야 한다.

我說. 小半夏加茯苓湯의 갈증은 五苓散, 茯苓澤瀉湯의 경우처럼 심하지 않다.

이 方은 능히 噦을 治하지마는, 傷寒大熱, 譫語煩躁, 腹滿便閉의 諸症이 아직 쇠퇴되지 않은 자는 마땅히 그 主症을 治해야 한다. 主症이 治하면 噦은 저절로 멎는다. 만약 噦症이 심한 자에게는 主治藥과 이것을 겸용해도 좋다.

我說. 本方에 橘皮를 加用하면 더 妙하다. 이는 本方과 橘皮湯을 合方한 方意이기 때문이다.

『勿誤藥室方函口訣』 本方條에,

이 方은 嘔藥이다. 그 가운데서 水飮의 구토에는 극히 좋다. 水飮症은 心下가 痞鞭하고, 背部 7, 8椎의 부위의 手掌大 만한 한정된 곳에 冷覺이 있다. 이런 증상을 목적으로 하여 이 方을 쓰면 백발백중이다(이 說은 師論에서 말한, 무릇 心下에 留飮이 있으면 背冷이 如手大하다는 데 근거한 것이지만 必發症이 아니므로 항상 목표로 삼기는 어렵다). 또한 胃虛嘔吐하고 穀을 下할 수 없는 자에게는 먼저 이 方을 복용시키고, 癒하지 않는 자에게는 大半夏湯을 투여한다. 이것이 大小半夏湯의 구별이다(本方을 써서 낫지 않는 자에게는 반드시 大半夏湯을 써야 하는 것은 아니다).

57. 小半夏加茯苓湯에 관한 師論 註釋

> 嘔患者는 본래 渴한다. 渴하는 것은 解하려고 하는 것이다. 도리어 渴하지 않는 것은 心下에 支飮이 있기 때문이다. 小半夏加茯苓湯으로 이를 主治한다.
>
> (嘔家本渴, 渴者, 爲欲解也. 今反不渴者, 心下有支飮故也. 小半夏加茯苓湯主之－『金匱要略』)

(註) 『千金方』에서 "嘔患者는 渴하지 않는다. 渴하는 것은 解하려는 것이다. 본래 渴하다가 이제 도리어 渴하지 않는 者는 心下에 支飮이 있기 때문이다. 小半夏加茯苓湯으로 이를 主治한다"고 쓴 것이 옳으므로 이에 따라서 해석한다면, 원래 구토하는 것은 胃內에 停水가 있기 때문이니, 渴하지 않는 것이 상례인데 때로 渴하는 것은 停水가 下降되어 胃內의 水分이 감소되기 때문이다. 그러므로 "嘔患者는 渴하지 않는다"고 한 것은, 구토증이 胃內의 停水에 기인하는 것이므로 渴하지 않는다는 뜻이며, "渴하는 것은 解하려는 것이다"라는 말은, 먼저 渴하지 않던 것이 이제 渴하게 된 것은, 停水下降의 징후이므로 치유의 경향이 있는 것으로 간주해야 한다는 뜻이다. 그 이하의 본래 渴하던 것이, 이제 도리어 渴하지 않게 된 것은, 胃內에 停水가 생겼기 때문이며, 이는 곧 本方이 主治하는 것이라는 뜻이다.

> 갑자기 구토하고, 心下가 痞하며, 膈間에 水가 있고, 眩悸하는 자는 小半夏加茯苓湯으로 이를 主治한다.
>
> (卒嘔吐 心下痞膈間有水 眩悸者 小半夏加茯苓湯主之－『金匱要略』)

(註)『金匱』에는 半夏 위에 '小' 字가 없지만, 이제『千金方』에 따라서 '小' 字를 첨가하였다. 卒嘔吐란 돌연히 구토한다는 뜻이고, 心下痞는 胃部가 停滯膨滿하다는 뜻이지만, 大黃黃連瀉心湯證의 경우와는 달리 停水에 기인한 것이므로, 이 뜻을 나타내기 위해 '膈間有水'라는 1句를 附加한 것이다. 또 '眩悸하는 자'란 眩暈과 심계항진의 2症이 겸유한다는 뜻이며, 모두 半夏, 茯苓이 治하는 바이다. 이로써 本條의 뜻을 알 수 있다.

> 먼저 渴하고, 後에 嘔하는 것은, 水가 心下에 停滯된 것이다. 이는 飮症에 속한다. 小半夏加茯苓湯으로 이를 主治한다.
>
> (先渴後嘔, 爲水停心下. 此屬飮家, 小半下加茯苓湯主之 -『金匱要略』)

(註) 本條는 前條 및 前前條의 주석으로 간주해야 할 것이므로 특별한 해석을 요하지 않는다.

仲景이 먼저 渴하고, 후에 嘔한다고 한 것으로 보아, 本方證에 渴이 있음은 명백하지만, 나의 경험에 의하면, 이 갈증은 극히 경미하므로 만약 갈증이 심할 때는 石膏를 加用해야 하며, 또 구토가 심할 때는 橘皮를 加하고, 茯龍肝汁[1](黃土汁)으로써 煎用해야 한다.

1) 小半夏加茯苓湯方

半夏 7.2
生薑 4.8
茯苓 2.4

煎法과 용법은 同前.

---

1) 伏龍肝(黃土)은 오래된 부뚜막의 土塊이다. 그리고 伏龍肝汁을 만드는 법은, 伏龍肝을 분말로 하여 다량의 水中에 넣어 攪拌해서 방치한 후에 上淸을 취하여 쓴다.

2) 선배의 論說·治驗

『仁齊直指方』에,

小半夏加茯苓湯은 水結胸證으로 心下가 忪滿하며 大熱이 없고 頭汗出함을 治한다.

『張氏醫通』에,

小半夏加茯苓湯은 痰飮 汗多하고 소변이 不利함을 治한다.

『婦人良方』에,

大半夏湯(本方을 말함)은 痰飮으로 脾胃가 不和하고, 咳嗽嘔吐하며, 음식이 不入함을 治한다.

東洞 옹은 本方을 定義하여,

小半夏證으로서 眩悸하는 자를 治한다.

我說. 眩悸는 반드시 있는 증상이 아니므로 이 定義는 불완전하다.

『叢桂亭醫事小言』에,

한 상인이 각기병을 앓았는데, 해수가 심하며, 전신이 붓고, 호흡이 促迫하여 衝心의 징조가 있었다. 越婢加朮附를 투여하였으나 효험이 없었으므로 豁胸湯[2]으로 轉方하였으나 역시 효험이 없었다. 甘遂丸[3]을 투여하니 下利하지 않고, 하루는 갑자기 嘔逆하여, 水藥을 다 받지 않고, 氣息이 急迫하며, 平臥할 수 없었다. 앉은 자세로 脊背를 안마하니 음낭이 腫脹하여 寸時도 편안치 않았으며, 嘔症이 심하였으므로 小半夏加茯苓湯을 투여하였더니, 마실 수 있었다. 익일에는 구토가 약간 멎었으므로 이를 3일 가량 連服시키니 嘔逆이 멎고, 粥을 먹게 되었으며, 소변이 淸利하였다. 그러므로 前方을 계속하니, 逐日 快利하였고, 따라서 浮腫도 消退되고, 호흡이 穩安하여 平臥할 수 있었다. 너무나 功效가 있었으므로

---

2) 豁胸湯은 後世方이다.

3) 甘遂丸은 後世方이다.

前方을 30일 가량이나 계속 복용시켜서 全快하였다.

我說. 本方은 비단 鎭嘔的 對症方일 뿐만 아니라 발본색원하는 藥劑임을 알아야 한다.

『方輿輗』에,

小半夏加茯苓湯은 돌연 구토하고, 心下가 痞하며, 膈間에 有水하고, 眩悸하는 자를 治한다. 方下에 서술한 것은, 일종의 症病으로서 왕왕 있는 것이다. 阿波邸官 西尾 씨가 일찍이 출타하던 도중에 갑자기 眩暈을 발하여, 종자가 나에게 달려와서 診治를 청하였다. 그래서 이를 진찰하니, 수족이 微厥하고, 脈이 細하여 끊어질 듯하였다. 坐中에 한 醫者가 있어서 이르기를, "虛候로서 위태하다"고 하였다. 나는 潛心하여 이를 다시 진찰하니, 맥과 症이 위태한 것 같지만, 嘔症이 많고, 悸가 심하고, 心下가 痞滿하였다. 이는 곧 仲景이 이른바 膈間有水의 1症으로 보았다. 이는 결코 염려할 바가 아니라고 말하고, 大劑의 小半夏加茯苓湯을 지어서 6, 7첩을 連進하니, 翌朝에 이르러 數症이 약간 안정되었다. 계속해서 前方을 수일간 쓰니 날로 쾌차하였으나, 오직 冒眩의 자각증이 있었다. 그래서 澤瀉湯을 써서 2, 3旬 만에 平復하였다. 무릇 약은 요긴하게 적중되면 微飮微湯으로도 偉勳을 나타낼 수 있음이 이와 같다. 나는 일찍이 이런 증상이 卒發하는 자를 2, 3명 보았는데, 모두 이 方으로써 奏効하였다. 按컨대 本文 '卒' 字는 大眼目이 되는 것이다. 『千金』에서 '卒' 字를 '諸' 字로 고친 것은 잘못이다. 또 『金匱註書』에는 병 중에 卒然히 구토하는 뜻이라고 한 것도 옳은 說이 아니다.

『勿誤藥室方函口訣』 本方條에,

이 方은 前方의 症(前方이란 小半夏湯을 가리킨다)에 停飮을 겸하고, 渴하는 자를 治한다. 또 停飮이 있어서 嘔吐不食하고, 心下가 痞鞕하며(心下痞鞕은 心下痞滿의 誤記이다), 혹은 頭眩하는 자에게 유효하다. 대체로 음식이 부진한 자 혹은 학질이 하루 걸러 있어서 음식이 부진한 자에게는 이 方에 生薑을 倍加하면 능히 奏効한다.

『橘窓書影』에,

八町渠 紺屋街 米屋彌兵衛가 傷寒病이 수십일이 되도록 풀리지 않고, 羸瘦하여 피골이 상접하며, 臍上이 築築하게 動悸가 심하고, 음식을 취할 수 없으며, 맥이 虛數하여 빈사상

태에 빠졌다. 내가 厥陰正證(柯琴의 說에 의함)으로 진단하고 烏梅丸을 투여하니 환자가 藥臭를 싫어하여 복용할 수 없었으며 소갈증이 특히 심하였다. 그래서 小半夏加茯苓湯을 투여하고 前丸을 섞어서 복용시키니 5일 만에 嘔氣가 멎고 諸證이 平穩해졌으며, 連服 30일 만에 병이 全癒하여 蘇生의 은혜를 謝하였다.

我說. 이 증상과 비슷하면서 水氣가 胸脇에 있는 자에게 石膏를 써서 위험을 구하는 수가 있다. 이제 그 1, 2 예를 든다. 胸膈에 水氣가 있어서 吐水하는 자가 있고, 眩暈하는 자가 있으며, 動氣하는 자가 있고, 動氣로써 호흡이 不穩한 자가 있다. 모두 小半夏加茯苓石膏, 半夏瀉心加石膏 등이 잘 奏效한다. 按컨대 心下에 水氣停飮이 있는 症은 多端하여 1方 1藥으로써 治할 것이 아니다. 그 가운데 가장 경한 것은 桂苓朮甘湯의 頭眩, 小半夏加茯苓湯의 心下停水인 바, 모두 水氣를 건조시키고, 그 소변을 利하게 하여 치료하는 것이다. 이 점에 잘 착안하여 附子를 쓰고, 石膏를 쓰면 비상한 효과가 있다.

篠山侯臣 村上兵左衛의 처가, 다년간 反胃症을 앓았는데, 今冬에 이르러 增劇하여 음식을 不納하고, 心下에서 臍上에 걸쳐 동통이 심하여 견딜 수 없었다. 나는 곧 小半夏加茯苓橘皮湯을 투여하고 起廢丸을 겸용시켰으며, 음식물로서 蕎麥湯 小量을 마시게 한 것으로 제한하였다. 4, 5일을 지나서 구토가 멎고 동통이 減했다. 계속 前方을 連進하여 재발하지 않게 되었다.

58. 生薑半夏湯에 관한 師論 註釋

病人의 胸中이 喘과 같으면서 喘이 아니고, 嘔와 같으면서 嘔가 아니고, 噦과 같으면서 噦이 아니고, 心中에 徹하여 憒憒然해서 어찌할 바를 모르는 증상은 生薑半夏湯으로 이를 主治한다.

(病人胸中, 似喘不喘, 似嘔不嘔, 似噦不噦, 徹心中憒憒然, 無可奈何者, 生薑半夏湯主之－『金匱要略』)

(註) 尾臺 씨는 『類聚方廣義』 本方條에,

『正字通』에 의하면, 憒憒는 심란 또는 昏貌한 상태이다. 按컨대 心胸이 昏悶하여 어찌할 바를 모르는 것을 말한다.

라고 說하였다 한다. 生薑, 半夏의 작용으로 미루어 고찰하건대, 本條의 병증은 소화관 내의 小毒이 急劇히 심폐를 침범하여, 형용하기 어려운 고민상태를 나타내게 하는 것이라고 할 수 있다. 그리고 本方과 小半夏湯은 藥味는 같으면서도, 그 主治가 다른 까닭은 本方은 生薑이 君藥이고 半夏가 臣藥인 데 비하여 小半夏湯은 半夏가 君藥이고, 生薑이 臣藥이라는 차이점에 있다. 이로써 仲景의 방법이 얼마나 엄밀한지를 알 수 있을 것이다.

1) 生薑半夏湯方

半夏 12.0
生薑汁 4勺

이를 細剉하여 물 1合 1勺으로 半夏를 달여서 7勺을 取하여, 生薑汁을 넣고 달여서 5勺을 取하여 냉각시켜 頻服한다.

2) 선배의 論說

『外臺秘要』에,

文仲一方(本方을 말함)은 脚氣가 入心하여 悶絶 欲死하는 자를 治한다.

『肘後百一方』에,

斗門一方(本方을 말함)은, 胸膈이 壅滯함을 治한다. -(중략)- 능히 胸膈의 壅滯를 제거하고, 크게 痰毒을 제압하며, 酒食으로 인한 손상을 治하는 바, 그 효험이 극히 좋다.

『聖濟總錄』에,

半夏丸(本方의 丸方이다)은 風濕脚氣, 痰壅으로 인한 두통을 治한다.

『幼幼新書』에,

一方(本方의 丸方이다)은 胎驚涎盛[1]하여 젖을 빨지 않는 증상을 治한다.

『仁齊直指方』에,

半夏丸(本方의 丸方이다)은 토혈 하혈, 崩中 帶下하며, 喘息痰嘔하고, 中滿虛腫하는 증상을 治한다.

我說. 이는 객혈, 토혈, 腸出血, 자궁출혈이면서 천식구토, 위부팽만, 水腫(虛證인)을 겸한 증상은 本方의 主治라는 뜻이다.

『類聚方廣義』 本方條에,

무릇 諸病에서 痰飮이 卒迫하여, 인후가 閉塞되어 호흡이 곤란하고, 탕약이 咽下하지 않는 자는 이 方이 아니고서는 開通시킬 수 없다. 마땅히 이 方으로써 그 急症을 解한 연후에 適宜한 처방으로 치료해야 한다. 熊膽을 加하면 그 효과가 가장 빠르고 또 噦逆을 治한다.

1) 胎驚은 태독으로 인한 경련이다.

59. 大半夏湯에 관한 師論 註釋

> 胃反으로 구토하는 자는 大半夏湯으로 이를 主治한다.
>
> (胃反, 嘔吐者, 大半夏湯主之－『金匱要略』)

(註) 胃反이란 旣述한 바와 같이, 『金匱』에서 脾가 상하면 不磨하고(소화되지 않는 뜻), 朝食하면 暮吐하며 暮食하면 朝吐하여 宿食이 소화되지 않음을 일컫는 것이며, 이미 구토의 증상이 있는데, 次句에서 다시 '구토하는 자'라고 한 것은, 무의미한 重言에 불과하므로 仲景의 正文으로 인정하기 어렵다. 그런데 『千金方』에서, "大半夏湯은 胃反으로 食食物을 받지 않고, 食入하면 即吐함을 治한다"고 쓴 것은 도리어 正文과 흡사하므로 本方은 이에 따라서 운용해야 할 것인 바, 그 뜻은, 胃反病으로서 음식을 수용하지 않고, 취식하면 곧 토출하고, 不食하면 토하지 않는 것은 本方의 主治라는 것이다. 그리고 또 『外臺秘要』에서 "大半夏湯은 嘔하고 心下가 痞鞕하는 자를 治한다"고 한 것은 方中에 人蔘이 있는 데 연유한 것으로 매우 합리적인 說이니, 本方을 쓰는 데 있어서는 반드시 참고해야 한다.

1) 大半夏湯方

半夏 29.0
人蔘 3.5
蜂蜜 30.0

煎法・용법은 小柴胡湯과 같다.

2) 선배의 論說·治驗

『三因方』에,

大半夏湯은 心氣가 순행하지 않고 鬱鬱하며, 涎飮이 생겨서 聚結不散하고, 心下가 痞鞕하며, 腸中이 瀝瀝有聲[1]하고, 음식이 들어가면 即吐하는 증상을 治한다.

『聖濟總錄』에,

半夏人蔘湯(本方을 말함)은 霍亂逆滿하고 心下痞塞함을 治한다.

『方氣』 本方의 主治에,

嘔하고 心下가 동통한 자를 治한다(南呂).

『建珠錄』에,

泉州 佐野의 豪族 食野喜兵衛의 家僕 元吉이란 자가 나이는 20여세였는데, 나에게 診治를 청하면서 이르기를 "噎膈症이 2년 가량 되는데, 10일, 5일 만에 必發합니다. 근래에는 胸腹이 脹滿하여 행동거지가 더욱 거북하여졌습니다. 衆醫가 모두 불치병이라 하여 하나도 처방을 해 주지 않습니다. 선생의 論을 듣건대, 死生은 天命의 소관이고, 질병은 醫者가 治하는 바이라 하는데, 아무래도 죽을 바에야, 원컨대 선생의 치료를 받고 죽었으면 한이 없겠습니다. 다행히 고칠 수 있다면 얼마나 좋겠습니까" 하였다. 선생이 大半夏湯을 지어서 복용시키니, 마시면 곧 토하고, 토할 적마다 반드시 粘痰을 토하였다. 이렇게 8, 9일을 계속하더니, 약이 비로소 咽下할 수 있게 되고, 음식도 토하지 않게 되었다. 2개월 가량 치료 끝에 全癒하였다.

『麻疹一哈』에,

橋本忠介는 나이가 30여세였다. 疹子가 이미 發疹하였는데 발열이 아직 감퇴되지 않고 收疹될 듯하면서 아직 收疹이 안 되고, 갑자기 食飮을 토하면서 탕약도 따라서 토출하였다. 이렇게 2, 3일을 지났는데, 前醫들이 고치지 못하였으므로 다시 나에게 診治를 청하였다.

---

1) 瀝瀝은 水聲의 형용사이다.

그 腹狀을 按하니, 心下가 痞鞕하고, 胸腹이 漉漉水聲[2]하였다. 그래서 大半夏湯을 복용시키니, 2첩을 복용하고 토할 듯하면서 토하지 않고, 胸中이 憒憒하여 불안하였다. 3첩을 복용한 잠시 후에 잠이 들었다. 다음 下利를 2, 3行하고, 吐症이 완전히 멎었다. 그러나 신열이 아직 풀리지 않고, 煩渴引飮하였다. 다시 石膏黃連甘草湯을 지어 복용시켰다. 7첩을 복용하고나서 前證이 漸退되고, 疹子도 완전히 거두었다. 前後 18, 9일 가량으로 회복되었다.

3) 蜂蜜의 醫治効用

本藥은 緩和粘滑藥으로서, 그 작용은 甘草와 酷似한데 차이점은, 甘草는 表裏內外의 各證에 통용되지만, 자양분을 함유하지 않는다. 이에 반하여 蜂蜜은 오로지 裏證에 쓰이며, 다소의 자양분을 함유한다.

『本草備要』에,

蜂蜜 (상략)－ 生은 性凉하여 능히 淸熱하고, 熟은 性溫하여 능히 補中하며, 甘味이고 緩和한다. 그러므로 해독을 한다. 또한 柔하고 澤하므로 燥를 潤하게 한다. 甘緩함으로써 急症을 제거할 수 있다. 그러므로 心腹, 肌肉, 瘡瘍의 諸痛을 止한다. －(중략)－ 百藥을 和하여 甘草와 功效가 같다. －(중략)－ 煎煉하여 膠를 만들어 大便秘를 通利시킨다. 그러나 腸을 滑하게 하므로 설사와 中滿症에는 사용을 금한다.

2) 漉漉은 水聲의 형용사이다.

60. 半夏苦酒湯에 관한 師論 註釋

少陰病으로 咽中이 損傷 生瘡하여, 言語不能하고, 聲不出하는 자는 半夏苦酒湯으로 이를 主治한다.

(少陰病, 咽中傷, 生瘡, 不能言語, 聲不出者, 半夏苦酒湯主之－『傷寒論』)

(註) 少陰病의 해석은 제1권 半夏散 및 湯條에 있으며, 餘他는 해석을 요하지 않을 것이다.

1) 半夏苦酒湯方

半夏 2.0(片製한 것)
鷄卵 1개(穀 및 卵黃을 제거)

위의 2味에 적당한 食醋를 가하여 단시간 煮沸해서 去滓하고 소량씩 서서히 嚥下한다.

2) 선배의 論說・治驗

錢씨가 이르기를,

半夏는 上焦痰熱의 結邪를 開하고, 卵白은 氣를 淸하게 하고, 伏熱을 治하며, 苦酒는 味酸하여 陰中熱淫의 氣를 斂降시킨다. 가수들이 목소리가 쉴 때마다 生鷄子白을 마시면 음성이 틔는 것은 이 方意에 연유한다.

『醫宗金鑑』에,

半夏는 涎을 滌하고 蛋淸(卵白)은 瘡을 斂하며, 苦酒는 腫을 消하므로 咽淸하여 聲出하는 것이다.

『方機』 本方의 主治에,

咽中이 부어 水穀이 不下함을 治한다.

『生生堂治驗』에,

한 남자가 나이는 20세였는데, 下疳瘡을 앓아서 그 독이 마침내 上攻하여, 右耳가 潰聾되고, 인후가 腐爛되어 喉外에 저절로 瘡이 發하고, 이어서 咽中이 腫痛하여 米粒이 咽下할 수 없는 상태가 오래 지속되어 오직 죽음을 기다릴 뿐이었다. 선생이 이를 살피고 또한 제자로 하여금 이를 진찰케 한 다음에 이르기를, 그대들은 무슨 方으로 이를 고치겠느냐고 물어서 모두들 대답하기를, 七寶丸 또는 龍門丸을 쓰겠다고 하였다. 선생은 웃으면서 말하기를, 아니다. 그대들은 이미 내 규칙에 얽매였다. 그래서는 살인할 따름이다. 古諺에 이르기를, 쥐를 잡으려다가 독을 깬다는 말이 있는데, 이 사람에게 이 병이 있음은 마치 쥐가 독 안에 들어간 것과 같다. 어찌 쥐를 쫓지 않겠는가. 이 사람은 糧道가 이미 두절되고, 胃氣가 困憊한 지 오래 되었으니, 그대들의 처방이 맞는다 하더라도, 독을 깰 우려가 있다고 타일렀다. 그리고 먼저 半夏苦酒湯을 투여하여 이를 灌入服用시켰다. 익일 사람이 와서 전하는 바에 의하면, 咽痛이 잊어버린 듯이 가셨고, 腫도 따라서 消退되었다고 한다. 이렇게 10여일을 치료한, 환자의 복부가 자못 毒을 견딜 수 있게 되었으므로 桃仁解毒湯을 투여하고, 熏法을 썼으며, 후에 龍門丸으로써 1, 2개월을 下하였다. 그러니 귀가 들리게 되었다.

『類聚方廣義』 本方條에,

按컨대, 半夏散의 복용법에 조금씩 이를 嚥下한다고 하였다. 대개 咽中이 腫痛 혹은 生瘡한 경우는 腫이 반드시 會厭에 미치게 되므로 多嚥하면 반드시 목이 멘다. 소량씩 식혀서 서서히 含嚥하면, 藥汁이 咽下하기 쉬울 뿐만 아니라, 瘡處를 浸潰하게 된다. 이는 外治로써 內治를 겸하는 용의주도한 방법이다. 張子의 術은 委曲周悉한다고 할 수 있다.

61. 半夏厚朴湯에 관한 師論 註釋

부인의 咽中에 炙臠이 있는 같은 것은 半夏厚朴湯으로 이를 主治한다.

(婦人咽中, 如有炙臠 半夏厚朴湯主之－『金匱要略』)

(註) 炙臠이란 尾臺 씨가,

『說文』에서 "臠(연)은 臞(구)이다. 臞는 小肉이다"라고 하였으며, 이 症은 咽中에 肉片이 점착된 것 같이 느끼는 것이다.

라고 말한 바와 같이 연후 내에 小肉片이 점착된 듯한 自覺이 있는 것이지만, 其實 점착된 것이 아니므로 기질적 질환이 아니고, 신경증임을 推知할 수 있다. 그리고 부인이란 2字를 冠한 이유는, 仲景이 本論을 婦人雜病篇에 게재한 데 연유한 것이지만, 또 하나의 이유는 부인에게 신경증이 많으므로 本病 역시 이에 속한다는 뜻을 나타내기 위함이리라. 『千金方』에서는,

半夏厚朴湯은 胸滿하고, 心下가 堅하며 咽中이 帖帖하면서 炙肉이 있는 것 같아서, 이를 토해도 나오지 않고 삼켜도 下하지 않음을 治한다.

고 說하였는데, 이는 師論을 확충한 것이므로 이를 설명한다면, 胸滿하고 心下가 堅하다는 것은, 心下部가 膨滿하여 이를 按하면 堅하다는 뜻이지만, 大柴胡湯證의 心下가 痞鞕한, 內實하고 저항이 있는 것과는 달리 內部阻滯가 없는 것이므로 外部가 堅硬한데 반하여 內

部가 中空하고 저항이 없는 것이다. 이는 方中에 半夏・厚朴이 있고, 枳實・大黃이 없는 원인이다. 또 帖帖이란 尾臺 씨가,

釋名에 이르기를, 牀前의 帷(유 : 휘장)를 帖이라 한다. 帖帖하게 드리워짐을 말하는 것이다. 이로써 帖帖의 意義를 알 수 있다.

라고 述한 바와 같이, 小肉片이 垂下된 상태를 형용한 말이다.

問曰, 병자가 水症으로 괴로워하여, 面目 신체사지가 모두 붓고, 소변이 不利한데, 仲景師[1]는 맥진하여 水症을 말하지 않고, 도리어 胸中이 동통하고, 氣가 咽으로 上衝하여 현상이 炙肉과 같고, 마땅히 微咳喘할 것이라고 말하였오. 만약 師言을 詳審하면, 그 맥이 무슨 종류에 속합니까. 師曰, 寸口脈이 沈하고 緊한 경우, 沈은 水症이고, 緊은 寒症이다. 沈緊이 相搏하여 關元部位[2]에 結해서 始時에는 微하지만 年盛하면 不覺한다. 陽이 쇄한 후에 榮衛가 相干하여 陽損陰盛, 結寒微動, 腎氣上衝, 咽喉塞噎, 脇下急痛한다. 醫者가 留飮症으로 보고 게다가 이를 크게 下하면, 氣擊不去하며, 그 병이 제거되지 않는다. 후에 다시 이를 토하여 胃家虛煩하고, 咽燥하여 飮水하고자 하며, 소변이 不利하고 水穀이 不化하며, 面目手足이 浮腫한다. 또 葶藶丸을 투여하여 水를 下해서 당시에는 小差한 것 같지만, 食飮이 과도하여 浮腫이 또 전과 같고, 胸脇苦痛하며 상태가 奔豚과 같다. 그 水가 揚溢되면 浮咳喘逆한다. 마땅히 공격하는 衝氣를 먼저 멎게 하고, 咳를 治하라. 咳가 止하면 喘이 저절로 差한다. 먼저 新病을 治하고 舊病을 治함은 마땅히 후에 해야 한다.

(問曰, 病人苦水, 面目身體四肢皆腫, 小便不利, 師脈之, 不言水, 反言胸中痛, 氣上衝咽, 狀如炙肉, 當微咳喘. 審如師言, 其脈何類. 師曰, 寸口脈沈而緊, 沈則爲水, 緊則爲寒. 沈緊相搏, 結在關元, 始時尙微, 年盛不覺. 陽衰之後, 榮衛相干, 陽損陰盛, 結寒微動, 腎氣上衝, 咽喉塞噎, 脇下急痛. 醫以爲留飮, 而大下之, 氣擊不去, 其病不除. 後重吐之, 胃

1) 『金匱』에는 '師' 字가 없지만, 이제 『脈經』에 따라서 이를 加하였다.

2) 關元은 臍下 3寸部位이다.

家虛煩, 咽燥欲飮水, 小便不利, 水穀不化, 面目手足浮腫. 又與葶藶丸下水, 當時如小差, 食飮過度, 腫復如前, 胸脇苦痛, 象若奔豚, 其水揚溢, 則浮咳喘逆. 當先攻擊衝氣, 令止, 乃治咳. 咳止, 其喘自差. 先治新病, 舊病當治在後 -『金匱要略』)

(註) 原文에는 末句의 舊 및 治者가 없지만 이 句와 前句는 同書의,

무릇 痼疾을 앓는데, 卒病이 첨가되면 먼저 그 卒病을 治하고, 後에 그 고질을 治해야 한다.

라는 것과 同義로서, 이들 字를 첨가하지 않으면 意義가 통하지 않으므로 脫簡으로 보아 이를 첨가하였다. 그리고, 本條는 水毒의 始終을 細論한 것인 바, 仲景은 그 治方을 제시하지 않았지만, 나의 경험에 의하면 誤治로 인한 衝氣 즉 상태가 奔豚과 같은 경우에는 苓桂五味甘草湯을 처방해야 하며, 기타의 諸症에는 모두 本方을 投與해야 할 것이다. 이로써 本方이 水腫, 신경증, 咳嗽發作에 유효함을 알 수 있다.

1) 半夏厚朴湯方

半夏 14.5
厚朴 3.5
茯苓 5.0
生薑 6.0
紫蘇子[3] 12.0

이를 細剉하여 물 2合을 붓고 1合으로 달여서 去滓하고, 1일 3회로 나누어 溫 혹은 冷服한다.

2) 선배의 論說 · 治驗

『三因方』에,

---

3) 原方에는 紫蘇葉을 써서 용량이 겨우 2.5에 불과하지만, 나는 항상 紫蘇子 12.0을 쓴다. 왜냐하면 葉은 성미가 손상되기 쉽고 저장이 어려울 뿐더러 그 양이 적으면 著效가 없기 때문이다.

무릇 喜하여 心을 傷한 자는 自汗하고, 疾行이 不能하며, 久立할 수 없다. 그러므로 『經』에 이르기를, 喜則氣散이라 하였다. 怒하여 肝을 상한 자는 上氣를 참을 수 없고, 열이 來하여 心을 움직여서 短氣 欲絶하여 호흡이 곤란해진다. 그러므로 『經』에 이르기를 怒則氣擊(一說에는 擊을 上이라고 썼는데 上이 옳은 것 같다)이라 하였다. 憂하여 폐를 상하면 心系가 급하여 上焦가 閉塞되어 榮衛가 不通해서 夜臥不安하다. 그러므로 『經』에 이르기를 憂則氣聚라 하였다. 思하여 脾를 상하면 氣가 滯留不行하여 積聚가 中脘에 있어서 飮食不得하고, 복부가 脹滿하며 四肢가 怠隋해진다. 그러므로 『經』에 이르기를 思則氣結이라 하였다. 悲하여 心을 상하면 善忘(健忘)하여 사람을 알아보지 못하고, 물건 둔 곳을 다시 찾지 못하며, 筋攣하고 사지가 浮腫한다. 그러므로 『經』에 이르기를 悲則氣急이라 하였다. 恐하여 腎을 상하면, 上焦의 氣가 閉塞不行하여 下焦로 돌아가서 순환하지 않고 不散하며 猶豫不決, 嘔逆惡心한다. 그러므로 經에 이르기를, 恐則精却(却은 退를 뜻함)이라 하였다. 驚하여 膽을 傷하면 神이 歸할 바가 없어지고, 思慮가 定해지지 않으며, 사물을 設하되 끝맺지 못하고 핍박한다. 그러므로 經에 이르기를 驚則氣亂이라 하였다. 이상의 일곱 가지는 비록 不同하지만, 모두 氣에 근본하는 것이다. 臟氣가 순행하지 않으면 鬱하여 生涎하고, 氣를 따라서 積聚되어 덩어리처럼 堅大해져서 心腹 중에 있으며 혹은 인후를 閉塞하여 紛絮(綿屑)와 같아서 토해도 나오지 않고, 삼켜도 내리지 않으며, 때로는 제거되고 때로는 發來하여 발작시마다 죽은 것 같아서 神靈의 所作인 듯하고, 飮食을 逆害하다. 이는 모두 七氣가 생성하는 바이다. 이를 治하는 데 各方이 있다(하략).

我說. 이는 主로 本方의 主治를 說한 것이지만, 음양오행의 空理臆說이 적지 않게 혼합되었으므로, 그 陳言套語를 모두 제거하고, 오직 自汗하며 疾行이 不能하고 久立할 수 없으며, 短氣 欲絶하여 호흡이 곤란하고 夜臥不安하며, 積聚가 中脘에 있어서 飮食不得하고 복부가 腸滿하며 사지가 怠隋하고 善忘(健忘)하여 사람을 알아보지 못하고, 물건 둔 곳을 다시 찾지 못하며, 筋攣하고 사지가 浮腫하며, 猶豫不決하고 嘔逆惡心하며, 神이 歸할 바가 없고 思慮가 定해지지 않으며, 事物을 設하되 끝맺지 못하고 逼迫하며, 臟氣가 순행하지 못하므로 生涎하여 氣를 따라서 積聚되어 塊形으로 堅大해져서 心腹 중에 있거나 혹은 인후를 閉塞하여 粉絮(綿屑)와 같아서 吐出도 안 되고, 嚥下도 안 되며, 時去時來하여 발작시마다 欲死하여 그 상태가 마치 神靈의 所作인 듯하고 음식을 逆害한다는 數章句를 取하여 本方을 運用해야 한다.

大七氣湯(本方을 말함)은, 喜怒가 不節하고, 憂思가 兼多하며, 悲恐이 생겨서 혹은 때로 振驚하여 藏氣가 평안치 못하게 되어, 憎寒發熱하고 心腹이 脹滿하며 한편 兩脇을 衝擊하고, 인후를 閉塞하여 炙臠이 있는 것 같으면서 吐出도 嚥下도 안 되는 등, 모두 七氣의 所生을 治한다.

我說. 本方이 기능적 및 기질적 질환을 併治함을 유의할 것.

『證治大還』에,

半夏厚朴湯은 積塊가 돌처럼 堅硬하고 盤처럼 形大하여 사람으로 하여 坐臥不安케 하고, 中滿腹脹함을 治한다.

『孫氏三吳醫案』에,

張溪亭은 喉中에 부착되어 梗梗(梗塞)하여 炙臠이 있는 것 같고, 呑下도 안 되고 토출도 안 되며, 鼻塞, 頭運, 短氣하며, 귀가 항상 啾啾 耳鳴하여 불안하고, 汗出이 如雨하며 心驚膽怯하여 감히 문 밖에 나가지 못하고, 약간 바람을 쐬면 전신이 동통하며, 소변시에는 小水淋瀝하여 동통한다. 맥은 兩寸部가 모두 短하고, 兩關部가 滑大하여 右關部가 특히 指頭를 박동시킨다. 이는 媒核氣(梅核氣)의 證이라고 하였다. 半夏 4錢, 厚朴 1錢, 紫蘇葉 1錢 5分, 茯苓 3錢 3分, 生薑 3分을 水煎하여 식후에 복용시킨다. 언제나 이 탕을 써서 調理하면 效多한다.

我說. 나는 일찍이 10세의 여아가 咳嗽頻發하고, 短氣하며 汗出이 如雨하고, 尿利가 頻數하며, 尿 後에 요도가 微痛하는데, 本方 2分之 1을 투여하여 奇效가 있었다.

『醫方口訣集』 三因七氣湯(本方을 말함)條에,

括蒼 吳球가 17세되는 한 관원을 고친 예이다. 그는 소년시에 虛損症을 앓아서 본래 補劑를 즐겨 복용하였다. 하루는 일이 여의치 못하여 頭目이 眩暈하고, 정신이 短少하였다. 醫者에게 調治를 청하면서 前症을 고하되 일찍이 人蔘養榮湯,[4] 補中益氣湯을 복용하되 每

---

4) 人蔘養榮湯, 補中益氣湯은 後世方이다.

貼에 人蔘 3, 5錢을 쓰니 그 효과가 매우 빨랐다고 하였다. 醫者는 진찰도 하지 않고 마침내 前方에 人蔘, 熟地黃을 倍加하여 투여하였으나 무효이었다. 醫者는 생각하기를 고령이어서 기혈이 兩虛하므로 마땅히 固本丸을 合하여 탕과 환을 倂進하면 속효가 있을 것이라고 하여 이를 數服시켰더니 도리어 筋脈에 氣急症이 첨가되었다. 그래서 吳球가 그 맥을 診하니 大하고 力薄하였다. 病情의 원인을 알아보고 이르기를, 선생은 歸休할 의사가 없이, 현직에 머물기를 바라는데, 어찌 억울한 상태로서 일이 이루어지겠소. 하물며 선생은 오랫동안 氣가 欝한 바 있는데, 醫者들이 同病異名, 同脈異經의 說을 詳審하지 않고 일반적으로 보약을 쓴 것이, 병을 악화시킨 所以라고 하였다. 병자는 감탄하면서 이르기를, 그 말씀은 나의 병에 적중한다고 하였다. 그래서 四七湯(本方의 별명이다)을 數服하여 약간 寬解하여 기혈이 화평하였으며 10일 만에 癒하였다.

또 按컨대, 諸氣不調하여 동통을 일으키는 것이 한 가지가 아니다(이는 『三因方』의 說을 인용한 것이다). 혹은 통풍과 같이 수족으로 동통이 走注하고, 혹은 拘攣, 搐搦하고, 혹은 臍腹이 掣病(끌어당기는 동통)하여 참기 어렵고, 혹은 寒熱이 交作하며, 혹은 소변이 短澁하여 임질과 같은 자는 그 증상을 詳審하여 모두 이를 써야 한다.

按컨대 諸氣가 不調하여 질병을 일으키는 것은 無擇의 『三因方』에서 이를 소상히 가르치고 있다. 그러나 역시 變症이 있어서 危病과 유사한 것은 西尾 씨의 說과 같다. 肚腹이 팽창하여 이를 按하면 鼓와 같고 음식이 달지 않으며, 胸痞氣喘하여 야간에 安臥하지 못하고, 혹은 때로 咳唾한다. 이 증상은 마치 鼓脹과 같지만, 그 맥을 按하면 沈·滑하다. 나는 氣欝停痰으로 보고, 四七湯을 써서 治하는데, 2백여첩으로 平復된다. 이는 맥에 따르지 않는 것이다.

東洞 옹은 本方을 定義하여,

半夏厚朴湯은 咽中에 炙臠이 있는 것 같고, 혹은 嘔하며 혹은 心下悸하는 자를 治한다.

我說. 本方은 小半夏加茯苓湯의 加味方이므로, 오심구토, 眩悸의 증상을 治할 수 있음은 물론이다.

『方機』 本方의 主治에,

만약 感冒로서 桂枝證이면서 痰飮이 있는 자는 桂枝湯合方으로 이를 主治한다(자주 경험하는 바이다).

我說. 感冒로서 桂枝湯證이면서 痰飮, 즉 오심구토, 咳嗽喘急, 聲音嘶嗄 等症이 있는 경우에 本方과 桂枝湯의 合方이 좋다는 것은 東洞 옹의 說과 같다. 그렇지만, 本方은 비단 桂枝湯뿐만 아니라 적어도 그 證만 있다면, 葛根湯이든, 小柴胡湯이든간에 모두 이를 合方하면 좋다. 이는 나의 推斷이 아니고 실제 경험에 의한 것이다.

『險症百問』에,

평상시에 感冒를 앓고 해수하며 聲嘶하는 자(師曰, 평상시에 風邪로 聲嘶하는 자)에게는 桂枝湯에 半夏厚朴湯을 합하여 투여하면 유효하다. 무릇 해수하고 聲嘶하는 자는 해수가 治하면 수일 만에 저절로 낫는 것이니 복약하지 않아도 좋다. 聲嘶하는 것은 痰飮의 變症이다.

我說. 해수하고 聲嘶하는 자는 해수가 治하면 수일 만에 저절로 낫는 자가 있고, 또 해수가 治하더라도 아직 聲嘶가 여전한 경우가 있어서 반드시 不藥해도 좋은 것은 아니다. 만약 이 증상으로서 餘症이 없으면 本方의 主治이다.

『焦窓方意解』 本方條에,

易簡方에 生薑, 7片, 棗 1개를 가하여 四七湯이라 명하였고, 局方도 역시 같다. 『金匱』에 이르기를, 부인이 咽中에 炙臠 같은 것이 있으면 半夏厚朴湯으로 이를 主治한다고 하였다.
또, 易簡方에, 喜怒悲憂思恐驚의 氣가 結하여 痰涎을 이루어 상태가 破絮(綿屑)와 같고, 혹은 梅核과 같으며, 咽喉間에 있어서 喀出도 안 되고, 嚥下도 안 되는 것은 七氣의 所致이다. 혹은 中脘이 痞滿하여 氣가 舒快하지 않고, 혹은 痰涎이 壅盛하며 上氣喘急하고, 혹은 痰飮으로 인해 嘔逆惡心함을 治하는 데 모두 이를 복용하는 것이 좋다.
按컨대, 이 方은 中脘이 痞滿하여 손으로 按하면 心下가 鞕滿하고, 胸中으로 上迫하여 氣가 舒暢하지 鬱悶多慮한 증상에 써야 한다. 이미 이와 같이 心下가 鞕滿하지만, 芩連의 苦味로써 治할 증상도 아니고, 또 芍藥・甘草・膠飴 등의 甘味로써 완화시킬 증상도 아니고, 오직 心下가 閉塞됨으로써 胸中心下에 蓄飮이 되고, 혹은 嘔逆惡心을 이루며, 혹은 痰涎壅盛, 氣急하고, 혹은 咽中에 炙臠 같은 것이 있는 것처럼 自覺되어 喀出이 안 되고 嚥

下도 안 되는 等症이 있다. 이는 모두 心下痞鞕에서 發하는 증상이다. 心下痞鞕이 심하므로 도리어 淡味劑를 쓰면 蓄飮에 장애되지 않고, 痞鞕이 빨리 완화되는 것이다. 이 수단은 譬喩컨대 帳幕으로써 鐵炮를 방어하는 것처럼, 이른바 柔가 剛을 制하는 이치이다. 이 方의 蘇葉은 輕虛하여 胸中心下를 理하고, 半夏는 辛溫하여 胸中心下의 飮을 疏通시키며, 厚朴의 不苦不甘한 味는 茯苓의 淡薄과 더불어 心下의 飮을 下降시켜 水道로 消導하는 것이다. 후세에 이르러 生薑, 大棗를 加하는 것이 구두선처럼 되었으니 모두 따를 수는 없다. 이 方은 淡薄을 위주로 하는 것이니 大棗를 쓰는 것은 불가하며, 부득이한 경우에 生薑을 加用하는 것은 무방하리라.

我說. 生薑은 불가결의 要藥이므로 부득이 이를 가하는 것이 아니다.

『導水瑣言』에,

또 水氣가 心胸에 蓄滯되어 通利되기 어려워서, 吳茱萸, 橘皮湯 등을 써도 通利되지 않는 자에게는 半夏厚朴湯加犀角을 써야 한다. 또 小瘡, 頭瘡, 內攻의 腫으로 喘滿할 정도에는 이르지 않고, 단지 腹脹하여 利水되기 어려운 증상에 妙하다.

我說. 이 증상에는 木方 혹은 木方加石膏를 써야 하며 犀角을 가할 필요는 없다.

『東郭醫談』에,

疝氣로 음낭이 腫脹하는데, 後世家들은 五積散加茴香 혹은 木香通氣나 혹은 三和散을 쓰고, 古方家들은 烏頭煎 등을 써서 이것으로 낫지 않는 것은 諸 의술이 미치지 못하는 것으로 보는데, 나는 이 증상에 半夏厚朴湯加犀角으로 治한 일이 있다(하략).

『叢桂亭醫事小言』에,

어떤 부인이 갑자기 積病을 앓아서 음식이 入口하지 않았다. 밤중에 門人이 왕진하였는데, 맥은 平隱하였는데, 다만 물이 한 방울이라도 咽下하면 煩躁해서 欲死하였고 腹滿하였다. 그런데 藥食은 모두 부진상태였다. 門人이 歸來하여 나에게 처방을 묻는데, 나도 그의 말에 따라서 생각하여 喉痺症이 아니냐고 하니, 아니라고 한다. 咽痛은 없다고 한다. 간병인에 물으니 작일 떡을 먹은 후에 발병했는데, 한 의관의 치료를 받고 더 심해졌다고 한다. 門人은 식체에 기인한 것 같다고 하며 中正湯을 투여하려고 했다. 그에게 맡겨서 투약했더니, 익일에 나의 診治를 청해 왔으므로 환가에 이르러 물어보니, 前夜에 한 醫官의 약을 마시려고 했으나 咽下하지도 않고, 토출하지도 않으면서 크게 發汗하고 煩悶했다고 한다. 그런데 문인이 지어 준 약을 마시니 그렇게 심하지 않고 약간 고통이 덜한 것 같다고 하였다. 그것도 단지 一滴으로 喉를 潤하게 했을 뿐이라고 한다. 진찰하니 별로 이상이 없다. 그래서 물을 주어 시험해 보니, 咽下하자 곧 噎하는 것 같고, 嗆하는 것 같았다. 鼻孔으로 나오느냐고 물으니 그런 일은 없었다고 한다. 잠시 괴로워하다가 겨우 漸下하였다. 환자에게 물어보니 통증은 없는데, 뭣이 咽中에 있는 것 같은 느낌이 있다고 하였다. 간병인 3, 4명을 시켜서 열심히 心下를 撫하고, 背部를 按하게 하였다. 모두들 말하기를 心下로 逆上하는 물체가 있다고 하였다. 그 嗆勢로써 腹氣가 땅겼다. 喉中의 병이라고 생각되어 喉膀를 보았으나 이상이 없다. 거의 처방에 궁하였으나 먼저 半厚厚朴湯을 투여해서 小快하게 되었다. 다시 3, 4일을 투여하니 회복하였다.

我說. 여기서 心下로 逆上하는 것이 있다는 것은, 소위 히스테리球이다. 나도 本方을 써서 이런 증상을 治하였다.

『類聚方廣義』 本方條에,

이 증상은 후세에서 일컫는 梅核氣이다. 桔梗을 加하면 더욱 좋다. 南呂丸을 겸용한다. 또 姙娠惡阻를 治하는 데 극히 妙効하다. 대변불통자에게는 黃鐘丸 혹은 大簇丸을 겸용한다. 또한 蘇子를 쓰면 그 効가 蘇葉보다 낫다.

我說. 梅核氣에는 반드시 南呂丸을 겸용해야 하는 것은 아니다. 또 姙娠惡阻에는 桔梗을 가해서는 안 된다(桔梗은 오심구토를 催起하는 수가 있기 때문이다).

『勿誤藥室方函口訣』 本方條에,

이 方은 局方에서 四七湯이라 명하였으며 氣劑의 權輿(祖)이다(氣劑란 신경증 치료제라는 뜻이다). 그러므로 梅核氣를 治할 뿐만 아니라. 諸 氣疾에 활용하면 좋다. 『金匱』, 『千金』에 구애되어 부인에게만 쓰는 것은 잘못이다. 대개 부인은 氣欝한 경우가 많으므로, 血病도 氣에서 유래하는 경우가 많다. 한 부인이 산후에 氣가 舒暢하지 않고, 약간 두통도 있었다. 前醫가 血症이라 하여, 芎歸劑를 투여하였으나 낫지 않았다. 이를 진찰하니, 맥이 沈하고, 氣滯로 인해 담이 생긴 症이었다. 이 方을 투여하니 불일내에 癒하였다. 血病에 理氣하는 것이 역시 한 수단이다. 東郭은 東氣가 心胸에 蓄滯되어 通利되기 難하고, 吳藥 萸湯 등을 써서 더욱 通利되지 않는 자, 小瘡, 頭瘡, 內攻한 水腫, 腹脹이 심하고 소변이 매우 적은 자에게는 이 方에 犀角을 加하여 奇効를 얻었다고 한다. 또 浮石을 加하여 噎膈의 輕症에 유효하다. 雨森 씨의 治驗에 고환이 腫大하여 如斗한 사람의 복부를 診하면, 반드시 滯水가 阻膈되어 心腹의 氣가 升降하지 않는다. 그래서 이 方에 上品의 犀角末을 加하여 1백여 일 복용시키니, 心下가 개통되고, 점점 囊裏의 水도 소화되어 癒하였다. 신체에 巨瘤가 發하는 데도 유효하다. 이 2證에 한하지 않고, 모든 腹形에서 水血二毒이 痼滯한 자에게는 모두 奇効가 있다고 한다. 시험해 볼 것이다.

『橘窓書影』에,

狹山侯臣, 三好蝶衛가 나이 40여세였는데, 噎膈症을 앓아서, 食物에 항상 무엇이 있어서 梗塞되는 것 같았으며, 음식이 여기에 이르면 모두 토출하고, 肢體가 枯柴하여 죽음을 각오하였다. 내가 診하고 이르기를 心下에서 中脘 사이에는 凝結頑固狀이 없고, 병은 바로 식도에 있다. 또한 強壯한 나이에 어찌 죽음을 기다리겠느냐. 이윽고, 半夏厚朴湯을 투여하여 理氣를 시키고, 때때로 化毒丸을 써서 그 병을 動盪시키고, 겸하여 大椎節下間에서 七椎節下間에 이르기까지 每節에 7, 8壯씩 施灸하기 5, 6일을 지나서 咽喉間에 불타는 감각이 있었다. 시험삼아 냉수를 마시게 하니, 梗塞의 患이 없어졌고, 이로부터 음식을 조금씩 먹게 되었으며, 병이 漸癒하였다.

我說. 化毒丸은 水銀砒素劑이므로 이로 미루어 볼 때 이 증상은 아마도 매독성 식도협착증이었던 것 같다.

『後錫言』에,

四七湯(本方을 말함)의 妙는 紫蘇葉 一味에 있다. 辛은 欝結을 散하고, 香은 脾胃를 자극하여 그 기능을 항진시킨다. 그리하여 順氣, 消脹, 行水함은 그 餘事에 속한다. 徐忠可는 말하기를, 나는 王小乙이 항상 咽中이 噎塞하여 해수가 不出함을 治하는 데 半夏厚朴湯으로 치유시켰다고 하였다. 모두 『金匱』에서 脫化해서 由來한 것이다. 葛仙 옹은 이르기를,

무릇 婦人諸病에는 憂恚를 兼治하고, 그 思慮를 寬하게 하면 낫지 않는 병이 없다고 하였다. 『金匱』에 이 方을 게재한 것도 역시 이런 뜻이 있기 때문이다.

3) 紫蘇葉 및 子의 醫治効用

『本草綱目』에,

蘇(莖葉)

氣味 辛味 溫性이고 무독하다.

主治 氣를 下하고, 寒中을 除하는 바, 子가 더욱 좋다(別錄).

寒熱을 除하고, 일체의 냉기를 治한다(孟詵).

中을 補하고, 心腹脹滿을 治하며, 霍亂轉筋을 멎게 하고, 胃를 開하며, 食을 下하고, 脚氣를 止하며, 大小脹을 통하게 한다(日華).

心經을 통하게 하고, 脾胃를 益한다. 煮飮이 가장 유효한데, 橘皮와 같이 달이면 좋다(蘇頌).

肌를 解하고, 表를 發하며, 風寒을 散한다. 氣를 순행시키고, 中을 寬하게 하며, 痰을 消하고, 肺를 利하며, 血을 和하고, 中을 溫하며, 痛을 止하고, 喘을 安定시키며, 安胎하고, 魚蟹毒을 解하며, 蛇犬傷을 治한다(時珍).

葉을 生食하고, 국을 끓여 먹으면 일체의 魚肉毒을 解한다(甄權).

蘇(子)

氣味 辛味 溫性 무독하다.

主治 下氣, 除寒, 溫中한다(別錄).

上氣咳逆, 冷氣 및 腰脚 中의 濕氣, 風結氣를 治한다-(하략)(甄權).

調中, 益五臟하고, 霍亂嘔吐, 反胃를 止하며, 虛勞를 補하여 사람을 肥健케 하고, 대소변을 通利시키며 癥結을 破하고, 五膈을 消하며, 痰을 消하고, 해수를 止하며, 심폐를 潤하게 한다(日華).

肺氣喘急을 治한다(宗奭).

治風 順氣 利膈 寬腸하며 魚蟹毒을 解한다(時珍).

『勿誤藥室方函口訣』 香蘇散5)條에,

이 方은 氣劑 中에서도 揮發의 功効가 있다. 그러므로 남녀 모두 氣滯로써 胸中 心下가 痞塞하여 默默하면서 식욕이 없고, 동작이 게으르며, 脇下가 痞鞕하여 大小柴胡 등을 써도 도리어 激한 자, 혹은 鳩尾部位가 몹시 동통하고, 주야로 悶亂하여 建中·瀉心類를 써도 寸効가 없는 자에게 투여하면 의외의 功効가 있다. 옛날에 西京에 한 부인이 있었는데, 心腹痛을 앓았다. 諸醫들이 최선을 다하였으나 고치지 못하였다. 한 노의가 이 方을 3첩 투여하니 霍然이 癒하였다. 임진왜란 때 가등청정의 의사가 이 方으로써 병졸을 치료한 것도 氣欝을 揮發시켰기 때문이다(香蘇散을 쓴 병증에는 半夏厚朴湯을 쓰지 않아야 한다). 단지 局方의 主治에 구애되어서는 안 된다. 또 蘇葉은 능히 食積을 解하므로 食魚毒에 유래하는 복통 또는 천식에 紫蘇를 다량 쓰면 即効한다.

이들 說에 의하건대 本藥은 亢奮性 發汗, 진해, 건위, 이뇨약으로서, 겸하여 鎭靜, 진통, 해독(魚毒)작용이 있다고 할 수 있다.

5) 香蘇散은 香附子·紫蘇葉·甘草·生薑으로 구성되는 後世方이지만, 紫蘇葉이 君藥이므로 그 작용을 가리키기 위해 여기서 인용하였다.

62. 半夏乾薑散에 관한 師論 註釋

乾嘔, 吐逆, 吐涎沫하는 것은 半夏乾薑散으로 이를 主治한다. (乾嘔, 吐逆, 吐涎沫, 半夏乾薑散主之－『金匱要略』)

(註) 나의 경험에 의하면 本方은 실제로 긴요한 것이 아닌데, 특히 이를 創方한 所以는 아마도 仲景이 이를 함유하는 小靑龍湯, 乾薑半夏人蔘丸, 半夏瀉心湯 등의 方意를 가리키기 위함인 듯하다.

1) 半夏乾薑散方

半夏 乾薑 각 等量

이를 細末하여 混和하고, 醋 2勺을 水 1合 2勺에 和하여, 藥末 4.0을 달여서 5勺을 取하여 頓服한다.

63. 乾薑半夏人蔘丸에 관한 師論 註釋

> 임신으로 구토가 멎지 않는 것은 乾薑半夏人蔘丸으로 이를 主治한다.
>
> (妊娠, 嘔吐不止, 乾薑半夏人蔘丸主之－『金匱要略』)

(註) 本條는 惡阻症의 證治를 述한 것인데, 이 嘔吐不止는 그저 不止함을 뜻하는 것이 아니고, 여러 鎭嘔劑를 써도 오히려 구토가 不止한다는 뜻이다. 그렇다면 어째서 本方에 이런 特能이 있느냐 하면 本方 중에도 生薑, 半夏가 있기 때문에 그 鎭嘔作用은 小半夏湯 등과 유사하지만, 그것들과는 달리, 2藥 외에 또한 乾薑을 함유하므로 半夏乾薑散의 효력이 있을 뿐만 아니라, 다시 人蔘을 함유하므로, 理中丸과 근사한 작용이 있다. 그러므로 그 증상에 있어서도 기타 鎭嘔劑의 증상과는 달리 열이 없고, 갈하지 않으며, 悸하지 않고, 일반적으로 陰虛狀이 있어서 心下가 痞鞕하고 오심구토하는 것이라면, 하등 陰虛狀을 治할 효능이 없는 小半夏湯, 小半夏加茯苓湯 등을 사용해도 효과가 없는 것이다. 師言에 이렇듯 함축성이 많음을 알아야 한다.

1) 乾薑半夏人蔘丸方

乾薑 人蔘 각 4.0
半夏 8.0

이를 細末하여 生薑汁 및 米糊로써 和丸하여 1회 4.0을 복용한다(단, 위의 3味에 生薑을 가하고, 물 3合을 부어 1合으로 달여서 去滓하고 1일 3회로 分服해도 가하다).

2) 선배의 論說·治驗

東洞 옹은 本方을 定義하여,

嘔吐不止하고 心下痞鞕하는 者를 治한다.

『方機』 本方의 主治에,

心下痞鞕하고 乾嘔不止하는 자를 治한다.

我說. 方 中에 人蔘이 있으므로 心下痞鞕이라 한 것이다. 믿을 수 있는 설이다.

『類聚方廣義』 本方條에

임신에 惡阻症이 특히 심하여 탕약을 복용할 수 없는 자에게는 이 方을 써서 서서히 효과를 거두는 것이 좋다. 대변이 통하지 않는 자는 大簇丸(人蔘太黃劑), 黃鐘丸(三黃丸) 등을 間服한다. 만약 蛔를 겸한 자는 鷓胡菜가 좋다.

『勿誤藥室方函口訣』 本方條에,

이 方은 本來 惡阻를 治하는 丸方이지만, 諸 구토가 멎지 않고, 胃氣가 허한 자에게 이 것을 丸料로써 써도 속효가 있다.

『橘窓書影』에,

安井仲平의 처가 나이는 20여세였는데, 산후에 胃中이 不和하여 때때로 음식을 토하고, 극도로 羸瘦하였다. 마침내 大嘔吐를 發하고, 약과 음식을 받아들이지 않았으며, 맥이 微細하고, 사지가 微冷하고, 입이 건조하여 냉수를 欲求하였다. 醫者도 속수무책으로 어찌할 바를 몰랐다. 내가 진찰하고 半夏乾薑人蔘丸料를 지어 달여서 冷液으로 하여, 때때로 1蛤씩 마시게 하고, 또 냉수로써 烏梅圓을 送下하니, 약이 비로소 咽下하고, 구토가 멎었으며, 2, 3일을 지나서 稀粥을 마시게 되어 胃氣가 점차 회복되었다. 前方을 月餘間 복용함으로써 肌肉이 肥胖되어 온전히 恢復하였다.

舊幕府市尹 池田播磨守의 첩이 나이가 40여세였다. 일찍이 吐水의 癖이 있었는데, 炎暑

를 지나서 그 병이 더욱 심해져서 음식을 전폐하게 되었고, 피골이 상접하였으며, 心中이 疼熱하여 냉수를 즐겼다. 서양의사가 5, 6명 교대로 치료하였으나 효험이 없었다. 내가 半夏乾薑人蔘丸料를 투여하고, 烏梅丸을 兼服시켜서 구토가 頓止되고, 心中의 疼熱이 날로 감퇴되며, 飮食이 漸進하였다. 池田 씨가 來謝하여 이르기를 내가 50년래 양의에게 얽매어 아직 한방요법이 이와 같이 속효가 있음을 알지 못하였음을 참으로 慚愧不禁이라 하였다.

『溫知堂雜著』에,

(상략)－ 또 乾薑人蔘半夏丸을 구토에 쓰는 데도, 本條에서 이른바 '不止'라 함을 목적으로 하여 쓴다. 이는 他藥을 써서 효과가 없고, 惡阻症이 오래 멎지 않으며, 胃 中에 허실을 띠는 경우에 쓰는 것이다. 그러므로 처음부터 이 方을 투여하더라도 효과가 없는 것이다. 나는 三味等量으로 통상 煎藥 1첩의 분량을 조합하여 물 1合 3勺을 붓고 6勺으로 달여서 이를 10회 정도로 극소량씩 頻服시킨다. 이 方의 적응증인 구토의 상태는 음식을 취하면 곧 吐出하고 諸藥을 받아들이지 않는 데 좋다. 또한 이 方의 적응증은 1, 2첩을 복용하는 사이에 반드시 상쾌함을 느끼는 것이니, 2, 3첩을 복용해도 여전히 微効도 나타내지 않는 자는 이 方의 적응증이 아님을 알아야 한다. 이러한 예는 惡阻症뿐만 아니라 널리 諸病에 運用할 수 있다. 나는 暴瀉病으로 嘔吐不止하는 경우에도 이것을 써서 즉효를 보았다.

64. 半夏瀉心湯에 관한 師論 註釋

> 傷寒病 5, 6일에, 嘔하면서 발열하는 자는 柴胡湯證이 갖추어진 것이다. 그런데 他藥으로써 이를 下해도, 柴胡의 證이 아직 있는 자에게는 다시 柴胡湯을 투여한다. 이는 이미 下한 것이라 할지라도 逆이 아니다. 반드시 蒸蒸振振하고 도리어 發熱汗出하여 解한다. 만약 心下가 滿하고 鞕痛하는 자는 結胸症이다. 大陷胸湯으로 이를 主治한다. 다만 滿하고 不痛한 자는 痞症이다. 柴胡를 투여함은 맞지 않는다. 半夏瀉心湯이 좋다.
>
> (傷寒五六日, 嘔而發熱者, 柴胡湯證具. 而以他藥下之, 柴胡證仍在者, 復與柴胡湯. 此雖已下之, 不爲逆. 必蒸蒸而振, 却發熱汗出而解. 若心下滿而鞕痛者, 此爲結胸也. 大陷胸湯主之. 但滿而不痛者, 此爲痞. 柴胡不中與之. 宜半夏瀉心湯 -『傷寒論』)

(註) 小柴胡湯 및 大陷胸湯條를 보라.

> 嘔하며 腸鳴하고 心下가 痞하는 자는 半夏瀉心湯으로 이를 主治한다.
>
> (嘔而腸鳴, 心下痞者, 半夏瀉心湯主之 -『金匱要略』)

(註) 和久田 씨의 本條 解說이 詳密하므로 다음에 이를 게재하여 주석에 代한다.

(상략)- 心下가 痞滿하여 이를 按하면 鞕하고 不痛하며, 嘔하면서 腸鳴하는 것을 半夏瀉心湯證으로 본다. 腸鳴은 마치 천둥과 같으므로 이를 雷鳴이라 한다. 雷鳴은 熱이 水를

격동시키는 것이다. 대개는 胸中에서 中脘臍上까지의 사이에서 腸鳴痞痛하다가 이윽고 大瀉하는데 이를 熱瀉라 한다. 또 病人이 식사를 하면 홀연히 설사를 하려고 하는 증상에도 역시 이 方證이 있다. 그렇지만 腹診을 詳審하여 이를 써야 한다(하략).

이 方에는 黃芩이 있어서 心下의 痞를 解하고, 黃連이 있어서 胸中의 열을 제거하므로 瀉心이라 명칭한다. 그러나 많은 것은 水이므로 半夏를 主로 하여 水를 除去하고, 乾薑을 배합하여 結을 散하며 人蔘을 배합하여 胃口를 開하고, 甘草·大棗로써 攣急症을 緩解하며, 諸藥이 화합하여 胸中의 熱을 消退시키고 水氣를 驅逐함으로써 嘔를 治하고 心下의 痞를 除去한다. -(중략)- 嘔하면 腸鳴한다는 것은 水氣임이 분명하다. 그러므로 下利하지 않더라도 이 방법을 쓰는 것이다.

1) 半夏瀉心湯方

半夏 11.0
黃芩·乾薑·人蔘·甘草·大棗 각 5.5
黃連 1.8

煎法·용법은 小柴胡湯과 같다.

2) 半夏瀉心加石膏湯方

前方 中에 石膏 2.00~10.00을 加한다.

煎法·용법은 同前.
主治 前方證으로서 石膏證을 겸하는 것을 治한다.

3) 半夏瀉心加茯苓湯方

半夏瀉心湯 中에 茯苓 7.0을 加한다.

煎法·용법은 同前.
主治 半夏瀉心湯證으로서 茯苓證을 겸하는 것을 治한다.

4) 半夏瀉心加茯苓石膏湯方

半夏瀉心加石膏湯, 半夏瀉心加茯苓湯의 2方을 合方한다.

前法 · 용법은 同前.
主治 半夏瀉心加石膏湯, 半夏瀉心加茯苓湯의 2方證이 相合된 것을 治한다.

5) 선배의 論說 · 治驗

『千金方』 心虛熱門에,

瀉心湯(本方을 말함)은 老少의 下利, 水穀不消, 腸中雷鳴, 心下痞滿, 乾嘔不安한 것을 治한다. 煮法은 後述한다. 곽란을 並治한다. 만약 寒하면 附子 1枚를 加하고, 渴하면 括蔞根 2兩을 加하며(石膏를 加하는 경우가 도리어 많다), 嘔하면 橘皮를 加하고, 동통하면 當歸 1兩을 加하며(동통이 있더라도 반드시 當歸를 加하는 것이 아니다), 客熱에는 生薑 대신 乾薑을 쓴다(이는 仲景의 方法을 문란케 하는 것이니 따를 수 없다).

『三因方』 心實熱門에,

瀉心湯(本方에서 大棗를 去한 것이지만 이를 去함은 잘못이다)은 心實熱(本方證은 實熱이 아니다), 心下痞滿, 身重發熱, 乾嘔不安, 小便不利, 水穀不消하며 欲吐하면서 不吐하고 煩悶喘急함을 治한다.

東洞 옹은 本方을 定義하여,

嘔하며 心下가 痞鞕하고, 腹中이 雷鳴함을 治한다.

我說. 이 說이 옳다. 이에 따를 것이다.

『方機』 本方의 主治에,

心下가 痞鞕하고 腹中이 雷鳴함으로 治한다(大簇).
嘔하며 腸鳴하고 心下가 痞鞕함을 治한다(大簇).

心中이 煩悸하고 혹은 怒하며, 혹은 悲傷함을 治한다(紫圓).

『漫游雜記』에,

한 점원이 大便燥結症을 앓았는데, 언제나 10여일 만에 1行하고, 대변을 下한 후에는 항문이 刺痛하여 견딜 수 없었다. 數年을 지나도 낫지 않았다. 나에게 診治를 請하므로 이를 診하니, 脈이 沈勁하고, 臍의 좌우에 積塊가 結聚되어 心下로 連하였다. 내가 이르기를, 이 병은 복부에 있는 것이지 항문에 있는 것이 아니다. 오래 치료하지 않으면 낫지 않는다고 하였더니, 점원은 승낙하였다. 그래서 半夏瀉心湯에 大黃 3分을 加하여 하루 2첩씩 투여하였다. 수일 후에 便利하고 항문이 不痛하였다. 점원이 와서 이르기를 병이 나았으니 복약을 중지하겠다고 하였다. 내가 그 복부를 按하니, 連結되었던 것이 아직 풀리지 않았으나 시험삼아 복약을 중지하라고 하였다. 그러다가 수일 후에 또 전과 같은 증상을 발하였다. 그래서 前方을 再服시켰는데 무릇 3개월을 지나서 腹候가 漸穩해졌다. 背部에 數百 壯을 灸하니 마침내 全治되었다.

『芳翁醫談』에,

休息痢를 모두들 난치라고 한다. 추측컨대 穢物이 소진되지 않은 것이다. 마땅히 篤落丸을 복용하고 半夏瀉心湯類를 겸용해야 한다.

我說. 休息痢란, 下痢와 변비가 교대되는 것을 말하며, 篤落丸이란 大黃 1味의 丸方이다.

下利症이 휴식하는 것처럼 膿血이 없이 오직 水瀉하고, 혹은 때로 自止하면 곧 腹脹하고, 瀉하면 爽然해진다. 이렇게 날이 갈수록 羸憊해지고, 面色이 痿黃하며, 惡心呑酸하고, 때로는 복부가 自痛하는 자는 半夏瀉心湯을 投與하고, 篤落丸을 겸용시키는 것이 좋다. 마땅히 長服해야 한다.

『成績錄』에,

浪華 伏見堀의 상인 平野屋某의 아들이 나이는 18세였는데, 일찍이 간질을 앓게 되었다. 발작하면 곧 冒하여 默默不言하고, 다만 미소를 잘하며, 사람과 應接하기를 싫어하였다. 그러므로 병풍을 둘러싸고 모기장을 쳐서 사람을 피하여 이불을 덮고 누워 있었다. 그 때

가 되면 크게 汗出하고 渴하여 引飮해서 湯水를 數十 盃나 마시고, 소변 역시 相等하였다. 선생이 이를 診하니, 心下가 痞鞕하고, 腹中이 雷鳴하였다. 그래서 半夏瀉心湯을 복용시키고, 발작하면 곧 五苓散을 투여하니 大渴이 頓除되고, 소변도 정상으로 회복되었다. 계속해서 半夏瀉心湯을 오래 복용시키니 癎症이 10 중 7, 8은 감퇴되었는데, 그 후 태만하여 복약하지 않았으므로 종말을 알 수 없다.

伊州의 한 상인이 鼠毒에 손상되어 微腫微熱하였다. 얼마 후에 상처는 나았는데 그 후로 諸症이 雜出하고, 心氣가 不定하며, 수족이 浮腫하여 經年토록 낫지 않았다. 선생에게 診治를 구하므로 이를 診하니, 心下가 痞鞕하고, 腹中이 雷鳴하였다. 半夏瀉心湯을 투여하고, 木鼈子, 大黃, 甘草의 3味를 煎湯으로 하여 겸용시키니 癒하였다.

『古方便覽』에,

한 남자가 구토하고 下利하여, 사지가 厥逆하였으며, 心中이 煩躁하여 氣息이 두절될 듯하였다. 한 醫者가 곽란이라 하면서 附子理中湯을 쓰니 吐하고 받지 않았으며 煩躁症이 더욱 심해졌다. 내가 곧 이 方을 복용케 하여 3服만에 全癒하였다.

『類聚方廣醫』 本方條에,

이질로서 복통하여 嘔하고, 心下痞鞕 혹은 便膿血하는 자 및 음식과 탕약이 복부로 下할 적마다 漉漉有聲하고 轉泄하는 자는 아래의 3方을 撰用해야 한다(이하 3方이란, 本方과 甘草瀉心湯, 生薑瀉心湯을 가리키는 것으로 이 說은 일리가 있다).

疝瘕, 積聚로서 동통이 心胸을 침범하고, 心下痞鞕, 오심구토, 腸鳴 혹은 下利하는 자를 治한다. 만약 大便秘하는 자에게는 消塊丸 혹은 陷胸丸을 겸용한다.

『勿誤藥室方函口訣』 本方條에,

이 方은 飮邪가 併結하여(飮邪併結이란, 水熱 2毒의 併結을 뜻한다), 心下가 痞鞕하는 것을 목적으로 한다. 그러므로 支飮 혹은 澼飮의 痞鞕에는 효과가 없다. 飮邪併結에 유래하는 구토에나, 噦逆에나, 下利에나 모두 運用하면 특효가 있다. 『千金翼』에서 附子를 加한 것은 곧 附子瀉心湯의 方意이며, 飮邪를 溫散시키는 老手段이다.

山田業廣 씨는 이르기를,

(상략)－ 迚理湯(後世方이다)을 쓰고자 하는 病人이 心下痞鞕이 심하므로, 半夏瀉心湯을 썼더니, 痞鞕이 癒함에 따라서 口中糜爛도 완전히 나았다.

舊藩 渡邊義之助의 처가 腹滿하고 經閉된 지 數月이었는데, 心下가 痞鞕하고 氣滿이 심하였다. 진찰하니, 經閉는 급히 통할 것 같지 않았다. 먼저 心下痞鞕을 瀉하려고 半夏瀉心湯을 7, 8일 썼더니, 經水가 크게 通利되고, 이력이 快해져서 全癒하였다.

65. 甘草瀉心湯에 관한 師論 註釋

傷寒 中風을 醫者가 도리어 이를 下하여, 하루에 數十 行이나 下利하고, 음식이 소화되지 않으며, 腹中이 雷鳴하고, 心下가 痞鞕하면서 滿하고, 乾嘔 心煩하여 平安치 못한 것을 醫者가 心下痞를 보고, 병이 盡하지 않았다 하여, 다시 이를 下해서 그 痞가 더욱 심해진다. 이는 熱結이 아니라, 다만 胃中이 허하여 客氣가 上逆하기 때문에 鞕해진 것이다. 甘草瀉心湯으로 이를 主治한다.

(傷寒中風, 醫反下之, 其人下利, 日數十行, 穀不化, 腹中雷鳴, 心下痞鞕而滿, 乾嘔, 心煩不得安, 醫見心下痞, 謂病不盡, 復下之, 其痞益甚. 此非熱結, 但以胃中虛, 客氣上逆, 故使鞕也. 甘草瀉心湯主之－『傷寒論』)

(註) 丹羽元堅 씨가 三瀉心湯(本方 및 半夏瀉心湯, 生薑瀉心湯을 말함)을 說하여,

結塊가 心下에 있으며 冷熱이 不調한 것이란 무엇이냐 하면, 이는 환자의 胃氣가 본래 약하여 水液이 순행하지 않는 데다가 誤治로써 다시 허하여, 위에 冷熱이 相搏하여 痞鞕을 이룬 것이다. 그래서 虛實이 相半한다. 그러므로 병세가 매우 緩하면서 實하고, 少陽의 類變과 관계된다. 그 治法은 溫涼을 병행함으로써 이를 調停한다.

라고 말한 바와 같이 本方證은 원래 胃가 弛緩하여 停水된 사람이 傷寒 혹은 중풍에 걸려 表證이 있을 때, 醫者가 이를 誤下했기 때문에 위장근이 더욱 쇠약해짐과 동시에 內陷된 熱毒이 이에 틈타서 發來한 것이다(誤下하지 않으면 本方證을 發하지 않는 것이 아니지만, 이것이 陽虛證임을 가리키기 위해 仲景은 誤下의 例를 취한 것이다). 그리고 '穀不化'란 음식물이 소화되지 않음을 뜻하며, 胃腸筋이 쇠약하고 下利가 빈번하기 때문에 소화할 겨를

이 없이 그대로 배설되는 것으로서 淸穀下利와는 다르다. '腹中雷鳴'이란 胃腸 內의 水氣가 鳴走한다는 뜻이며, 熱·水 2毒을 격동시키는 데 기인한다. "心下가 痞鞕하면서 滿하다"는 것은 心下痞, 즉 胃部의 膨滿이 他因에 依한 것이 아니고, 痞鞕에 기인함을 가리키는 것이다. "乾嘔 心煩하여 平安치 못하다"는 것은 하루에 數十 行이나 下利하여 음식물이 소화되지 않는 것과 熱水 2毒의 急迫에 기인하는 것이므로, 半夏瀉心湯의 甘草를 增量한 本方으로써 이에 대처하는 것이다. "醫者가 心下痞를 보고, 병이 盡하지 않았다 하여, 다시 이를 下해서 그 痞가 더욱 심해졌다"는 것은 下해서는 안 될 本方證을 大柴胡湯의 心下痞鞕하고, 구토하며 下利하는 증상으로 오인하여 攻下했기 때문에 心下痞鞕이 더욱 심해졌다는 뜻이다. "이는 熱結이 아니다" 以下는 本方證의 痞鞕이 大柴胡湯證과 같은 結熱에 기인한 것이 아니고, 오직 胃衰弱을 틈타서 熱水 2毒이 上逆하여 痞鞕을 일으킨 것이라는 뜻이다.

> 狐惑病은 상태가 傷寒과 같고, 묵묵히 欲眠하며 눈을 감지 못하고, 起臥不安하다. 喉를 蝕함을 惑이라 하고, 陰을 蝕함을 狐라 한다. 음식을 不欲하고, 食臭를 맡기 싫어하며, 面目이 乍赤 乍黑 乍白하며, 上部를 蝕하면 聲喝한다(一說 嗄로 되었는데 嗄가 옳은 것 같다-我註-). 甘草瀉心湯으로 이를 主治한다.
>
> (狐惑之爲病, 狀如傷寒, 默默欲眠, 目不得閉, 起臥不安. 蝕於喉爲惑, 蝕於陰爲狐. 不欲飮食, 惡聞食臭, 其面目, 乍赤, 乍黑, 乍白, 蝕於上部, 則聲喝(嗄). 甘草瀉心湯主之-『金匱要略』)

(註) 本條에 대해서는 古來로 諸說이 분분하였으나, 아직 이를 正解하는 자가 없고, 나 역시 그 뜻을 모르지만, 南涯, 琴溪 兩氏의 治驗(後記함)에 의하여 고찰컨대, 本條는 胃腸性 神經症의 證治를 述한 것 같다.

1) 甘草瀉心湯方

半夏 11.0
甘草 7.0

黃芩 乾薑 人蔘 大棗 각 5.5
黃連 1.8

前法 · 용법은 同前.

2) 선배의 論說 · 治驗

『傷寒六書』에,

動氣가 上部에 있다가, 이것이 下하면 곧 腹滿, 心痞, 頭眩하는 것은 甘草瀉心湯이 좋다.

『張氏醫通』에,

痢疾로서 음식을 不納함을 속칭 禁口라 한다. 만약 邪氣가 胃中에 留함으로써 胃氣가 伏하여 宣暢하지 않고 脾氣가 그로 인해 澁滯되는데는, 香附子, 黃連, 枳實, 厚朴, 橘紅(橘皮), 茯苓 等屬을 쓰고, 頭疼心煩하고, 嘔하면서 不食하고 수족이 溫暖한 자에게는 甘草瀉心湯을 쓴다.

東洞 옹은 本方을 定義하여,

半夏瀉心湯證으로서 心煩하여 편안치 못한 것을 治한다.

『方機』 本方의 主治에,

下利가 不止하고, 乾嘔 心煩하는 자를 治한다.

묵묵히 欲眠하고, 눈을 감지 못하며, 起臥不安하고, 음식을 不欲하며, 食臭를 맡기 싫어하는 자를 治한다.

『成績錄』에,

한 부인이 증상은 前 章에서 말한 바와 같은데(前 章에서 말한 바는 다음과 같다. 한 남자가 평소에 惝惝하여 不娛(不樂)하고, 密室에 端坐하기를 즐기며, 사람을 보려고 하지 않고, 逆氣가 심하여, 자칫하면 直視하고, 胸腹에 動悸가 있었는데, 6년 동안이나 고치지 못하였다. 선생이 이를 診하고 柴胡薑桂湯을 투여하여 癒하였다), 氣가 逆하지 않고 動悸 없음이 달랐으며, 까닭없이 悲傷하였다. 선생이 甘草瀉心湯을 투여하여 全癒하였다.

『生生堂治驗』에,

近江. 大津의 某人이 선생을 뵙고, 남모르게 말하기를, "소인에게 한 딸이 있는데, 나이가 16세로서 이미 약혼을 하였습니다. 그런데 기괴한 질병이 있어서 그 증상은 일찍이 듣지도 못하던 괴이한 짓을 합니다. 每夜 밤중에 가족들이 熟睡함을 기다렸다가 남모르게 일어나서 舞跳하는데, 그 춤이야말로 消妙閑雅하여 뛰어남이 무희의 기예와 같습니다. 2, 3시간 후에 그치고 잠이 들면 如常합니다. 내가 간간이 이를 엿보면 每夜 그 곡조를 달리하는데, 곡이 변함에 따라서 기묘하기 형용할 수 없을 정도입니다. 翌朝의 행동거지나 음식은 평상과 다름이 없고, 또 스스로도 그 사실을 모릅니다. 그래서 고해 주면 愕然하여 끝내 믿지 않습니다. 이것이 귀신이 들린 소치인지, 狐狸에게 홀린 소치인지 알 수 없습니다. 남들이 이를 알게 되면 파혼이 될 우려가 있으므로, 비밀리에 祝呪祀禱를 하지 않은 것이 없습니다. 그렇지만 아직 효험이 없습니다. 듣건대 선생께서 奇疾을 잘 고친다 하기에 왕진을 받고자 찾아왔습니다" 하였다. 선생이 대답하여 이르기를, "그 증상은 소위 狐惑病입니다"하고, 왕진하니 과연 그러하였다. 그래서 甘草瀉心湯을 투여하니 수일 내에 夜舞症이 저절로 멎고 마침내 某氏에게 시집 가서 아기까지 낳았다.

또한 大津의 한 부인에게 奇疾이 있었다. 처음에는 그 부인이 櫃 속에 고양이가 있는 것을 모르고 잘못하여 뚜껑을 닫고, 2, 3일 후에 열어 보니 고양이는 몹시 飢하여 瞋目威脅하면서 달아났다. 부인은 크게 놀라서 마침내 득병하여 號呼臥起하는 상태가 마치 고양이와 같았다. 淸水某는 선생의 친구였는데, 선생의 方을 따라서 甘草瀉心湯을 투여하여 이를 治하였다.

我說. 전자는 소위 몽유병이며, 후자는 빙의증이다. 그런데 모두 本方을 써서 이를 쉽게 고쳤으니 古方의 미묘함을 새삼 느낄 수 있다.

『靑州治譚』에,

仲景師가 이르기를, 몇 해 전 泉州에 한 남자환자가 있었는데, 최초에는 風寒에 감촉되어 痰喘을 일으켰다. 어떤 사람이 보고 痰喘이 급하다 하여 十棗湯을 써서 이를 下하였더니 瞑眩이 심하고 上下로 吐下하였다. 그러므로 사지가 微冷해지고, 食餌가 부진하였다.

간병자들이 이를 매우 危篤하다고 생각하였으며, 前醫는 頻繁히 茯苓四逆湯을 썼으나 微冷은 회복되지 않았다. 그러므로 나에게 診治를 청하므로 왕진하니, 心下痞鞕의 기미가 있어서 자칫 吐하게 되므로 逆上하는 所致로 보았다. 그래서 甘草瀉心湯을 한꺼번에 5첩을 調合하여 五更 무렵부터 여명까지 다 마시도록 당부하였다. 지시한 대로 복용하니 점점 微冷이 회복되고, 逆上의 기미도 점차 풀려서 마침내 愈하였다.

『痲疹一哈』에,

靑山次郎太夫의 처가 나이는 20세 가량이었는데, 傷寒病이 愈한 후, 14, 5일 만에 발열이 3, 4일 계속되더니 疹子가 發出할 듯하면서 發疹하지 않고, 心下가 痞鞕하며 煩躁하여 수면을 취할 수 없었고 설사를 하루에 2, 3行하였다. 그래서 甘草瀉心湯을 지어서 이를 복용시키니, 그 이튿날 크게 발한하고, 疹子가 모두 發出하여 諸證이 저절로 안정되고 收疹되어 健食이 如常해졌다.

我說. 汗劑가 아닌데도 발한하고 낫는 것이 이와 같으니, 이는 古方이 원인요법이기 때문이다.

『類聚方廣義』 本方條에,

이 方은 半夏瀉心湯方 內에 다시 甘草 1兩을 가한 것으로서 그 主治하는 바가 크게 다르다. 즉, 下利를 하루에 數十 行이나 하고 음식물이 소화되지 않으며, 또, 乾嘔 心煩하여 편안치 못하고, 또 默默하여 欲眠하면서 눈을 감지 못하고 起臥不安하다고 한 것은 모두 急迫의 所致이다. 甘草로써 君藥을 삼는 所致이다.

慢驚風에는 이 方이 좋은 경우가 있다.

『勿誤藥室方函口訣』 本方條에,

이 方은 胃中不和의 下利를 主治한다. 그러므로 穀不化·雷鳴下利가 목적이다. 만약 穀不化하고, 雷鳴이 없는 下利라면 理中·四逆湯의 適應症이다. 外臺에서 '水穀不化'라고 써서 '淸穀'과 表理를 달리하였는데, 옳은 表理이니 따라야 할 것이다. 또 산후의 口糜瀉에 써서 奇效가 있다. 이러한 사실은 芩連이 도리어 健胃의 효과가 있다고 할 수 있다.

『橘窓書影』에,

麻布 相模殿橋의 福池佐兵衛의 처가 나이는 25, 6세였는데, 산후에 수개월간 下利가 멎지 않고, 心下가 痞鞕하며, 음식이 不進하고, 口糜爛하며, 兩眼이 赤腫하고 맥이 虛數하면서 羸瘦가 심하였다. 그래서 甘草瀉心湯을 투여하여 수십일간 복용시키니 下利가 멎고 諸症이 全癒하였다.

我說. 이는 張氏醫通의 所謂 口糜瀉이다. 나는 每樣 甘草瀉湯을 써서 屢効를 거두었다. 按컨대 『金匱』의 狐惑條와 『傷寒論』의 下利條에 의한 것이다. 世醫들은 他方을 써서 誤治하는 경우가 많다.

本鄕弓街의 松平鐵之丞의 처가 나이는 25, 6세였는데, 임신 중 水氣가 있어서, 산후에 이르도록 제거되지 않고 心下가 痞鞕하며, 雷鳴下利하고, 口中이 糜爛하며, 鹽味를 먹을 수 없고, 겨우 粥을 마시면 噫氣를 發하고 酸水를 토하였다. 醫者들이 대개 불치증이라 하였다. 나는 口糜瀉로서 胃中下利의 증상이라 하여 甘草瀉心湯을 투여하였다. 수일 만에 痞鞕이 제거되고, 식사가 조금씩 진행되었다. 계속 連服시키니 口中이 和하고, 酸水가 멎었다. 그리고 水氣下利가 여전하였으므로 四苓湯加車前子의 大劑를 십여일간 투여하니 兩證이 全愈하였다.

我說. 四苓湯은 五苓散에서 桂枝를 去하여 煎劑로 한 것인데, 仲景師의 本旨를 몰각한 것이므로 採用할 수 없다.

山田業廣 씨의 말.

나는 즐겨 甘草瀉心湯을 쓴다. 年前에 舊松浦侯의 家臣 某가 4, 5일 간격으로 야간에 갑자기 昏冒하여 그 증상이 癲癇과 같고, 吐沫을 하였다. 혹은 간질로 보고, 혹은 蛔症으로 보아 각종의 약을 썼으나 낫지 않았다. 무려 1년여를 이렇게 지내오다가 나에게 診治를 請하였으므로 甘草瀉心湯을 투여하니 한 번도 발작하지 않았다.

한 주점의 주인이 주야로 음주만 하고 거의 절식하는 상태였는데, 자주 변소에 가서 下利症과 유사하였고, 氣搆懶惰하며, 心氣가 정상을 벗어나서 健忘하며, 때로는 罵言을 하고

大聲을 發하는 수도 있었다. 歸脾湯 등을 썼으나 무효이었다. 나에게 診治를 청하므로 음주를 엄금케 하고 甘草瀉心湯加茯苓을 투여하니 날로 쾌차하여 大効를 얻었다.

또 20여년 전에, 小諸侯가 信州小諸에 있을 때, 脾虛하여 食氣가 없고, 羸瘦하며, 주야로 涎沫을 토하였다. 侍醫가 백방으로 치료하였으나 더욱 피로가 심하였다. 나를 불렀으므로 이를 診하고 甘草瀉心湯을 처방하였는데 20일 가량으로 증상이 태반은 쾌차하여 歸京하였다. 그 후 微腫이 發한다는 연락이 왔으므로 香砂六君子湯을 보냈더니 全快하였다고 한다.

我說. 香砂六君子湯을 쓰는 것은 小柴胡湯加橘皮茯苓丸을 쓰는 것만 못하다.

『溫知堂雜著』에,

倉吉東町, 豊田勝成의 아들이 나이는 8세였는데, 봄철부터 面色이 青白하고, 神氣가 不振하였으나 별로 고뇌는 없었다. 집이 몹시 가난하였으므로 아직 醫治를 받지 못했는데, 仲夏에 時氣의 感觸으로 微熱下利하고 때로는 하혈을 하였으므로 놀라서 나에게 치료를 청하였다. 그래서 胃苓湯을 투여하니 下利와 下血이 멎었는데, 大暑 무렵이 되자, 전신이 水腫하여 腹滿이 심하고, 二便이 불통하였으며, 大渴煩熱하고 이어서 다시 下痢를 發하였다. 四苓散加車前子를 투여하여 무난히 治하였으나, 下利는 멎지 않고 腹滿雷鳴하며, 右肋下에 癖塊를 나타내어 점점 팽대해졌고, 面色의 青白과 神氣不振 等症도 여전하였다. 그런데 신체의 쇠약은 비교적 심하지 않았다. 나는 甘草瀉心湯加陳皮茯苓을 투여하여 下利는 거의 멎었지마는, 諸症에 뚜렷한 효험이 없었다. 때마침 8월의 醫會가 있었으므로 시험삼아 이 患兒를 데리고 가서, 衆醫들에게 診按시켰다. 會中의 洋醫는 心病이라 하기도 하고, 혹은 간장비대증이라기도 하였다. 아무튼 간장비대가 심하므로 먼저 간장을 치료하는 것이 적당하겠지만, 대개가 난치라 하고 모두들 이와 同說이었다. 그때 내가 말하기를, "과연 간장비대나 빈혈이나 心病도 있지마는 지금 이와 같이 腸胃不利의 증상이 많은 형편에서는, 비록 他病의 약을 쓰더라도 곧바로 간장이나 심장에 듣지 않을 것이니, 먼저 腸胃를 다스린 후에 他治로 전환하자는 생각에서 지금은 甘草瀉心湯을 투여 중이오. 그리고 또한 나의 의중에는 이 癖塊가 처음에 胃腸의 運化不足에서 생긴 것이므로 만약 胃腸의 健運이 잘 되면 간장비대도 따라서 낫지 않을까 하고 혼자 생각하고 있소. 그러니 먼저 나의 治法에 따르기로 하고, 만약 효과가 없으면 諸君의 良法을 請하겠다"고 하였다. 그래서 前方을 지속시키니 가을의 냉기가 돌면서 차차 快氣하고 癖塊도 축소되었으며, 色澤도 회복되었다. 그해 11월에 초등학교 개교식이 있었는데 이 아이도 입학하여 그 후 계속 잘 통학하고 있다.

我說. 胃苓湯은 平胃散(後世方)에 五苓散을 合한 것인데, 특별히 그것을 쓸 필요는 없고, 小柴胡加橘皮厚朴湯을 쓰면 足하다.

66. 生薑瀉心湯에 관한 師論 註釋

> 傷寒이 汗出하여 解한 後에, 胃中이 不利하고, 心下가 痞鞕하며, 乾噫食臭를 發하고, 脇下에 水氣가 있으며, 腹中雷鳴하고 下利하는 자는 生薑瀉心湯으로 이를 主治한다.
>
> (傷寒汗出, 解之後, 胃中不和, 心下痞鞕, 乾噫食臭, 脇下有水氣, 腹中雷鳴下利者, 生薑瀉心湯主之－『傷寒論』)

(註) 이 문맥을 일견하면, 傷寒이 發汗劑의 응용으로 인해 汗出되고 治한 후에 갑자기 胃中이 不利하고 운운한 병증을 發한 것처럼 되었지만, 其實 그렇지 않다. 이 증은 종전부터 존재하던 것인데, 傷寒으로 말미암아 일시 은폐되었던 것이므로 傷寒이 治하자마자 곧 現出한 것이다. 그리고 胃中이 不和하는 것은 胃內가 평시와 같이 조화되지 않는다는 뜻이며, 乾噫食臭란 『傷寒雜病辨證』에서,

> 噫는 噯이다. 噯는 噫의 俗字이다. －(중략)－ 按컨대 噫는 說文에서 말하는 飽食臭이다. －(중략)－ 『金匱』에서 말하기를, "中焦의 氣가 아직 和하지 않으면 穀을 소화할 수 없다. 그러므로 噫하게 한다 하였다. 平脈法에서 말하기를 噫하고 呑酸하며, 食이 卒下하지 않는다 하였고, 또 말하기를, 上焦不歸하는 것은 噫하고 酢呑한다고 하였는데 모두 같은 뜻이다. 대체로 宿停이 있어서 含酸함을 噫라고 하며, 酸水가 不出함을 乾噫이라 한다. 噫는 곧 噯이며 食臭이다. 그러므로 乾噫食臭라 하고 噫氣라 함은 모두 物出하지 않음을 일컫는 것이다."

라고 말한 바와 같이 소화불량에 呑酸嘈雜을 겸했다는 뜻이며, 脇下에 水氣가 있다는 것

은 胃內에 停水가 있음을 말한다. 이로써 本方이 위의 이완확장 및 多酸症에 쓰이는 所以를 알 수 있으며, 또 雷鳴下利하는 자라고 한 것으로 보아, 급성위장카타르에 응용할 기회가 있음을 수 있다.

1) 生薑瀉心湯方

半夏 11.0
甘草 · 人蔘 · 黃芩 · 大棗 각 5.5
黃連 · 乾薑 각 1.8
生薑 7.0

煎法과 용법은 前과 같다(但, 本方의 加味方은 半夏瀉心湯과 같다).

2) 선배의 論說 · 治驗

『施氏續易簡方』에,

生薑瀉心湯은 大病이 新差하여, 脾胃가 아직 약하고 穀氣가 아직 회복되지 않았는데, 強食過多하므로 停積이 不化하고, 心下가 痞鞕하며, 食臭를 乾噫하고, 脇下에 有水하여 腹中雷鳴하고, 下利發熱함을 治한다. 食傷症에 이를 복용하는 것이 가장 좋다.

東洞 옹은 本方을 定義하여,

生薑瀉心湯은 半夏瀉心湯證으로서 乾噫食臭하며 下利하는 자를 治한다.

『醫事惑問』에,

나는 전에, 京師祇園町 伊勢屋長兵衛라는 사람을 치료한 일이 있다. 그 病人은 설사증이 있었는데 世醫들이 난치증이라 하였다. 그래서 나를 초청하였으므로 왕진하니, 心下가 痞鞕하고, 水瀉嘔逆하여 절명상태이었다. 내가 말하기를 이분의 치료는 세인이 매우 두려워하는데, 그 까닭은 지금 매우 柔한 의약이라도 이분에게 써서 병에 적중하면 크게 瞑眩을 일으킬 것이오. 그 瞑眩을 두려워해서는 병을 고치지 못한다고 하였다. 가족들이 납득하고 약을 청하였다. 그래서 生黃瀉心湯 3첩을 썼더니, 그날 7시경에 크게 吐瀉하고 病人이 기절하였다. 이렇게 되자 온집안이 떠들썩하여 醫者를 모아 진찰시키니 모두 죽었다고 하면서 돌아갔다. 그래서 급히 나를 불렀으므로 가서 診하니, 色脈呼吸이 모두 끊어졌다. 가족들도 죽었다고 한다. 참으로 죽은 것처럼 보이지만, 그 형상에 의심스러운 점이 있었고, 또 죽은 지 겨우 2시간밖에 되지 않았다. 우선 안정시켜서 정말 죽었는지 안 죽었는지 지켜보라고 하여 前方의 약을 입 안에 넣어 통하게 되면 소생한다고 이르고서 돌아왔다. 그날밤 9시경에 환자가 꿈에서 깨어난 것처럼 눈을 뜨고, 일가친척들이 둘러앉아 있음이 무슨 까닭이냐고 물었다. 모두들 놀라면서 말하기를, 오늘 7시경부터 지금까지 呼吸色脈이 모두 끊어져서 醫者를 모아 모였더니, 死者에게 약이 없다고 하면서 돌아갔으므로 이렇게 모였다고 하니, 病人도 이상하게 생각하여, 낮에 크게 瀉한 후로는 조금도 病苦가 없이 잠을 잔 것 같은데 벌써 기력도 좋아졌으니 모두들 돌아가라고 하였지만, 가족들은 의심쩍게 여기고 낮에 보인 근처의 醫者를 불러서 진찰시키니, 맥도 如常하고 아무 병도 없다고 하면서 돌아갔으므로 病人도 더욱 기력을 얻어서 부디 돌아가라고 하였다. 그래서 친척들은 돌아갔는데, 그 후에 시장하다고 하였으므로 간단한 식사를 하고, 기분 좋게 잠을 잤다. 翌朝에는 더욱 완쾌되어 다년간의 병을 잊어버리게 되었다. 이 사람은 유년시부터 음식물에 체했으므로 흰죽으로 양육하였으며, 40여세가 되어도 색다른 것을 먹으면 곧 체하였으므로 음식을 함부로 아무것이나 먹을 수 없었다. 그러던 것이 이 병을 治한 후로는 무엇을 먹어도 체하는 일이 없이 70까지 건장하게 지냈다.

我說. 本方을 복용하면 왕왕 瞑眩을 일으켜 瀉下하는 수가 있었는데 놀랄 것이 아니다.

『成績錄』에,

한 남자가 나이는 30여세였는데, 心下가 痞塞하고, 左脇下에 凝結이 있었으며, 腹中이 雷鳴하고, 과식하면 반드시 下利하였다. 이런 증상이 6년이나 되었는데, 선생이 生薑瀉心湯을 투여하니 愈하였다.

『二神傳』에,

生薑瀉心湯은 卒癇 乾嘔함을 治한다.

『荻野家口訣』에,

鼓脹 心下에서 점차 脹滿되는 것은 實症이다. 生薑瀉心湯, 大半夏湯 -(중략)- 血脹(瘀血 原因性 腹膜炎)은 小腹에서 脹滿하는 것이다. 먼저 生薑瀉心湯을 쓰면, 그 結塊가 서서히 감퇴된다. 그러나 장복하지 않으면 무익하다. 이는 血塊이므로 반드시 水를 留하여 凝結되어 그 塊가 커지는 것이다. 結塊를 解하고 혈맥의 一方을 투여하면 奏効가 빠르다.

我說. 나의 경험에 의하면, 心下에서 점차 脹滿해지는 증상에는 大柴胡加厚朴湯, 小腹에서 脹滿해지는 증상에는 大黃牡丹皮湯을 要하는 경우가 도리어 많다.

留飮 (상략)- 일반적인 留飮을 痞鞕하는 자는 生薑瀉心湯으로 이를 主治한다.

嘈雜 水에 火를 겸하려는 것이 있다. 治方은 三瀉, 生薑瀉心類이다. 모두 痞症이 없으면 쓰기 어렵다.

我說. 이는 呑酸嘈雜이 停水에 염증을 겸한 所致라는 뜻이며, 三瀉는 半夏·甘草·生黃의 三瀉心湯을 가리키는 것이다.

産後下利는 분만으로 인해 지금까지 屈했던 腸이 일시에 펴져서 水流하기 때문에 마침내 下利하는 것이다. 生薑瀉心湯을 투여하여 腸 中의 水를 구축하는 수밖에 없다.

産後咳嗽는 대개 水가 폐를 浸한 所致이다. 治方은 同前.

我說. 위의 2症은 반드시 本方의 主治에 속하는 것은 아니다. 실험에 의하면 小柴胡湯當歸芍藥散合方證이 도리어 많다.

帶下 帶脈에 의하여 下流하므로 帶下라 名한다. 무릇 帶水는 水와 血의 凝結이다. 그 起源은 水飮이 衝脈을 下하여 帶脈을 거쳐 下藏으로 들어가서 血과 結하여 帶下로 된다. 그러므로 生薑瀉心湯으로 水飮을 제거하고 坐藥을 써서 帶下를 去한다.

我說. 여기서 帶下의 유래를 說한 것은 後世醫의 臆測에 연유한 것이므로 취할 바가 못된다. 白帶下[1)]가 水血 2毒의 합병에 기인함은 荻野 씨의 說과 같지만 治方은 이렇게 단순하지 않다.

『類聚方廣義』本方條에,

무릇 噫氣乾嘔를 앓고, 혹은 嘈雜呑酸하며, 혹은 평일에 飮食할 적마다 惡心妨滿을 느끼고, 脇下에 水飮이 升降하는 자는 대개 心下가 痞鞕하고, 혹은 臍上에 結塊가 있다. 이 方을 장복하고, 5椎에서 11椎에 이르기까지, 그리고 章門(第12 肋軟骨尖端의 下部)에 매일 數百 壯씩 施灸하고 消塊丸, 消石大圓 등을 겸용하면 자연히 유효하다.

『方伎雜誌』에,

僻囊 혹은 吐水病이라 하여, 腐敗水 혹은 食物까지 섞여서 토출하는 경우가 있는데, 대개는 흉중이 嘈雜하고, 心胸이 痞塞하며, 脇腹이 攣急하고, 癥結等症이 있고, 肩背가 凝痛하는 수도 있으며, 매일 혹은 격일, 4, 5일 만에 반드시 동통을 발하고, 苦酸水 혹은 無味한 水를 토출하는 수도 있고, 토하기 전에 噫氣惡心뿐으로 동통하지 않는 자도 있다. 대개 대변이 秘結되는 사람이 많다. 主方은 生薑瀉心湯 혹은 附子粳米湯에 芍藥甘草湯 혹은 大建中湯 등을 合하고, 兼用으로는 消塊丸, 大陷胸丸 1錢을 每夜 혹은 1, 2夜를 걸러서 쓰면 3, 4개월 만에 全治하는 것이다. 또, 7, 8椎에서 14, 5椎까지, 그리고 章門, 痞根에 施灸해야 한다. 그렇지만 음식의 금기를 엄수하지 않으면 아무리 的方을 쓰더라도, 또는 鍼灸를 열심히 시술하더라도 낫지 않는 것이다. 酒, 硬飯, 蕎麥麵, 떡, 경단, 葛餠, 酢, 油膩物, 湯菜, 乾脯類를 일절 금하고 服藥鍼灸해야 한다. 구토하는 것이 병증이므로 소화되기 어려운 것이 들어가면 토하는 것이 필연적이다. 이런 이치를 설명하면 병인도 납득하여 節愼할 수 있는 것이다. 吐水 후에 渴하여 견디지 못하는 사람이 있다. 이때는 茯苓澤瀉湯을 多服시켜야 한다. 10일쯤 음식을 조심하면 동통과 구토도 멎는다. 그러는 동안에 腹中에 점착된 宿毒도 제거되고, 拘攣이나 癥塊도 완화되는 것이다. 此症을 앓는 사람은 대개 술과 美味를 즐기고, 또는 맵고 짠 것, 튀김 등을 즐긴다. 그러므로 음식의 금기를 어렵게 생각하지 마는 이를 지키지 않는 사람을 치료함은 무익한 일이다.

我說. 나의 경험에 의하면, 此症에는 本方은 單用해야 할 경우가 있고, 本方加茯苓을 처방해야 할 경우가 있으며, 本方加茯苓石膏를 투여해야 할 경우가 있다. 또한 이들에 芍藥

1) 白帶下는 水血 2毒 외에 다시 염증이 첨가된 所致이다.

甘草湯, 大建中湯, 桂枝茯苓丸, 當歸芍藥散 中의 1方을 合用해야 할 경우도 있으며, 또 이들에 黃解丸을 겸용해야 할 경우도 있어서 반드시 일정한 것이 아니므로 병자에 임하여 適宜하게 처방해야 할 것이다.

67. 旋覆花代赭石湯에 관한 師論 註釋

> 傷寒病이 발한, 혹은 吐, 혹은 下하여 解한 후에 心下가 痞鞕하고, 噫氣가 제거되지 않는 자는 旋覆花代赭石湯으로 이를 主治한다.
>
> (傷寒發汗, 若吐, 若下, 解後, 心下痞鞕, 噫氣不除者, 旋覆花代赭石湯主之－『傷寒論』)

(註) 本條의 病症도 역시 前條와 마찬가지로 傷寒에 걸리기 이전부터 존재하던 것이며, 汗吐下 후에 初發한 것이 아니다.

『餐英館治療雜話』에,

이 方도 역시 心下가 痞鞕하고, 大便秘, 噫氣不在한 자에게 써야 한다. 그렇지만 三黃瀉心湯은 熱秘(열이 있어서 변비하는 것)에 쓰고, 이 方은 虛秘(虛證으로 便秘하는 것)에 쓴다. 이 점을 病人의 상태에서 유의할 것이다. 각설 反胃噎膈症은 모두 不治이다(食道胃癌은 不治라는 뜻). 元氣가 아직 大虛하지 않을 경우에는 順氣和中湯에 加牡蠣하고(順氣和中湯을 써야 할 증상에는 生薑瀉心湯을 써야 한다), 혹은 대변이 오래 秘하는 자에게는 大黃甘草湯을 써서 대변이 통하면 일단 快해진다. 元氣가 이미 疲勞하고 대변이 秘하며 음식물을 토하는 자는 脾胃가 虛極하여, 虛氣가 心下에 結聚된 것이다. 이때 大黃劑를 투여하는 것은 좋지 않다. 비록 일단 快함을 느낄지라도 도리어 命期를 재촉하게 된다. 이때 此方을 써서 虛氣의 逆을 代赭石으로 鎭墜시키고, 半夏·旋覆花로써 逐飮하는 것이 妙効가 있다. 이는 내가 연구한 바가 아니다. 周揚俊이 이르기를 反胃噎食하고 氣逆不降하는 자를 治함에 있어서 神効가 있다고 하였다. 내가 數名을 경험한 바로는 此方으로 治한다는 것이 아니다. 필경은 불치이다. 『傷寒論』에도 噯氣不除라 하였는데, '不除'의 2字에 妙意가 있다. 이미 生薑瀉心을 써서 噫氣가 제거되지 않는 것은 虛氣가 逆한 것이다. 此方으로 鎭墜시켜야 한다는 뜻이다. 古人의 字를 1字도 소홀히 할 수 없음을 이로써 알 수 있다.

이 說에는 한두 가지 논의해야 할 것이 있지마는 대체는 良說이다. 이로써 本條를 意解할 것이다.

1) 旋覆花代赭石湯方

旋覆花 · 甘草 · 大棗 각 5.5
人蔘 3.5
生薑 9.5
半夏 11.0
代赭石 1.8

煎法과 용법은 前과 같다.

2) 선배의 論說

『活人書』에,

旋覆代赭石의 證이 있고, 咳逆氣虛한 자는 먼저 四逆湯을 복용하고, 胃寒한 자는 먼저 理中丸을 복용하고 이어서 旋覆代赭石湯을 복용하는 것이 좋다.

我說. 虛虛는 陰虛이며, 胃寒도 역시 陰虛라는 뜻인데, 이보다 輕微한 것이다.

『勿誤藥室方函口訣』 本方條에,

此方은 生薑瀉心湯證보다 한층 重한 자를 治한다. 『醫學綱目』에는 病解한 후에 痞鞕噫氣하고 下利하지 않는 자를 此方證으로 하며, 下利하는 자를 生薑瀉心湯證으로 하였다. 이제 구토의 諸症과 대변이 秘結하는 자에게 써서 유효하다. 또 下利가 不止하고 구토하여 宿水를 토하는 데 유효하다. 하나는 秘結에 좋고 하나는 下利에 좋다. 그 妙効가 表裏에 구애되지 않는다. 또 噦逆, 水飮에 속하는 자를 治한다. 周揚俊은 이르기를 나는 此方을 써서 反胃噎食, 氣逆不降한 자를 治하여 신효하다고 하였다. 시험해 볼 것이다.

3) 旋覆花의 醫治効用

『本草綱目』에,

旋覆花 花

氣味 (중략)— 權曰, 味甘 무독하다. 『大明』에, 무독하다.

主治 主水腫, 逐大腹, 開胃, 止嘔逆하며, 食不下를 止한다(甄權).

痰水를 순행시키고, 頭目風을 제거한다(宗奭).

消堅 軟痞하고 噫氣를 治한다(好古).

發明 時珍曰, 旋覆은 —(중략)— 그 功効는 오직 行水 降氣하고 혈맥을 理할 뿐이다.

上文에 의하건대, 本藥은 건위이뇨약이며 겸하여 治噯氣의 特能이 있는 것 같다.

4) 代赭石의 醫治効用

本藥은 산화철이므로 收斂, 보혈, 지혈, 작용이 있음이 분명하다.

68. 乾薑黃連黃芩人蔘湯에 관한 師論 註釋

> 傷寒, 本自寒下, 醫復吐下之, 寒格, 更逆吐下, 若食入口即吐, 乾薑黃連黃芩人蔘湯主之
> 『傷寒論』

(註) 本條의 文義는 분명치 않으므로 古來로 醫家들은 脫簡이 있다고 하는데, 나도 역시 同感이므로 이 註釋은 차치하고, 方劑에 대하여 관찰하고자 한다. 本方은 瀉心湯去大黃, 半夏瀉心湯去半夏甘草大棗, 人蔘湯去朮甘草를 合方한 것으로 간주할 수 있으므로 그 증상은, 瀉心湯證의 경우처럼 心中이 煩悸하고 上熱하지만 大黃이 없는 점으로 보아 실상이 아니고 허상이며, 변비하지 않고 下利하는 것이다. 또 半夏瀉心湯證과 흡사하여 嘔吐下利를 하지마는, 半夏·甘草·大棗가 없는 점으로 보아, 雷鳴腹痛症이 없다. 또 人蔘湯과 類似하여 陰虛狀이고, 心下痞鞕, 下痢下寒하지만, 朮·甘草가 없는 점으로 보아, 위내정수, 소변불리, 흉복통증이 없다. 東洞 옹이 本方은 心中煩悸 心下痞鞕하고 吐下하는 자를 主治한다고 말한 것은 上記한 鄙見을 집약한 것과 거의 일치되지만, 上熱下寒의 病情을 말하지 않은 것이 不備하다. 이는 仲景師가 本方을 厥陰篇(上熱下寒의 證治를 述한 것)에 게재한 진의를 몰각한 것이다.

1) 乾薑黃連黃芩人蔘湯方

乾薑·黃連·黃芩·人蔘 각 9.0

煎法과 용법은 전과 같다.

2) 선배의 論說·治驗

『方機』의 本方 主治에,

下利・心下痞鞕 乾嘔하는 자를 治한다.

『成績錄』에,

道修街의 한 상인의 아기가 나이는 7세인데, 황홀하면서 인사불성하고, 煩悶不語하였다. 급히 선생을 청하여 왕진하니, 直視, 胸滿하고, 心下가 痞鞕하며, 身熱이 몹시 심하였다. 선생이 이르기를 속칭 蟲熱이라 하는 것으로 혈기가 心胸에 聚集된 것이라 하면서 乾薑黃連黃芩人蔘湯 및 黃連解毒散을 지어 1주야에 교대로 6첩을 복용시켰다. 아기는 약을 잘 복용하고 2일 만에 병이 癒하였다.

한 소아가 나이는 10여세인데, 하절에 10여일이나 대변을 보지 못하고, 마침내 煩悶不語하였다. 한 醫者가 暍病(일사병)이라 하여 白虎湯을 주었고, 한 醫者는 外邪라 하여 發表劑를 투여하였으나 모두 무효이었다. 그래서 선생에게 診治를 청하므로 이를 진찰하니 胸滿이 太甚하고, 腹中이 虛軟하였으며, 다만 胸腹部가 灼灼하듯이 熱하고 他處는 無熱하고, 舌上이 微黃하고 태는 없었다. 胸滿症이 며칠이나 되느냐고 물으니, 가족이 대답하기를 아직 3일에 불과하다고 하였다. 선생이 이르기를 이 병은 外襲에 기인한 것이 아니고, 血氣가 內部에서 上迫한 것이다. 무릇 內發에서 發하는 것은 처음에 대개는 吐下한다고 하였다. 가족이 과연 그러했다고 하였다. 그래서 乾薑黃連黃芩人蔘湯을 투여하고 解毒散을 겸용시켰다. 이를 복용한 지 2일 만에 대변을 1行하고 煩悶症이 멎었다. 다시 紫圓 소량을 투여하고 또 前方을 같은 방식으로 투여하니 마침내 全愈하였다.

『類聚方廣義』 本方條에,

胃反, 心胸鬱熱, 心下痞鞕 혹은 嘈雜하는 자를 治하는 바, 消塊丸을 겸용한다.

骨蒸勞熱, 心胸煩悶, 咳嗽乾嘔 혹은 下利하는 자는 此方이 좋다.

我說. 나도 역시 本方을 써서 此症을 治하였다.

『勿誤藥室方函口訣』 本方條에,

此方은 膈熱이 있어서 吐逆하면서 음식을 받지 않는 자를 治한다. 半夏・生薑은 諸嘔吐를 止하는 약을 써서 寸效도 없는 자에게 특효가 있다. 또 禁口痢를 治한다.

69. 黃連湯에 관한 師論 註釋

傷寒으로 胸中에 열이 있고, 胃中에 邪氣가 있으며, 腹中이 동통하고, 구토하려고 하는 자는 黃連湯으로 이를 主治한다.

(傷寒, 胸中有熱, 胃中有邪氣, 腹中痛, 欲嘔吐者, 黃連湯主之-『傷寒論』)

(註) 胸中에 열이 있다는 것은, 胸中에 煩熱, 즉 心中이 煩悸한다는 뜻이며, 胃中에 邪氣가 있다는 것은, 胃內에 熱毒 및 水毒이 있음을 뜻한다. 그리고 腹中이 동통한다는 것은, 2毒이 위장점막을 자극하는 결과이며, 구토하려고 하는 것은, 水毒이 熱毒으로 인해 격동되어 上迫하려고 하기 때문이다.

本方은 桂枝去芍藥湯(生薑을 缺함)을 原方으로 하는 것이므로, 腹狀 역시 이것과 매우 유사하다. 뿐만 아니라 本方은 半夏瀉心湯의 黃芩을 桂枝로 바꾸고, 黃連을 增量한 것이므로 方意 역시 이것과 매우 흡사하다. 그러므로 비단 구토하려고 하는 증상을 治할 뿐만 아니라, 下痢를 療하는 경우도 있음을 알아야 한다.

1) 黃連湯方

黃連・甘草・乾薑・桂枝・大棗 각 5.5
人蔘 3.5
半夏 11.0

이를 細剉하여 물 2合으로 달여서 去滓하여 1일 3회로 나누어 溫 혹은 冷服한다.

2) 선배의 論說 · 治驗

『保赤全書』에,

黃連湯을 痘瘡의 熱毒이 胃中에 있어서 복통을 일으키고, 심한 경우 구토하려고 하는 것을 治한다.

東洞 옹은 本方을 定義하여,

心煩, 心下痞鞕, 복통, 구토, 上衝하는 자를 治한다.

我說. 心煩은 黃連이 있기 때문이며, 上衝은 桂枝가 있기 때문에 그렇게 말한 것이다.

『方機』 本方의 主治에,

心煩嘔逆하는 자를 治한다.

『方輿輗』 本方條에,

此方은 복통하며 메스껍게 嘔氣가 있는 자를 治한다. 대개 이 복통은 心下에서 臍上까지의 부위가 동통하는 것이다. 臨治하는 醫者는 이 동통부위를 잘 明察하여 方劑를 처해야 한다.

『傷寒論述義』에,

此方(本方을 말함)은 곽란의 토사복통을 治함에 있어서 應効 如神하다.

『類聚方廣義』 本方條에,

곽란, 疝瘕, 攻心腹痛, 發熱上逆하고, 心悸하며 구토하려고 하는 증상 및 부인의 血氣痛, 嘔하면서 心煩, 발열 두통하는 자를 治한다.

『勿誤藥室方函口訣』 本方條에,

此方은 胸中에 열이 있고 胃中에 邪氣가 있다는 것이 本文이지만, 喩嘉言이 "濕家, 이를

下하여 舌上이 如胎한 자는 단전에 열이 있고, 胸中에 寒이 있다. 仲景 역시 이 탕을 써서 이를 治하였다"라는 說에 따라서 '舌上如胎'라는 4字를 一徵으로 삼아야 한다. 이 증상에서 胎의 모양은 舌의 안쪽에 태가 두껍게 끼고, 약간 황색을 띠며, 舌上이 윤활하다. 이러한 舌胎가 있는 경우는 비록 복통이 없더라도 雜病症으로서 乾嘔症이 있고 諸治가 무효인 경우에 本方이 단연 유효하다. 복통이 있으면 더 말할 나위없이 유효하다(이 舌胎說은 옳은 것으로 믿을 만한 說인데, 이미 津田玄仙 씨가 그의 著『療治茶談』에서 說한 바 있으므로 淺田 씨의 創見이 아니다). 또 此方은 半夏瀉心湯에서 黃芩을 去하고 桂枝를 代入한 方이지만 그 효용은 크게 다르며(크게 다른 것이 아니라 매우 근사하다), 甘草, 桂枝, 人蔘과 배합된 趣意는 桂枝人蔘湯에 가까운데, 다만 그것은 協熱利에 쓰고, 이것은 上熱下寒에 쓰는 점이 다르다. 그 까닭은 此方이 黃連을 主藥으로 하기 때문이다(2方 共히 上熱下寒症이 있다. 단, 桂枝人蔘湯은 桂枝뿐이므로 上熱이 輕하지만, 本方에는 桂枝, 黃連이 병존하므로 上熱이 강하다. 그렇지만, 本方의 下寒은 桂枝人蔘湯, 乾薑黃連黃芩人蔘湯에 비하면 매우 약하다). 또 按컨대 이 桂枝는 복통을 主治한다. 즉 千金生地黃湯의 桂枝와 同旨이다(반드시 桂枝는 복통만을 主治하는 것이 아니다).

『橘窓書影』에,

芝三島街, 書肆和泉屋市兵衛의 처가 나이는 40여세인데 暑邪에 감촉되어 구토 복통하고, 心下가 煩悶하였다. 黃連湯加茯苓을 투여하여 병이 大安하였다(하략).

70. 黃連阿膠湯에 관한 師論 註釋

> 少陰病을 得病하여 2, 3일 이상되어, 心中이 煩하여 臥할 수 없는 것은 黃連阿膠湯으로 이를 主治한다.
>
> (少陰病, 得之二三日以上, 心中煩, 不得臥, 黃連阿膠湯主之－『傷寒論』)

(註) 仲景이 本方을 少陰篇에 게재한 까닭은, 이 證이 虛하고, 心煩下痢(本方證에는 왕왕 下痢가 있다)함이 아래의 少陰病에,

少陰病은 토하려면서도 토하지 않고, 心煩하며, 다만 欲寐하고 5, 6일 만에 自利하고 渴하는 자는 少陰에 속하는 것이다. 虛하기 때문에 引水하여 自救한다. 만약 소변색이 희면 少陰病形이 다 갖추어진 것이다. 尿色이 흰 것은 하초가 虛하고 寒하여 制水가 불능하기 때문에 색깔이 희게 되고 있는 것이다.

라고 說한 것과 유사하므로 이를 此篇에 게재하여, 그것이 少陰病과 흡사한 病情임을 가리키기 위한 것이지만, 本條의 病症은 尿色이 淸白하지 않고, 도리어 赤濁하는 것으로 其實 少陰病이 아니고, 少陽病에 속하며, 瀉心湯證의 虛한 것이다. 그리고 心中煩은 곧 心中煩悸를 말하며, 臥할 수 없다는 것은 安臥就眠할 수 없다는 것이다.

1) 黃連阿膠湯方

黃連 4.8
黃芩 1.2
芍藥 2.4

卵黃 1개의 3분지 1
阿膠 3.6

이를 細剉하여, 먼저 3味에 물 1合 5勺을 붓고 5勺으로 달여서 去滓하고, 阿膠를 넣어 용해시킨 다음, 卵黃을 넣고 攪和하여 頓服한다.

2) 선배의 論說

『肘後百一方』에,

大病이 差한 후에 虛煩하여 수면을 취할 수 없고, 眼中이 동통하며, 懊憹함을 治하는 方이다. 黃連 4兩, 芍藥 2兩, 黃芩 1兩, 阿膠 三小挺을 물 6升으로 달여서 3升을 취하여 3회 분복하되 鷄子黃을 넣어야 한다.

尾臺 씨의 말. 梔子豉湯症과 유사하면서 症情이 다르다.

『醫宗必讀』에,

黃連阿膠湯은 일명 黃連鷄子湯이라 하며, 溫毒과 下利膿血을 治하고, 少陰病의 煩躁, 不得臥함을 治한다.

東洞 옹은 本方을 定義하여,
心中이 悸하고 煩하여 수면할 수 없는 자를 治한다.

『方機』 本方의 主治에,

胸中에 열이 있고, 心下가 痞煩하여 수면을 취할 수 없는 자를 治한다.

『類聚方廣義』 本方條에,

久痢, 腹中熱痛하고 心中이 煩하여 수면할 수 없고, 혹은 便膿血하는 자를 治한다.
痘瘡이 內陷하여 熱氣가 熾盛하고, 咽燥口渴하며, 心悸煩躁하고 淸血하는 자를 治한다.

我說. 淸血이란 선혈이란 뜻이다.

諸失血症, 胸悸身熱, 腹痛微利, 舌乾脣燥, 煩悸不能寐하고 身體困憊하며, 안면에 혈색이 없고 혹은 面熱潮紅한 자를 治한다.

尾臺 씨의 말.

淋瀝證으로 소변이 열탕과 같고, 莖中이 焮痛하며, 血多한 자에게는 黃連阿膠湯이 奇効가 있다.

『勿誤藥室方函口訣』本方條에,

此方은 柯韻伯이 이른바, 少陰의 瀉心湯證으로서 병이 陰分野에 陷入하고(陰分野로 陷入한 것이 아니고, 虛證으로 陷入한 것이다), 上熱이 아직 제거되지 않으며, 心煩 혹은 虛躁하는 자를 治한다. 그러므로 토혈, 咳血, 心煩不眠하고, 五心이 熱하여 점점 肉脫하는 자, 諸病이 오래 되어 열기가 血分으로 浸淫하여 諸症을 이룬 자, 毒利腹痛하고 膿血이 멎지 않고 口舌이 건조하는 자 등을 治하여 효험이 있다. 또 少陰의 下利膿血에 쓰는 수가 있다. 桃花湯證과는 上熱의 有無로써 판별한다. 또 疳瀉가 不止하는 자와 痘瘡으로 煩渴不寐하는 자에게 활용하여 특효가 있다.

71. 白頭翁湯에 관한 師論 註釋

熱利下重하는 자는 白頭翁湯으로 이를 主治한다.

(熱利下重者, 白頭翁湯主之-『金匱要略』)

(註) 內熱이 있어서 下利하고 裏急後重하는 것은 本方이 主治한다는 뜻이다.

下利하고 飮水하고자 하는 자는 열이 있기 때문이다. 白頭翁湯을 이를 主治한다.

(下利欲飮水者, 以有熱故也. 白頭翁湯主之-『金匱要略』)

(註) 本方證에 갈증이 있음은 師論과 같지만, 이 갈증은 微渴의 범위를 벗어나지 않는 것으로 石膏劑證의 경우처럼 煩渴引飮하는 것이 아니다.

1) 白頭翁湯方

白頭翁·黃連·黃蘗·秦皮 각 9.0

煎法·용법은 小柴胡湯과 같다(단, 秦皮는 求得하기 어려우므로 대신에 黃芩을 쓴다. 이는 擁鼻老人의 경험이다).

2) 선배의 論說

束洞 옹은 本方을 定義하여,

熱利下重하고 心悸하는 자를 治한다.

我說. "熱利下重하는 자, 下利하고 飮水하고 하는 자는" 운운한 師論만으로는 不備하므로 새로이 '心悸'의 2字를 加한 것이다. 이에 따를 것이다.

『方機』에,

胸中이 熱하고 心煩, 下利하는 자는 白頭翁湯으로 이를 主治한다.

『方輿輗』 本方條에,

熱痢下重은 즉 후세에서 일컫는 痢症이다. 이 方은 痢의 熱이 熾盛하고 渴이 심한 자에게 써야 한다. 白頭翁은 痢熱을 解함에 있어서 명예 있는 약이다. 案컨대 痢熱은 傷寒의 열과 크게 달라서, 白虎 等屬으로는 능히 治할 수 없으며, 오직 黃連, 黃栢, 白頭翁 類로써 능히 이를 治하는 것이다. 他家에서는 黃連解毒湯을 쓰고, 혹은 三黃芒硝 等을 써서 이를 治한다고 하지만, 나는 이 탕을 써서 자주 奏効하였다. 白頭翁의 痢熱을 治하는 특효에 연유한다. 각설, 이 탕의 적응증이 되는 요점은 열이 강할지라도 하제를 쓸 수 없는 경우이다.

我說. 本方이 痢熱에 유효함은 有持 씨의 說과 같지마는 그 특효약이 아님을 알아야 한다.

『類聚方廣義』 本方條에,

熱痢下重하고, 渴하여 飮水하고자 하며 心悸腹痛하는 者는 此方으로 主治한다.

我說. 이 說이 東洞 옹의 定義보다 한층 구체적이다. 따를 것이다.

貉丘岑 先生이 이르기를, 일찍이 甲斐에 있을 때, 이질이 유행하여 罹患하지 않은 자가 없었다. 그 증상은 대변시마다 항문이 불같이 灼熱하였는데, 此方을 써서 대개 奏効했다고

하는데, 나도 이 說에 따라서 자주 得効하였다.

我說. 本方이 급성 대장카타르, 赤痢에 유효함은 岑 및 尾臺 씨의 說과 같지마는, 大黃을 加用하지 않으면 그 효과가 온전치 않다.

眼目赤熱, 赤腫陣痛, 風淚不止者를 治한다. 또 洗蒸劑로 써도 역시 유효하다.

我說. 本方은 원래 消炎收斂劑이므로 이런 증상을 治함은 물론이지만, 大黃을 加用하여 이를 腸管으로 誘導하는 것만 못하다.

72. 白頭翁加甘草阿膠湯에 관한 師論 註釋

> 産後에 下利虛極하는 것은 白頭翁加甘草阿膠湯으로 이를 主治한다.
>
> (産後, 下利虛極, 白頭翁加甘草阿膠湯主之－『金匱要略』)

(註) 下利虛極이란, 下利로 인해 虛證이 極하다는 뜻이지만, 本方은 唯獨 下利虛極을 治할 뿐만 아니라, 白頭翁湯證으로서 急迫의 情狀이 있고, 점혈변, 혈변 혹은 자궁출혈함을 能治한다. 이에 관해 東洞 옹이, "산후라 하지마는, 오직 산후만을 말하는 것이 아니다. 마땅히 血證으로써 준거를 삼아야 한다. 또 按컨대 마땅히 急迫證이 있어야 한다"고 하여, 이를 집약해서,

白頭翁加甘草阿膠湯은 白頭翁湯證으로서 血證, 急迫證이 있는 자를 治한다고 說하였다.

1) 白頭翁加甘草阿膠湯方

白頭翁 · 黃連 · 黃蘗 · 秦皮 각 7.0
甘草 · 阿膠 각 5.0

煎法 · 용법은 전과 같다.

2) 선배의 論說 · 治驗

『方機』에,

胸中이 熱하고, 心煩 下利하는 자는 白頭翁湯으로 이를 主治한다. 만약 心煩不得眠하고

혹은 煩躁하는 자는 白頭翁加甘草阿膠湯으로 이를 主治한다.

我說. 心煩不得眠과 煩躁症은 모두 甘草, 阿膠의 主治이다.

『成績錄』에,

한 남자가 역리에 걸린 지 8, 9일 만에 어떤 醫者가 이를 攻下시켜서 黑血은 數行하였으나, 下利가 멎지 않았으며, 기력이 매우 脫하고 渴하면서 飮食不能하고 주야로 煩躁하여 수면할 수 없었다. 선생이 이를 診하니, 맥이 微弱하고 설상에 태가 있었다. 그래서 白頭翁加甘草阿膠湯을 투여하여 얼마 안 되어 全治하였다.

我說. 나는 장티푸스의 결과 중에 裏急後重하고 赤痢처럼 점혈변을 배출하는 증상에 白頭翁加大黃湯을 써서 速治하였다.

『類聚方廣義』 本方條에,

痔疾로서 항문이 焮熱疼痛하고, 혹은 便血하는 자를 治한다. 만약 대변이 燥結하는 자에게는 大黃을 加한다.

産後에 下利腹痛이 荏苒不止하고, 羸瘦不食하며, 心悸身熱, 脣口乾燥, 便血急迫 혹은 惡露가 계속 不止하는 자를 治한다.

我說. 나도 역시 此症에 本方을 써서 奇効를 얻었다.

『勿誤藥室方函口訣』 本方條에,

此方에서 虛極이라고 말한 '極' 字는 6極의 極과 同義로서 虛憊가 심함을 말한다. 阿膠는 下利를 主治한다(阿膠는 유독 下利만이 아니라, 心煩出血도 主治한다). 甘草는 中氣를 돕는다(甘草는 緩和粘滑作用이 있을 따름이지 中氣를 扶하는 것이 아니다).

『橘窓書影』에,

日本橋 北鞘町 松澤幾三郎의 처가, 산후에 하혈이 오래도록 멎지 않고, 항문이 동통하여 주야로 견딜 수 없었으며, 안색이 창백하고, 短氣하며 미열이 있고, 맥이 數하면서 무력하

였다. "내가 診하고 이르기를 腸 中의 濕熱이 內痔를 일으켜, 혈관이 파열되었으므로 고통이 있는 것이지 진짜 하혈이 아니다"고 하였다. 곧 白頭翁甘草阿膠湯을 투여하고 蠟礬石(蠟, 明礬의 丸方)을 겸용시키니 동통이 크게 감퇴되고, 하혈 역시 따라서 멎었다. 그 후로는 동통이 없이 때때로 하혈하였으므로 溫淸飮을 투여하여 全治하였다.

我說. 蠟礬丸을 겸용함은 蛇足이며, 溫淸飮 대신 當歸芍藥散에 第二黃連解毒丸을 겸용해야 한다.

三權親始의 처가, 산후에 하리가 멎지 않고 虛羸不足하였다. 이를 진찰하니, 맥이 數하고, 無力하며 舌上에 苔가 없이 건조하고, 血熱이 있으며, 변색이 역시 다갈색으로 臭氣가 있었다. 그래서 白頭翁加甘草阿膠湯을 투여하였더니, 下利가 날로 감소되고, 血熱이 크게 解하였다-(하략).

3) 白頭翁의 醫治効用

『本草備要』에,

白頭翁, 苦味는 堅腎하고, 寒性은 凉血하다. -(중략)- 熱毒血痢, 溫瘧寒熱, 齒痛骨痛 鼻衄禿瘡 瘿癧瘕疝 血痔 偏墜(陰囊헤르니아)를 治한다.

이상의 諸論과 이 說을 귀납시키건대, 本藥은 소염성 收斂藥으로서 대장에 작용하는 特能이 있다고 할 수 있다.

4) 秦皮의 醫治効用

『本草備要』에,

秦皮 苦寒性濇하며, 青色이고, 肝膽을 補하며 腎을 益한다. -(중략)- 그러므로 능히 안질(目赤을 씻어 翳膜을 退去시킨다), 驚癇을 治한다. 그 收濇作用으로 下利崩帶를 治하며, 濇作用으로 下焦를 補하므로 益精하여 有子케 한다. 이 說에 의하건대, 本藥도 역시 소염성 收斂藥이라 할 수 있다.

73. 木防已湯에 관한 師論 註釋

膈間의 支飮으로 喘滿하고, 心下가 痞堅하며, 面色이 黧黑하고, 맥이 沈緊한 지 수십 일에 醫者가 이를 吐下시켜 愈하지 않는 것은 木防已湯으로 이를 主治한다.

(膈間支飮, 其人喘滿, 心下痞堅, 面色黧黑, 其脈沈緊, 得之數十日, 醫吐下之不愈, 木防已湯主之－『金匱要略』)

(註) 膈間이란 心下部를 뜻한다. 支飮이란 咳逆倚息, 短氣하며 臥할 수 없고, 그 형상이 浮腫과 같은 것인데, 심한 경우는 전신이 부종하게 된다는 뜻이 내포되었다. 喘滿은 水毒이 폐를 침범함에 기인한다. 또 心下痞堅이란 心下痞鞕이 高度한 것이며(이는 主로 人蔘이 主治한다), '面色黧黑'이란, 尾臺 씨가,

黧와 犁黎는 모두 통용한다. 正字通에 이르기를 黧는 黃黑色이라 하였다. 이 條의 黧黑은 面色이 黃黑하고 浮垢가 있으며 色澤이 없음을 말한다.

라고 說한 것과 같으며, 맥이 沈緊함은 水氣의 脈證이다. 이와 같은 이상의 병증은 전적으로 水毒의 所致이므로, 本方으로써 治해야 하는 것인데, 醫者가 함부로 이를 吐下시키기 때문에 수십 일을 지나도 아직 낫지 않는다는 뜻이다.

1) 木防已湯方

木防已 7.0
石膏 2.00～100.0

桂枝 5.0
人蔘 9.5

煎法·용법은 전과 같다.

2) 木防已加茯苓湯方

前方 中에 茯苓 9.5를 가한다.

煎法·용법은 전과 같다.

主治 本方은 吉益南涯 옹이 創設한 것이며, 本方證에 茯苓證이 첨가된 것을 治한다.

3) 선배의 論說·治驗

東洞 옹은 本方을 定義하여,

水病으로 喘滿, 心下痞堅, 煩渴하고 上衝하는 자를 治한다.

我說. 이는 師論을 補足한 것으로 方中에 石膏가 있으므로 煩渴이라 하였으며, 桂枝가 있으므로 上衝이라 한 것이다. 이에 따를 것이다.

『方機』 本方의 主治에,

腫滿하고 心下가 鞕滿한 자,
短氣 혹은 逆滿하고 疼痛하며 혹은 渴하는 자를 治한다.

『成績錄』에,

天王寺의 樂人 林씨의 처가 병후에 兩脚이 微腫하였다. 이것이 오래 되어, 全身面目이 洪腫하고, 소변이 不利하며, 短氣微喘하여 스스로 轉側할 수 없었다. 선생에게 診治를 구하였으므로, 木防已加茯苓湯을 투여하여 하루에 7첩을 盡服하기 수일 만에 소변이 快利하고 서서히 愈하였다.

浪華의 상인 某가, 全身面目이 洪腫하고 소변이 不利하였으며, 肚腹이 滿腫하고, 短氣하여 臥할 수 없었으며, 水가 皮外로 滴滴溢出하여 주야간에 수회씩 更衣하였고, 음식이 減退하였다. 衆醫들이 必死할 것이라 하였으나, 선생이 木防已加茯苓湯을 투여하여 수일 만에 소변이 快利하고 마침내 全癒하였다.

한 상인이 소위 각기를 앓아서 腰部 이하가 浮腫不仁하였고, 소변이 不利하며, 短氣喘息하고 微嘔하며, 心下에서 臍上에 이르기까지 몹시 鞕滿하였다. 木防已加茯苓湯을 투여하여 수일 만에 全癒하였다.

我說. 나는 本方을 써서 浮腫性 脚氣 및 心臟瓣膜病 代償機能 障碍性 水腫을 治하여 捷効를 얻었다.

무오년 6월, 한 門生이 각기병에 걸려서 兩足이 微腫하고 전신이 마비되었는데, 口吻부위가 가장 심하였다. 스스로 越婢湯을 지어 복용한 이후로는 兩脚이 痿弱하여 행보할 수 없었고, 頭痛發熱하며, 自汗出하고, 心下가 痞鞕하며, 음식이 不進하고, 胸中이 奔豚狀과 같이 悸한 증상이 4일이나 되었다. 선생이 木防已加茯苓湯을 복용시켰다. 그런데 토하고 또한 煩悸를 發하며, 食臭를 맡기 싫어하더니 하루는 크게 토하고 거의 생명이 위태할 지경이며, 스스로 復起할 수 없다고 하였다. 선생이 再診하여 茯苓飮을 복용시키니, 悸가 멎고, 다만 兩脚의 痿弱이 낫지 않았다. 다시 桂枝芍藥知母湯을 복용시켜서 질병이 全癒하였다.

京師의 田直之進의 처가, 脚氣水腫을 앓았는데, 醫治의 효험이 없었으므로 선생을 맞이하여 이를 치료하였다. 환자는 兩脚의 內廉과 口吻이 마비되고, 胸中이 悸하였으며, 대소변이 秘結하고, 心下가 痞鞕滿하였다. 木防已加茯苓湯을 투여하고 消塊丸을 兼服시키니 不日內에 腫이 消退하고 마비가 다 나았다. 환자가 복약을 정지하려고 하였으므로, 선생이 이르기를 독이 아직 완전히 가시지 않았는데 복약을 그치면 후에 반드시 재발할 것이라고 타일렀으나 듣지 않았다. 그 후에 과연, 短氣息迫하고, 凶證이 차츰 나타났으므로 낭패하여 다시 선생을 찾아서 간청하였다. 그래서 前方을 처방하니 咽下하면 곧 토하였다. 다시 茯苓湯(茯苓飮)을 복용시키니 嘔症이 멎었다. 또 木防已加茯苓湯을 투여하고 乾薑人蔘半夏丸을 겸복시키니 不日內에 治하였다.

浪華의 한 상인이 나이는 30여세였는데, 胸下에서 臍傍에 걸쳐 盤形과 같은 것이 있었다. 面目四肢가 水腫하고, 대변이 自調하였으며, 소변이 不利하고 때때로 胸下가 동통하며, 短氣하여 臥할 수 없었다. 그래서 木防已加茯苓湯을 지어서 복용시키니, 短氣가 더욱 심하여 喘咳倚息하고, 煩悸不安하였다. 그러나 계속 前方을 투여하고, 吳茱萸湯을 間服시켰다. 2方을 복용하기 수십일 만에 소변이 快利하여 하루에 3, 4升餘를 배출하고, 3개월여를 지나서 諸證이 全治하였다.

한 부인이 전신이 腫滿하고 사지가 破壞되어 물이 저절로 漏出되고, 煩悶하여 누울 수 없는 증상이 6, 7일이나 계속되었는데, 해수가 특히 심하고, 肚腹이 鞕滿하였다. 선생이 이를 診하여 木防已加茯苓湯을 투여하고 麻杏甘石湯을 겸복시키니 수일 만에 愈하였다.

『類聚方廣義』 本方條에,

水病으로 喘滿하고 心下가 痞堅하며, 上氣하고 渴하는 자를 治한다. 陷胸丸 혹은 蕤賓丸을 겸용한다. 喘滿症이 없는 자에게는 효과가 적다. 修學者는 이를 시험해 볼 것이다.

74. 木防已去石膏加茯苓芒硝湯에 관한 師論 註釋

膈間의 支飮으로 喘滿하고, 心下가 痞堅하며, 面色이 黧黑하고, 맥이 沈緊한 지 수십 일에 醫者가 이를 吐下하여 愈하지 않는 것은 木防已湯으로 이를 主治한다. 허한 자는 곧 愈하고 實한 자는 3일 만에 復發한다. 다시 투여하여 愈하지 않는 자는 木防已去石膏加茯苓芒硝湯으로 이를 主治한다.

(膈間支飮, 其人喘滿, 心下痞堅, 面色黧黑, 其脈沈緊, 得之數十日, 醫吐下之, 不愈, 木防已湯主之. 虛者即愈, 實者三日復發, 復與不愈, 木防已去石膏加茯苓芒硝湯主之-『金匱要略』)

(註) '虛한 者' 이하의 뜻은 膈間支飮 운운하는 증상에 木防已湯을 투여하여 心下痞堅이 緩解되고 虛軟해지는 것은 喘滿이 곧 낫는 것이지마는, 이를 복용함에도 불구하고, 여전히 心下가 實滿한 것은 病根이 완전히 제거되지 않은 것이므로 비록 喘滿症이 일단 제거될지라도 수일 내에 재발하는 것이니, 이때에 前方을 투여해도 효과가 없는 경우에는 本方이 主治한다는 뜻이다.

1) 木防已去石膏加茯苓芒硝湯方

防已 7.0
桂枝 5.0
人蔘 茯苓 각 9.5
芒硝 14.5

煎法・용법은 전과 같다(但, 芒硝의 용량은 證狀에 따라서 가감할 것).

2) 木防已加茯苓芒硝湯方

前方 중에 石膏 20.0~100.0을 加한다.

煎法・용법은 전과 같다.

主治 前方의 證으로서 石膏의 證이 있는 것을 治한다.

3) 선배의 論說

東洞 옹은 木防已去石膏加茯苓芒硝湯을 定義하여,
木防已湯證으로서 煩渴하지 않고, 소변이 不利하며, 痞堅이 심한 자를 治한다.

我說. 이 說은 師論을 補足함에 있어서 거의 유감이 없으니 따를 것이다.

『叢桂亭醫事小言』脚氣條에,

(상략)― 무릇 心下에 塊狀같이 堅한 凝結이 있고, 小腹 등에는 별다른 이상이 없으며, 혹은 수족에 부종이 없는 경우가 있는데 常例와 다른 것은, 水腫症에는 드물다. 木防已加茯苓芒硝湯證이다. 本論에는 '去石膏'라 하였지만, 熱渴等症이 있을 경우에는 石膏를 去하지 않는다.

我說. 나는 木防已加茯苓芒硝湯을 써서 急性 尿閉症을 速治하였다.

『類聚方廣義』木防已去石膏加茯苓芒硝湯條에,

此症에 木防已湯을 써서 痞堅이 완화되고 心下가 虛軟한 자는 喘滿이 全治되고 다시 재발하지 않는다. 만약 心下의 堅實이 여전하여 풀리지 않는 자는 病根이 아직 제거되지 않은 것이다. 그러므로 喘滿이 일단 消退되었을지라도 불일내에 재발하는 것이다. 芒硝, 茯苓을 加함으로써 그 堅壘을 破하고, 水道를 行流시키면 병의 根抵가 완전히 해산되어 諸

症이 脫然히 제거된다. 또 按컨대, 枳朮湯條에서 말한 "心下堅 大如盤 운운하는 증상은 此條의 증상"과 거의 같으며, 方後에서 '腹中耎 즉 當散'이라 하였는데, 耎과 軟은 同義로서 柔한 것이다. 此條의 '虛者即愈'와 그 뜻이 똑같으므로 此條의 '虛' 字는 虛軟이란 뜻으로 봐야 한다.

각기로 全身面目이 浮腫하고, 心下가 石鞕하며, 喘滿氣急하고, 咽燥口渴하며, 二便이 不利하고, 胸動이 심한 者를 治한다. 鐵砂煉, 陷胸丸, 蕤賓丸 등을 겸용한다.

4) 防已의 醫治効用

『本草備要』에,

防已 大辛苦寒하며, 太陽經(방광)의 약이다. 능히 十二經을 순행케 하고, 腠理를 통하게 하며, 九竅를 利하게 하고, 下焦血 中의 濕熱을 瀉한다. 風水를 療하는 要藥이다. 肺氣喘咳(水濕), 熱氣諸癎(降氣・下痰한다), 溫瘧脚氣, 水腫風腫, 癰疽惡瘡를 治한다. 혹은 濕熱이 十二經으로 流入하여, 二陰이 통하지 않게 된 것은 이것이 아니고서는 고치지 못한다. 그렇지만 性이 險하고 健하므로 陰虛 및 濕熱이 上焦의 氣分野에 있는 자에게는 사용을 금한다.

『方伎雜誌』에,

防已 唐防已는 약효가 없다. 단, 德廟時에 청국으로부터 苗를 가져와서 駿府藥園에 심어서 매우 繁茂하던 것인데, 지금은 絶無하다. 이는 利水의 功効가 도리어 수입품보다 나았다. 대변까지도 거의 通利시킨다. 지금 보통 防已라 하는 것은 보통의 큰 형태인데, 어디서 산출되는지 분명치 않다. 朮, 茯苓, 烏頭 등의 도움을 얻어서 약간의 효과가 있는 것 같다.

이들 說에 의하건대, 本藥은 소염(미약한), 완하작용을 겸한 이뇨약이라 할 수 있다.

□ 譯者 略曆

出生地 咸南, 北青

現住所 서울特別市 城北區 彌阿同 528-14

1939年 昭和工業學校 卒業

1956年 漢醫師 國家考試에 合格

1957年 東洋醫藥大學 漢醫學科 卒業

1957年 청화당 漢醫院 開設

1962年 首都醫科大學에서 豫防醫學 漢醫師 補修教育

1963年 首都醫科大學에서 豫防醫學 漢醫師 補修教育 修了

1963年 漢醫師 指定業務(公醫) 忠淸北道 配置

1964年 忠淸北道 漢醫師 指定業務(公醫) 任期了

1977年 韓國東洋醫學會 副會長

□ 譯書

『皇漢醫學』 Ⅰ・Ⅱ・Ⅲ 湯本求眞 著

『萬病回春』 上・下 龔延賢 著

國譯 皇漢醫學 (제 2 권) 값 33,000원

1974년 11월 15일 1판1쇄 발행
2020년 4월 30일 2판3쇄 발행

역 자 : 주 갑 덕
발 행 인 : 주 영 일
발 행 처 : 계 축 문 화 사

서울특별시 종로구 통일로12길 16-17
우편번호 110-091
TEL : 735-2257・738-9746
FAX : 723-9025
1973. 10. 31 등록번호 제300-1973-8호
ISBN 978-89-5629-146-8 94510
ISBN 978-89-5629-144-4 (전3권)